江苏"十四五"普通高等教育本科规划教材

普通高等医学院校五年制临床医学专业第二轮教材

U0265705

人体寄生虫学

（第2版）

（供基础医学、预防医学、口腔医学等专业用）

主　　审　沈继龙

主　　编　夏超明　彭鸿娟

副 主 编　段义农　刘世国　黄慧聪　董惠芬

编　　者　（以姓氏笔画为序）

王小莉（蚌埠医学院）　　　　　王新彩（河南科技大学医学院）

木　兰（内蒙古医科大学）　　　刘世国（新乡医学院）

刘红丽（山西医科大学）　　　　许　静（苏州大学苏州医学院）

杨胜辉（湖南中医药大学）　　　佘俊萍（西南医科大学）

张　军（河南大学医学院）　　　陈盛霞（江苏大学医学院）

周怀瑜（山东大学齐鲁医学部）　战廷正（广西医科大学）

段义农（南通大学医学院）　　　夏超明（苏州大学苏州医学院）

黄慧聪（温州医科大学）　　　　彭鸿娟（南方医科大学）

董惠芬（武汉大学基础医学院）　蔡　茹（安徽理工大学医学院）

编写秘书　许　静（苏州大学苏州医学院）

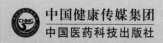

中国健康传媒集团

中国医药科技出版社

内 容 提 要

本教材是"普通高等医学院校五年制临床医学专业第二轮教材"之一，系根据本套教材编写的总体原则、要求和本课程教学大纲的基本要求和课程特点编写而成，其内容共分为 4 篇 18 章，涵盖寄生虫病的流行与危害、医学寄生虫的生物学及寄生虫感染的特点等医学寄生虫学概述，以及医学原虫、医学蠕虫和医学节肢动物的生物学特征、致病与临床、实验室检查、流行与防治等内容。本教材为书网融合教材，即纸质教材有机融合电子教材、教学配套资源（PPT、微课、视频、图片等）、题库系统、数字化教学服务（在线教学、在线作业、在线考试），使教学资源更加多样化、立体化。

本教材可供全国高等医学院校基础医学、预防医学、口腔医学等专业师生教学使用，也可作为相关从业人员的参考用书。

图书在版编目（CIP）数据

人体寄生虫学/夏超明，彭鸿娟主编.—2 版.—北京：中国医药科技出版社，2023.1（2025.1 重印）.
普通高等医学院校五年制临床医学专业第二轮教材
ISBN 978-7-5214-3669-3

Ⅰ.①人… Ⅱ.①夏…②彭… Ⅲ.①医学-寄生虫学-医学院校-教材 Ⅳ.①R38

中国版本图书馆 CIP 数据核字（2022）第 222721 号

美术编辑　陈君杞
版式设计　友全图文

出版　**中国健康传媒集团**｜中国医药科技出版社
地址　北京市海淀区文慧园北路甲 22 号
邮编　100082
电话　发行：010-62227427　邮购：010-62236938
网址　www.cmstp.com
规格　889×1194mm $\frac{1}{16}$
印张　19
字数　544 千字
初版　2016 年 8 月第 1 版
版次　2023 年 1 月第 2 版
印次　2025 年 1 月第 2 次印刷
印刷　北京金康利印刷有限公司
经销　全国各地新华书店
书号　ISBN 978-7-5214-3669-3
定价　69.00 元

获取新书信息、投稿、为图书纠错，请扫码联系我们。

数字化教材编委会

主　　审　沈继龙
主　　编　夏超明　彭鸿娟
副 主 编　段义农　刘世国　黄慧聪　董惠芬
编　　者　(以姓氏笔画为序)
　　　　　王小莉（蚌埠医学院）
　　　　　王新彩（河南科技大学医学院）
　　　　　木　兰（内蒙古医科大学）
　　　　　刘世国（新乡医学院）
　　　　　刘红丽（山西医科大学）
　　　　　许　静（苏州大学苏州医学院）
　　　　　杨胜辉（湖南中医药大学）
　　　　　佘俊萍（西南医科大学）
　　　　　张　军（河南大学医学院）
　　　　　陈盛霞（江苏大学医学院）
　　　　　周怀瑜（山东大学齐鲁医学部）
　　　　　战廷正（广西医科大学）
　　　　　段义农（南通大学医学院）
　　　　　夏超明（苏州大学苏州医学院）
　　　　　黄慧聪（温州医科大学）
　　　　　彭鸿娟（南方医科大学）
　　　　　董惠芬（武汉大学基础医学院）
　　　　　蔡　茹（安徽理工大学医学院）
编写秘书　许　静（苏州大学苏州医学院）

人体寄生虫学是一门医学专业的医学基础课程，主要内容包括医学寄生虫和节肢动物的生物学特征、致病与临床、实验室检查及流行与防治等，其与免疫学、病理学、传染病学和流行病学等医学课程紧密关联。

本教材是"普通高等医学院校五年制临床医学专业第二轮教材"之一。初版于2016年8月出版，已使用6年多，为深入贯彻落实《国家中长期教育改革和发展规划纲要》及《关于医教协同深化临床医学人才培养改革的意见》文件精神，加快构建"5+3"为主体的临床医学人才培养体系，创新临床医学专业人才培养模式，我们对本教材进行了修订。本教材的修订在总结同类教材编写情况的基础上，进一步形成自己的特色。将继续遵循五年制医学教育的培养目标，体现"三基五性""三特定"（特定学制、特定专业方向、特定对象）的编写原则，强调素质教育和创新能力的培养。教材内容要与构建以"5+3"为主体的临床医学人才培养体系的目标相一致，突出基础知识与临床实践的结合，注重教材的实用性，特别是针对我国寄生虫病总体呈下降趋势，寄生虫病多以隐性感染居多，常被临床忽略，易造成临床上的漏诊、误诊，寄生虫流行病学呈现新的变化如蜱传播布尼亚病毒病、巴贝虫病、食源性或水源性寄生虫病等，增加这些方面的新内容，体现教材的与时俱进。

本教材针对性地进行了如下修订：

1. 对上版教材中不适宜的内容框架结构进行适当调整；对上版教材中存在的不完善的内容进行纠正修改。

2. 以行业发展实际需求为指导，补充更新相关学科知识、方法与技术等新内容，特别是流行病学数据参考国家2015年最新流调数据进行了更新，重要寄生虫病的诊断标准按国家标准进行了修改。

3. 编排依然遵循生物学分类的编写体系。在各章设有"学习目标""案例引导""知识链接""本章小结"和"目标检测"等模块，以方便医学生学习与记忆。编写内容在强调系统性、逻辑性的同时，突出与临床实践的结合，如增加病理、致病、诊断与鉴别诊断、典型临床病例或误诊病例等内容。注重本教材的实用性及学生实践能力的培养，培养学生临床思维能力，满足培养应用型临床医学人才的需要。

4. 本教材为书网融合教材，即纸质教材有机融合电子教材、教学配套资源（PPT、微课、视频、图片等）、题库系统、数字化教学服务（在线教学、在线作业、在线考试）。

本教材可供全国高等医学院校基础医学、预防医学、口腔医学等专业师生教学使用，也可作为相关从业人员的参考用书。

在此次修订过程中，本教材的各位编者付出了辛勤的劳动，在此表示衷心感谢。受编者能力所限，书中疏漏之处在所难免，恳请各位同仁和读者批评指正，以便修订时完善。

编　者
2022年9月

目 录 CONTENTS

第三篇 医学蠕虫学

第四篇　医学节肢动物学

第一篇 总论

第一章 引 言

PPT

📖 学习目标

1. **掌握** 寄生虫病的流行与危害。
2. **熟悉** 寄生虫学的研究内容与应用。
3. **了解** 寄生虫学的学科发展趋势。
4. 学会寄生虫学的学习方法，具备开展寄生虫学研究与应用的初步能力。

一、寄生虫病的流行与危害

寄生虫病（parasitic disease）是一类主要流行于热带和亚热带的常见而多发的生物源性疾病。迄今为止，全球发现可感染人体及传播疾病的寄生虫有 300 余种，其中我国有 232 种。寄生虫病对人体健康的影响，在临床上所见虽以腔道损害或器官病变或占位的慢性病例为多，但有不少种类可出现急性致死（如急性血吸虫病、恶性疟疾凶险型、急性旋毛虫病、原发性阿米巴脑膜脑炎、广州管圆线虫病等），晚期致残（如淋巴丝虫病、晚期血吸虫病、包虫病等），机会致病（粪类圆线虫病、隐孢子虫病、微孢子虫病、弓形虫病等）。寄生虫病一直是严重危害人类身体健康，影响社会经济发展的全球性的重要公共卫生问题之一。

（一）古老的人类疾病

依据考古发现和历史文献记载，寄生虫病在我国的流行至少有 2000 年的历史。如我国古医书《黄帝内经》，写于秦汉年间（公元前 300—公元 300 年），其中就有蛔虫记载。此外还有关于疟疾症候及致病机制的记载，如《素问》中有"帝曰：疟先寒后热，何也？岐伯曰：夏伤于大暑，其汗大出，腠理开发，因遇夏气凄凉之水寒，藏于腠理皮肤之中，秋伤于风，则疾成矣"。20 世纪 70 年代的重要考古发现，湖北江陵的西汉男尸（公元前 163 年）和湖南长沙马王堆的西汉女尸（公元前 186 年）体内均有日本血吸虫虫卵，证明远在 2000 多年前我国已有血吸虫病流行。在我国古代的各种医书中，有关寄生虫的各种名称有十多种，如伏虫、蛔虫（长虫、食虫）、寸白虫、肉虫、肺虫、胃虫、弱虫/膈虫、赤虫、蛲虫等。

在国外，希腊学者亚里士多德（公元前 384—公元前 322 年）曾提及过绦虫；希波克拉底（公元前 460—公元前 377 年）记载过包虫病患者的摘除手术。阿维辛那（公元 98—1037 年）记载了三类寄生虫及治疗方法：①长虫（可能是牛带绦虫）或扁虫（可能是指牛带绦虫的体节），用山道年及绵马贯众治疗；②小虫（可能指蛲虫），用盐水灌肠治疗；③圆虫（可能是指蛔虫），用绵马贯众等药治疗。因此，寄生虫病是人类最古老的疾病之一。

（二）寄生虫病流行形势

1. 全球疫情　目前，联合国开发计划署、世界银行、世界卫生组织提出要求防治的 10 种主要热带病中有 7 种为寄生虫病，即疟疾（malaria）、血吸虫病（schistosomiasis）、淋巴丝虫病（lymphatic filariasis）、盘尾丝虫病（onchocerciasis）、利什曼病（leishmaniasis）、非洲锥虫病（African trypanosomiasis）和美洲锥虫病（American trypanosomiasis）又称沙加斯病（Chagas disease）。根据 WHO 于 2015 年发布的资料，全球疟疾仍流行于 108 个国家，涉及 32 亿人口受感染威胁，有临床症状者约 2.12 亿，其中 90% 的患者在非洲，东南亚地区占 7%，东地中海地区占 2%；死亡人数 42.9 万人，其中非洲占 92%，主要死亡病例发生在 5 岁以下儿童。血吸虫病流行于 78 个国家，至少 2.18 亿人感染血吸虫病，且多数为学龄期儿童。受到淋巴丝虫病威胁的有 54 个国家和地区约 9.47 亿人，因患淋巴丝虫病而致残的人数高达 4000 万人。引起河盲症（river blindness）的盘尾丝虫病主要流行在非洲的 31 个国家。利什曼病至少在全球的 97 个国家和地区流行，每年有 70 万 ~100 万新发病例和 2 万 ~3 万死亡病例。在非洲和中、南美洲流行的非洲锥虫病和美洲锥虫病有数百感染病例。土源性肠道蠕虫感染也十分严重，尤其在亚洲、非洲、拉丁美洲的农业地区，据估计，全球有超过 15 亿人感染蛔虫、钩虫和鞭虫（表 1 – 1）。

表 1 – 1　全世界寄生虫病感染情况估计（采自 WHO 报告）

	总感染/患病人数	主要流行范围
疟疾	2.12 亿	除欧洲、北美、澳大利亚和日本等以外的地区
美洲锥虫病（沙加斯病）	1800 万	中美洲
利什曼病	1200 万	印度、中国、孟加拉、尼泊尔、非洲、欧洲的地中海沿岸国家等
非洲锥虫病	30 万	36 个国家
蛔虫病	5.5 亿	全球性
血吸虫病	2.18 亿	78 个国家
淋巴丝虫病	1.2 亿	73 个国家
盘尾丝虫病	1800 万	35 个国家
鞭虫病	4600 万	热带、亚热带、温带地区
钩虫病	9.0 亿	全球性

在我国法定报告的 36 种传染病中有 13 种为媒介生物传染性疾病，其中含疟疾和血吸虫病。此外，麦地那龙线虫病、肠道寄生虫病、食源性寄生虫病，以及弓形虫病和隐孢子虫病等机会性寄生虫病对人类的健康危害不容忽视，例如，在 HIV 感染者中，隐孢子虫感染率可达 83%。

2. 我国疫情　寄生虫病曾经在我国广泛流行。当时严重危害人民身体健康的 5 大寄生虫病的流行状况：疟疾患者为 3000 万人，血吸虫病患者超过 1000 万人，黑热病患者为 53 万人，丝虫病患者为 3000 万人，钩虫感染者达 2 亿多人。中华人民共和国成立后，经过 70 多年的积极防治，寄生虫病的流行和危害已得到相当程度的控制，防治工作取得了举世瞩目的成就。1958 年，我国宣布基本消灭了黑热病；丝虫病于 1994 年达到基本消灭标准，并于 2006 年在全国范围内实现了阻断传播的目标。2020 年，全国已实现消除疟疾的目标，目前在全国已有 70% 以上的血吸虫病流行区达到传播阻断标准。

🌐 **知识链接**

中国消除了丝虫病和疟疾

1. 消除丝虫病 中国曾是世界上淋巴丝虫病（以下简称"丝虫病"）流行最严重的国家之一。中华人民共和国成立后，中国政府高度重视丝虫病的防治，将其列入重点疾病防治规划，系统和全面地组织开展了调查、防治和科研工作，至 2006 年实现了全国消除丝虫病的目标。

2. 消除疟疾 2020 年我国实现消除疟疾目标，2021 年 6 月 30 日，WHO 发布新闻公报称，中国正式获得 WHO 消除疟疾认证。中国疟疾感染病例由 3000 万减少至 0，是一项了不起的壮举。

据 2015 年第三次全国（中国大陆）人体寄生虫分布调查结果：本次调查以病原学检查方法在全国 31 个省（区、市）共检查 617441 人，其中农村 484210 人，城镇 133231 人，查出虫种 34 种，农村重点寄生虫病加权感染率为 5.96%，推算全国感染人数达 3859 万，其中单一虫种感染 3430 万，混合感染 430 万。蠕虫加权感染率为 5.10%；原虫加权感染率为 0.99%；土源性线虫加权感染率为 4.49%，其中钩虫 2.62%、蛔虫 1.36%、鞭虫 1.02%，推算全国钩虫、蛔虫、鞭虫感染人数分别为 1697 万、882 万和 660 万。另外，蛲虫加权感染率为 0.33%，推算全国感染人数 214 万；华支睾吸虫加权感染率为 0.47%，推算全国感染人数 598 万（其中农村 152 万，城镇 446 万）；带绦虫加权感染率为 0.06%，推算全国感染人数 37 万。

由于我国各地经济发展水平的不平衡，再加上许多人体寄生虫病是人兽共患病或自然疫源性疾病，防治难度很大。近年来，寄生虫流行病学呈现新的变化，如蜱传播布尼亚病毒病、巴贝西虫病等。一些新出现的食物源性寄生虫病病例报道增多，如棘颚口线虫感染、阔节裂头绦虫感染、广州管圆线虫病、喉兽比翼线虫感染和舌形虫病等。隐孢子虫是重要的机会致病原虫，是肿瘤患者或免疫力低下患者腹泻的主要病原体之一。此外，流动人口的增多、宠物的饲养、国际交流的频繁等也给我国寄生虫病防治带来了许多新问题，如输入性恶性疟的防治和监测。因此，寄生虫病防治仍然是我国不容忽视的公共卫生问题。

二、新现和再现寄生虫病

随着人们生活习惯和社会环境变化，特别是对追求"新、鲜、活"的人群增加，不仅大大增加了食源性寄生虫病（某些寄生虫的感染阶段寄生在动物肉类或水产品，人因摄入生或半生的这类食品而感染，如肝吸虫病、肺吸虫病、猪带绦虫病、曼氏迭宫绦虫裂头蚴病、旋毛虫病、广州管圆线虫病、弓形虫病等）的感染机会，还将感染一些新现的寄生虫病（neoemerging parasitic disease），即新识别的和未知的寄生虫病。如巨片吸虫病、微孢子虫病、等孢球虫病、肉孢子虫病、环孢子虫病等在局部地区出现感染流行。这些病原主要为动物源性的，可通过直接生食或污染环境、食物和水源而引发感染流行。再现的寄生虫病（reemerging parasitic disease）是指引起早已熟知，发病率已降至很低，不再被认为是公共卫生问题，但现在又重新流行的寄生虫病，如疟疾、血吸虫病、囊尾蚴病、棘阿米巴病、内脏利什曼病、弓形虫病、蓝氏贾第鞭毛虫病、棘球蚴病、并殖吸虫病、旋毛虫病和广州管圆线虫病等。目前，已有 20 多种再现寄生虫病被 WHO 列为"被忽略的热带病（neglected tropical disease，NTD）"。

三、寄生虫学的研究与发展方向

寄生虫学（parasitology）是从生物学的角度研究一类在生活中需要寄生于另一生物才能生存的动物

（称寄生虫）的一门科学，包括原虫学、蠕虫学和节肢动物学三个组成部分。

寄生虫学的研究对象包括寄生原虫、蠕虫、节肢动物及寄生物媒介。动物界中的环节动物门、扁形动物门、棘头动物门和线形动物门所属的各种营自由生活和寄生生活的动物，因其可借助肌肉伸缩而蠕动，习惯称这一类动物为蠕虫。狭义的蠕虫学是以寄生蠕虫为研究对象。而节肢动物门包括昆虫纲、甲壳纲及蛛形纲等动物。

根据研究目的的不同，寄生虫学又分为动物寄生虫学或兽医寄生虫学（animal parasitology or veterinary parasitology）、植物寄生虫学（plant parasitology）、人体寄生虫学或医学寄生虫学（human parasitology or medical parasitology）等。

（一）研究内容与应用

人体寄生虫学是一门研究与医学有关的寄生虫及其与宿主相互关系的科学，其研究内容包括医学寄生虫的生物学特性、致病性、免疫学特性，以及寄生虫病的实验诊断、流行规律与防治原则等。人体寄生虫学是病原生物学的重要组成部分，是临床医学和预防医学的一门重要的基础课程。

1. 临床应用　为寄生虫病诊断和鉴别诊断提供实验室筛检或确诊的理论依据。根据临床医生提供的患者临床诊断信息和适当的临床标本，并结合可能获得的流行病学资料，进行寄生虫病原学检测，及时全面地分析所获得的检测结果，为临床医生提供准确的实验室检查，以便对患者做出正确的处理。

寄生虫病的确诊依据为从患者体内检获寄生虫虫体或虫卵，但许多寄生虫病尚不易获得相应的病原学标本，因此，免疫学检测和分子生物学检测技术的发展受到普遍的重视。为满足临床诊断的需要，系列化的寄生虫病快速诊断试剂的研制和开发成为寄生虫病诊断的前沿性研究内容之一。

2. 流行病学应用　流行病学调查是寄生虫病防治的重要内容和基础，根据流行病学调查的目标、需要，提供简便、快速发现感染者或患者的寄生虫学检测技术。

3. 科学研究应用　寄生现象是研究病原体与宿主相互作用、抗感染免疫机制等重要医学问题的理想模型之一。特别是一些寄生虫病是人兽共患病，是非常适宜的疾病研究模型。

（二）学科发展趋势

人体寄生虫学是一门经典学科，也是一门不断发展和创新的学科。随着现代免疫学和分子生物学理论及技术的不断应用和渗透，人体寄生虫学已从经典学科逐渐向以免疫学和分子生物学交叉为主的现代人体寄生虫学方向发展。

（三）学习方法

寄生虫病仍然是我国的常见病和多发病。因此，作为一名临床医学或预防医学的本科生，应该重视人体寄生虫学这门专业基础课的学习，以便为今后的工作打下坚实的专业基础。

本门课程与生物学、分类学、生物化学、分子生物学、免疫学和病理学等学科关系密切。学习的目的是在掌握人体寄生虫学基本知识的基础上，根据寄生虫的生物学特征、致病特点和流行规律，利用各种检测技术，对寄生虫感染进行病原学、免疫学或分子生物学的检测，为寄生虫病的诊断及人群流行病学调查提供实验依据。学好本课程的基本要求如下。

（1）掌握人体寄生虫学的基本理论，包括人体寄生虫的生活史、致病和诊断阶段的形态特征、致病性和免疫学特性等基本知识和相关概念。在学习的过程中，应以生活史为主线条，将各个知识点连接起来，科学地归纳总结。

（2）掌握常见人体寄生虫病的临床表现，熟悉常见人体寄生虫病病原学的诊断方法。

（3）熟悉有关免疫学与分子生物学的检验方法，了解每项检测方法敏感性、特异性，正确评价其优缺点，以及最适应用范围和临床意义。

答案解析

目标检测

1. 联合国开发计划署、世界银行、世界卫生组织提出要求防治的 10 种主要热带病中有 7 种为寄生虫病，又称作沙加斯病（Chagas disease）的是（　　）

 A. 疟疾   B. 利什曼病   C. 非洲锥虫病

 D. 美洲锥虫病   E. 盘尾丝虫病

2. 迄今为止，全球发现可感染人体及传播疾病的寄生虫有 300 余种，主要流于（　　）

 A. 寒带   B. 温带   C. 热带和亚热带

 D. 南极   E. 北极

3. 曾经在我国广泛流行的 5 大寄生虫病中与 WHO 提出的 10 种主要热带病中 7 种寄生虫病不同的是（　　）

 A. 疟疾   B. 血吸虫病   C. 钩虫病

 D. 利什曼病   E. 淋巴丝虫病

4. 下列寄生虫病中，属于我国常见食物源性寄生虫病的是（　　）

 A. 疟疾   B. 血吸虫病   C. 肝吸虫病

 D. 蛔虫病   E. 利什曼病

5. 下列寄生虫病中，属于重要机会致病寄生虫的是（　　）

 A. 鞭虫   B. 钩虫   C. 溶组织内阿米巴

 D. 隐孢子虫   E. 黑热病

6. 根据新现寄生虫病的定义，下列寄生虫病中不属于新现寄生虫病的是（　　）

 A. 巨片吸虫病   B. 肝片吸虫病   C. 微孢子虫病

 D. 等孢球虫病   E. 肉孢子虫病

7. 临床上寄生虫病的确诊依据为（　　）

 A. 免疫学检测出特异性抗体   B. 有某寄生虫病流行区居住史

 C. 吃过疑有寄生虫污染的食物   D. 从患者体内检获寄生虫虫体或虫卵

 E. 吃过生的或半生的动物肉类

8. 下列寄生虫病中，不属于人兽共患寄生虫病的是（　　）

 A. 旋毛虫病   B. 肝虫病   C. 肺吸虫病

 D. 弓形虫病   E. 疟疾

（夏超明）

书网融合……

本章小结

第二章　寄生虫的生物学

PPT

一、寄生现象

在长期的生物进化过程中，生物彼此之间形成了各种错综复杂的关系。一种生物在其生命中的某个阶段或终生与另一种生物之间存在着共同生活的关系，就称为共生（symbiosis）。根据营共生生活的两种生物之间的相互依赖程度和利害关系可分为互利共生、片利共生和寄生三种类型。

1. 互利共生（mutualism）　两种生物生活在一起，双方互相依赖，彼此受益，称为互利共生。互利共生一般是专性的，多数情况下共生的任何一方都不能独立生存。例如白蚁和其消化道中的鞭毛虫，白蚁不能合成和分泌纤维素酶，所以不能消化食入的木质纤维素，而生活在白蚁消化道内的鞭毛虫却能合成纤维素酶，并能利用白蚁食入的木质纤维素作为营养来源，白蚁则以鞭毛虫的代谢产物作为营养来源而生存，两者互相依存，不可分离。

2. 片利共生（commensalism）　又称共栖。两种生物生活在一起，其中一方从共同生活中受益，另一方既不受益也不受害，这种关系称为片利共生。例如生活在人口腔中的齿龈阿米巴，以细菌、食物残渣和死亡的上皮细胞为食，但不损害宿主的口腔组织，也不被宿主伤害。

3. 寄生（parasitism）　两种生物生活在一起，其中一方受益，另一方受害，受害者给受益者提供营养物质和居住场所，这种关系称寄生。在寄生关系中，受益的一方称为寄生物，如病毒、立克次体、细菌、真菌、寄生虫等，受害的一方称为宿主（host）。寄生虫（parasite）是指营寄生生活的单细胞的原生动物和多细胞的无脊椎动物，如原虫、吸虫、线虫、绦虫与节肢动物。寄生虫永久或暂时地在宿主的体表或体内生存，并通过夺取宿主营养、机械性损害、损伤性炎症或免疫病理反应等综合作用损害宿主。

二、寄生虫与宿主的类型

1. 寄生虫的类型　寄生虫种类繁多，根据其与宿主的关系，可将寄生虫分为下列几种类型。

（1）**按在人体的寄生部位分类**　分为体外寄生虫（ectoparasite）和体内寄生虫（endoparasite）。体外寄生虫是指寄生在宿主体表或暂时侵犯表皮组织的寄生虫，主要为蚊、蚤、蜱、螨等节肢动物，通常在吸血时才接触宿主，饱食后即离开。体内寄生虫是指寄生在宿主体内组织、器官、细胞内或体液中的寄生虫，如寄生于人体肝细胞和红细胞内的疟原虫、肠道内的似蚓蛔线虫、组织内的猪囊尾蚴等。

（2）**按对宿主的选择分类**　分为专性寄生虫（obligatory parasite）和兼性寄生虫（facultative parasite）。专性寄生虫是指其生活史全部或至少其中部分阶段必须营寄生生活，否则不能生存的寄生虫，如丝虫生活史各阶段均营寄生生活，钩虫的幼虫可在土壤等外界环境中营自生生活，但发育到丝状蚴阶段后，必须侵入人体内营寄生生活才能发育为成虫。兼性寄生虫是指既可营自生生活又可营寄生生活的寄生虫，这些寄生虫在正常情况下营自生生活，只在偶然情况下进入宿主体内营寄生生活，如粪类圆线虫一般在土壤内营自生生活，但也可侵入人体，寄生于肠道营寄生生活。

（3）按寄生生活的时间分类　分为永久性寄生虫（permanent parasite）和暂时性寄生虫（temporary parasite）。永久性寄生虫是指寄生在宿主体内或体表，其成虫期必须营寄生生活的寄生虫，如寄生于人或脊椎动物体内的血吸虫，寄生于人体表的蠕形螨。暂时性寄生虫是指因取食需要而暂时性、短时间接触宿主，然后离开的这类寄生虫。如吸血昆虫蚊、白蛉、蚤等。

偶然寄生虫（accidental parasite）是指进入或附着于非正常宿主，但不能在此宿主中长期寄生的寄生虫。如某些蝇类幼虫偶然寄生人体引起蝇蛆病。

2. 宿主的类型　不同类型的寄生虫完成其生活史所需宿主的数目不尽相同，有的只需一个宿主，有的需要两个或两个以上宿主。寄生虫不同发育阶段所寄生的宿主可分为以下几种类型。

（1）终宿主（definitive host）　寄生虫成虫或有性生殖阶段寄生的宿主称为终宿主。如卫氏并殖吸虫成虫寄生在人肺内，故人为此吸虫的终宿主。间日疟原虫在按蚊体内进行有性生殖，因此按蚊为间日疟原虫的终宿主。

（2）中间宿主（intermediate host）　寄生虫幼虫或无性生殖阶段寄生的宿主称为中间宿主。若有一个以上中间宿主，则按发育的先后顺序分别命名为第一中间宿主和第二中间宿主。如卫氏并殖吸虫幼虫阶段先后寄生在川卷螺和溪蟹、蝲蛄体内，所以川卷螺是第一中间宿主，而溪蟹、蝲蛄为第二中间宿主。

（3）保虫宿主（reservoir host）　有些寄生虫是人兽共患寄生虫，除可寄生在人体外，还可寄生在其他脊椎动物体内，完成与人体内相同的生活阶段，感染动物在一定条件下可将其体内的寄生虫传播给人，在流行病学上称这些脊椎动物为保虫宿主。如卫氏并殖吸虫成虫既可寄生于人体内，又可寄生于狗和猫体内，虫卵随狗和猫的粪便或痰液排出体外，可造成卫氏并殖吸虫病的流行，因此，狗和猫是该虫的保虫宿主。

（4）转续宿主（paratenic host）　某些寄生虫的幼虫侵入非正常宿主，虽能存活，但不能发育为成虫，长期保持幼虫阶段，当此幼虫有机会进入正常宿主后，仍可继续发育为成虫，这种非正常宿主称为转续宿主。如卫氏并殖吸虫童虫在非正常宿主（野猪）体内，长期保持幼虫阶段，当正常宿主（人）食入含幼虫的野猪肉时，该幼虫可在人体内发育为成虫，因此，野猪即卫氏并殖吸虫的转续宿主。

三、寄生虫生活史

寄生虫生活史（life cycle）是指寄生虫完成一代生长、发育和繁殖的整个过程。它包括寄生虫的感染阶段（infective stage）感染宿主的方式和途径、虫体在宿主体内移行途径与定居部位、离开宿主的方式、发育过程中所需的各种宿主、传播媒介以及内外环境条件等。寄生虫种类繁多，其生活史具有多样化的特点，根据寄生虫完成整个生活史过程是否需要经历宿主转换，可将寄生虫生活史分为直接型与间接型两种类型。

1. 直接型生活史　不需要更换宿主的寄生虫生活史，即完成全部生活史只需1种宿主，排出或离开宿主的寄生虫某些阶段即具有感染性或可在外界直接发育为感染阶段，经空气、接触皮肤、污染食物或饮水而感染人体。如阴道毛滴虫滋养体、溶组织内阿米巴成熟包囊在排出宿主后即具有感染性；蛔虫卵、钩虫卵排出宿主后可在外界直接发育为感染期虫卵或感染期幼虫而感染人体。

2. 间接型生活史　需要更换宿主的寄生虫生活史，即完成全部生活史需要1种以上的宿主，寄生虫需在中间宿主或媒介节肢动物体内发育到感染阶段后才能感染人体。如卫氏并殖吸虫、丝虫、链状带绦虫等蠕虫和疟原虫、杜氏利什曼原虫等。

四、寄生虫的分类及命名

1. 寄生虫的分类 寄生虫分类的目的是建立寄生虫系统种群的等级状态，探索寄生虫各虫种、各种群之间的亲缘关系，追溯各种寄生虫的演化线索，了解寄生虫与宿主之间，特别是与人之间的关系。

生物学分类的阶元依次为界（kingdom）、门（phylum）、纲（class）、目（order）、科（family）、属（genus）、种（species）。随着分类研究的发展，分类层不断增加，出现次生阶元，如亚门（subphylum）、亚纲（subclass）、亚科（subfamily）、总纲（superclass）、总目（superorder）、总科（superfamily）为中间阶元。有些种下还有亚种（subspecies）、变种（variety）、株（strain）。

传统的寄生虫分类主要以形态为依据。随着生物科技的发展，基于对低等动物的生物化学和分子生物学认识的进展，目前的分类学依据已超出形态学范围，涉及生态学、遗传学、地理学与分子生物学等领域的内容。新的分类系统将人体寄生虫隶属在 3 个真核生物界，即原生动物界（Protozoa）、色混界（Chromista）和动物界（Animalia）。原生动物界和色混界动物是单细胞动物，而动物界动物（也称后生动物）是多细胞动物，其体内有组织器官结构见表 2 – 1。

表 2 – 1　医学寄生虫分类（classification of medical parasites）

界（Kingdom）	门（Phylum）	属（Genus）
原生动物界 Protozoa	阿米巴门（阿米巴） Amoebozoa（amebae）	棘阿米巴 *Acanthamoeba*，巴氏阿米巴 *Balamuthia*，内阿米巴 *Entamoeba*
	眼虫门（鞭毛虫） Euglenozoa（flagellates）	利什曼原虫 *Leishmania*，锥虫 *Trypanosoma*
	后滴虫门（鞭毛虫） Metamonada（flagellates）	贾滴虫 *Giardia*，唇鞭毛虫 *Chilomastix*
	副基体门（鞭毛虫） Parabasala（flagellates）	毛滴虫 *Trichomonas*，双核阿米巴 *Dientamoeba*
	透色动物门（鞭毛虫） Percolozoa（flagellates）	耐格里阿米巴 *Naegleria*
	孢子虫门（孢子虫） Sporozoa（sporozoans）	疟原虫 *Plasmodium*，弓形虫 *Toxoplasma*，隐孢子虫 *Cryptosporidium*，肉孢子虫 *Sarcocystis*，等孢球虫 *Isospora*，圆孢子虫 *Cyclospora*，巴贝虫 *Babesia*
	纤毛虫门（纤毛虫） Ciliophora（ciliates）	小袋纤毛虫 *Balantidium*
色混界 Chromista	双环门 Bigyra	人芽囊原虫 *Blastocystis hominis*
动物界 Animalia	线形动物门（线虫） Nemathelminthes（nematodes）	蛔线虫 *Ascaris*，弓首线虫 *Toxocara*，鞭虫 *Trichuris*，钩口线虫 *Ancylostoma*，板口线虫 *Necator*，住肠线虫 *Enterobius*，粪圆线虫 *Strongyloides*，吴策线虫 *Wuchereria*，布鲁线虫 *Brugia*，盘尾线虫 *Onchocerca*，罗阿线虫 *Loa*，毛形线虫 *Trichinella*，管圆线虫 *Angiostrongylus*，吸吮线虫 *Thelazia*，毛细线虫 *Capillaria*，筒线虫 *Gongylonema*，异尖线虫 *Anisakis*，颚口线虫 *Gnathostoma*，龙线虫 *Dracunculus*
	扁形动物门（吸虫、绦虫） Platyhelminthes（trematodes，cestodes）	吸虫 trematodes：支睾吸虫 *Clonorchis*，姜片吸虫 *Fasciolopsis*，并殖吸虫 *Paragonimus*，裂体吸虫 *Schistosoma*，毛毕吸虫 *Trichobilharzia*，东毕吸虫 *Orientobilharzia*，片形吸虫 *Fasciola*，异形吸虫 *Heterophyes*，棘口吸虫 *Echinostoma*
		绦虫 cestodes：迭宫绦虫 *Spirometra*，带绦虫 *Taenia*，棘球绦虫 *Echinococcus*，膜壳绦虫 *Hymenolepis*，裂头绦虫 *Diphyllobothrium*，复孔绦虫 *Dipylidium*
	棘颚门（棘头虫） Acanthognatha（acanthocephalan）	巨吻棘头虫 *Macracanthorhynchus*，念珠棘头虫 *Moniliformis*

续表

界（Kingdom）	门（Phylum）	属（Genus）
	节肢动物门（昆虫、螯肢动物、甲壳类动物） Arthropoda（insects，chelicerates，crustaceans）	昆虫 *insects*：按蚊 Anopheles，库蚊 Culex，伊蚊 Aedes，舍蝇 Musca，绿蝇 Lucilia，金蝇 Chrysomyia，黑麻蝇 Helicophagella，丽蝇 Aldrichina，螫蝇 Stomoxys，白蛉 Phlebotomus，库蠓 Culicoides，蚋 Simulium，斑虻 Chrysops，客蚤 Xenopsylla，虱 Pediculus，臭虫 Cimex，小蠊 Blattla 螯肢动物 *chelicerates*：硬蜱 Ixodes，钝缘蜱 Ornithodoros，禽刺螨 Ornithonyssus，纤恙螨 Leptotrombidium，蠕形螨 Demodex，疥螨 Sarcoptes，尘螨 Dermatophagoides，粉螨 Acarus 甲壳类动物 *crustaceans*：剑水蚤 Cyclops，溪蟹 Potamon，蝲蛄 Cambaroides

2. 寄生虫的命名 根据国际动物命名法，寄生虫的命名采用二名制（binomial system），以拉丁文或拉丁化文字命名，其学名（scientific name）包括属名（genes name）、种名（species name）、命名者的姓和命名年份。属名在前，种名在后，如有亚种名，则放在种名之后，种名或亚种名之后是命名者的姓和命名年份，种属名需用斜体字。如日本血吸虫（*Schistosoma japonicum* Katsurada，1904），表示 Katsurada 于 1904 年命名该虫；班氏吴策线虫（*Wuchereria bancrofti* Cobbold，1877；Seurat，1921），表示 Cobbold 于 1877 年命名该虫，Seurat 于 1921 年又确定此学名。

⊕ **知识链接**

二名制命名法

在生物命名中，国际采用双名法（binary nomenclature），又称二名法，即每个物种的学名由两部分组成：属名加种小名。属名为拉丁语法化的名词，首字母必须大写；种小名是拉丁文中的形容词，首字母不大写。在种名的后面加上命名人及命名时间，如果学名经过改动，则既要保留最初命名人，又要加上改名人及改名时间。例如：*Toxoplasma gondii* Nicolle & Manceaux（弓形虫的学名）＝*Toxoplasma*（属名）＋*gondii*（种小名）＋ Nicolle & Manceaux（命名者）。命名人、命名时间一般可省略。习惯上，在科学文献的印刷出版时，学名常以斜体表示，或于正排体学名下加底线表示。

答案解析

目标检测

1. 什么是寄生、寄生虫和宿主？寄生虫和宿主有哪些类型？
2. 什么叫寄生虫的生活史？寄生虫的生活史分哪几种类型？

（彭鸿娟）

书网融合……

本章小结

题库

第三章　寄生虫和宿主的相互关系

PPT

📖 学习目标

1. **掌握**　寄生虫对宿主的危害。
2. **熟悉**　寄生虫与宿主相互作用的结果。
3. **了解**　宿主对寄生虫的免疫应答。
4. 学会寄生虫危害的知识，具备区分寄生虫感染免疫类型和免疫状态的能力。

寄生虫与宿主的相互关系是在长期的生物进化过程中逐渐演变而成的一种特定关系，包括寄生虫对宿主的损害和宿主对寄生虫的影响两个方面。一方面，寄生虫进入宿主，必将受到宿主免疫系统的攻击，力求将寄生虫消灭；另一方面，寄生虫为了适应寄生环境，也会发生形态、生理、生化、代谢等方面的改变，并对宿主带来一定的损害。

一、寄生虫对宿主的作用

寄生虫对宿主的危害主要取决于虫种（株）毒力、感染度、在人体内的移行过程、寄生部位及生理活动等。寄生虫对宿主的危害主要有掠夺营养、机械损伤、毒素作用和免疫病理等造成的综合致病作用。虽然有些寄生虫对宿主的损害不明显，但大多数寄生虫都会对宿主造成不同程度的损害。

1. 掠夺营养　寄生虫在宿主体内生长、发育及繁殖所需的营养物质主要来源于宿主，包括宿主不易获得但又必需的物质。感染度越高（寄生的虫数越多），对宿主营养的掠夺就越严重。有些肠道寄生虫（如蛔虫、带绦虫、姜片吸虫等）除掠夺大量营养外，还可造成肠黏膜损伤，影响肠道的吸收功能，导致又宿主营养不良，产生疾病。

2. 机械损伤　寄生虫在宿主腔道、组织或细胞内寄生，可引起堵塞腔道、压迫组织、破坏细胞以及虫体移行和吸附作用造成机械性损害。如华支睾吸虫大量寄生于肝胆管内，堵塞肝胆管，致使胆汁外流受阻，患者出现黄疸；猪囊虫寄生在肝、肺、脑，引起占位性病变；弓形虫寄生在有核细胞内，进行出芽生殖或二分裂生殖，破坏所寄生的细胞；蛔虫幼虫在肺内移行时穿破肺泡壁毛细血管，引起出血。

3. 毒素作用　寄生虫在宿主体内或体表寄生时，其分泌物、排泄物和死亡虫体的分解产物对宿主均有毒性作用，可造成宿主的损伤。如溶组织内阿米巴滋养体侵入肠黏膜和肝组织时，分泌的蛋白水解酶可溶解和破坏组织细胞，形成阿米巴溃疡和脓肿；寄生于胆管系统的华支睾吸虫，其分泌物、代谢产物可引起胆管局限性扩张、胆管上皮增生、管壁增厚、附近肝实质萎缩，进一步发展可致胆管上皮瘤样增生；蚊、蜱等节肢动物叮咬人时，其分泌物可引起人体变态反应，如皮肤表面出现红肿块。

4. 免疫病理作用　寄生虫侵入机体后，寄生虫体内和体表多种成分、代谢产物、死亡虫体的分解产物、线虫的蜕皮液、绦虫的囊液等都具有抗原性，可诱导宿主产生超敏反应，造成局部或全身免疫病理损害。寄生虫与其他病原微生物产生的超敏反应类型相似。如细粒棘球绦虫棘球蚴破裂溢出的囊液被大量吸收入血引起的过敏性休克属Ⅰ型超敏反应（速发型超敏反应）；疟原虫和杜氏利什曼原虫引起的免疫性溶血属Ⅱ型超敏反应（细胞毒型超敏反应）；三日疟原虫、杜氏利什曼原虫和日本血吸虫引起的肾炎属Ⅲ型超敏反应（免疫复合物型超敏反应）；日本血吸虫虫卵引起的虫卵肉芽肿属Ⅳ型超敏反应（迟发型超敏反应）。

二、宿主对寄生虫的应答

寄生虫及其产物对宿主而言均为抗原性异物，能引起宿主的一系列防御性反应，也就是宿主的免疫应答，包括固有免疫和适应性免疫。

1. 固有免疫（innate immunity）　也称天然免疫或非特异性免疫（non-specific immunity），是生物在长期种系进化过程中针对病原体感染逐渐形成的一系列防御体系，受遗传因素控制，具有相对的稳定性。固有免疫包括皮肤、黏膜的屏障作用，吞噬细胞的吞噬、清除作用，体液因素对寄生虫的杀伤作用等。个别宿主对某种寄生虫具有天然免疫力，如 Duffy 抗原阴性者，缺少间日疟原虫受体抗原决定簇，不感染间日疟原虫。

2. 适应性免疫（adaptive immunity）　也称获得性免疫或特异性免疫（specific immunity），是寄生虫侵入宿主后，其抗原物质刺激宿主免疫系统引起的特异性免疫应答，表现为体液免疫和细胞免疫，对侵入的寄生虫可发挥杀伤作用，对同种寄生虫的再感染也具有一定的抵抗作用，其特征为特异性和记忆性但多为非消除性免疫（详见第四章）。寄生虫感染与细菌、病毒、真菌感染的免疫过程基本相同，但多数寄生虫感染所产生的适应性免疫比细菌和病毒的水平低。

三、寄生虫与宿主相互作用的结果

寄生虫与宿主相互作用的结果，与宿主的遗传因素、营养状态、免疫功能状态、寄生虫种类和数量、寄生部位等因素有关，可出现三种结局，即清除寄生虫、带虫状态和寄生虫病。

1. 清除寄生虫　寄生虫寄生时，诱导宿主产生较强的免疫力，能够抑制、杀伤和清除寄生虫，并可防御再感染，但是这种情况非常罕见。如热带科什曼原虫引起的皮肤利什曼病。

2. 带虫状态　寄生虫与宿主在相互作用中形成一定的平衡状态，宿主体内免疫力虽能杀伤大部分寄生虫，但未能清除体内的全部寄生虫，并获得部分抗感染的抵抗力。在宿主体内虽有寄生虫寄生，但不表现出临床症状，而呈带虫状态或称隐性感染（latent infection）。如免疫力正常人群感染弓形虫后，弓形虫可以经短暂的急性感染阶段而转为包囊寄生，呈现弓形虫的隐性感染。

3. 寄生虫病　寄生虫在宿主体内发育、繁殖，会对宿主产生不同程度的损害，出现病理变化和临床症状，引起寄生虫病。寄生虫感染和寄生虫病具有宿主特异性、慢性感染、幼虫移行、异位寄生、多寄生现象、人兽共患及机会性致病等特点。

答案解析

目标检测

1. 举例说明寄生虫能对宿主造成哪些损害作用。
2. 阐述人体对入侵的寄生虫的防御作用。

（彭鸿娟）

书网融合……

本章小结

题库

第四章　寄生虫感染的免疫

PPT

📖 **学习目标**

1. **掌握**　寄生虫感染的获得性免疫。
2. **熟悉**　寄生虫抗原不同角度的分类。
3. **了解**　寄生虫感染的免疫病理。
4. 学会对寄生虫感染特征的分析方法，具备对非消除性免疫的认识与理解能力。

一、寄生虫抗原及免疫应答

对人体来说，寄生虫是外源性物质，具有抗原性和免疫原性。寄生虫侵入宿主后，能激活机体的免疫系统，引起免疫应答，产生作用于寄生虫的免疫效应，如杀伤或排出寄生虫，或抑制虫体的发育/生殖。但是，在长期的协同进化过程中，寄生虫不断适应宿主的免疫压力，也产生了逃避宿主免疫效应的能力，也称免疫逃避（immune evasion），以维持寄生虫自身在宿主体内的存活和虫种的繁衍。因此，除利什曼原虫感染外，人体寄生虫诱导产生的免疫应答不能完全排除已建立的感染，也不能诱导宿主产生终身免疫。

（一）寄生虫抗原

寄生虫抗原（parasitic antigen）是指那些在宿主体内能与淋巴细胞特异性结合，启动宿主免疫应答过程，或在体外能与相应抗体或效应 T 细胞发生特异性结合的虫源性物质或其类似物。

寄生虫是单细胞或多细胞结构的个体，具有复杂的生活史，其抗原可来自虫体的不同发育阶段、不同的结构和部位，种类复杂。寄生虫抗原可从不同角度分类，但目前尚未有统一的分类标准。寄生虫的抗原按化学性质，可分为多肽、蛋白、糖蛋白、脂蛋白和多糖；按来源，可分为表面抗原、体抗原、分泌排泄抗原；按种系和属性，可分为属特异性、种特异性、株特异性抗原。在同一虫种的不同发育时期之间，可存在共同抗原和特异性抗原；在不同虫种之间甚至在同种不同株之间，以及在寄生虫与宿主之间也可存在共同抗原和特异抗原。

寄生虫的排泄分泌抗原和表膜抗原，直接接触宿主免疫系统，有其重要的抗原性（变应原性）和免疫原性。在这些抗原中，有的能引起宿主对体内寄生虫或对再感染产生保护性免疫，有的可以逃避宿主的免疫攻击，保护寄生虫在宿主体内存活（免疫逃避）。此外，寄生虫抗原还可分为全虫抗原和组分抗原。按功能分类，可分为诊断性抗原、保护性抗原、变应原等。

（二）宿主对寄生虫感染的免疫应答

免疫应答是指宿主对特异的寄生虫抗原产生的免疫反应过程，一般包含了抗原的处理与递呈、淋巴细胞的激活和效应作用三个阶段。寄生虫感染引起的免疫应答以抑制性反应为主，与机体间建立一种平衡，使得寄生虫可以在宿主体内长期生存。理论上，在寄生虫感染的急性期，寄生虫抗原的保守的分子结构可与树突状细胞表面的模式识别受体结合，启动 Th1 型反应。但实际并非如此。蠕虫抗原没有诱导DC 常规的活化和成熟。曼氏血吸虫来源的虫卵抗原与天然免疫细胞共培养时，在 LPS 的刺激下，并没有激活 toll 样受体反应，反而抑制了促炎因子的释放。一些研究发现，蠕虫来源的聚糖与 DC 表面的甘露糖受体和DC – SIGN（DC – specific intracellular adhesion molecule – 3 – grabbing non – integrin）结合，诱导Th2反应或者是免疫调节反应。血吸虫、蛔虫来源的磷脂可激活TLR2，溶血磷脂酰丝氨酸可激活DCs诱导Th2和IL – 10，继而进一步激活Treg，发挥免疫抑制作用。

1. 固有免疫（innate immunity） 或称非特异性免疫（non – specific immunity），是生物在长期种系进化过程中形成的一系列防御机制。固有免疫系统主要由组织屏障、固有免疫细胞和固有体液免疫分子组成。该系统在个体出生时即具备，可对侵入的病原体迅速产生应答，发挥特异性抗感染效应，并参与适应性免疫应答。

人类对许多动物寄生虫具有天生的抵抗力（或称不感染性），即使寄生虫有机会侵入机体，由于人体不适宜它的寄生，或不能发育成熟，或被机体清除消灭，例如鼠疟原虫和禽类疟原虫不能感染人类。某些特殊个体或人群对一些人体寄生虫具有先天不感受性，如Duffy血型阴性者不感染间日疟原虫，葡萄糖 – 6 – 磷酸脱氢酶（G6PD）缺乏症儿童对恶性疟原虫感染具有一定的抵抗力。

与抗寄生虫感染的固有免疫效应机制有关的因素包括皮肤黏膜、吞噬细胞、嗜酸性粒细胞、体液因子及组织细胞中某些生物学特性等。免疫细胞如巨噬细胞表面的多种模式识别受体（pattern – recognition receptors，PRR）以及寄生虫的病原相关模式分子（pathogen associated molecular patterns，PAMP），在诱导机体固有免疫应答中起着重要的作用。

2. 适应性免疫（adaptive immunity） 又称获得性免疫，特异性免疫，是抗原刺激机体免疫系统引起的特异性免疫应答，表现为体液免疫和细胞免疫。寄生虫感染的获得性免疫分消除性免疫和非消除性免疫两类。

（1）消除性免疫（sterilizing immunity） 指宿主能清除体内寄生虫，并对再感染产生完全的抵抗力，例如热带利什曼原虫引起的皮肤利什曼病，宿主获得免疫力后，体内原虫完全被清除，临床症状消失，并对再感染具有长久特异的抵抗力。

（2）非消除性免疫（non – sterilizing immunity） 是指寄生虫感染后虽可诱导宿主对再感染产生一定的免疫力，但对体内已有的寄生虫不能完全清除，维持在低虫荷水平。如果用药物驱虫后，宿主的免疫力随之消失。如疟疾的"带虫免疫"（premunition）和血吸虫诱导的"伴随免疫"（concomitant immunity）均属于非消除性免疫。

1）带虫免疫 如人体感染疟原虫后，可产生一定程度的抵抗同种疟原虫再感染的免疫力，但其血液内仍有低水平的原虫血症。当这些疟原虫被彻底清除后，这种保护性免疫力随之消失。

2）伴随免疫 如血吸虫感染人体后能产生抵抗童虫再感染的免疫力，但这种免疫力不能杀灭体内存在的血吸虫成虫。当这些血吸虫成虫被彻底清除后，这种保护性免疫力随之消失。

（3）获得性免疫机制 由于寄生虫抗原来源复杂，使得宿主的免疫系统必须面对复杂的分子表面和抗原构型。因此，寄生虫感染的免疫应答常表现为多态性，且对任何寄生虫感染都不存在单一的免疫机制。

1）寄生虫抗原的加工与传递 寄生虫抗原可通过皮肤、黏膜或直接注射入血流（输血、虫媒叮咬等）等途径进入人体。进入人体后，寄生虫可溶性或微颗粒状抗原成分接触到抗原递呈细胞（APC）表面后，经入胞作用进入其内，经历吞噬细胞 – 溶酶体融合、构象展开、降解、变性、装配、运输到细胞表面等过程。寄生虫抗原接受APC加工的部位和过程与其所激发的免疫应答类型及随后形成的免疫效应均有密切的关系。例如：皮肤移行期幼虫的分泌性抗原，主要由皮内朗格汉斯细胞递呈和处理；表达在红细胞表面的疟原虫抗原主要由脾脏的巨噬细胞处理与递呈；寄生在肠道的寄生虫，其抗原主要由表达有MHC – Ⅱ类分子的肠上皮细胞、巨噬细胞或树状突细胞递呈；经皮肤感染而伴有全身移行的虫种，其抗原由各类APC先后参与作用；动物实验时，不同免疫途径如皮下和静脉等所诱导的免疫效应有所不同。

2）体液免疫　主要针对细胞外寄生虫。寄生虫感染易于诱导体液免疫反应，抗体 IgM、IgG 和 IgE 与抗寄生虫感染最密切。感染早期 IgM 升高，随后为 IgG。IgE 的增高为蠕虫感染的特点，而分泌型 IgA 则多见于肠道寄生虫感染。特异性抗体的主要作用：①抗体与寄生虫结合，使其丧失入侵宿主细胞的能力，如恶性疟原虫裂殖子入侵红细胞是受体介导的过程，抗裂殖子的单抗或受体结合蛋白的抗血清均能阻止裂殖子入侵红细胞；②促进吞噬作用，寄生虫虫体表膜有补体 C3 和抗体 Fc 段，巨噬细胞有 C3 和 Fc 受体，当巨噬细胞被激活后，C3 与 Fc 受体增多，与虫体膜上 C3 和 Fc 结合，促进吞噬作用，这是宿主控制疟原虫和枯氏锥虫感染的主要免疫形式；③对多细胞虫体如蠕虫，特异性抗体主要是参与抗体依赖的细胞毒作用（ADCC）；④IgE 介导的 I 型超敏反应，促进肠道线虫的排出。

寄生虫抗原有时会非特异地刺激 B 细胞生成非特异性的抗体，从而削弱宿主特异性免疫作用。寄生虫抗原诱导产生的某些特异性抗体亚类（isotype antibodies）可能起干扰效应抗体的免疫作用，这类抗体被称为阻断性或封闭性抗体（blocking antibodies）。

3）细胞免疫　在抗细胞内寄生虫中发挥主要作用。胞内寄生虫通过内源性抗原提呈途径激活 CD8$^+$CTL 细胞，导致感染细胞的裂解。如疟原虫肝内期阶段，激活的 CTL 可导致感染子孢子的肝细胞裂解。胞外寄生虫通过外源性抗原提呈途径，激活 CD4$^+$T 细胞，激活的 Th1 细胞通过分泌的炎性因子，对胞内原虫发挥效应，Th2 细胞则通过辅助 B 淋巴细胞产生抗体。

4）免疫调节　人体感染寄生虫后，机体的免疫应答在初期多处于增强状态，如能清除体内寄生虫，免疫应答将逐渐终止；若不能完全清除寄生虫，则感染转化为慢性，免疫应答常表现为降低。

免疫应答的增强和下调属于免疫调节，机体与寄生虫均参与了免疫应答的调节，而 T 细胞在免疫调节中具有重要的作用。T 细胞分为 CD8$^+$ 和 CD4$^+$ 两个主要亚群，辅助 T 细胞（Th）、TD（迟发型超敏 T 细胞）属 CD4$^+$，抑制性 T 细胞（Ts）和细胞毒性 T 细胞（Tc）属 CD8$^+$。CD4$^+$ 细胞对抗体形成提供协助，介导迟发型超敏应答和识别 MHC－Ⅱ类抗原分子；CD8$^+$ 细胞伴有细胞毒性和抑制性功能，并识别 MHC－Ⅰ类抗原分子。目前已知的亚类包括 Th1、Th2、Th9、Treg、Th17 等。①IL－12 诱导初始 CD4$^+$T 细胞分化为 Th1 细胞，主要产生 IL－2 和 IFN－γ 等促炎细胞因子，辅助细胞免疫产生炎性免疫病理。②IL－4 诱导初始 CD4$^+$T 细胞分化为 Th2 细胞，产生 IL－4、IL－5、IL－9 及 IL－13 抗炎细胞因子为主，辅助体液免疫，介导过敏反应，Th1 和 Th2 细胞亚群相互产生抑制效应，Th1 反应过度极化会加重免疫病理损伤，甚至导致宿主死亡，同样对于蠕虫感染宿主来说，持续的 Th2 反应会导致肝脏和脾脏的病理性损害。③TGF－β 诱导 CD4$^+$T 细胞分化为 Treg，Treg 细胞可控制寄生虫感染引发的免疫病理反应强度，限制对宿主的损害程度。一些体外研究显示，Treg 以 IL－10/ TGF－β 依赖的方式促进 B 细胞产生 IgG4。IgG4 是一类保护性的非补体结合的 IgG 亚类，可以对抗 IgE 导致的免疫病理反应。Treg 细胞可维持免疫记忆细胞的再循环群体，使宿主具有强大的抗再感染能力。但在某些情况下，由于调节过度，宿主的免疫保护力受到过度的抑制，寄生虫数量增加过多，使宿主不能长期存活。④TGF－β 和 IL－4 共同培养的条件下 CD4$^+$T 细胞或 TGF－β 单独诱导 Th2 细胞分化成 Th9 细胞，在对抗肠道寄生虫的免疫中，Th9 细胞可通过分泌 IL－9，使肠内肥大细胞增殖，腺体细胞分泌黏液，引起 IgE、IgG 的水平升高，刺激肠道肌肉的收缩，从而促进肠道寄生虫排出。⑤Th17 细胞是新发现的 CD4$^+$T 细胞的亚群，主要分泌 IL－17。Th17 细胞及 IL－17 具有促炎症反应，一方面在感染寄生虫感染初期清除寄生虫，另一方面则介导免疫病理反应。在血吸虫感染中，Th17 和 Th2 细胞在宿主体内通过复杂的网络共同调节血吸虫的感染，并可能决定了肉芽肿反应及相关器官组织病变的严重程度。

3. 免疫逃避　寄生虫侵入免疫功能正常的宿主体后，有些能逃避宿主的免疫攻击，使之能够在宿主体内完成发育和繁殖，这种现象称为免疫逃避。免疫逃避是寄生虫在宿主体内赖以长期存活的重要手段，也是寄生虫作为复杂生物体的一种自动的逃避行为，在与易感宿主共同进化中形成，表现为一切成功寄生虫感染的基本特征，其主要机制如下。

（1）解剖隔离　寄生虫可以通过严格选择寄生部位达到与宿主免疫效应系统的有效隔离。细胞内寄生原虫如枯氏锥虫、利什曼原虫、弓形虫速殖子和疟原虫红内外期等，可以避免与特异性循环抗体接触。

（2）逃避识别　寄生虫可通过抗原变异、免疫伪装、抗原模拟等方式逃避宿主的免疫识别。如宿主的保护性免疫反应主要针对寄生虫虫体表面，寄生虫表面抗原性的改变反映了寄生虫在宿主体内存活的基本机制。

（3）免疫抑制作用　寄生虫可以多种形式干扰或抑制宿主的体液和细胞免疫应答，其作用方式或机制主要如下：①抑制溶酶体的融合；②免疫抑制，如免疫复合物（CIC）可抑制嗜酸性粒细胞（Eos）介导的 ADCC；有些寄生虫感染可刺激多克隆 B 细胞激活，产生高水平的免疫球蛋白，进而成为全身性免疫抑制的一个原因；③化学干扰，原虫和血吸虫能分泌裂解抗体 Fab 的酶，这种酶能"劈开"经 Fc 受体连接到寄生虫表面的抗体，留下无功能的伪装表面抗原的 Fc 部分。

二、寄生虫感染诱发的免疫病理

寄生虫感染后，除虫体及其产物的直接损伤外，宿主的许多免疫应答本身具有免疫病理效应，产生病理损害。免疫病理反应是许多寄生虫的主要致病机制。如血吸虫性肝纤维化是由虫卵肉芽肿引起的，本质上是一种 T 细胞介导的迟发性超敏反应。

（一）超敏反应

所谓超敏反应（hypersensitivity）是指抗原刺激机体产生过度免疫应答，从而导致机体的组织损伤或功能紊乱。超敏反应分四型，即速发型（immediate type，Ⅰ）、细胞毒型（cytotoxic type，Ⅱ）、免疫复合物型（immune complex type，Ⅲ）和迟发型（delayed type，Ⅳ）或细胞介导型（cell mediated type）。

1. 速发型　又称反应素型或速发型超敏反应，是 IgE 介导的。在寄生虫感染中，超敏反应以荨麻疹最常见，其次有钩蚴性皮炎、热带肺嗜酸粒细胞增多症等。

2. 细胞毒型　是抗体直接作用于相应的细胞或组织上的抗原，在补体、巨噬细胞和 K 细胞作用下发生的损伤性反应。形式有 ADCC 作用、补体依赖性细胞毒作用、促进吞噬作用等。例如疟原虫的抗原常吸附在红细胞表面，特异性抗体（IgG 或 IgM）与之结合，激活补体，导致红细胞溶解，出现溶血性贫血症状。

3. 免疫复合物型　机体受抗原刺激后产生相应抗体 IgG 或 IgM，抗原与抗体特异性结合形成抗原抗体复合物。免疫复合物分可溶性和沉淀性两类，后者易被吞噬细胞从血清中清除。可溶性免疫复合物也称循环免疫复合物（CIC），可处于抗体过剩或抗原过剩状态，如抗原量稍超过抗体且可溶性免疫复合物分子大于 19S 时，易于沉积于毛细血管管壁，从而引起炎症反应，造成血管及周围组织的损伤。疟疾和血吸虫病性肾小球肾炎属此种类型的超敏反应。

4. 迟发型或细胞免疫型　迟发型超敏反应是由 T 淋巴细胞与单核巨噬细胞介导的免疫损伤。机体初次接触抗原后，T 淋巴细胞转化为致敏淋巴细胞，使机体处于致敏状态，当抗原再次进入时，T 淋巴细胞识别抗原后，释放淋巴因子，吸引聚集形成以单核细胞浸润为主的炎症反应，如血吸虫虫卵肉芽肿的形成。

上述超敏反应在寄生虫感染中常合并存在，甚为复杂多变。寄生虫感染引起的超敏反应性疾病参见表 4 -1。

表4-1　常见寄生虫感染的超敏反应类型

感染	临床表现	超敏反应类型
疟疾	肾病综合征	III
	贫血	II
利什曼病	皮肤利什曼病	IV
血吸虫病	尾蚴性皮炎	I，IV
	急性血吸虫病	III
	血吸虫性肝硬化	IV
丝虫病	象皮肿	IV

（二）嗜酸性粒细胞增多

正常嗜酸性粒细胞在外周血占白细胞比值大小为（0.005~0.05）×10⁹/L，如绝对浓度数超过0.5×10⁹/L，称嗜酸性粒细胞增多。嗜酸性粒细胞增多是蠕虫感染免疫的特殊现象。虫源性嗜酸性粒细胞趋化因子、肥大细胞脱颗粒释放的趋化因子、致敏T细胞释放的激活因子及补体裂解片段等均可引起外周血液中嗜酸性粒细胞增多。嗜酸性粒细胞增多具有抗寄生虫作用，也有致炎使组织损伤作用。在抗体的参与下，嗜酸性粒细胞参与杀虫和免疫应答的调节，如参与ADCC、发挥吞噬免疫复合物、灭活过敏反应中的介质等作用。一般情况下，嗜酸性粒细胞一旦进入炎症区域，便可能发生凋亡并很快被巨噬细胞清除。但许多寄生虫抗原成分具有抗嗜酸性粒细胞凋亡的作用，能延长嗜酸性粒细胞的生存时间，并能增加对其他活化物的反应性，造成对周围组织更严重的炎症损害。如广州管圆线虫感染主要引起以嗜酸性粒细胞浸润为主的脑膜脑炎和脑膜炎。

目标检测

答案解析

1. 寄生虫抗原可从不同角度分类，下列寄生虫抗原的分类标准中错误的是（　　）

　　A. 按化学性质分类　　　　　B. 按来源分类　　　　　C. 按种系分类

　　D. 按属性分类　　　　　　　E. 按物理性质分类

2. 寄生虫感染的获得性免疫主要特点为（　　）

　　A. 消除性免疫　　　　　　　B. 非消除性免疫　　　　C. 细胞免疫

　　D. 体液免疫　　　　　　　　E. 保护性免疫

3. 下列不属于寄生虫感染免疫逃避机制的是（　　）

　　A. 解剖隔离　　　　　　　　B. 诱导免疫细胞凋亡　　C. 抗原变异

　　D. 免疫伪装　　　　　　　　E. 抗原模拟

4. 下列寄生虫感染宿主诱发的免疫病理反应中错误的是（　　）

　　A. 速发型超敏反应（I型）

　　B. 细胞毒型超敏反应（II型）

　　C. 免疫复合物型超敏反应（III型）

　　D. 迟发型（IV型）或细胞介导型

　　E. 伴随免疫

5. 蠕虫感染免疫的特殊血象特征为 （　　）

    A. 外周血中性粒细胞增多

    B. 外周血嗜碱性粒细胞增多

    C. 外周血嗜酸性粒细胞增多

    D. 外周血淋巴细胞增多

    E. 外周血肥大细胞增多

（夏超明）

书网融合……

本章小结　　　　　题库

第五章　寄生虫感染的特点与临床表现

PPT

一、寄生虫感染的特点

寄生虫侵入人体并能在体内生长一定的时间，这种现象称为寄生虫感染（parasitic infection）。如感染者出现明显的临床表现，则称寄生虫病（parasitic disease or parasitosis）。

1. 宿主特异性（host specificity）　是指寄生虫能发育成熟的宿主范围。大部分寄生虫仅在限定的宿主范围内发育，即寄生虫有不同的宿主特异性。有些寄生虫仅感染一种宿主，有些可感染几种宿主，少数寄生虫可感染很多种宿主。如阴道毛滴虫仅寄生在人体内，而弓形虫可寄生在哺乳动物、鸟类、爬行类等很多种动物体内。

2. 慢性感染和再感染

（1）**慢性感染**　寄生虫感染以慢性感染为主。感染者在临床上出现一些症状后，不经治疗则逐渐转入慢性持续感染状态，并出现修复性病变，如血吸虫性肝纤维化的形成。

（2）**再感染**　除感染利什曼原虫外，治愈后的寄生虫感染者对再感染没有抵抗力，即人体易发生再感染。反复发生的再感染，往往加重感染者的慢性病理损害，也会加重流行区人群寄生虫感染控制的难度。慢性感染和再感染的发生与人体对大多数寄生虫感染仅产生伴随免疫或带虫免疫有关。

3. 急性感染的特殊性　是寄生虫感染的另一个特点。如非疫区居民或低龄儿童接触疫水后，常出现急性血吸虫感染症状。

4. 多寄生现象　人体可以同时有两种以上寄生虫感染，特别是肠道寄生虫感染，如蛔虫、鞭虫或蛲虫混合感染。在大多数情况下，多虫寄生可加重寄生虫对宿主的损害。

5. 超敏反应　大多数寄生虫感染的严重病理损害与超敏反应有关。如血吸虫尾蚴性皮炎、钩蚴性皮炎、包虫囊破裂引起的休克以及热带肺嗜酸性细胞增多症均属速发型超敏反应；黑热病和疟疾患者溶血性贫血属细胞毒型超敏反应；疟疾患者的肾小球肾炎和急性血吸虫病属免疫复合物型超敏反应；血吸虫虫卵肉芽肿和丝虫病象皮肿属迟发型超敏反应。

6. 幼虫移行症和异位寄生

（1）**幼虫移行症（larva migration）**　是指某些蠕虫幼虫侵入人体后（人为非正常宿主），不能发育为成虫，长期以幼虫状态生活，在皮下及内脏器官内移行所致的疾病。幼虫在皮下移行，引起皮肤出现线状红疹或游走性包块等病理损害，称为皮肤幼虫移行症，如巴西钩虫或犬钩虫幼虫引起的匐行疹。幼虫在器官内移行，引起器官损伤，称为内脏幼虫移行症，如广州管圆线虫幼虫引起的嗜酸性粒细胞增多性脑膜炎。

（2）**异位寄生（ectopic parasitism）**　是指有些寄生虫在常见寄生部位以外的器官或组织内寄生的

现象。异位寄生可引起病理损害称为异位病变（ectopic lesion），如卫氏并殖吸虫和日本血吸虫虫卵在大脑异位寄生，引起脑型卫氏并殖吸虫病和脑型血吸虫病。

7. 隐性感染（inapparent infection）　是指没有出现明显的临床症状，也不能用常规方法检测出的感染。隐性感染是弓形虫和隐孢子虫等寄生虫的特殊寄生现象。

8. 机会性致病（opportunistic parasitosis）　某些寄生虫在机体免疫功能正常情况下常呈隐性感染，感染者不出现临床症状，但体内的寄生虫仍有一定程度的增殖，机体处于带虫状态。当机体免疫功能低下时，这些寄生虫的增殖力和致病力均异常增强，可引起严重的病理损害甚至患者的死亡。这种在一般情况下不引起疾病，但在一定条件下（如机体免疫力低下或免疫抑制）能导致疾病的寄生虫感染称为机会性寄生虫病，如弓形虫和隐孢子虫等寄生虫感染。机会性寄生虫病是造成艾滋病患者死亡的重要原因之一。

9. 人兽共患寄生虫病（parasitic zoonosis）　有些寄生虫既可寄生在某些脊椎动物（包括野生动物和家畜）体内，又可寄生在人体内，人和动物体内的寄生虫可互为传染源，这种在人与脊椎动物之间自然传播的寄生虫病称为人兽共患寄生虫病。如在自然界中旋毛形线虫是肉食动物的寄生虫，这些动物之间相互蚕食或摄食尸体而构成的"食物链"，成为人类感染的自然疫源。

二、寄生虫病的临床表现

寄生虫病最常见的症状和体征主要包括发热、腹泻、贫血、超敏反应和肝大、脾大等。

1. 发热　是许多寄生虫病最常见的临床表现。疟疾、急性血吸虫病、丝虫病、阿米巴肝脓肿、旋毛虫病、黑热病、肝吸虫病和蠕虫幼虫移行症等常出现明显的发热症状。

2. 腹泻　许多肠道寄生虫能引起肠壁炎症、溃疡，导致血液和黏液渗入肠腔内形成的腹泻。可引起腹泻的寄生虫有溶组织内阿米巴、蓝氏贾第鞭毛虫、隐孢子虫、血吸虫、姜片虫、旋毛虫、绦虫、鞭虫和粪类圆线虫等。

3. 贫血　钩虫、疟原虫和杜氏利什曼原虫感染可引起严重的贫血，如钩虫病患者可出现低色素小细胞型贫血。

4. 营养不良和发育障碍　寄生虫直接或间接地从人体获得营养，以维持其生长、发育与繁殖。当人体自身的营养状况较差时，可引起营养不良或恶性营养不良，甚至低蛋白血症。某些寄生虫病如钩虫病、日本血吸虫病还可引起儿童不同程度的发育障碍，严重者可导致侏儒症。

5. 超敏反应　人体感染寄生虫后，常引起荨麻疹、血管神经性水肿、支气管哮喘等临床症状，严重者可因全身小血管扩张而引起过敏性休克。蠕虫感染多出现超敏反应，如血吸虫尾蚴性皮炎、蛔虫性哮喘和荨麻疹、包虫囊液引起的过敏性休克等。

6. 肝大　许多寄生虫寄生在肝脏或胆管，常引起肝脏损伤并出现相应的症状和体征，肝大是寄生虫性肝损害常见的体征。如血吸虫虫卵可沉积在肝组织，引起虫卵肉芽肿和肝纤维化；肝大还是疟疾的重要体征之一。

7. 脾大　是脾脏因寄生虫直接或间接损害引起的显著体征，如脾包虫病、黑热病、疟疾、血吸虫病均可出现脾大或巨脾症。

8. 嗜酸性粒细胞增多　外周血及局部组织内嗜酸性粒细胞增多（eosinophilia or eosinophilosis）是蠕虫感染常见的血象特征。外周血嗜酸性粒细胞增多通常出现在侵袭组织的寄生虫感染，如蛔虫、并殖吸虫和广州管圆线虫感染。组织内嗜酸性粒细胞增多通常出现在寄生虫死亡部位，如皮下犬钩口线虫感染。当某些寄生虫侵入中枢神经系统时，在脑脊液中也可查见嗜酸性粒细胞，如广州管圆线虫、猪囊尾蚴在脑部寄生时。

9. 其他 寄生虫病的其他临床表现包括皮肤损害、中枢神经系统损害、眼部损害等，这些临床表现与寄生虫虫种及侵袭部位有关。

目标检测

答案解析

1. 下列不属于寄生虫感染特征的是（　）
  A. 宿主特异性　　　　　　　B. 慢性感染和再感染　　　　　C. 多寄生现象
  D. 机会性致病　　　　　　　E. 常见自愈现象

2. 下列可引起幼虫移行症的寄生虫感染是（　）
  A. 蛔虫　　　　　　　　　　B. 鞭虫　　　　　　　　　　　C. 钩虫
  D. 广州管圆线虫　　　　　　E. 蛲虫

3. 下列易导致异位寄生的寄生虫感染是（　）
  A. 肝吸虫　　　　　　　　　B. 姜片虫　　　　　　　　　　C. 肺吸虫
  D. 旋毛虫　　　　　　　　　E. 淋巴丝虫

4. 下列易呈现隐性感染的寄生虫感染是（　）
  A. 溶组织内阿米巴　　　　　B. 利什曼原虫　　　　　　　　C. 蓝氏贾第鞭毛虫
  D. 弓形虫　　　　　　　　　E. 结肠小袋纤毛虫

5. 寄生虫感染常可引起严重的贫血，下列可出现低色素小细胞型贫血的寄生虫感染是（　）
  A. 钩虫　　　　　　　　　　B. 疟原虫　　　　　　　　　　C. 杜氏利什曼原虫
  D. 血吸虫　　　　　　　　　E. 带绦虫

（夏超明）

书网融合……

本章小结

题库

第六章 寄生虫病流行与防治

PPT

📖 学习目标

1. **掌握** 寄生虫病的流行特点及影响因素。
2. **熟悉** 寄生虫病流行的基本环节及防治原则。
3. 学会寄生虫病防治的知识，具备依据寄生虫病流行环节制定防治措施的初步能力。

一、寄生虫病的流行环节

寄生虫病流行是指寄生虫感染或寄生虫病在人群中发生、传播和转归或终止的过程，由传染源、传播途径和易感人群三个环节构成。这个过程既是生物学现象，也是社会现象，与社会经济因素密切相关。

1. 传染源 是指能排出寄生虫生活史某一阶段虫体，且该虫体可以直接或间接地进入另一个易感宿主体内继续发育的感染者和感染动物，包括患者、带虫者和保虫宿主，例如，外周血液中含有疟原虫雌雄配子体的疟疾患者或带虫者是疟疾的传染源；能排出成熟虫卵的血吸虫病患者/感染者或保虫宿主是血吸虫病的传染源。

2. 传播途径 寄生虫离开传染源后经过特定的生活史发育阶段侵入新的易感者的途径。传播途径是寄生虫实现更换宿主、延续后代、维持物种生存的必然方式。常见的传播途径如下。

（1）经土壤传播 蛔虫、钩虫等土源性寄生虫虫卵需在土壤中发育为感染性虫卵或感染期幼虫。人因接触含有感染性虫卵或幼虫污染的土壤而感染，其感染方式是经手－口或经皮肤感染。

（2）经水传播 寄生虫的感染阶段可污染水源，造成寄生虫病的经水传播，且常引起人群的暴发流行，如蓝氏贾第鞭毛虫包囊污染水源常引起旅游者发生腹泻；接触含血吸虫尾蚴的水体可感染血吸虫病。

（3）经食物传播 生食含感染期幼虫、囊蚴或虫卵的蔬菜、鱼肉等食物可感染某些寄生虫病，如肝吸虫病、肺吸虫病和旋毛虫病等，这类寄生虫病也称为食源性寄生虫病。

（4）经人体接触传播 某些寄生虫病如蛲虫病、阴道毛滴虫病和疥疮等可经过人与人的直接接触而传播，包括性接触和皮肤接触。

（5）经节肢动物传播 疟原虫、丝虫、利什曼原虫等寄生虫必须经过节肢动物体内的生长发育阶段，并通过节肢动物叮咬人传播给新的易感者。这类疾病也被称为虫媒病。

（6）经动物传播 某些寄生虫病是通过直接接触染病动物而获得的，如人与细粒棘绦虫感染犬接触后会患包虫病；与感染了弓形虫的猫接触会感染弓形虫。但这种传播途径主要是通过手－口途径来实现的。

3. 易感人群 指对某种寄生虫缺乏先天性免疫和获得性免疫的人群。寄生虫病只能在易感人群中流行和传播。而人群作为一个整体对某种寄生虫病的易感程度称为人群易感性。寄生虫病的易感性与年龄有关，如在血吸虫病流行区，儿童较成年人更易感染血吸虫病。此外，易感性还与人群的遗传因素有关，如在西非，Duffy 阴性血型者对间日疟原虫感染具有先天抵抗力，而非洲患镰状细胞贫血的儿童不易感染恶性疟疾。

二、影响寄生虫病流行的因素

寄生虫病的流行受社会因素和自然因素的影响。自然因素与社会因素通过对传染源、传播途径和易感人群的作用而影响寄生虫病的流行过程，其中社会因素的影响作用更大。

1. 生物因素　指某些寄生虫完成生活史所需要的中间宿主或节肢动物媒介，而寄生虫病的流行与否，取决于所需的适宜中间宿主或节肢动物媒介。如血吸虫的生活史需要中间宿主钉螺，在我国北纬超过 33.7° 的地方没有钉螺，所以就没有血吸虫病流行。

此外，某些以虫卵和包囊为感染阶段的寄生虫，可由蝇或蟑螂的机械性传播使流行加重，有效地防制这些节肢动物将有助于遏制此类寄生虫病的流行。

2. 自然因素　气候、地理、生物物种等自然因素能影响寄生虫及其宿主的生存条件，如钩虫幼虫需要在温暖潮湿的土壤中进行发育，肺吸虫的保虫宿主需要特定的生态环境。自然因素也可以通过影响生物种群的分布及其活动，间接地影响寄生虫病的流行。自然因素对人群易感性的影响较少，但自然因素如气温等对人群的生产方式和生活习惯有一定的影响，会增加感染某种寄生虫的机会，如在血吸虫病流行区，适宜的温度增加了人群接触疫水的机会，因而有利于血吸虫病的流行。

3. 社会因素　包括社会制度、经济状况、生产活动、生活条件、居住环境、医疗卫生和防疫保健水平、文化水平、卫生习惯、宗教信仰以及风俗习惯等所有与人类活动有关的因素。由于自然因素一般相对稳定，而社会因素容易变化。因此，社会的进步、经济的发展、医疗卫生条件的改善以及群众科学文化水平的提高，对于控制寄生虫病的流行起着主导性或决定性的影响和作用。

三、寄生虫病流行的特点

寄生虫病的流行特点包括地方性、季节性和自然疫源性。

1. 地方性（endemicity）　是指在某些特定的自然或社会条件下，某种寄生虫病在某一地区持续或经常发生的情况。常见人体寄生虫病如疟疾、血吸虫病、黑热病、包虫病、肝吸虫病和肺吸虫病等都具有明显的地方性特点。寄生虫病的地方性与疫区的气候、中间宿主或媒介的地理分布、居民的生活习惯和生产方式等有关。例如，在我国钩虫病主要分布在淮河及黄河以南地区，而在气候干寒的西北地区则少见流行；血吸虫病疫区与钉螺的地理分布基本一致；肝吸虫病主要发生在居民有吃生鱼或半生鱼习惯的地区。

2. 季节性（seasonality）　某种寄生虫病的发病率在每年的某些季节出现高峰，这种现象称季节性。例如温暖、潮湿的环境有利于疟原虫在蚊体内的发育，也有利于蚊虫的生长、发育和繁殖以及吸血活动。当温度低于 15～16℃ 或高于 37.5℃ 时，疟原虫不能在蚊体内发育。因此，除海南外，我国疟疾流行一般每年有两个高峰，分别为春季和秋季。

3. 自然疫源性（activity of the natural foci）　许多寄生虫病可以在人和脊椎动物之间相互传播，这些寄生虫病称为人兽共患寄生虫病。在原始森林或荒漠地区，某些寄生虫病可在脊椎动物之间相互传播，一般情况下，人类通常不参与这一流行过程，当由于某种原因偶尔被卷入这一过程中时，这些疾病则可从染病的脊椎动物传播给人，这种现象称自然疫源性，这类地区称为自然疫源地，这类具有自然疫源性的人兽共患寄生虫病也称为自然疫源性疾病，如肺吸虫病等。自然疫源地的形成与人兽共患寄生虫病特定的宿主动物种类及媒介（包括中间宿主）的生存繁殖需要的特定生态环境有关，因此，自然疫源地的分布具有严格的地方性特点。

此外，在人体寄生虫感染方式中，多数通过食入含有感染阶段的虫卵或幼虫等而引起的，是造成某些寄生虫感染流行的主要原因。其中一些人兽共患寄生虫病可通过询问患者有无生食或半食肉类史有助于临床诊断，主要有旋毛虫病、广州管圆线虫病、棘颚口线虫病、肝吸虫病、肺吸虫病、带绦虫病、曼氏裂头蚴病、弓形虫病、兽比翼线虫病等。因此，食源性也是寄生虫病流行的重要特点之一。

四、寄生虫病防治原则

综合防治是控制和消灭寄生虫病的主要对策。我国采用综合性防治对策，在世界上率先根除了丝虫病，有效地控制了黑热病、土源性寄生虫病、钩虫病、疟疾和血吸虫病的流行。

1. 控制传染源　发现患者或带虫者，确定保虫宿主的种类，治疗患者和带虫者以及处理保虫宿主（治疗或捕杀）等是控制传染源的主要内容。

（1）治疗患者或带虫者　通常采用病原学诊断或血清学检测等方法，对流行区居民进行检查，对检查出的患者或阳性者给予药物治疗。常用的抗寄生虫药物有吡喹酮、甲苯达唑、阿苯达唑、枸橼酸乙胺嗪、氯喹、乙胺嘧啶、青蒿素类药物、喷他脒和甲硝唑等。

（2）处理保虫宿主　对流行区的家畜和野生哺乳动物进行检查，对有价值的保虫宿主如牛、猪等要进行定期治疗或人畜同步化疗；对无经济价值或无保护价值的保虫宿主，如鼠等可采取捕杀的办法进行处理。

2. 切断传播途径　根据寄生虫的生活史特点，采取简便、有效和易行的措施。可采用化学、物理或生物等方法控制和消灭中间宿主或媒介节肢动物，如灭螺、灭蚊、灭蛉和灭蝇等。对粪便（包括具有重要传染源意义的保虫宿主的粪便）进行无害化处理，以防止虫卵和包囊污染土壤、水源、食物或用品。对肉食、淡水鱼虾等进行严格的卫生检疫，防止含有寄生虫幼虫如囊尾蚴或囊蚴的食品上市。

3. 保护易感人群　人类对寄生虫病大多缺乏先天性的抵抗力，因此，对人群采取积极的保护性措施对于控制寄生虫病流行具有重要的意义。应积极开展预防寄生虫病的宣传教育工作，不断提高群众自我保健意识，培养良好的个人卫生习惯和改变不良的饮食习惯，防止经口感染的寄生虫病。对某些寄生虫病可服用药物进行预防，如氯喹或乙胺嘧啶加磺胺多辛可用于疟疾的预防，青蒿琥酯或蒿甲醚可用于血吸虫病的预防；用驱避剂涂抹皮肤可防止吸血节肢动物的叮咬或血吸虫尾蚴的入侵。积极研制寄生虫病疫苗，可为保护易感人群提供最有力的技术手段。

目标检测

答案解析

1. 下列寄生虫中，不因人接触含有感染性虫卵或幼虫污染的土壤而感染的是（　　）

    A. 蛔虫　　　　　　　　　B. 钩虫　　　　　　　　　C. 鞭虫

    D. 旋毛虫　　　　　　　　E. 粪类圆线虫

2. 下列寄生虫中，不经过人与人的直接接触而传播的是（　　）

    A. 蛲虫病　　　　　　　　B. 蛔虫　　　　　　　　　C. 阴道毛滴虫病

    D. 疥疮　　　　　　　　　E. 蠕形螨

3. 下列寄生虫感染中，不属于虫媒病传染源的是（　　）

    A. 疟原虫　　　　　　　　B. 丝虫　　　　　　　　　C. 利什曼原虫

    D. 溶组织内阿米巴　　　　E. 巴贝虫

4. 对间日疟原虫感染具有先天性抵抗的血型是（　　）

    A. A 型血　　　　　　　　B. B 型血　　　　　　　　C. O 型血

    D. Rh 阴性血型　　　　　　E. Duffy 阴性血型

5. 控制寄生虫病传染源的主要内容不包括 ( )

    A. 发现患者或带虫者   B. 确定保虫宿主的种类   C. 治疗患者和带虫者

    D. 处理保虫宿主   E. 消灭中间宿主

（夏超明）

书网融合……

本章小结   题库

第二篇 医学原虫学

第七章 医学原虫概述

PPT

📖 学习目标

1. 掌握 医学原虫的生物学特性及致病特点。

2. 熟悉 医学原虫的生活史类型及生殖方式。

3. 了解 医学原虫的分类。

4. 学会医学原虫的生物学特性及致病特点，具备分辨不同致病原虫生物学特点的能力。

原虫生物分类上隶属于原生动物亚界（Subkingdom Protozoa），绝大多数原虫营自由生活，广泛分布于海洋、土壤内。可感染人体导致病变的原虫约 40 种。

一、原虫的生物学特性

1. 形态 原虫由细胞膜、细胞质和细胞核组成。

（1）细胞膜 又称表膜（pellicle）或质膜（plasma membrane），原虫表膜与宿主或外界环境接触，具有配体、受体、酶类和抗原等成分，参与营养、排泄、运动、侵袭以及逃避免疫效应等生物学功能，对自身稳定和参与宿主相互作用具有重要意义。

（2）细胞质 由基质、细胞器和内含物组成。有内外质之分，外质透明，如凝胶状，具运动、摄食、营养排泄和保护功能；内质为溶胶状，细胞器、内含物和细胞核处于其内，是细胞代谢的主要场所。胞质细胞器有线粒体、高尔基复合体、溶酶体和动基体，其功能在于参与能量合成；运动细胞器如伪足（pseudopodium）、鞭毛（flagellum）、波动膜（undulating membrane）和纤毛（cilia）等，参与伪足运动、鞭毛运动和纤毛运动等虫体运动。营养细胞器如胞口（cytostome）、胞咽（cytopharynx）和胞肛（cytoproct），参与摄食、排泄。纤毛虫的伸缩泡（contractile vacuole），具有调节虫体渗透压功能。内含物如实物泡、糖原和拟染色体以及虫体代谢产物等，可作为虫体的鉴别标志。原虫摄取营养的方式有渗透、胞饮和吞噬。

（3）细胞核 由核膜、核质、核仁和染色质组成。核膜为双层单位膜，经微孔沟与核外沟通。核仁富含 RNA，染色质含蛋白，DNA 和少量 RNA。营寄生生活的原虫细胞核多为泡状核（vesicular nucleus），染色质颗粒状分布于核膜内缘，核仁一个。少数纤毛虫为实质核（compact nucleus），核仁不止一个。

2. 生活史 医学原虫生长、发育和繁殖的过程称医学原虫生活史。根据其传播方式，可分为人际传播型、循环传播型和虫媒传播型。

（1）人际传播型 生活史的完成仅有一个宿主，通过接触或媒介传播病原体：①只有一个虫期滋养体如阴道毛滴虫，通过直接接触或间接接触传播；②有包囊和滋养体两个虫期，包囊是感染期，滋养体是致病期，如溶组织内阿米巴。

（2）循环传播型 生活史的完成需要一种以上的宿主才能完成生活史，特定的一类脊椎类动物作为终宿主，其他动物作为中间宿主，疾病在宿主之间进行传播。如弓形虫终宿主是猫科动物，所有温血类动物作为其中间宿主。

（3）虫媒传播型 该类原虫需要吸血的节肢动物作为宿主，通过节肢动物的叮刺吸血将病原体传播给人或动物，如疟原虫、杜氏利什曼原虫和锥虫等。

3. 生殖 原虫生殖或无性生殖或有性生殖，一些原虫有性生殖和无性生殖交替进行。

（1）无性生殖（asexual reproduction） ①二分裂（binary fission）：一个虫体分裂为两个新虫体，其形式是核先分裂，然后胞质再分裂，如溶组织阿米巴。②多分裂（multiple fission）：一个虫体同时分裂为许多新个体，如疟原虫。③出芽生殖（gemmation）：在母体细胞内形成新个体，然后母体破裂产生新的个体，如弓形虫的内二芽殖。

（2）有性生殖（sexual reproduction） ①配子生殖（gametogony）雌雄配子：两性交合形成新个体，如疟原虫。②接合生殖（conjugation）：两个相同虫体暂时结合，交换核质，分开形成新个体，如结肠小袋纤毛虫。③世代交替（alternate generation）：在生活史发育过程中，既要进行有性生殖也要进行无性生殖的繁殖方式，如弓形虫有性生殖在猫肠上皮细胞内进行，无性分裂在温血类动物有核细胞内进行。

二、原虫的致病特点 🇪 微课

原虫致病强弱与其自身生物学特性有关，总体归纳如下。

1. 增殖及播散作用 虫体进入人体后，人体并非很快就有临床症状，只有虫体不断增殖到相当数量才引起宿主的病理反应。如疟原虫在红细胞内增殖到一定阈值才会引起疟疾的发作。播散作用是指虫体可从一个寄生部位播散至全身组织，如溶组织内阿米巴原虫常见寄生部位在肠道，但在一定条件下虫体可钻入肠壁血管，经血液播散到身体的肝、脑、肺等器官寄生。

2. 毒性作用 是指原虫的代谢物及分泌物对人体组织具有毒性作用，如溶组织内阿米巴原虫所分泌的酶类能造成组织溃疡。

3. 机会致病 一些原虫在宿主免疫力正常时，虫体繁殖受到抑制，处于隐性感染状态，当机体免疫功能下降或不全时，比如营养不良，激素应用，器官移植，肿瘤生长，特别是诱导免疫缺陷病毒的感染，这种状态下，虫体可异常增殖，造成机体损害。如弓形虫，隐孢子虫均属于机会致病性原虫。

三、原虫的分类

医学原虫隶属于原生生物界（Kingdom Protista）、原生动物亚界（Subkingdom Protozoa）下的肉足门（Phylum Sarcomastigophora）、顶复门（Phylum Apicomplexa）及纤毛门（Phylum Ciliophora）。医学原虫分类归纳见表 7 – 1。

表7-1　医学原虫分类

纲	目	科	种	寄生部位	感染阶段	病原学检查	流行
动鞭纲	动基体目	锥虫科	杜氏利什曼原虫	单核细胞内	前鞭毛体	骨髓穿刺	散发
			热带利什曼原虫				
			巴西利什曼原虫				
			布氏刚比亚锥虫	血、淋巴	锥鞭毛体	外周血涂片	西非、中非
			布氏罗得西亚锥虫	血、淋巴	锥鞭毛体	外周血涂片	东非
			枯氏锥虫	血	锥鞭毛体	外周血涂片	美洲
	毛滴虫目	毛滴虫科	阴道毛滴虫	泌尿生殖道	滋养体	分泌物镜检	全世界
			口腔毛滴虫	口腔	滋养体	非致病	全世界
			人毛滴虫	肠道	滋养体	非致病	全世界
	双滴虫目	六鞭毛科	蓝氏贾第鞭毛虫	肠腔	包囊	急性期查滋养体	全世界
叶足纲	阿米巴目	内阿米巴	溶组织内阿米巴	肠腔	包囊	急性期查滋养体	全世界
			哈门内阿米巴	肠腔	包囊	非致病	全世界
			结肠内阿米巴	肠腔	包囊	非致病	全世界
			布氏嗜碘阿米巴	肠腔	包囊	非致病	全世界
			齿龈内阿米巴	口腔	滋养体	非致病	全世界
		棘阿米巴科	卡氏棘阿米巴	脑	滋养体	脑脊液	偶发
	裂核目	双鞭阿米巴科	福氏耐格里阿米巴	脑	滋养体	脑脊液	偶发
孢子纲	真球虫目	疟原虫科	间日疟原虫	肝，红细胞	子孢子	外周血涂片	有按蚊滋生区
			恶性疟原虫	肝，红细胞	子孢子	外周血涂片	有按蚊滋生区
			三日疟原虫	肝，红细胞	子孢子	外周血涂片	有按蚊滋生区
			卵形疟原虫	肝，红细胞	子孢子	外周血涂片	有按蚊滋生区
			诺氏疟原虫	肝，红细胞	子孢子	外周血涂片	马来西亚
		弓形虫科	刚地弓形虫	有核细胞	包囊，卵囊，滋养体	查滋养体	全世界
		肉孢子虫科	人肉孢子虫	小肠	肉孢子囊	粪检卵囊	条件致病，偶发
		爱美虫科	贝氏等孢子虫	小肠	卵囊	卵囊	条件致病，偶发
		隐孢子虫科	隐孢子虫	小肠	卵囊	粪检卵囊	条件致病，偶发
动基裂纲	毛口目	小袋科	结肠小袋纤毛虫	结肠	包囊	粪检包囊	全世界

目标检测

答案解析

1. 下列属于共栖型原虫的是（　　）
   A. 弓形虫
   B. 阴道毛滴虫
   C. 结肠内阿米巴原虫
   D. 疟原虫

2. 下列属于隐性感染寄生虫的是（　　）
   A. 疟原虫
   B. 杜氏利什曼原虫
   C. 结肠小袋纤毛虫
   D. 弓形虫

3. 目前我国已宣布消灭的原虫是（　　）

    A. 溶组织阿米巴原虫　　　　　　　　　　B. 结肠小袋纤毛虫

    C. 杜氏利什曼原虫　　　　　　　　　　　D. 疟原虫

4. 寄生于泌尿生殖道的原虫叫什么？临床上感染情况如何？

5. 肠道寄生原虫有哪些？目前哪种在我国危害较为严重？

6. 近几年我国发现了哪种肺部寄生原虫？

7. 去野外旅游喝山间小溪水可能发生哪种原虫感染？

8. 有一种腹泻常常出现于旅游者，所以常称为"旅游者腹泻"，它的病原体是什么？

9. HIV 感染可继发哪种肠道原虫感染？

10. 有种原虫可寄生于巨噬细胞内，目前我国依然有散发病例，你知道是哪种原虫吗？它由哪种昆虫传播？

（刘世国）

书网融合……

　　　本章小结　　　　　　　　微课　　　　　　　　题库

第八章　叶足虫

学习目标

1. **掌握**　溶组织内阿米巴包囊和滋养体形态、致病机制及临床诊断。
2. **熟悉**　溶组织内阿米巴生活史、病原学诊断方法。
3. **了解**　溶组织内阿米巴流行现状及其他阿米巴的形态。
4. 学会阿米巴病诊断、防治知识和病原学诊断操作，具备诊断阿米巴病的能力。

叶足虫属肉足鞭毛门（Sarcomastigophora）、叶足纲（Lobosea），叶状伪足为其运动细胞器。生活史分为滋养体期和包囊期，营二分裂增殖。人体常见的阿米巴有溶组织内阿米巴、迪斯帕内阿米巴、结肠内阿米巴、哈氏内阿米巴、齿龈内阿米巴、微小内蜒阿米巴、布氏嗜碘阿米巴等。其中溶组织内阿米巴致病性最强，有些阿米巴只在重度感染时才致病，如哈氏内阿米巴和微小内蜒阿米巴。此外，少数自生生活的阿米巴，如福氏耐格里阿米巴、棘阿米巴等偶尔可侵入人体，引起严重的疾病。

第一节　溶组织内阿米巴

PPT

【概要】

溶组织内阿米巴的四核包囊经口进入人体，滋养体可侵入肠黏膜可引起阿米巴痢疾，也可随血流播散，在肠外可导致肝脓肿、肺脓肿、脑脓肿等。肠阿米巴病典型病理改变是形成口小底大的"烧瓶样"溃疡。该病的诊断主要以从粪便或病变组织中发现滋养体或包囊作为确诊依据，常用生理盐水涂片、碘液染色和铁苏木素染色法。在诊断中注意与结肠内阿米巴、迪斯帕内阿米巴等的区别。治疗溶组织内阿米巴病常用甲硝唑、替硝唑等，预防该病要加强卫生宣传教育，管理好粪便、水源，注意饮食卫生。

溶组织内阿米巴（*Entamoeba histolytica* Schaudinn，1903），主要寄生于结肠，引起阿米巴结肠炎（amoebic colitis）或阿米巴痢疾（amoebic dysentery），也可侵犯肝、肺、脑等器官，引起肠外阿米巴病（extraintestinal amoebiasis）。

1925年，Brumpt经研究发现溶组织内阿米巴存在两个不同虫种。随后研究证实两种阿米巴虽然形态相似，但抗原性和基因完全不同。1993年，将可引起侵袭性病变的阿米巴称为溶组织内阿米巴，将非致病性肠腔共栖型阿米巴称为迪斯帕阿米巴（*Entamoeba dispar*）。

（一）形态

生活史中有滋养体（trophozoite）和包囊（cyst）两个阶段。

1. 滋养体　为虫体运动、摄食、增殖阶段，具有侵袭性。虫体大小为20~40μm，有时可达50μm，形态多变且不规则。内外质分界明显，外质透明，呈凝胶状；内质为溶胶状，常含有吞噬的红细胞。运动时，透明凝胶状外质向某一方向伸出，形成叶状或指状伪足，然后颗粒状的内质渐次流入，做定向运动（图8-1）。虫体具

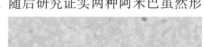

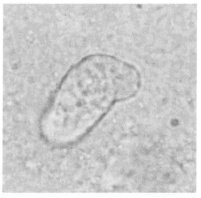

图8-1　溶组织内阿米巴滋养体

一大而圆形的泡状核，直径为 4 ~ 7μm，纤细的核膜内缘有一单层、大小均匀、排列整齐的核周染色质粒（chromatin granules），核仁小位于核中央，核仁与核膜间有网状核纤维（nucleus fibers）连接（图 8 - 2，彩图 39 ~ 40）。其内质中常含有被吞噬的红细胞，有时可见白细胞和细菌。

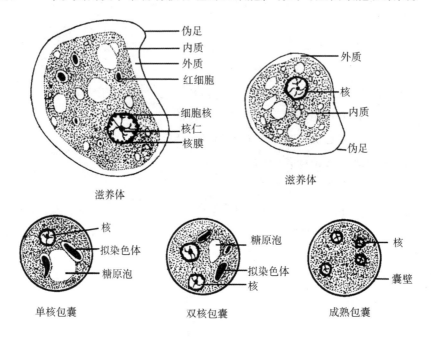

图 8 - 2　溶组织内阿米巴形态

2. 包囊　肠腔内的滋养体随宿主肠内容物下移过程中，虫体分泌囊壁，形成包囊。包囊圆球形，直径为 10 ~ 20μm，内含 1 ~ 4 个核，其结构同滋养体。在生理盐水涂片中，囊壁折光性强，内部结构不易看清。经碘液染色，包囊浅棕色，囊壁较薄，光滑透明，未成熟包囊内还可见棕红色糖原泡（glycogen vacuole）和透明棒状的拟染色体（chromatoid body）。成熟包囊有 4 个核，为感染期，糖原泡和拟染色体一般消失。经铁苏木素染色，拟染色体蓝黑色棒状、两端钝圆，糖原泡大而圆，空泡状（图 8 - 2，彩图 41 ~ 42）。

（二）生活史 Ⓔ微课

溶组织内阿米巴生活史简单，四核包囊为其感染阶段。人因食入或饮入被四核包囊污染的食物或水源，经口进入消化道。包囊经胃进入小肠下段，由于虫体运动和肠消化液的作用，囊壁逐渐变薄，在结肠内脱囊形成含有 4 个核的滋养体，并很快分裂成为 4 个滋养体，并迅速分裂为 8 个滋养体。滋养体在结肠上段的黏膜皱褶或肠陷窝内，以细菌、肠黏液和宿主组织细胞为食，二分裂增殖。滋养体在肠腔内下移过程中，由于肠内环境变化，如水分和营养物质减少、粪便开始成形等，滋养体停止活动，团缩形成包囊前期，分泌囊壁形成单核包囊，囊内二分裂增殖，形成双核或四核包囊。包囊随宿主成形粪便排出体外，可在外界生存和保持感染性较长时间。当宿主腹泻或排出稀便时，滋养体可随粪便排出，很快死亡，不具感染性（图 8 - 3）。

当宿主因某些诱因的刺激和影响，导致宿主抵抗力下降，肠功能紊乱或肠壁组织受损时，滋养体可侵入肠黏膜，吞噬红细胞，破坏肠壁，继而发展为溃疡，引起肠阿米巴病。滋养体也可随血液进入其他组织或器官，引起肠外阿米巴病。人为适宜的宿主，猫、犬和猴等偶尔可感染。

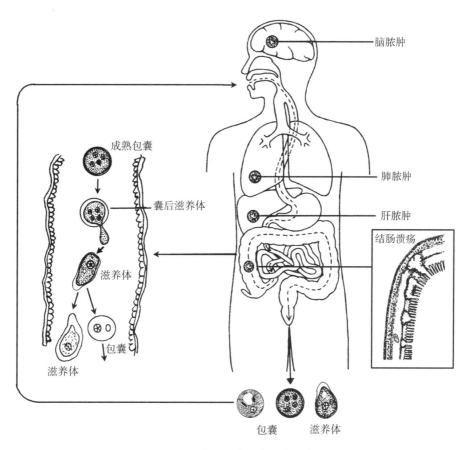

图 8-3　溶组织内阿米巴生活史

（三）致病

1. 致病机制　溶组织内阿米巴致病作用与原虫的毒力、寄生环境及宿主的免疫状态等有关。

溶组织内阿米巴滋养体是致病阶段，其具有侵入宿主组织或器官、适应宿主免疫反应和表达致病因子的作用。滋养体表达 260kDa 半乳糖/乙酰氨基半乳糖凝集素（Gal/GalNAc lectin）、阿米巴穿孔素（amoeba pore）、半胱氨酸蛋白酶（cysteine proteinase）等致病因子。这些致病因子通过接触溶解（contact lysis）宿主细胞、破坏宿主细胞外间质或降解宿主抗体、补体等，在结肠壁及肠外组织、器官形成病灶而致病。滋养体首先通过 260kDa 凝集素介导吸附在靶细胞上，接着分泌穿孔素和半胱氨酸蛋白酶以破坏肠黏膜上皮屏障和穿破细胞，杀伤宿主细胞和免疫细胞，引起溃疡。260kDa 凝集素可介导滋养体吸附宿主结肠的上皮、中性粒细胞和红细胞等表面。凝集素在吸附后还具有重要的溶解细胞作用，亦参与细胞信号传递。阿米巴穿孔素是一组包含在滋养体胞质中的小分子蛋白家族。与细胞接触时可注入穿孔素，使靶细胞形成离子通道，导致宿主细胞的损害、红细胞和细菌溶解。半胱氨酸蛋白酶属于木瓜蛋白酶大家族，为虫体最丰富的蛋白酶，可溶解靶细胞，或降解补体 C3 为 C3a，以抵抗补体介导的抗炎反应，并可降解血清和分泌型 IgA。

不同的溶组织内阿米巴虫株致病性有很大差别。宿主肠道环境与免疫状态对溶组织内阿米巴滋养体能否入侵组织有重要影响。资料表明，当宿主生理功能改变，如营养不良、感染、肠黏膜损伤、肠功能紊乱等情况均有利于阿米巴对组织的侵袭。

2. 病理变化　肠阿米巴病多发于盲肠或阑尾，也可累及乙状结肠和升结肠，偶尔累及回肠。滋养体对肠的损害，先是造成局部肠黏膜损伤和黏膜下小脓肿，继而在黏膜下层增殖、扩展，引起液化坏死灶，形成口小底大的"烧瓶样"溃疡（图 8-4）。镜下可查见滋养体和坏死组织，底部可见有淋巴细胞和浆细胞浸润，溃疡间的肠黏膜正常或稍有充血、水肿。溃疡严重时，肠黏膜病变可深达肌层，并可与邻近的溃疡融合，引起大片黏膜脱落，出现腹泻和血便等症状，导致肠阿米巴病。如果溃疡穿破肌层直至浆膜，甚至引起肠穿孔，造成局限性腹腔脓肿或弥漫性腹膜炎。在肠黏膜下层或肌层的滋养体若进入血流，可经门静脉系统进入肝脏，或直接扩散，引起继发性阿米巴肝脓肿。肠壁溃疡灶内的滋养体也可经血流或直接穿过横膈侵入肺纵隔、心包、脑、脾等部位均可引起局部阿米巴脓肿。近邻体表的腹腔脓肿内的滋养体也可穿孔侵袭皮肤而发生阿米巴皮肤溃疡；如累及生殖器官，则可引起阿米巴性阴道炎或前列腺炎。

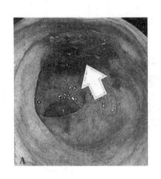
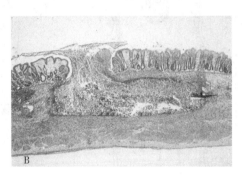

图 8-4　阿米巴结肠溃疡病理

A. 阿米巴结肠溃疡；B. 阿米巴结肠溃疡病理

3. 临床表现　阿米巴病的潜伏期一般约 2 周，短者仅 2 天。起病突然或隐匿，可呈暴发性或迁延性，临床上分肠阿米巴病和肠外阿米巴病。

（1）肠阿米巴病（intestinal amoebiasis）　系滋养体侵入肠黏膜引起的阿米巴病，即阿米巴结肠炎（amoebic colitis）。临床发病过程分为急性期和慢性期两个时期。

1）急性阿米巴病　临床表现从轻度、间歇性腹泻至暴发性、致死性痢疾不等。急性期主要为消化道症状，临床表现为腹痛、腹泻及血便。轻者表现腹部不适、慢性或间歇性水样泻；严重者为急性直肠结肠炎，表现为腹部不适、局限性腹痛、大便稀薄、有时腹泻、大便略带脓血、呈痢疾样，常称阿米巴痢疾；如病变继续发展，每天大便增加至 10 ~ 15 次以上。粪便含脓血黏液、呈果酱状、腥臭明显、伴有里急后重、腹痛加剧，并有胀气，回盲部、横结肠及左下腹均可有压痛。

2）慢性阿米巴病　常为急性病变反复发作所致。患者表现为长期间歇性腹泻、黏液便、伴轻度腹痛、腹胀、体重下降，可持续 1 年或更久，很容易与其他炎性肠道疾病混淆。有些患者可出现阿米巴肿（amoeboma），或称阿米巴肉芽肿（amoebic granuloma），呈局限性包块而无明显临床症状，需注意与其他肿瘤鉴别诊断。

（2）肠外阿米巴病（extraintestinal amoebiasis）　是由于滋养体侵入肠黏膜下层或肌层的静脉，经血流传播至其他脏器引起的阿米巴病，如阿米巴肝脓肿（amoebic liver abscess）、肺脓肿（amoebic lung abscess）、脑脓肿（amoebic brain abscess）和皮肤阿米巴病（cutaneous amoebiasis），其中以阿米巴肝脓肿为多见。肠阿米巴病例中有 10% 的患者伴发肝脓肿。

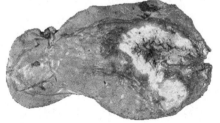

图 8-5　阿米巴肝脓肿

1）阿米巴肝脓肿　以青年男性多见，多见于肝右叶（图8-5）。急性期起病急剧，右上腹或肝区疼痛明显，有时向右肩放射，并有畏寒、发热（38 ~ 39℃）；慢性期起病多隐匿，可有畏寒、低热、腹泻、食欲不振、体重下降、营养不良性水肿、贫血及肝区钝痛。约 10% 的阿米巴肝脓肿患者有近期腹泻或痢疾史；约 50% 患者可在粪便中查获虫体，或结肠镜

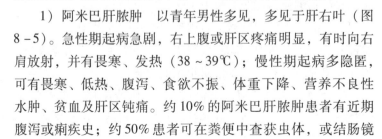

检查中见有病灶；肝穿刺的脓液呈酱褐色，脓肿壁坏死组织中可查见滋养体，这些均有助于阿米巴肝脓肿的诊断。

2）阿米巴性肺脓肿　常与普通化脓性肺脓肿的临床表现基本相似，但多发于右下叶，多继发于肝脓肿，也可由肠内阿米巴病经血行播散所致。表现为畏寒、发热、胸痛、咳嗽、咳巧克力色脓痰或血性脓痰。

3）阿米巴性脑脓肿　常为中枢皮质单一脓肿，部分患者可发展成为脑膜脑炎，大部分合并有肝脓肿，常为颅内占位性病变，临床表现有头痛、头昏、恶心、呕吐、精神异常等。

皮肤阿米巴病常由直肠病灶播散到会阴，引起阴茎、阴道甚至子宫的病变。

⇒ 案例引导

案例　患者，女，6岁，因腹泻9天，发热、腹痛及脓血便7天而入院。发病前有跌入粪坑史。查体：体温38℃，精神萎靡，全腹有轻度压痛，右下腹可触及腊肠样肿块、可移动。实验室检查：白细胞$8 \times 10^9/L$，淋巴细胞27%，中性粒细胞76%。粪检可见少量红细胞和巨噬细胞。入院后以青霉素治疗，次日大便呈果酱色，腹痛加剧伴腹肌紧张，白细胞$13 \times 10^9/L$，中性粒细胞81%。剖腹探查，见右下腹有一炎性包块，盲肠部坏死并有3cm×2cm大小穿孔。术后改用头孢曲松钠（菌必治）消炎数日，患者病情恶化死亡。尸检可见结肠、空肠及回肠溃疡，溃疡呈口小底大的烧瓶样，深达肌层，镜检可见30μm左右、形态多变且不规则虫体。

讨论　1. 该患者所患何种疾病？该病案中哪些症状体征和检查能为诊断提供依据？
2. 对该疾病应如何治疗？

（四）实验室检查

临床上主要根据患者主诉病史和症状做出初步诊断，确诊需要进行实验室检查。

1. 病原学检查　根据溶组织内阿米巴的致病特点，结合临床表现，应从不同病变部位取材，查到滋养体或包囊即可确诊。

（1）滋养体检查　首选生理盐水直接涂片法，可见活动的滋养体。溶组织内阿米巴活动较其他肠阿米巴快，胞质内常含有红细胞或有黏聚成团的红细胞和少量白细胞，常可见到棱形的夏科－莱登结晶体（Charcot－Leyden crystal）。因滋养体在外界极易死亡，标本必须新鲜，取材后应立即送检；应注意保温，以维持滋养体的活动，便于诊断；取材容器必须洁净，无化学药品及尿液污染，以免杀死滋养体。

以下途径取材常可检获滋养体。

1）急性阿米巴痢疾患者黏液血便　从急性阿米巴痢疾患者的脓血便或阿米巴结肠炎患者的黏液便中，挑取少许黏液脓血部分，涂片，镜检。需至少送检4~6次才能找到滋养体。

2）肠黏膜活组织　对于粪检阴性的慢性患者，可在窥镜下观察结肠黏膜溃疡，从病变处刮取或吸取分泌物，生理盐水涂片检查，检出率可达85%。也可从溃疡边缘取组织标本做病理切片检查。

3）脓肿穿刺液　对肝、肺、脑脓肿患者，滋养体主要分布在脓肿壁坏死组织中，穿刺时应取材于壁部，并注意脓液性状。

（2）包囊检查　适用于慢性患者和带虫者的成形粪便检查，首选碘液涂片染色法，亦可用生理盐水涂片后再用碘液染色。包囊的排出具有间歇性特点，常规直接涂片1次检出率不超过30%，间隔1天以上3次送检，阳性率可提高至60%~80%，送检5次可达90%以上。采用包囊浓集法可提高检出率，常用硫酸锌离心浮聚法、汞碘醛离心沉淀法和甲醛乙醚沉淀法。

（3）体外培养　培养法比涂片法敏感，尤其是对亚急性或慢性阿米巴病例检出率更高。通常用 Robinson 培养基，但实验条件要求高，不宜做常规检查。

粪便检查溶组织内阿米巴，需与其他肠道原虫相区别，尤其是结肠内阿米巴和迪斯帕内阿米巴。病原检查时，还应注意患者服药及诊治措施的影响。

2. 免疫学检测　作为溶组织阿米巴病尤其是肠外阿米巴病的辅助诊断。常用间接凝集（IHA）、酶联免疫吸附（ELISA）、胶体金、协同凝集试验等。最常用的是检测特异性抗体，但病愈后可保持相当长的时间，因此，常用于流行病学调查。Gal/GalNAc 凝集素抗体在体内存在时间较短是诊断急性阿米巴病的特异抗体。此外，采用特异性单克隆抗体检测 Gal/GalNAc 凝集素抗原具有病原学诊断的意义。

3. 核酸检测　采用 PCR 技术和 DNA 探针技术检测脓液、穿刺液、粪便培养物、活检组织、皮肤溃疡分泌物、脓血便或成形粪便中虫体的 DNA，其标靶序列主要是 SSU rRNA。根据溶组织内阿米巴 29kDa/30kDa 富胱氨酸蛋白基因设计的引物，具有良好的敏感性和特异性，检测该基因对阿米巴病诊断和治疗有很大意义。

4. 影像学检查　对肠阿米巴病诊断可以采用结肠镜；对肠外阿米巴病，例如肝脓肿可应用 B 超、CT、MRI 检查，肺部病变则以 X 线检查为主。影像学诊断应结合血清学试验、DNA 扩增分析和临床症状等资料综合分析，以期做出早期、准确的诊断。

（五）流行

1. 分布　阿米巴病呈世界性分布，主要流行于热带和亚热带地区，温带较少。世界各地感染率差别很大，0.37%～30% 不等，甚至高达 50%。我国 2014—2015 年第三次全国寄生虫分布调查表明：溶组织内阿米巴/迪斯帕内阿米巴加权感染率为 0.06%；西藏、四川、广西、贵州、云南、浙江、安徽、山东、江西、宁夏、新疆等地区检出有溶组织内阿米巴感染，其中西藏的加权感染率最高，为 0.5%；按生态区分，黔中部喀斯特生态区加权感染率最高为 0.79%。

2. 流行因素　传染源主要为粪便中持续排出包囊的带虫者。包囊对外界抵抗力较强，在低温潮湿环境中可存活 12 天以上，水中可活 9～30 天，在酱油、食醋和白酒中也可存活一定时间。但对高温干燥较敏感，温度上升到 50℃ 可短时间内杀死包囊；干燥环境中生存时间仅数分钟。包囊可无损伤地通过蝇或蟑螂的消化道，食物和餐具被蝇或蟑螂粪便污染也是传播方式之一。滋养体抵抗力极低，在外界极易死亡，并可被胃酸杀死，无传播作用。

溶组织内阿米巴缺乏有意义的保虫宿主，为人际传播。阿米巴的流行与经济状况低下、人口密集、公共卫生条件简陋及个人不良卫生习惯等因素有关。有报告认为，在同性恋者（尤其是男同性恋）中阿米巴病感染率较高，欧美一些国家及日本已将其列为性传播疾病（sexually transmitted disease，STD）。

任何年龄组均可感染阿米巴，但以青壮年较多。阿米巴病的高危人群为同性恋、免疫功能缺陷或受损者及旅游者。

（六）防治

由于溶组织内阿米巴是通过宿主粪便排出的大量包囊污染水源和食物，造成人际的传播，防治应侧重以下几方面。

1. 普查普治　查治患者和带虫者以控制传染源，尤其是饮食行业的从业人员。肠阿米巴病首选甲硝唑（metronidazole），也可用替硝唑（tinidazole）、奥硝唑（ornidazole）等。肠外阿米巴病亦首选甲硝唑，次选氯喹和依米丁。包囊携带者，应选用巴龙霉素（paromomycin）、二氯尼特糠酸酯（diloxanide furoate）和喹碘方（chiniofon）等。中药鸦胆子仁、白头翁、大蒜素等也有一定疗效。

2. 加强粪便管理和水源保护　因地制宜进行粪便无害化处理，杀灭其中包囊，科学开发和保护水源，严格防止粪便污染水源。

3. 防止感染 加强卫生宣传教育，养成良好卫生习惯。饭前便后洗手，不喝生水，生吃蔬菜、瓜果应洗净。清洁环境卫生，消灭苍蝇、蟑螂等传播媒介。

第二节 其他非致病性阿米巴

PPT

【概要】

在人体消化道内寄生有多种非致病的共栖性阿米巴原虫，一般不具有致病性。齿龈内阿米巴在正常人或口腔疾病患者口腔中常可检获，但其致病性有待证实。

寄生于人体消化道的阿米巴除溶组织内阿米巴外，其余均为肠腔共栖原虫，一般不具有致病性，但在重度感染或宿主防御功能低下可导致不同程度的局部黏膜浅表性炎症，伴有细菌感染时，出现肠功能紊乱和腹泻。有些阿米巴和溶组织内阿米巴在形态上相似，故在临床检验中应与溶组织内阿米巴鉴别。本节主要介绍 6 种。

一、迪斯帕内阿米巴

迪斯帕内阿米巴（*Entamoeba dispar* Brumpt，1925）因形态和生活史与溶组织内阿米巴相似，曾被认为溶组织内阿米巴的"肠腔型滋养体""小滋养体"。通过同工酶分析、免疫学分型、基因组差异和流行病学资料分析，1993 年将迪斯帕内阿米巴定为一个独立的虫种。

迪斯帕内阿米巴滋养体不侵犯宿主组织，细胞质内无吞噬的红细胞，食物泡内可见细菌颗粒。光学显微镜不能区分迪斯帕内阿米巴和溶组织内阿米巴，用 ELISA 法以单克隆抗体检测溶组织内阿米巴表面半乳糖/乙酰氨基半乳糖凝集素靶抗原具有敏感性和特异性的特点。PCR 可直接从 DNA 水平鉴定两种阿米巴，其中以检测编码 29kDa/30kDa 多胱氨酸抗原的基因最为特异。

迪斯帕内阿米巴呈世界性分布，感染人数众多，但一般无临床症状。在无症状的溶组织内阿米巴带虫者中，约90%是迪斯帕阿米巴携带者。现已证实，溶组织内阿米巴感染无论是否出现临床症状，都可诱导人体出现特异抗体，而迪斯帕内阿米巴则无。因此如果粪便中有四核包囊而血清抗体持续阴性，应考虑为迪斯帕内阿米巴。WHO/PAHO/UNESCO（1997 年）认为迪斯帕内阿米巴感染者无须治疗。

二、结肠内阿米巴

结肠内阿米巴（*Entamoeba coli* Grassi，1879）是人体肠道最常见的非致病阿米巴，不侵犯宿主，常与溶组织内阿米巴共存。滋养体略大于溶组织内阿米巴，直径 20～50μm，运动迟缓。内外质分界不明显，仅在伪足形成时才能见到。内质颗粒状，内含一个细胞核及许多食物泡，食物泡中为细菌及淀粉颗粒，无红细胞（图 8-6）。核仁大而偏位，核周染色质粒大小不一，排列不齐。包囊明显大于溶组织内阿米巴，直径 10～35μm，有细胞核 1～8 个，8 核包囊为成熟包囊。未成熟包囊内含有糖原泡和两端尖细不整、稻束状拟染色体（图 8-7，彩图 42）。

生活史和流行情况与溶组织内阿米巴相似，成熟包囊经口感染宿主，除人外，也可感染鼠、猪、犬及灵长类等动物。成熟包囊被食入后，在小肠内脱囊，经数次胞质分裂后形成 8 个滋养体，在结肠黏膜皱褶内以二分裂繁殖，不侵入组织，感染者亦无临床症状。粪检滋养体或包囊可以确诊，应与其他阿米巴鉴别。结肠内阿米巴呈世界性分布，感染率比溶组织内阿米巴高。我国平均感染率为 3.193%。

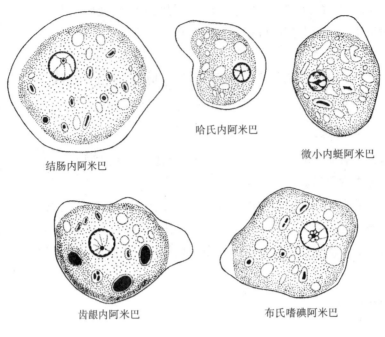

结肠内阿米巴

哈氏内阿米巴

微小内蜓阿米巴

齿龈内阿米巴

布氏嗜碘阿米巴

图 8-6　其他非致病阿米巴滋养体

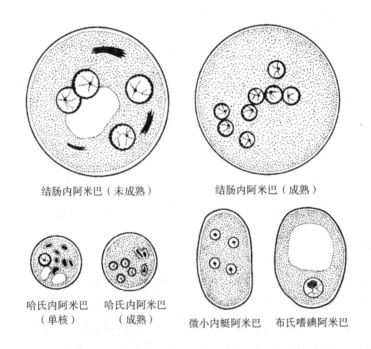

结肠内阿米巴（未成熟）

结肠内阿米巴（成熟）

哈氏内阿米巴
（单核）

哈氏内阿米巴
（成熟）

微小内蜓阿米巴

布氏嗜碘阿米巴

图 8-7　其他非致病性阿米巴包囊

三、哈氏内阿米巴

哈氏内阿米巴（*Entamoeba hartmanni* Von Prowazek，1912）的生活史和形态与溶组织内阿米巴形态相似，但体积较小，故曾被称为小型溶组织内阿米巴。滋养体直径为 $3 \sim 12 \mu m$，不吞噬红细胞，核膜较厚；核周质粒少、较粗、排列不规则，着色较深。包囊直径 $5 \sim 10 \mu m$，糖原泡不明显，拟染色体细小。4核包囊为成熟包囊。常以包囊常以小于 $10 \mu m$ 为特征，用于与溶组织内阿米巴区别（图 8-6，图 8-7）。目前常通过 PCR 方法与溶组织内阿米巴鉴别。该虫对人体不致病，仅在猫、犬体内引起阿米巴性结肠炎。哈氏内阿米巴呈世界性分布，2014—2015 年我国第三次人体重要寄生虫病现状调查表明：人群感染率为 0.038%。

四、微小内蜒阿米巴

微小内蜒阿米巴（*Endolimax nana* Wenyon & O'Connor，1917）是寄生于人、猿、猴和猪结肠内的小型阿米巴。滋养体直径为 5 ~ 12μm，核仁粗大明显，无核周染色质粒。胞质量少，食物泡内含有细菌。滋养体伪足短小、钝性而透明，运动迟缓（图 8 - 6）。包囊多为卵圆形或圆形，大小为 5 ~ 10μm，无拟染色体，内含 1 ~ 4 个核，核仁清晰可见。4 核包囊为成熟包囊（图 8 - 7）。生活史类似溶组织内阿米巴，通过粪便污染水源传播，为共栖性原虫，在重度感染或特殊情况下，偶尔引起腹泻。本虫呈世界性分布，我国人群感染率为 0.086%。

五、布氏嗜碘阿米巴

布氏嗜碘阿米巴（*Iodamoeba butschlii* van Prowazek，1912）以包囊具有特殊的嗜碘糖原泡而得名。滋养体直径 6 ~ 25μm，外质与颗粒状内质不易区别，伪足宽大，运动缓慢。细胞核较大，有一大而明显的核仁，核仁与核膜间常由一圈淡染的颗粒，无核周染色质粒；胞质内含粗大的颗粒和空泡。包囊 5 ~ 20μm，形状不规则，呈长圆形或不规则卵圆形。核 1 个，被挤于一侧，无拟染色体。糖原泡大而圆，边缘清晰，经碘液染色呈棕色，是鉴定本虫的重要依据（图 8 - 6，图 8 - 7）。布氏嗜碘阿米巴通过粪便污染传播。本虫分布广泛，但粪便检出率常低于结肠内阿米巴和微小内蜒阿米巴，我国平均感染率为 0.005%。本虫常见于猪体内，猪很有可能是布氏嗜碘阿米巴的原始宿主。

六、齿龈内阿米巴

齿龈内阿米巴（*Entamoeba gingivalis* Gros，1849）是人及许多哺乳动物如犬、猫等口腔共栖型阿米巴，见于齿龈部及齿垢内。该虫仅有滋养体，无包囊。滋养体直径 10 ~ 20μm，内外质分明，伪足明显，运动活泼；食物泡内含有细菌、白细胞，偶有红细胞；胞核 1 个，核仁明显，位于中心或稍偏（图 8 - 6，图 8 - 7）。滋养体通过直接接触或飞沫传播。一般认为齿龈内阿米巴无致病性，但口腔疾病患者的感染率较高，常与齿龈炎、牙周炎并存。在 HIV 感染者中齿龈内阿米巴感染率也较高，但与免疫缺陷程度无关。用齿龈刮拭物生理盐水涂片镜检可查出虫体，亦可做染色检查。齿龈内阿米巴呈世界性分布。据报告，我国平均感染率为 47.247%，其中健康人群的感染率为 38.88%。保持口腔清洁，避免与犬、猫等宠物亲昵，是防止感染的有效措施。

第三节　致病性自由生活阿米巴

PPT

【概要】

自然界存在着多种自由生活的阿米巴，其中部分种株为兼性寄生原虫，是潜在的病原体，可以侵入人体中枢神经系统或其他器官引起严重的损害甚至死亡。实验室检查可采用显微镜检查患者病变组织或 PCR 技术检测病原体 DNA。

致病性自生生活阿米巴（free - living amoebas）广泛分布于水体和土壤，其中部分种株为兼性寄生，可以侵入人体中枢神经系统或其他器官引起严重的损害甚至死亡。以双鞭毛阿米巴科耐格里属（*Naegleria sp.*）和棘阿米科棘阿米巴属（*Acanthamoeba sp.*）的虫种最为多见。这些虫种可侵入人体分别引起原发性阿米巴脑膜脑炎和肉芽肿性阿米巴脑炎。迄今报道的病例有 400 多例，遍布各大洲许多国家。由于世界性分布，不依赖宿主而生存，且病症凶险，已引起广泛注意。

一、福氏耐格里阿米巴

耐格里属阿米巴普遍存在于水体、淤泥、尘土和腐败植物中。主要致病虫种为福氏耐格里阿米巴（*Naegleria fowleri* Gater，1970），多滋生于淡水中。

（一）形态与生活史

福氏耐格里阿米巴有滋养体和包囊2个阶段。滋养体又有阿米巴型（amoeboid trophozoite）和鞭毛型（flagellated trophozoite）。阿米巴型滋养体细长，大小为 7μm×22μm，常向一端伸出伪足，活动活泼。核为泡状核，核仁大而居中，核仁与核膜间有明显晕圈。胞质颗粒状，含有伸缩泡和食物泡，侵入组织的滋养体可见吞噬的红细胞。扫描电镜下可见虫体表面不规则，有皱褶，并具有多个吸盘状结构。此结构和虫体的毒力、侵袭力和吞噬力有关。滋养体二分裂增殖，在不适宜环境或将滋养体放入蒸馏水中，虫体呈长圆形或梨形，前端伸出2根或多根鞭毛，核位于前端狭窄部，此即鞭毛型。鞭毛型与阿米巴型可以互变（双态营养型 trophic dimorphism），但只有阿米巴型直接形成包囊。包囊圆形，直径约9μm，单核，囊壁光滑，上有微孔，包囊多在外环境形成，在组织内不成囊（图8-8）。

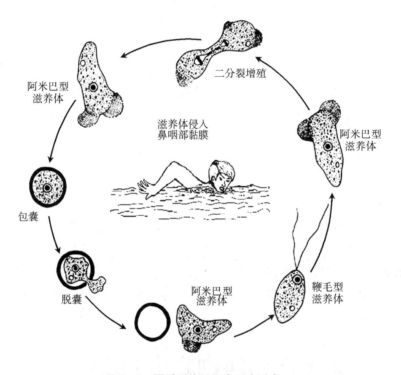

图8-8　福氏耐格里阿米巴生活史

当人接触到污染的水体（如游泳、洗鼻等），滋养体可以侵入鼻腔黏膜增殖而沿嗅神经移行，通过筛状板入颅寄生。

（二）致病

福氏耐格里阿米巴滋养体入颅内增殖，引起脑组织损伤，导致原发性阿米巴脑膜脑炎（primary amoebic meningoencephalitis，PAM）。受染者多为儿童和青年，潜伏期2~8天，病程1~6天，发病急，病程进展快，迅速恶化，病症凶险，病死率高。早期有味觉或嗅觉的改变，接着出现高热、持续性单颞或双颞疼痛，伴有恶心呕吐等。1~2天后出现脑水肿症状，迅速转入瘫痪、谵妄、昏迷，患者常2周内死亡。病理组织学检查显示：病变以急性脑膜炎和浅表层坏死出血性脑炎为特点。滋养体周围常有大量炎性细胞浸润，以中性粒细胞为主，少数为嗜酸性粒细胞、单核细胞或淋巴细胞，甚至有小脓肿形成。

宿主组织内仅见到滋养体而无包囊期。迄今报道的原发性阿米巴脑膜脑炎有 200 多例，遍布世界各地。

（三）实验室检查

主要采用病原学检查，询问病史对诊断有重要意义。

取脑脊液或病变组织直接涂片镜检，可见滋养体。也可接种到琼脂培养基中，37℃或 42℃ 培养 24 小时以上检查有无滋养体或包囊。当滋养体增多时，加数滴蒸馏水，若见鞭毛，即可确诊。可用单克隆抗体、DNA 探针、PCR 或同工酶分析辅助诊断或鉴别虫种。

（四）防治

原发性阿米巴脑膜炎发病急，不易诊断，常预后不良，重在预防。加强卫生宣教，避免接触不洁的水体，尤其是污水。目前无理想治疗药物，首选为两性霉素 B 静脉给药，可缓解临床症状，但病死率仍达 95%。一般建议同时使用磺胺嘧啶，也可口服利福平治疗。

二、棘阿米巴

棘阿米巴属原虫多见于被粪便污染的土壤和水体中，能侵犯人体的棘阿米巴有 7 种，包括卡氏棘阿米巴（*Acanthamoeba castellanii*）、柯氏棘阿米巴（*A. cullertsoni*）、多噬棘阿米巴（*A. polyphaga*）、皱棘阿米巴（*A. rhysodes*）、巴勒斯坦棘阿米巴（*A. palestinensis*）、哈氏棘阿米巴（*A. hatchetti*）、星刺棘阿米巴（*A. astronyxis*）等。

（一）形态与生活史

生活史中有滋养体和包囊期。滋养体为多变的长椭圆形，直径 20～40μm，无鞭毛型。它除了有叶状伪足外，体表尚有许多不断形成和消失的棘刺状伪足（acanthopodia），可做无定向的缓慢运动。胞质内含小颗粒及食物泡。核与福氏纳格里阿米巴相似，直径稍大，约 6μm，核的中央含一大而致密的核仁，核膜与核仁之间也有明显的晕圈。二分裂增殖。包囊圆球形，直径 9～27μm。两层囊壁，外壁有特殊皱纹，内壁光滑而呈多形，如球形、星状形、六角形、多角形等多面体。不同虫种的包囊大小形态各异。胞质内布满细小颗粒，单核，常位于包囊中央。

棘阿米巴属阿米巴多见于被粪便污染的土壤和水体中，在不良条件下形成包囊。滋养体可经损伤的皮肤、黏膜、眼角膜、呼吸道或生殖道侵入人体，引起皮肤、角膜炎和脑损伤（图 8-9）。

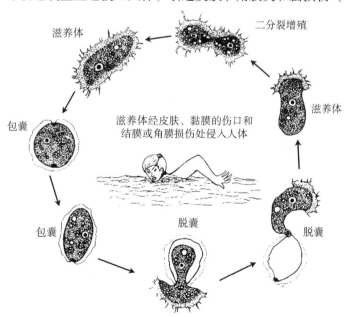

图 8-9　棘阿米巴生活史

（二）致病

棘阿米巴属原虫的主要致病虫种为卡氏棘阿米巴（*Acanthamoeba castellanii*），感染主要发生在抵抗力低下的人群，例如虚弱、营养不良、应用免疫抑制剂或获得性免疫缺陷综合征（AIDS）的人群，可引起肉芽肿性阿米巴脑炎（granulomatous amoebic encephalitis，GAE）、阿米巴性角膜炎（amoebic keratitis，AK）和阿米巴皮肤损害。

GAE 呈亚急性或慢性病程，潜伏期较长，以占位性病变为主。脑脊液中以淋巴细胞为主。受累器官病理表现以肉芽肿性病变多见，有时出现坏死或出血，病灶中滋养体和包囊可同时存在。患者多表现为精神障碍、乏力、发热、头痛、偏瘫、假性脑膜炎、视力障碍和共济失调等，病死率很高。AK 患者眼部有异物感、疼痛、畏光、流泪，反复发作的角膜溃疡，甚至可出现角膜穿孔等。近年随着隐形眼镜使用的增多，棘阿米巴角膜炎的发病率也逐渐增高，国内已有多例报告。阿米巴皮肤损害主要是慢性溃疡，在 AIDS 患者中多见，75% 的 AIDS 患者有此并发症。目前 GAE 病例报告超过 100 例，其中来自美国的 73 例中就有 53 例为 AIDS 患者。AK 在全世界范围内呈上升趋势，已报告 800 多例，我国报告 16 例。

⊕ 知识链接

角膜接触镜与棘阿米巴角膜炎

随着我国儿童近视患病率的逐年攀升，角膜接触镜作为矫正近视的技术方法之一已在临床上广泛应用。但是，由此引起的感染风险也在增加，尤其是棘阿米巴角膜炎。

棘阿米巴角膜炎是棘阿米巴原虫感染引起的一种导致疼痛和视力损伤的严重角膜感染疾病。美国眼科中心数据显示，1980 年以来报道的棘阿米巴角膜炎病例中，85% 的病例与佩戴角膜接触镜有关，佩戴角膜接触镜已经被确定为主要的危险因素。我国于 1991 年首次确诊并报道了首例棘阿米巴角膜炎。北京市眼科研究所 2004—2015 年诊断的棘阿米巴角膜炎病例数是 1991—2003 年的 2 倍，且 2000 年以后患病数明显增加。针对当前流行状况，需要加强棘阿米巴角膜炎知识教育，正确佩戴角膜接触镜，减少棘阿米巴角膜炎的发生。

（三）实验室检查

询问病史结合病原学检查。采脑脊液、病变组织涂片可见中性粒细胞数增多，湿片中可见活动的滋养体，推荐使用 Calcofluor white 染色。也可将脑脊液、眼分泌物、角膜刮取物或活检组织接种到琼脂培养基中培养。也可利用化学荧光染料，或免疫荧光染色在荧光显微镜观察。激光共聚焦显微镜也可用于诊断棘阿米巴角膜炎。ELISA、IFA、IHA 等免疫学方法可以检查血清抗体。利用 PCR 和限制性内切酶法不仅有利于临床诊断，也可对阿米巴虫种株分型。

（四）防治

对肉芽肿性阿米巴脑炎的治疗可用普罗帕脒（propamidine）和喷他脒（pentamidine），配伍磺胺类药物可治愈。阿米巴性角膜炎的治疗主要是抗真菌和抗阿米巴的眼药，如药物治疗失败者，则可行角膜成形术或角膜移植等。皮肤阿米巴病患者则应保持皮肤清洁，同时用喷他脒治疗。

预防措施同福氏耐格里阿米巴。及时治疗皮肤、眼的棘阿米巴感染也是防治 GAE 的有效办法。佩戴隐形眼镜期间，应严格清洗、消毒镜片。另外，对免疫功能低下或 AIDS 患者尤应及时防治。

答案解析

目标检测

1. 治疗阿米巴病的首选药物是（　　）
   A. 青蒿素　　　　　　　　　B. 吡喹酮　　　　　　　　　C. 甲硝唑
   D. 甲苯达唑　　　　　　　　E. 巴龙霉素

2. 以下有关防治溶组织内阿米巴病的描述，错误的是（　　）
   A. 治疗带虫者　　　　　　　B. 治疗现症患者　　　　　　C. 预防经口感染
   D. 处理好粪便　　　　　　　E. 消灭保虫宿主

3. 溶组织内阿米巴生活史过程主要为（　　）
   A. 包囊—滋养体—包囊　　　B. 滋养体—包囊—滋养体　　C. 滋养体—包囊
   D. 包囊—滋养体　　　　　　E. 滋养体—滋养体

4. 溶组织内阿米巴的感染方式是（　　）
   A. 经口　　　　　　　　　　B. 经皮肤　　　　　　　　　C. 经昆虫媒介叮咬
   D. 接触　　　　　　　　　　E. 经胎盘

5. 溶组织内阿米巴的感染阶段是（　　）
   A. 滋养体　　　　　　　　　B. 包囊　　　　　　　　　　C. 二核包囊
   D. 四核包囊　　　　　　　　E. 包囊和滋养体

6. 溶组织内阿米巴的致病阶段是（　　）
   A. 无鞭毛体　　　　　　　　B. 前鞭毛体　　　　　　　　C. 包囊
   D. 滋养体　　　　　　　　　E. 成熟包囊

7. 检查溶组织内阿米巴包囊最常用的方法是（　　）
   A. 生理盐水涂片法　　　　　B. 十二指肠引流法　　　　　C. 粪便水洗沉淀法
   D. 碘液染色法　　　　　　　E. 乙状结肠镜活组织检查

8. 棘阿米巴的主要致病作用为（　　）
   A. 慢性坏死性肉芽肿病变　　　　　　B. 虫体增殖吸附在小肠上皮，影响小肠蠕动
   C. 对宿主组织的溶解性破坏　　　　　D. 虫体增殖吸附在小肠上皮，影响营养吸收
   E. 侵袭并破坏红细胞

9. 阿米巴痢疾患者肠道的典型病理变化为（　　）
   A. 肠壁形成虫卵肉芽肿　　　　　　　B. 肠壁出现"烧瓶样"溃疡
   C. 肠壁多个部位出血　　　　　　　　D. 形成肠梗阻
   E. 抗原抗体复合物所致的变态反应

10. 以下对结肠内阿米巴的叙述，错误的是（　　）
    A. 在感染者粪便中只能查到成熟包囊　　　B. 滋养体多在结肠内寄生，不侵入组织
    C. 成熟包囊含有 8 个核　　　　　　　　　D. 滋养体以二分裂法繁殖
    E. 呈世界性分布

（刘红丽）

书网融合……

本章小结

微课

题库

第九章　鞭毛虫

📖 学习目标

1. **掌握**　鞭毛虫的生活史及其寄生部位、感染阶段与主要致病期。
2. **熟悉**　鞭毛虫具有诊断价值的形态特征及常用诊断方法。
3. **了解**　鞭毛虫的流行因素及防治原则。
4. 学会黑热病、锥虫病的检查操作，具备救治常见鞭毛虫病的能力。

　　鞭毛虫是以鞭毛为运动细胞器的原虫，隶属于肉足鞭毛门（Sarcomastigophora）、动鞭纲（Zoomastigophorea）。

　　鞭毛虫的种类多，分布广，生活方式多样。营寄生生活的鞭毛虫主要寄生于消化道、泌尿生殖道、血液及组织内。以纵二分裂法繁殖。常见的有利什曼原虫、锥虫、蓝氏贾第鞭毛虫及阴道毛滴虫等。

第一节　利什曼原虫

PPT

【概要】

　　利什曼原虫（*Leishmania spp.*）属于动基体纲（Kinetoplastea）、锥体目（Trypanosomatida）、锥体科（Trypanosomatidae），生活史有前鞭毛体（promastigote）和无鞭毛体（amastigote）两个时期。前者寄生于节肢动物（白蛉）的消化道内，后者寄生于人和脊椎动物的细胞内，通过白蛉传播。无鞭毛体为致病阶段。根据临床表现，利什曼病可分为皮肤利什曼病（cutaneous leishmaniasis）、黏膜皮肤利什曼病（mucocutaneous leishmaniasis）、内脏利什曼病（visceral leishmaniasis）。其中，内脏利什曼病的三大症状是长期不规则发热，脾、肝及淋巴结肿大，全血细胞减少性贫血。实验诊断可采用骨髓穿刺涂片法查找无鞭毛体，其防治原则是综合性防治措施。利什曼原虫分类复杂，在我国，杜氏利什曼原虫是主要的致病虫种。

　　杜氏利什曼原虫（*Leishmania donovani* Laveran et Mesnil, Ross, 1903）的无鞭毛体主要寄生在肝、脾、骨髓、淋巴结等器官的巨噬细胞内，常引起全身症状，如发热、肝大、脾大、贫血、鼻衄等。在印度，患者皮肤常有暗的色素沉着，并有发热，故称 kala - azar（黑热的意思），即黑热病。

🌐 知识链接

钟惠澜对黑热病研究的贡献

　　钟惠澜教授毕生致力于内科疾病特别是热带病的研究，在医学教育工作中素以严格要求、重视实践著称，为中国培养了大批医务技术骨干力量。钟教授的主要贡献：首次阐明犬、人、白蛉三者之间黑热病传染环节的关系；首先提出骨髓穿刺法早期诊断黑热病；摸索出临床、现场、实验室三结合的科研方法。他为了观察第一手科学资料，经常在实验室里研究到深夜。就像他说的："搞研究要像谈恋爱一样，真正爱上自己所搞的工作，把自己的全部精力和时间用到研究工作中去，这样才有可能搞出点名堂来。"

（一）形态

1. 无鞭毛体　又称利杜体（Leishman – Donovan body），虫体卵圆形，大小为（2.9～5.7）μm ×（1.8～4.0）μm，寄生于人和其他哺乳动物的巨噬细胞内。瑞氏染液染色后，细胞质呈淡蓝色，内有一个较大的圆形核，呈红色或淡紫色。动基体（kinetoplast）位于核旁，着色较深，细小杆状（图9 – 1，彩图43）。在高倍镜下有时可见虫体从前端颗粒状的基体（basal body）发出一条根丝体（rhizoplast）。基体靠近动基体，在普通光镜下不易区分。

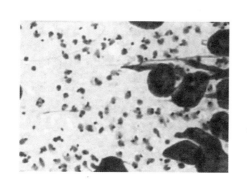
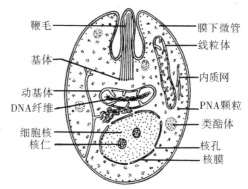

图9 – 1　杜氏利什曼原虫无鞭毛体形态

2. 前鞭毛体（promastigote）　寄生于白蛉消化道内。成熟的虫体呈梭形，大小为（14.3～20）μm ×（1.5～1.8）μm，核位于虫体中部，动基体在前部。瑞氏染液染色后，细胞质呈淡蓝色，胞核和动基体呈红色。基体在动基体之前，由此发出一根鞭毛游离于虫体外（图9 – 2，彩图44），为虫体运动器官。前鞭毛体运动活泼，在培养基内常以虫体前端聚集成团，排列成菊花状。前鞭毛体的形态和发育程度有关，可见到粗短形前鞭毛体和梭形前鞭毛体。

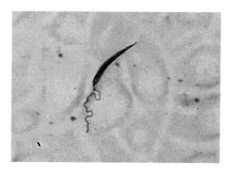
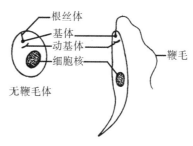

图9 – 2　杜氏利什曼原虫前鞭毛体形态

（二）生活史 🅴微课1

1. 在白蛉体内发育　当雌性白蛉叮刺患者或被感染的动物时，血液或皮肤内含无鞭毛体的巨噬细胞被吸入白蛉胃内，经24小时，无鞭毛体发育为早期前鞭毛体。此时虫体呈卵圆形，部分虫体的鞭毛伸出体外。发育为短粗前鞭毛体或梭形前鞭毛体，鞭毛由短变长。至第3～4天出现大量成熟前鞭毛体。前鞭毛体活动明显加强，并以纵二分裂法繁殖。虫体逐渐向白蛉前胃、食管和咽部移动。1周后具感染力的前鞭毛体大量聚集在口腔及喙。当白蛉叮刺健康人时，前鞭毛体即随白蛉唾液进入人体。

2. 在人体内发育　进入人体或哺乳动物体内的前鞭毛体部分被多形核白细胞吞噬消灭，其余则进入巨噬细胞。前鞭毛体进入巨噬细胞后逐渐变圆，失去其鞭毛的体外部分，转化为无鞭毛体。此时巨噬细胞内形成纳虫空泡（parasitophorous vacuole），虫体在纳虫空泡内不但可以存活，还能进行分裂繁殖，最终导致巨噬细胞破裂。游离的无鞭毛体又可被其他巨噬细胞吞噬,重复上述增殖过程(图9-3)。

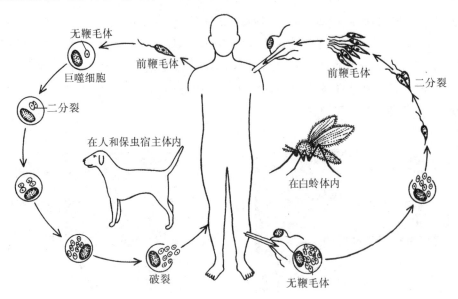

图9-3 杜氏利什曼原虫生活史

前鞭毛体侵入巨噬细胞的机制目前尚未完全阐明。体外实验研究结果表明,前鞭毛体侵入细胞过程经历了黏附与吞噬两步,前鞭毛体首先附着巨噬细胞后,随巨噬细胞的吞噬活动而进入,并非原虫主动侵入巨噬细胞。黏附的途径可分为两种:一种为配体—受体结合途径,另一种为前鞭毛体黏附的抗体和补体与巨噬细胞表面的 Fc 或 C3b 受体结合途径。原虫质膜中的分子量为 63kDa 的糖蛋白(GP63)能与巨噬细胞上 C3b 受体结合,通过受体介导的细胞内吞作用使前鞭毛体进入巨噬细胞。

(三)致病

1. 致病机制 无鞭毛体在巨噬细胞内繁殖,使巨噬细胞大量破坏和增生,巨噬细胞增生主要见于脾、肝、淋巴结、骨髓等器官。浆细胞也大量增生。细胞增生是脾、肝、淋巴结肿大的根本原因,其中脾肿大最为常见,也是黑热病最主要的体征。出现率在95%以上。后期则因网状纤维组织增生而变硬。

贫血是黑热病另一重要症状,血液中红细胞、白细胞及血小板都减少,即全血细胞性减少,这是由于脾功能亢进,血细胞在脾内遭到大量破坏所致。此外,免疫溶血也是产生贫血的重要原因。有实验表明:患者的红细胞表面附有利什曼原虫抗原,此外杜氏利什曼原虫的代谢产物中有 1 ~ 2 种抗原与人红细胞抗原相同,因而机体产生的抗利什曼原虫抗体有可能直接与红细胞膜结合,在补体参与下破坏红细胞造成贫血。

患者血浆内白蛋白明显减少,球蛋白增加,由于肝脏受损,白蛋白合成减少,经尿排出的白蛋白增加,尿蛋白及血尿的出现可能与患者发生肾小球淀粉样变性及肾小球内有免疫复合物的沉积有关。再加上浆细胞大量增生使球蛋白量增加,最终导致白蛋白与球蛋白的比例倒置。

2. 临床表现

(1)内脏利什曼病 潜伏期一般为 4 ~ 7 个月,最长可达 11 个月。典型临床表现为长期不规则发热,多缓慢起病,呈双峰热,病程较长,可达数月,全身中毒症状不明显。脾、肝及淋巴结肿大,尤以脾大明显,起病后半个月即可触及、质软,以后逐渐增大,可达脐部甚至盆腔。贫血及营养不良在病程晚期可出现,有精神萎靡、心悸、气短、面色苍白及水肿,晚期患者面颊可出现皮肤色素沉着。由于全血细胞减少、免疫功能受损,患者易并发各种感染性疾病,肺炎和急性粒细胞缺乏症是常见的并发症,是导致黑热病患者死亡的主要原因,患者可因血小板减少而有鼻出血、牙龈出血及皮肤出血点等症状。

长期不规则发热，脾、肝及淋巴结肿大，全血细胞减少性贫血是内脏利什曼病的三大症状，若治疗不及时，患者多在发病1～2年内死亡。

（2）皮肤型黑热病　部分黑热病患者在治疗过程中或在内脏病变治愈多年之后，发生皮肤病变。皮肤损伤除少数为褪色型外，多数为结节型。结节呈大小不等的肉芽肿，或呈暗色丘疹状，常见于面部及颈部，在结节内可查到无鞭毛体。皮肤型黑热病易与瘤型麻风混淆。此型黑热病常见于印度、苏丹。在我国多出现在平原地区，至今已报道100余例。

（3）淋巴结型黑热病　此型患者无黑热病病史，病变局限于淋巴结的内脏利什曼病又淋巴结型黑热病。主要临床表现是淋巴结肿大，其大小不一，较表浅，无压痛，无红肿，腹股沟和股部淋巴结肿大最常见。淋巴结活检可查见无鞭毛体。常见嗜酸性粒细胞增多，此型患者多数可以自愈。淋巴结型黑热病在北京、新疆曾有报道，在内蒙古额济纳旗黑热病疫区较常见。

（四）免疫

宿主对利什曼原虫的免疫应答属细胞免疫，效应细胞为激活的巨噬细胞，通过细胞内产生的活性氧杀伤无鞭毛体。近年来研究结果提示，抗体也参与宿主对利什曼原虫的免疫应答。

利什曼原虫在巨噬细胞内寄生和繁殖，其抗原可在巨噬细胞表面表达。由于利什曼原虫虫种（或亚种）的不同，以及宿主免疫应答的差异，利什曼病出现复杂的免疫现象。无自愈倾向的黑热病患者出现免疫缺陷，易并发各种感染性疾病，并发症是造成黑热病患者死亡的主要原因，当治愈后易并发感染的现象则随之消失。由此可见，杜氏利什曼原虫感染不仅伴有特异性细胞免疫的抑制，而且可能导致机体对其他抗原产生细胞免疫和体液免疫反应能力的降低，即非特异性免疫抑制。

患者治愈后一般不会再次感染，可获得终生免疫。

（五）实验室检查

1. 病原学检查　检出病原体即可确诊。常用的方法如下。

（1）穿刺涂片法　可进行骨髓、淋巴结或脾脏穿刺，以穿刺物涂片、染色、镜检。骨髓穿刺涂片最为常用，又以髂骨穿刺简便安全，检出率为80%～90%。淋巴结穿刺应选取表浅、肿大的淋巴结，如腹股沟、肱骨上滑车、颈淋巴结等，检出率为46%～87%。也可做淋巴结活检。脾脏穿刺检出率较高，达90.6%～99.3%，但不安全，很少使用。

（2）穿刺物培养法　将上述穿刺物接种于NNN培养基中，置22～25℃温箱内。1周后若培养物中查见运动活泼的前鞭毛体，则判为阳性结果。此法较涂片更为敏感，但需时较长，近年来改用Schneider氏培养基，效果更好，3天即可出现前鞭毛体。

（3）动物接种法　把穿刺物接种于易感动物（如金黄地鼠、BALB/c小鼠等），1～2个月后取肝、脾做印片或涂片，瑞氏染液染色镜检。

（4）皮肤活组织检查　在皮肤结节处用消毒针头刺破皮肤，取少许组织液，或用手术刀刮取少许组织做涂片，染色后镜检。

2. 免疫学检测

（1）检测血清抗体　可采用酶联免疫吸附试验（ELISA）、间接血凝试验（IHA）、对流免疫电泳（CIE）、间接荧光试验（IF）等，阳性检出率高，但假阳性时有发生。近年来用分子生物学方法获得纯抗原，如重组rk39的使用，免疫层析试纸法快速诊断内脏利什曼病，显示其操作简便、敏感性高的特点。因抗体短期内不易消失，不宜用于疗效考核。

（2）检测血清循环抗原　可用单克隆抗体抗原斑点试验（McAb-AST）检测血内循环抗原诊断黑热病，阳性率可达97.03%，敏感性、特异性、重复性均好，需血清量少（2μl）。可用于疗效评价。

3. 分子生物学检测 PCR 方法检测黑热病效果好，阳性率为 95.5%，具有敏感性高、特异性强的特点，还具确定虫种的优点。此外，近年来利用利什曼原虫重组抗原 rk39 制备出 Dipstick 试纸条，用于诊断黑热病取得了较好的效果。

黑热病的诊断应综合考虑以下几个方面：①病史，曾于白蛉活动季节（5~9月）在流行区居住过；②临床表现呈起病缓慢，长期不规则发热，肝大、脾大，贫血，鼻出血、牙龈出血等症状；③实验室检查，全血细胞减少，球蛋白试验阳性，免疫学检查出抗原，或骨髓、淋巴结或脾脏穿刺涂片查见利什曼原虫。

（六）流行

1. 分布 杜氏利什曼原虫分布很广，主要流行于印度及地中海沿岸国家。在我国，黑热病流行于长江以北。经过多年大规模的防治工作，黑热病得到了有效控制。近年来主要散发在甘肃、四川、陕西、山西、新疆和内蒙古等地，并证实新疆、内蒙古还有黑热病的自然疫源地存在。

2. 流行环节

（1）传染源 患者、病犬以及某些野生动物均可为黑热病的传染源。

根据传染源的差异，黑热病在流行病学上可大致分为 3 种不同的类型，即人源型、犬源型和自然疫源型。我国幅员辽阔，黑热病的流行又广，从流行区的地势、地貌区分，可分成平原、山丘和荒漠 3 种不同的疫区。

1）人源型 多见于平原，患者为主要传染源，常出现大的流行，患者以年龄较大的儿童和青壮年占多数，婴儿极少感染，成人得病比较多见。

2）犬源型 多见于西北、华北和东北的丘陵山区，犬为主要传染源，患者散在，一般不会形成大的流行，患者多数是 10 岁以下的儿童，婴儿发病率较高，成人很少感染。

3）自然疫源型 分布在新疆和内蒙古的某些荒漠地区，亦称荒漠型。当人进入这些地区可发生黑热病，传染源可能是野生动物，患者主要是婴幼儿。

（2）传播途径 主要通过白蛉叮刺传播，在我国，传播媒介有以下 4 种白蛉：①中华白蛉（*Phlebotomus chinesis*），我国黑热病的主要媒介，分布很广，除新疆、甘肃西南和内蒙古的额济纳旗外均有存在；②长管白蛉（*P. longiductus*），仅见于新疆；③吴氏白蛉（*P. Wui*），西北荒漠内最常见的蛉种，野生野栖；④亚历山大白蛉（*P. alexandri*），分布于甘肃和新疆吐鲁番的荒漠。

（3）易感人群 人群普遍易感，但易感性随年龄增长而降低。病后免疫力持久。

（七）防治

1. 治疗患者 首选药物为葡萄糖酸锑钠（斯锑黑克），疗效可达 97.4%。对抗锑患者可用喷他脒（pentamidine）、二脒替（stilbamidine）等治疗，或两者合用效果更佳。对于药物治疗无效、脾高度肿大，伴有脾功能亢进者，可考虑脾切除治疗。

2. 杀灭病犬 捕杀和控制病犬对犬源型疫区尤其重要，应定期查犬，对病犬要早发现，早捕杀。

3. 消灭白蛉 在平原地区，采用杀虫剂滞留喷洒或闭门烟熏杀灭中华白蛉，可有效阻断传播途径。在山区、丘陵及荒漠地区对野栖型或偏野栖型白蛉，采取避蛉、驱蛉措施，注意个人防护，避免白蛉的叮刺。

其他利什曼原虫如热带利什曼原虫和墨西哥利什曼原虫，主要寄生在皮肤的巨噬细胞，引起皮肤利什曼病。此病潜伏期长，发展慢，皮肤丘疹小，溃疡面有薄痂，常见于面部，诊断可从溃疡处取材查找无鞭毛体。治疗药物可选用葡萄糖酸锑钠。

PPT

第二节　锥　虫

【概要】

锥虫（Trypanosome）属于动基体纲（Kinetoplastea）、锥体目（Trypanosomatida）、锥体科（Trypanosomatidae），寄生于人体的锥虫有两种类型：布氏冈比亚锥虫与布氏罗得西亚锥虫，引起非洲锥虫病，又称睡眠病，通过舌蝇吸血传播，两种锥虫通过免疫复合物沉积于血管壁和局部组织引起疾病，可取血液、淋巴液、脑脊液或骨髓穿刺做显微镜检查或动物接种检获病原体。枯氏锥虫引起美洲洲锥虫病，在吸血昆虫锥蝽体内发育繁殖，病原体随粪便排出后经皮肤伤口或黏膜感染人，引起侵入部位沙加斯肿及心肌炎、脑炎等疾病，可通过血涂片或动物接种等方法检获病原体，免疫学检查具有辅助诊断价值。

一、布氏冈比亚与布氏罗得西亚锥虫

布氏冈比亚锥虫（*Trypanosoma brucei gambiense* Dutton，1902）与布氏罗得西亚锥虫（*Trypanosoma brucei rhodesiense* Stephens & Fantham，1910）同属于人体涎源性锥虫，是非洲锥虫病（african trypanosomiasis）或称睡眠病（sleeping sickness）的病原体。这两种锥虫的形态、生活史、致病及临床表现都有共同特征。主要流行于非洲，通过舌蝇吸血传播。

（一）形态

两种锥虫在人体内寄生，皆为锥鞭毛体（trypomastigote），具多型性（pleomorphism）的特点，可分为细长型、中间型和粗短型（图9-4）。细长型大小为（20~40）μm×（1.5~3.5）μm，游离鞭毛长可达6μm，动基体位于虫体近末端。粗短型大小为（15~25）μm×3.5μm，游离鞭毛短于1μm，或者鞭毛不游离，中间型形态则介于细长型和粗短型之间，动基体位于虫体近后端，为腊肠型，含DNA。鞭毛起自基体，伸出虫体后，与虫体表膜相连。当鞭毛运动时，表膜伸展，即成波动膜。血涂片经吉姆萨染色或瑞氏染色后，虫体胞质呈淡蓝色，核居中，呈红色或红紫色。动基体为深红色，点状。波动膜为淡蓝色。胞质内有异染质颗粒，呈深蓝色。

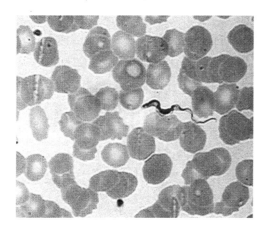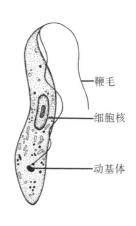

鞭毛

细胞核

动基体

图9-4　布氏冈比亚锥虫锥鞭毛体形态

（二）生活史

舌蝇是其传播媒介，当受染舌蝇刺吸人血时，锥鞭毛体随涎液进入皮下组织，转变为细长型，繁殖后进入血液，在病程的早期锥鞭毛体存在于血液、淋巴液内，晚期可侵入脑脊液。三型锥鞭毛体中，仅粗短型对舌蝇具感染性。舌蝇吸入含粗短型锥鞭毛体的血液，锥鞭毛体在中肠内进行繁殖，并转变为细长的锥鞭毛体，以二分裂法繁殖。约在感染 10 天后，锥鞭毛体从中肠经前胃到达下咽，然后进入唾液腺。在唾液腺内，锥鞭毛体附着于细胞上，并转变为上鞭毛体（epimastigotes）。经过增殖最后转变为循环后期锥鞭毛体（metacyclic trypomastigotes），其外形粗短，大小约 15μm × 2.5μm，无鞭毛，对人具感染性（图 9 – 5）。

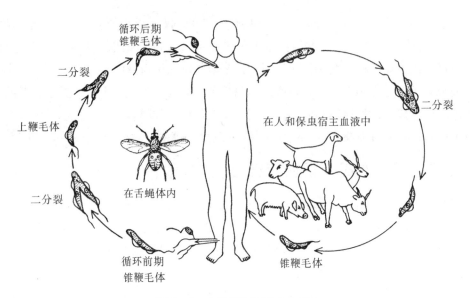

图 9 – 5　布氏冈比亚锥虫生活史

（三）致病

两种锥虫侵入人体后所致疾病基本相同，但病程不同，布氏冈比亚锥虫病为慢性过程，病程可持续数年，症状较轻，可见中枢神经系统异常；布氏罗得西亚锥虫病呈急性过程，病程为 3 ~ 9 个月。有些病人在中枢神经系统未受侵犯以前即死亡。

1. 初发反应期　两种锥虫病的临床表现基本相似。患者被舌蝇叮咬后，锥虫在侵入的局部增殖，引起淋巴细胞、组织细胞、少数嗜酸性粒细胞和巨噬细胞浸润，局部红肿，形成锥虫下疳（trypanosomal chancre）。锥虫下疳约在感染后第 6 天出现，初为结节，以后肿胀形成硬结，有痛感，约 3 周后消退。

2. 血淋巴期　感染后 5 ~ 12 天，出现锥虫血症。患者出现发热、头痛、关节痛、肢体痛等症状。发热持续数天后，自行下降，进入无热期，隔几天后再次上升。这种现象与虫体的抗原变异密切相关。锥虫进入血液和组织间淋巴液后，引起广泛淋巴结肿大，肿大淋巴结中的淋巴细胞、浆细胞和巨噬细胞增生。颈部后三角部淋巴结肿大（Winterbottom 征），是布氏冈比亚锥虫病的特征。有些患者还可以出现深部感觉过敏（Kerandel 征）、心肌炎、心外膜炎及心包积液等。

3. 脑膜脑炎期　发病数月或数年后，锥虫侵入中枢神经系统，引起弥漫性软脑膜炎。脑皮质充血和水肿、神经元变性、胶质细胞增生。患者主要表现为个性改变，无欲状态，以后出现异常反射、深部感觉过敏、共济失调、震颤、痉挛、嗜睡，最后昏睡。

（四）实验室检查

1. 病原学检查

（1）涂片检查　以患者血液、脑脊液、淋巴结穿刺液、下疳渗出液和骨髓做涂片镜检，可检出细长型或粗短型锥鞭毛体。

（2）动物接种　以上述体液接种于大、小鼠或豚鼠。此法适于布氏罗得西亚锥虫，但不适用于布氏冈比亚锥虫。

2. 免疫学与分子生物学检测　锥虫病患者血清和脑脊液中 IgM 增高，检测 IgM 常用方法有间接免疫荧光抗体试验（IFA）和酶联免疫吸附试验（ELISA）。DNA 探针和 PCR 已开始应用于锥虫病的诊断，具有敏感性高、特异性强等优点。

（五）流行

布氏冈比亚锥虫分布于西非和中非，而布氏罗得西亚锥虫则分布于东非和南非。布氏冈比亚锥虫的传染源主要是患者及带虫者，牛、猪、山羊、绵羊、犬等动物可能是保虫宿主。主要传播媒介为须舌蝇（*Glossina palpalis*），在河边或植物稠密地带滋生。布氏罗得西亚锥虫的传染源为人，非洲羚羊、牛、狮等为其保虫宿主，主要传播媒介为刺舌蝇（*G. morsitans*）、淡足舌蝇（*G. paltidipes*）等，滋生在东非热带草原和湖岸矮林地带及草丛地带。

（六）防治

1. 治疗患者

（1）舒拉明钠（suramin sodium）和喷他脒　对两种非洲锥虫病早期皆有效。

（2）硫砷嘧啶　用于晚期有中枢神经系统症状患者。

2. 预防　消灭舌蝇和防止舌蝇叮咬是防治锥虫病的关键。水源附近的草木是须舌蝇栖居处，可喷洒杀虫剂或清除灌木林使舌蝇无法生存。必要时可采用穿长袖衣和长腿裤、涂抹避虫油等方法进行个人防护。

二、枯氏锥虫

枯氏锥虫（*Trypanosoma cruzi* Chagas，1909）又称克氏锥虫，属人体粪源性锥虫，引起枯氏锥虫病即沙加斯病（Chagas disease）。主要分布于南美洲和中美洲。

（一）形态

生活史中因寄生环境不同，有 3 种不同形态：无鞭毛体、上鞭毛体和锥鞭毛体。

1. 无鞭毛体（amastigote）　存在于细胞内，圆形或椭圆形，大小为 $2.4 \sim 6.5 \mu m$，有核和动基体，鞭毛很短或无。

2. 上鞭毛体（epimastigote）　存在于锥蝽的消化道内，纺锤形，长 $20 \sim 40 \mu m$，动基体在核的前方，游离鞭毛自核的前方发出。

3. 锥鞭毛体　存在于宿主血液或锥蝽的后肠内（循环后期锥鞭毛体），大小 $(11.7 \sim 30.4) \mu m \times$

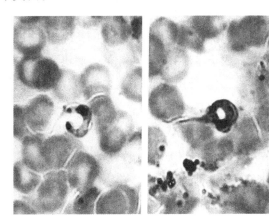

图 9 - 6　枯氏锥虫锥鞭毛体形态

$(0.7 \sim 5.9) \mu m$。游离鞭毛自核的后方发出。在血液内，外形弯曲如新月状（图 9 - 6）。

（二）生活史

锥蝽是其传播媒介，当锥蝽自人体或哺乳动物吸入含有锥鞭毛体的血液数小时后，锥鞭毛体在前肠内失去游离鞭毛，转变为无鞭毛体，在细胞内以二分裂增殖。然后进入中肠，发育为上鞭毛体。约在吸血第 5 天后体形变圆，发育为循环后期锥鞭毛体，为感染阶段。当受染的锥蝽吸血时，循环后期锥鞭毛体随锥蝽粪便经皮肤伤口或黏膜进入人体。血液内的锥鞭毛体侵入组织细胞内转变为无鞭毛体，进行增殖后形成假包囊，约 5 天后，锥鞭毛体破假包囊而出进入血液，再侵入新的组织细胞（图 9 - 7）。此外，还可通过输血、母乳、胎盘或食入被锥蝽粪便污染的食物而感染。

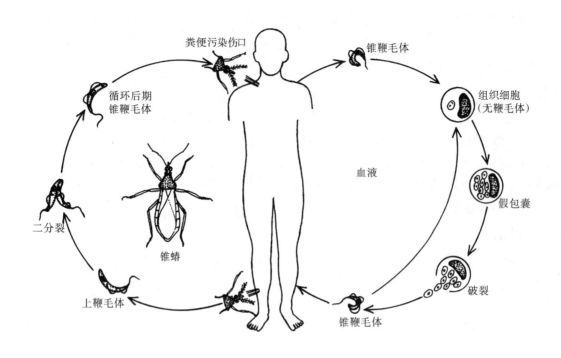

图 9 - 7　枯氏锥虫生活史

（三）致病

无鞭毛体是主要致病阶段，锥鞭毛体在细胞之间传播。

1. 急性期　此期病变以淋巴细胞浸润和肉芽肿为特点。锥虫侵入部位的皮下结缔组织出现炎症反应，局部出现结节，称为沙加斯肿（Chagoma）。如侵入部位在眼结膜，则出现一侧性眼眶周围水肿、结膜炎及耳前淋巴结炎（Romana 征）。主要临床表现为头痛、倦怠和发热、广泛的淋巴结肿大和肝大、脾大，面部或全身浮肿，伴有呕吐、腹泻等症状。还可有心动过缓、心肌炎或脑膜脑炎等症状。此期持续 4~5 周，大多数患者可自急性期恢复进入隐匿期，有些患者则转为慢性期。

2. 慢性期　临床表现常在感染后 10 ~ 20 年出现，主要病变为心脏增大，表现为心律失常、心悸、胸痛、呼吸困难等症状。也常见食管与结肠肥大和扩张，继之形成巨食管（megaesophagus）和巨结肠（megacolon）。患者可有吞咽困难，并出现严重便秘。在慢性期，血中及组织内很难找到锥虫。

（四）实验室检查

1. 急性期　血中锥鞭毛体虫数多，易于检获病原体。可用血涂片吉姆萨染色镜检。

2. 慢性期　血中锥虫少，可用血液接种鼠体或 NNN 培养基中培养。也可用人工饲养的锥蝽幼虫吸食受检者血，10 ~ 30 天后检查该虫肠道内有无锥虫。对于检测虫数极低的血标本，有很高的检出率，但因操作较繁、价格较高，目前尚难用于常规检查。间接荧光抗体试验、间接血凝试验及酶联免疫吸附试验等免疫学方法，PCR 及 DNA 探针技术等分子生物学诊断方法也可试用。

（五）流行

枯氏锥虫病主要流行于中美洲和南美洲的农村，多种野生动物和家养哺乳动物都是本病的保虫宿主。如狐、松鼠、食蚁兽、犰狳、家鼠、犬、猫等。克氏锥虫通过媒介锥蝽在野生动物之间、野生动物和家养动物之间以及在人群之间传播，属人兽共患疾病。

传播媒介锥蝽（Triatoma），多夜间吸血。主要虫种为骚扰锥蝽（*Triatoma infestans*）、长红锥蝽（*Rhodnius prolixus*）、大锥蝽（*Panstrongylus megistus*）、泥色锥蝽（*T. sordida*）。人在睡眠时因锥蝽吸血时

排出含锥虫的粪便而感染。各年龄组人群均可感染，但主要为儿童。

（六）防治

枯氏锥虫病尚无特效治疗方法，硝呋替莫（nifurtimox），商品名为 Lampit，对急性期有一定效果，可减轻症状和锥虫血症持续的时间，但清除血中原虫的作用有限。

改善居住条件和房屋结构，防止锥蝽在室内滋生；滞留喷洒杀虫剂杀灭室内锥蝽可有效防止感染；加强对孕妇和献血者的锥虫检查。

第三节　蓝氏贾第鞭毛虫

PPT

【概要】

蓝氏贾第虫鞭毛虫寄生于人和某些哺乳动物的小肠，生活史包括滋养体和包囊两个阶段，滋养体为繁殖致病阶段，包囊为感染传播阶段。感染方式是经口感染，人或动物摄入被包囊污染的饮水或食物而被感染，患者主要症状以腹泻和消化不良为主。实验诊断可采用直接涂片法从粪便中查找病原体。常用治疗药物甲硝唑。

蓝氏贾第虫鞭毛虫（*Giardia lamblia* Stile，1915），亦称 *G. intestinalis* 或 *G. duodenalis*（简称贾第虫），属于双滴纲（Trepomonadea）、双滴目（Diplomonadida）、六鞭毛科（Hexamitidae）。主要寄生于人和某些哺乳动物的小肠，引起以腹泻和消化不良为主要症状的蓝氏贾第鞭毛虫病（giardiasis，简称贾第虫病）。寄居于十二指肠内的滋养体偶可侵犯胆道系统造成炎性病变。贾第虫感染在旅游者中流行引起的腹泻，也称"旅游者腹泻"。目前，贾第虫病已被列为全世界危害人类健康的 10 种主要寄生虫病之一。

（一）形态

1. 滋养体　呈纵切为半的倒置梨形，长为 9～21μm，宽 5～15μm，厚 2～4μm。两侧对称，前端宽钝，后端尖细，腹面扁平，背部隆起。一对细胞核位于虫体前端 1/2 的吸盘部位。过去认为 2 个细胞核内各有一个核仁。然而，最近的研究表明，核内并无核仁结构。有前、后侧、腹侧和尾鞭毛 4 对，均由位于两核间靠前端的基体（basal body）发出。1 对前鞭毛由此向前伸出体外，其余 3 对发出后在两核间沿轴柱分别向体两侧、腹侧和尾部伸出体外（图 9 - 8，彩图 45）。鲜活虫体借助鞭毛摆动做活泼的翻滚运动。1 对平行的轴柱沿中线由前向后连接尾鞭毛，将虫体分为均等的两半。1 对呈爪锤状的中体（median body）与轴柱 1/2 处相交（图 9 - 9）。

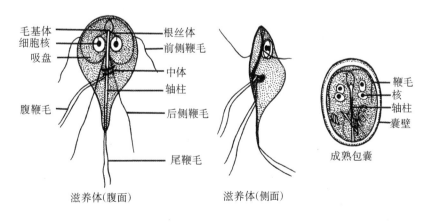

图 9 - 8　蓝氏贾第鞭毛虫滋养体和包囊形态

2. 包囊　呈椭圆形，长 8～14μm，宽 7～10μm。囊壁较厚，与虫体间有明显的间隙。未成熟包囊内含 2 个细胞核，成熟的含 4 个细胞核。胞质内可见中体、鞭毛和轴柱结构（图 9 - 10，彩图 46）。

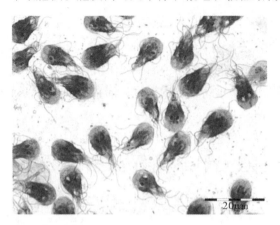

图 9 - 9　蓝氏贾第鞭毛虫滋养体（吉姆萨染色）

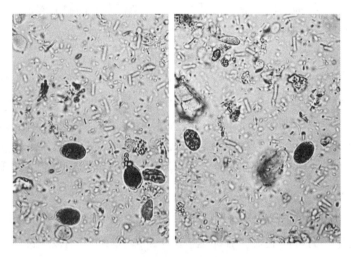

图 9 - 10　蓝氏贾第鞭毛虫包囊（碘染色）

（二）生活史　微课 2

生活史包括滋养体和包囊两个阶段。滋养体为繁殖、致病阶段，包囊为传播阶段，感染阶段是成熟的四核包囊。人或动物摄入被包囊污染的饮水或食物而被感染。包囊在十二指肠脱囊形成 2 个滋养体，滋养体主要寄生于十二指肠或小肠上段，虫体借助吸盘吸附于小肠绒毛表面，以二分裂方式进行繁殖。滋养体可分泌成囊物质形成包囊后随粪便排出体外，包囊在水中和凉爽环境中可存活数天至 1 个月之久，但滋养体直接随粪便排出体外后很快死亡。

（三）致病

1. 致病因素　贾第虫的致病机制目前尚不十分清楚，可能与下列因素有关。

（1）虫株致病力　人体吞入包囊后能否感染和发病与虫株致病力密切相关。Nash 等人于 1987 年报告，不同虫株具有截然不同的致病力。如 GS 株具有较强的致病力，而 ISR 株的致病力较弱。

（2）宿主免疫力　先天或后天血内丙种球蛋白缺乏者、IgA 缺乏者不仅对贾第虫易感，而且感染后可出现慢性腹泻和吸收不良等严重临床症状。胃肠道分泌的 IgA 与宿主体内寄生原虫的清除有关。贾第虫滋养体能够分泌降解 IgA 的蛋白酶，虫体以此酶降解宿主的 IgA，因而得以在小肠内寄生、繁殖。

（3）二糖酶缺乏　是导致宿主腹泻的原因之一。动物实验显示，在二糖酶水平降低时，滋养体可直接损伤小鼠的肠黏膜细胞，造成小肠微绒毛变短，甚至扁平。提示此酶水平降低是小肠黏膜病变加重的直接原因，是造成腹泻的重要因素。在贾第虫患者和动物体内，二糖酶均有不同程度缺乏。

2. 病理学变化　虫群对小肠黏膜表面的覆盖，吸盘对黏膜的机械性损伤，原虫分泌物和代谢产物对肠黏膜微绒毛的化学性刺激等，滋养体寄生的小肠黏膜呈现典型的卡他性炎症病理组织学改变。表现为黏膜固有层急性炎性细胞（多形核粒细胞和嗜酸性粒细胞）和慢性炎性细胞浸润，上皮细胞有丝分裂增加，绒毛变短、变粗，上皮细胞坏死脱落，黏膜下派伊尔小结（Peyer patches）增生明显等。这些病理改变是可逆的，治疗后即可恢复正常。

3. 临床表现　大多数感染包囊者多呈无症状带虫状态，有临床症状者主要表现为急、慢性腹泻，后者常伴有吸收不良综合征。潜伏期平均为 1~2 周，最长者可达 45 天。

急性期患者有恶心、厌食、上腹及全身不适，或伴低烧或寒战。突发性恶臭水泻，胃肠胀气，呃逆和上中腹部痉挛性疼痛。粪内偶见黏液，极少带血。幼儿病程可持续数月，出现吸收不良、脂肪泻、衰弱和体重减轻等。

部分未得到及时治疗的急性期患者可转为亚急性或慢性期。亚急性期表现为间歇性排恶臭味软便（或呈粥样）、伴腹胀、痉挛性腹痛，或有恶心、厌食、嗳气、头痛、便秘和体重减轻等。慢性期患者比较多见，周期性排稀便，病程可达数年而不愈。严重感染且得不到及时治疗的患儿病程很长，常导致营养吸收不良和发育障碍。贾第虫偶可侵入胆道系统，引起胆囊炎或胆管炎。

（四）实验室检查

1. 病原学检查

（1）粪便检查　急性期患者取新鲜粪便标本做生理盐水涂片镜检查滋养体。

亚急性期或慢性期患者，用直接涂片碘液染色、硫酸锌浮聚、醛-醚浓集等方法查包囊。由于包囊排出具有间断性，隔日查一次，连查 3 次，可提高检出率。

（2）小肠液检查　用十二指肠引流或肠检胶囊法采集标本。

肠检胶囊法的具体做法：禁食后，嘱患者吞下一个装有尼龙线的胶囊，3~4 小时后缓缓拉出尼龙线，取线上的黏附物镜检滋养体。

（3）小肠黏膜活检　借助内窥镜在小肠摘取黏膜组织。标本先做压片，用吉姆萨染液染色后镜检滋养体。本法临床比较少用。

2. 免疫学与分子生物学检测　酶联免疫吸附试验、间接荧光抗体试验和对流免疫电泳试验均有较高的敏感性和特异性。目前可采用 PCR 方法扩增贾第虫基因片段进行诊断。

（五）流行

贾第虫病呈世界性分布，据 WHO 估计，全世界感染率为 1%~20%。在美国、加拿大、澳大利亚等国均有流行。在我国，乡村人群中的感染率高于城市。近年来，贾第虫合并 HIV 感染及其在同性恋者中流行的报道不断增多。一些家畜和野生动物也常为本虫保虫宿主，故贾第虫病也是一种人兽共患病。

1. 传染源　从粪便排出包囊的人和动物均为贾第虫病的传染源。动物保虫宿主有家畜（如牛、羊、猪、兔等）、宠物（如猫、狗）和野生动物（如河狸）。感染者的一次排便中可含 4 亿个包囊，一昼夜可排放 9 亿个包囊。

2. 传播途径　贾第虫病流行与饮水有密切关系，水源传播是感染本虫的重要途径。水源污染主要来自人或动物的粪便。包囊对外界抵抗力强，氯气不能杀死自来水中的包囊。粪-口传播方式在贫穷、人口过度拥挤、用水不足以及卫生状况不良的地区较为普遍。同性恋者肛交与口交也可导致包囊的粪-口传播。

3. 易感人群　任何年龄的人群对贾第虫均有易感性，儿童、年老体弱者和免疫功能缺陷者尤其易感。贾第虫是艾滋病患者的主要机会致病性寄生虫之一。

（六）防治

积极治疗患者和无症状带虫者。常用治疗药物有甲硝唑、呋喃唑酮、替硝唑，孕妇可使用巴龙霉素。

预防贾第虫病流行的关键要加强人和动物宿主粪便管理，防止水源污染。搞好环境卫生、饮食卫生和个人卫生。儿童共用的玩具应定期消毒。艾滋病患者和其他免疫功能缺陷者注意预防贾第虫感染。

第四节　阴道毛滴虫

PPT

【概要】

阴道毛滴虫（*Trichomonas vaginalis* Donné，1837）是寄生于人体阴道和泌尿生殖道的鞭毛虫，生活史仅有滋养体一种形态，感染方式是经直接接触或间接接触感染引起滴虫病（trichomoniasis），为性传播疾病（sexually transmitted disease）。主要引发滴虫性阴道炎及滴虫性尿道炎。实验诊断可采用直接涂片法从阴道分泌物中查找滋养体。

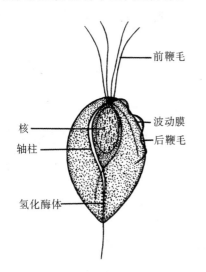

前鞭毛

波动膜
核
后鞭毛
轴柱

氢化酶体

图 9 - 11　阴道毛滴虫形态

阴道毛滴虫隶属毛滴纲（Trichomonadea）、毛滴目（Trichomonadida）、毛滴虫科（Trichomonadidae）。

（一）形态

阴道毛滴虫的生活史仅有滋养体一种形态。活体无色透明，有折光性，体态多变，活动力强。固定染色后虫体呈梨形（图9 - 11，彩图47），虫体长 7 ~ 23μm。细胞核椭圆形，位于虫体前1/3 处。位于胞核前面的基体发出 5 根鞭毛，其中前鞭毛4 根，后鞭毛1 根。后鞭毛向后延伸，呈波浪状，与波动膜外缘相连。波动膜（undulating membrane）是细胞质延展形成的极薄的膜状物，由前向后延伸至虫体中部。鞭毛和波动膜是该虫的运动细胞器。轴柱（axostyle）1 根，源于虫体前端，向后延伸，纵贯虫体并从末端伸出。胞质内有深染的颗粒，为氢化酶体（hydrogenosome），是该虫的特征性结构，其超微结构和功能类似线粒体。

（二）生活史 e 微课 3

阴道毛滴虫生活史简单，在女性，滋养体主要寄生在阴道，尤多见于阴道后穹隆，偶见于女性尿道；在男性，寄生在尿道、前列腺，也见于睾丸、附睾或包皮下组织。滋养体以渗透、吞噬和吞饮方式摄取营养，并以二分裂方式增殖。滋养体具有感染性，对外界抵抗力较强，通过直接接触或间接接触方式在人群中传播。

（三）致病

阴道毛滴虫的致病作用与虫体毒力以及宿主的生理状态有关。健康女性的阴道内，因乳酸杆菌酵解糖原产生乳酸而呈酸性（pH 3.8 ~ 4.4），抑制细菌的生长繁殖，称为阴道自净作用。当滴虫寄生时，滴虫竞争性地消耗了阴道的糖原，妨碍乳酸杆菌酵解作用，乳酸浓度降低，使阴道内环境转为中性或碱性，有利于滴虫的大量繁殖，并会继发细菌或真菌感染，加重炎症反应。在经期、妊娠期，感染后易发病。

此外，阴道毛滴虫的分泌物可能与病变程度有关。研究显示，阴道毛滴虫对哺乳动物细胞有接触依赖性细胞病变效应（contact - dependent cytopathic effect），如虫体分泌的细胞离散因子（cell - detaching factor）能够促使体外培养的哺乳动物细胞离散，可能也会使阴道上皮细胞脱落。细胞离散因子可能是阴道毛滴虫毒力的标志，其生成量与病变的程度有关。另有实验研究表明，滴虫性阴道炎的临床症状还受阴道内雌激素浓度的影响，雌激素浓度越低，临床症状越重，反之亦然。

许多女性感染者的症状不明显或无临床症状。有些感染者则有明显的阴道炎症状，患者最常见的临床症状为白带增多，外阴瘙痒，或有烧灼感。阴道内窥镜检查可见分泌物增多，呈灰黄色泡沫状，或呈乳白色。合并细菌感染时，白带中有脓液或有粉红色黏液。阴道壁黏膜呈弥散性充血和出血点，或仅见片状充血。若感染累及尿道，患者出现尿频、尿急、尿痛等症状，少数病例可见膀胱炎。有学者认为，阴道毛滴虫感染与宫颈肿瘤的发生有关。

男性感染者常无临床表现，有时可在尿道分泌物或精液内查见虫体。当感染累及前列腺、储精囊或输尿管高位时，可出现尿频、尿急、尿痛，前列腺肿大、触痛以及附睾炎症。也有观点认为，阴道毛滴虫可吞噬精子，滴虫感染引起的分泌物增多可影响精子活力，导致男性不育症。

⇒ 案例引导

　　案例　产妇，停经23⁺周，首次产检，阴道分泌物多、臭1月余，偶伴少许血性分泌物，间有腹胀不适2天余，检查可及轻微宫缩。阴道窥检：多量白带，泡沫脓血性，宫颈重度糜烂，棉支轻触即出血。B超：孕约20周。

　　讨论　1. 根据上述病史，你认为该患者可能的诊断是什么？

　　　　　2. 该患者应做哪些检查？确诊依据是什么？

　　　　　3. 如果诊断明确，应如何治疗？

（四）实验室检查

取阴道后穹隆分泌物，用生理盐水涂片法或涂片染色法镜检，查见滋养体可确诊。尿液沉淀物或前列腺液也可做涂片染色、镜检。还可使用肝浸液培养基，将待检标本在37℃下培养48小时后镜检滋养体。一些免疫学方法如荧光抗体检查法、ELISA法、乳胶凝集法、乳胶免疫层析法等可用于滴虫感染的辅助诊断。

（五）流行

阴道毛滴虫呈世界性分布，我国流行广泛，感染率各地不一，以16～35岁年龄组的女性感染率最高。传染源为滴虫性阴道炎患者和无症状女性或男性带虫者。传播方式包括直接接触和间接接触，前者以性交传播为主，后者主要通过使用公共浴池、浴具、公用游泳衣裤、坐式马桶等传播。滋养体在外界环境中可较长时间保持活力和感染性，在湿润的毛巾、衣裤上能存活23小时，40℃（相当于浴池的水温）水中存活102小时，普通肥皂水中存活45～150分钟。因此，人体可通过间接接触方式获得感染。妇科器械的消毒不彻底，常造成医源性传播。

（六）防治

应及时治疗患者和无症状的带虫者，减少和控制传染源。在治疗患者的同时，还应对性伴侣进行治疗，才能根治患者。常用的口服药物为甲硝唑，局部治疗可用甲硝唑栓或乙酰胂胺（滴维净），局部用药前最好用1∶5000高锰酸钾溶液或0.5%乳酸液冲洗阴道。预防感染应注意个人卫生与经期卫生，提倡使用淋浴，不使用公共浴具和游泳衣裤，慎用公共马桶，严格妇科器械的消毒。

第五节　蠊缨滴虫

PPT

【概要】

蠊缨滴虫（*Lophomonas blattarum* Stein，1860）属于动鞭毛纲（Zoomastigophorea）、超鞭毛目（Hypermastigida)、缨滴虫科（Lophomonadae）。该虫通常寄生于白蚁和东方蜚蠊肠内，生活史尚不完全清楚。可能通过食入或吸入方式侵入人体肺部及上呼吸道，引起肺部及上呼吸道感染，以支气管、气管、肺等组织多见。当人体抵抗力下降时虫体迅速繁殖引起临床症状。可取痰液或支气管肺泡灌洗液镜检查获虫体。

（一）形态

蠊缨滴虫滋养体呈梨形或椭圆形，体长 10 ~ 45μm，半透明，有圆形衣壳并有核状内容物，细胞核在虫体前端，大而明显。胞核前方有一个环状的生毛体（blepharoplast），由此发出成簇多根鞭毛（40 ~ 80 根）。虫体借助鞭毛运动。虫体中部有一束纵行的轴丝（axoneme），可伸出体外（图 9 – 12）。经瑞氏染色后，胞质呈紫红色，核为紫褐色，鞭毛染成深紫红色。

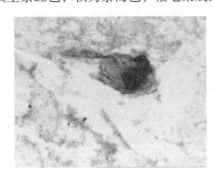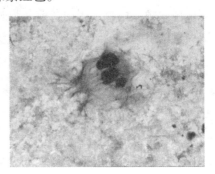

图 9 – 12　蠊缨滴虫形态

（二）生活史

蠊缨滴虫通常寄生于白蚁或东方蜚蠊肠内，生活史尚不完全清楚。滋养体以纵二分裂增殖，病原体可随蜚蠊和白蚁粪便及呕吐物排出，污染食物或周围环境，可能通过食入或吸入侵入人体，原虫进入呼吸道后，主要黏附于支气管黏膜上生长繁殖。蠊缨滴虫主要侵袭人体的呼吸系统，以支气管、气管、肺等组织多见。

（三）致病

蠊缨滴虫感染人体的方式及致病机制尚不清楚。蠊缨滴虫进入呼吸道后，紧紧黏附于支气管黏膜上，当人体抵抗力下降时虫体迅速繁殖，虫体及其分泌物可引发Ⅰ型超敏反应，患者常表现为发热、胸闷、气短、咳嗽、有白色黏液丝样痰。如果合并细菌、病毒和真菌感染，可进一步导致支气管扩张和肺脓肿的形成。

（四）实验室检查

取痰液用生理盐水湿涂片法，在显微镜下找到蠊缨滴虫可确诊；经支气管镜检和支气管肺泡灌洗液取材镜检的阳性率高于痰液检查。

目前国内还未建立抗原、抗体检测或分子生物学鉴定方法。

（五）流行与防治

对于有类似症状、使用抗生素效果不佳的肺部感染患者，应考虑蠊缨滴虫感染的可能性，早期发现并给予甲硝唑或替硝唑治疗有效。部分感染蠊缨滴虫严重的患者常需呼吸机辅助呼吸治疗。

注意饮食、饮水卫生和开展灭蜚蠊和白蚁活动等对防治蠊缨滴虫所致疾病十分重要。

第六节　其他毛滴虫

PPT

【概要】

人毛滴虫寄生于人体盲肠和结肠，生活史仅有滋养体阶段。口腔毛滴虫寄生于人体口腔，生活史也仅有滋养体阶段。上述两种毛滴虫的致病性尚有待证实。脆弱双核阿米巴寄生在人消化道内，可以引起肠功能紊乱，是一种阿米巴型鞭毛虫，生活史只有滋养体期。

一、人毛滴虫

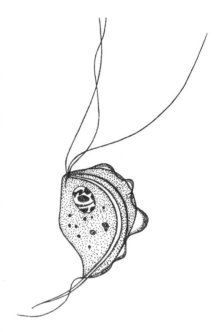

人毛滴虫（*Trichomonas hominis* Davaine，1860），寄生于人体盲肠和结肠，在腹泻患者粪便中发现。人毛滴虫生活史仅有滋养体阶段。滋养体呈梨形，外形似阴道毛滴虫，长 $5\sim14\mu m$，宽 $7\sim10\mu m$，具有 $3\sim5$ 根游离的前鞭毛和 1 根后鞭毛，后鞭毛与波动膜外缘相连，游离于尾端，波动膜的内侧借助一弯曲、薄杆状的肋与虫体相连。肋与波动膜等长，是重要的鉴定依据。活的虫体借助波动膜和鞭毛可做急速而无方向的运动。细胞核 1 个，位于虫体前端。轴柱纤细，贯穿整个虫体。胞质内含食物泡和细菌（图 9-13）。人毛滴虫以纵二分裂方式繁殖。

滋养体在外界有较强的抵抗力，滋养体为感染阶段，以粪-口途径传播，误食被滋养体污染的饮水和食物均可感染。关于人毛滴虫对人体的致病作用尚存争议。有的认为该虫是条件致病原虫，宿主免疫功能降低是主要的致病条件，当寄生数量较大，并伴有其他致病菌时，可导致腹泻；但有的认为腹泻只是与该虫感染相伴，并非由其所致。生理盐水涂片法或涂片染色法从粪便中

图 9-13　人毛滴虫形态

检出滋养体可确诊。人毛滴虫呈世界性分布，各地感染率不等，我国为 $0.2\%\sim9.4\%$。治疗首选药物为甲硝唑。

二、口腔毛滴虫

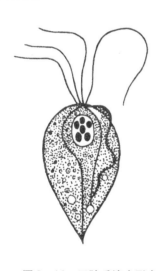

图 9-14　口腔毛滴虫形态

口腔毛滴虫（*Trichomonas tenax* Muller，1773），寄生于人体口腔，定居于齿龈脓溢袋和扁桃体隐窝内，常与齿槽化脓同时存在。下呼吸道中寄生比较少见。

口腔毛滴虫生活史只有滋养体期。滋养体呈梨形，体长 $5\sim16\mu m$，宽 $2\sim15\mu m$；有 4 根前鞭毛和 1 根无游离端的后鞭毛，波动膜长约为虫体大半；细胞核 1 个，位于体前中部，核内染色质粒丰富；1 根纤细的轴柱向后伸出体外（图 9-14）。以口腔内的食物残渣、上皮细胞和细菌为食，以二分裂方式增殖。

关于口腔毛滴虫致病问题尚无定论。有的认为口腔毛滴虫为口腔共栖性原虫，但有的认为与牙周炎、牙龈炎、龋齿等口腔疾病有关。牙龈刮拭物生理盐水直接涂片或培养后镜检，查见滋养体可确诊。

世界各地人体口腔毛滴虫感染普遍。国外报道口腔毛滴虫感染率为 $10\%\sim53.4\%$，我国人群感染率为 17.7%，滋养体在外界有较强抵抗力，室温下可活 $3\sim6$ 天。接吻是口腔毛滴虫的主要传播方式，也可以通过餐具、饮水、飞沫等间接传播。保持口腔卫生是最有效的预防方法。

三、脆弱双核阿米巴

脆弱双核阿米巴（*Dientamoeba fragilis* Japps，Dobell，1918）最初被认作阿米巴原虫，根据电子显微镜观察和蛋白的血清学分析研究证实此虫和阿米巴原虫不同，其特点与滴虫属比较接近，应归入鞭毛

虫纲，但按动物命名法规定仍保留其原名。本虫寄生在人消化道内，可以引起肠功能紊乱。

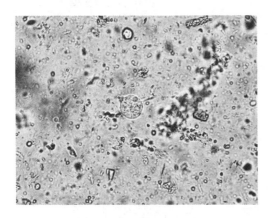

图 9 – 15 脆弱双核阿米巴形态

生活史只有滋养体期。滋养体直径 7 ~ 12μm，伪足叶状、宽大、透明，边缘呈锯齿状，胞质空泡内可见被吞噬的细菌，虫体大多处于双核状态，三核和四核状态少见，核仁大居中，核周无染色质颗粒，核染色体分成 4 ~ 8 个团块，核膜很薄经染色后才明显（图 9 – 15）。

脆弱双核阿米巴寄居于人体盲肠和结肠内，但传播途径和致病机制尚不完全清楚。部分感染者有临床症状，主要为腹痛、腹泻、粪便带血或黏液、恶心、呕吐、厌食等。粪便直接涂片或经铁苏木素染色查到脆弱双核阿米巴可确诊，由于其滋养体在外界存活时间有限，粪便标本必须及时检查。免疫学方法可检测患者血清中抗体，PCR 方法诊断的敏感性和特异性较高。

脆弱双核阿米巴呈世界性分布，主要宿主是人，流行病学和细胞学证据表明，此虫常与蛲虫合并感染，认为可能经蛲虫卵或幼虫携带经口传播。良好的卫生习惯仍是预防脆弱双核阿米巴所致疾病的关键。治疗可选用甲硝唑、巴龙霉素等。

目标检测

答案解析

1. 简述黑热病原虫的致病机制。
2. 利什曼病有几种？临床表现分别是什么？
3. 阴道毛滴虫的感染途径有哪些？
4. 哪种原虫能引起全血性贫血？
5. 蓝氏贾第鞭毛虫病的主要临床症状是什么？
6. 蓝氏贾第鞭毛虫生活史有哪些阶段？主要病原学诊断方法有哪些？
7. 非洲睡眠病的病原体是什么，它是如何侵入人体的？
8. 阴道毛滴虫的致病机制主要有哪些？
9. 试述内脏利什曼病的病原学诊断方法。

10. 患者，男，39 岁，在西北某林区工作，因头痛、发热就诊。入院后查体：体温 39℃，脉搏 105 次/分，贫血貌，巩膜无黄染，牙龈有少量出血，两侧腋窝及腹股沟淋巴结肿大，无压痛，肝肋下 11cm，心肺功能正常，血红蛋白 51g/L，红细胞 1.80×10^{12}/L，白细胞 1.6×10^9/L，血小板 46×10^9/L，A/G = 28 : 48，髂骨穿刺和淋巴结穿刺都检出某寄生虫。

请问：该患者最有可能感染的寄生虫是哪种？

（张 军）

书网融合……

本章小结

微课 1

微课 2

微课 3

题库

第十章　孢子虫

📖 学习目标

1. **掌握**　疟原虫、弓形虫、人隐孢子虫和微小隐孢子虫的生活史、致病机制。
2. **熟悉**　疟原虫、弓形虫、人隐孢子虫和微小隐孢子虫的流行特点。
3. **了解**　疟原虫、弓形虫、人隐孢子虫和微小隐孢子虫病的治疗药物。
4. 学会几种原虫病原学检测的方法，具备几种原虫的流行病学分析判断能力。

孢子虫又称为孢子虫顶复体门（Apicomplexa），属于孢子虫纲（Sporozoa），主要包括血孢子目（Haemosporida）的疟原虫科（Plasmodiidae）、艾美目（Eimeriida）的艾美科（Eimeriidae）以及梨形目（Piroplasmida）的巴贝科（Babesiidae）。

第一节　疟原虫

PPT

【概要】

感染人的疟原虫有间日疟原虫（*Plasmodium vivax*）、恶性疟原虫（*Plasmodium falciparum*）、三日疟原虫（*Plasmodium malariae*）和卵形疟原虫（*Plasmodium ovale*）4 种，猴源的诺氏疟原虫（*Plasmodium knowlesi*）也有感染人的报告。感染期子孢子在雌性按蚊唾液腺内，经蚊虫吸血侵入人体内，在肝细胞内发育成裂殖子后进入血循环系统侵入红细胞，引起发热、贫血等临床症状，严重时可危及生命。实验室检查主要依据血涂片检获病原体。疟疾主要在热带和亚热带地区流行。避免蚊虫叮咬是预防感染的关键。

疟原虫（plasmodium）属于顶复门（Apicomplexa）、孢子虫纲（Sporozoa）、血孢子虫目（Haemosporida）、疟原虫科（Plasmodiidae）、疟原虫属。疟原虫种类很多，目前已知有 120 多种，其中至少 22 种寄生于灵长类动物。寄生于人体的疟原虫共有 4 种：间日疟原虫（*Plasmodium vivax* Grassi & Feletti，1890）、恶性疟原虫（*Plasmodium falciparum* Welch，1897）、三日疟原虫（*Plasmodium malariae* Laveran，1881）和卵形疟原虫（*Plasmodium ovale* Stephens，1922）。疟原虫有严格的宿主特异性。以上 4 种人体疟原虫除三日疟原虫可感染非洲猿类外，其余均仅寄生于人体。4 种人体疟原虫在我国的流行主要以间日疟原虫和恶性疟原虫为主，三日疟原虫散发流行并少见，卵形疟原虫仅在云南、海南等地有个别病例报告。猴诺氏疟原虫（*Plasmodium knowlesi* Sinton & Mulligan，1933）目前被认作感染人类的第五种疟原虫。

疟原虫是引起人体疟疾的病原体。疟疾俗称"打摆子"，其主要临床症状包括周期性的寒战、发热和随之大汗，严重者可引起死亡。疟疾是一种古老的传染病，早在 3000 多年前我国殷墟甲骨文中已有"疟"的象形文字。当时，疟疾的病因一直是个谜，多数国外学者认为疟疾与污浊的空气有关，"Malaria"就来源于意大利语"Mala"（不良）和"Aria"（空气）。直到 19 世纪末，法国外科军医 Alphonse Laveran 在阿尔及利亚检查疟疾患者血液时发现一种月牙形的生物体，人们才找到疟疾的病原体，并将这种病原体命名为疟原虫。在随后的几十年里，4 种人体疟原虫被相继鉴定并进行了形态描述。继疟疾病原体发现后，具有同样重要意义的是英国军医 Ronald Ross 发现了传播疟疾的媒介——按蚊，并阐明疟原虫在按蚊体内发育、繁殖及传播的过程。疟疾病原体的发现和传播途径的阐明是医学史上的重大成就，因此，Ross 和 Laveran 分别于 1902 年和 1907 年获得了诺贝尔奖。

21 世纪初，全球受疟疾威胁的人口有 33 亿，每年有 2.5 亿的疟疾病例，而其中的死亡病例达 100 万。中国曾是疟疾流行最严重的国家之一，中华人民共和国成立初期疟疾年发病人数为 3000 多万。经过有效防治，我国于 2021 年 6 月 30 日被 WHO 宣布为疟疾消除国家。

（一）形态

尽管疟原虫在人体内经历了红细胞外期（exo – erythrocyte stage，简称红外期）和红细胞内期（e-rythrocyte stage，简称红内期）两个发育时期，但是，疟疾的病原学诊断主要是检查红内期疟原虫。因此，必须熟悉红内期原虫形态特征和被寄生红细胞的形态变化。

1. 红内期原虫的基本特征　疟原虫寄生红细胞内，经染色后，可显示疟原虫基本结构：红色的胞核、蓝色的胞质以及棕褐或黑褐色的疟色素（除发育早期原虫外）。这三个特征是在血膜中确认疟原虫的依据。疟原虫在红细胞内发育和繁殖，其形态变化很大。

各期原虫的形态特征见图 10 – 1（彩图 48 ~ 54）。

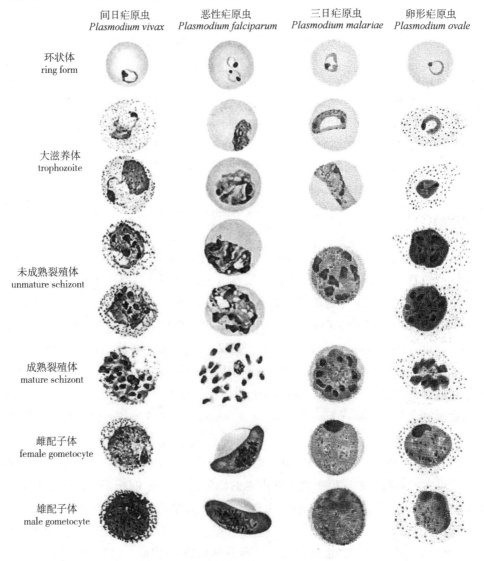

图 10 – 1　四种寄生人体疟原虫形态

（1）早期滋养体　又称环状体，胞质呈纤细的环状，中间为空泡，细胞核小，位于环的一侧。

（2）晚期滋养体　又称大滋养体，虫体明显增大，有时伸出伪足，胞核增大但不分裂，胞质中开始出现疟色素颗粒（malarial pigments）。被感染的红细胞自此期开始胀大变形，并可出现不同形状的小点。

（3）未成熟裂殖体　由滋养体发育而来，外形变圆，空泡消失，核开始分裂。

（4）成熟裂殖体　核不断分裂，每一个分裂的核被部分胞质包裹，成为许多裂殖子。胞内散在疟色素渐趋集中堆积，呈不规则块状。

（5）配子体　原虫胞核增大但不分裂，胞质增多，最后发育成为圆形、椭圆形或新月形的配子体。配子体有雌雄（或大小）之分。雌配子体胞质致密，核致密而位于虫体边缘；而雄配子体胞质稀薄，核疏松而位于虫体中央。

2. 4种人体疟原虫红细胞内期形态的鉴别特征　人体疟原虫的基本结构相同，但形态各有特征可加以鉴别。除了疟原虫本身的形态特征不同之外，被寄生的红细胞形态变化以及出现的颗粒状小点因种而异，均可鉴别。例如被间日疟原虫寄生的红细胞可以变大，颜色变浅，常有明显鲜红的薛氏点（Schüffner's dots）。被恶性疟原虫寄生的红细胞其大小正常，但出现粗大的茂氏点（Maurer's dots）。在电子显微镜下观察，薛氏点由红细胞膜上的凹窝和一些围绕其周的小泡组成，称凹窝小泡复合体，其形成的原因尚无确切的解释。4种疟原虫红内期原虫形态鉴别见表10-1。

表10-1　四种疟原虫红内期原虫形态鉴别

疟原虫种类	血中阶段	疟原虫形态	红细胞形态
间日疟原虫 *P. vivax*	环状体	环较粗壮且偶有伪足伸出，有1个核，直径约为红细胞直径的1/3	正常或稍胀大（1.25倍），圆形，有细小的薛氏点。红细胞内多为单个原虫寄生
	大滋养体	虫体由小变大，有伪足伸出，空泡明显，虫体形态不规则；疟色素棕黄色，烟丝状	红细胞胀大（1.5～2倍），有变形，有细小的薛氏点
	未成熟裂殖体	虫体大，几乎占满胀大的红细胞；核开始分裂成多个，胞质未分裂；虫体渐呈圆形，空泡消失；疟色素开始集中分布	
	成熟裂殖体	虫体大，几乎占满胀大的红细胞；裂殖子12～24个，排列不规则；疟色素集中成堆，棕黄色	
	雌配子体	圆形或椭圆形；占满胀大的红细胞，胞质蓝色；核致密，较小，偏于虫体的一侧；疟色素褐色，点状分散分布	
	雄配子体	圆形或椭圆形；略大于正常红细胞，胞质蓝而略带红；核疏松，淡红色，位于虫体中央；疟色素褐色，点状分散分布	
恶性疟原虫 *P. falciparum*	环状体	环纤细，直径约为红细胞直径的1/5；核1～2个	正常；红细胞内常见多个原虫寄生
	大滋养体	体小不活动；疟色素集中一团，呈黑色（外周血中一般不能查见）	正常；几乎没有茂氏点
	未成熟裂殖体	虫体仍似大滋养体，但核分裂成多个，疟色素集中成一团（外周血中一般不能查见）	
	成熟裂殖体	裂殖子8～36个，排列不规则；虫体占红细胞体积的2/3，疟色素集中成一团（外周血中一般不能查见）	
	雌配子体	新月形，两端较尖，胞质蓝色，核结实，较小，深红色，位于中央；疟色素深褐色	胀大变形，常见有几颗粗大的茂氏点
	雄配子体	腊肠形，两端钝圆，胞质色蓝略带红，核疏松，淡红色，位于中央；疟色素黄棕色，小杆状	

续表

疟原虫种类	血中阶段	疟原虫形态	红细胞形态
三日疟原虫 *P. malariae*	环状体	大小同间日疟原虫；核1个	正常到3/4倍，有时缩小；多为单个原虫寄生；偶可见西氏点（Ziemann's stippling）
	大滋养体	体小圆形或呈带状，有一个大空泡，不活动；疟色素棕黑色，颗粒状，常分布于虫体的边缘	
	未成熟裂殖体	虫体圆形或宽带状，核分裂成多个；疟色素趋于集中分布	
	成熟裂殖体	裂殖子6~12个，排列成一环；疟色素多集中在中央，虫体占满整个不胀大的红细胞	
	雌配子体	圆或椭圆形，如正常红细胞般大，细胞质深蓝色，核致密，偏于一侧；褪色的疟色素多而分散	
	雄配子体	圆形，略小于正常红细胞，细胞质淡蓝色；疏松，淡红色；位于虫体中央；褪色的疟色素多而分散	
卵形疟原虫 *P. ovale*	环状体	似三日疟原虫	正常至1.25倍胀大，圆形或椭圆形，偶可见毛缘的被寄生的红细胞；偶可见薛氏点；多为单个原虫寄生
	大滋养体	虫体圆形，似三日疟原虫，但较大；疟色素似间日疟原虫，但较细小	正常至1.25倍胀大，圆形或椭圆形，常见毛缘的被寄生的红细胞；可见薛氏点
	未成熟裂殖体	虫体圆或卵圆形，核分裂成多个；疟色素量较少	
	成熟裂殖体	裂殖子6~12个，排成一环；棕黑色的疟色素集中在中央或一侧	
	雌配子体	似三日疟原虫，但稍大，疟色素似间日疟原虫	
	雄配子体	似三日疟原虫，但稍大，疟色素似间日疟原虫	

3. 裂殖子的超微结构

（1）**表膜** 以电子显微镜观察，裂殖子有1个核，外包少量胞质；在电镜下观察，其表膜为由外膜、内膜和微管组成的复合膜（图10-2）；内膜较厚呈网状结构，覆盖着除胞口和类锥体外的全部裂殖子的内表面；微管紧靠着内膜的内侧，起于前端极环向后延伸，其功能是使虫体做伸缩运动。内膜和微管的作用可能是支持虫体，并使虫体具有一定的形态。在裂殖子的外膜表面还有一层细胞被（或称表被），为蛋白质或糖蛋白，具有抗原性。

（2）**细胞器** 在细胞器中，顶端复合体的结构较为特殊，由类锥体、极环、棒状体和微线体组成。类锥体在裂殖子的最前端，形似半截圆锥体，

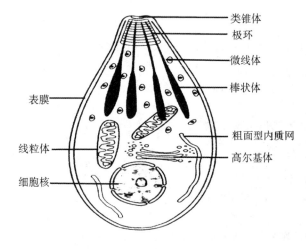

图10-2 红内期裂殖子超微结构

类锥体
极环
微线体
棒状体
表膜
粗面型内质网
高尔基体
线粒体
细胞核

其基部以极环为界。极环为外膜皱折增厚而成。棒状体位于极环之后，长梨形，各有一管状物延伸至类锥体前端开口。微线体在棒状体的周围，体积较小，也有小管伸向前端。棒状体和微线体可分泌一些物质有助于裂殖子侵入红细胞。此外，可见一个线粒体和丰富的核糖体等。

（3）**细胞核** 核较大，圆形，居虫体中部，核膜两层，上有微孔，为核与胞质的通道。

（二）生活史 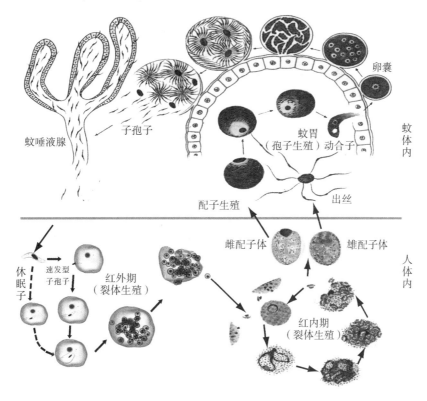 微课1

4 种人体疟原虫的生活史基本相同，包括在人体内的裂体增殖和在蚊体内先后进行的配子生殖和孢子增殖。疟原虫生活史的一个显著特征是在两个宿主间交替进行有性生殖和无性增殖。现以间日疟原虫为例叙述人体疟原虫生活史（图 10 - 3）。

图 10 - 3　间日疟原虫生活史

1. 人体内的发育繁殖　疟原虫在人体内的发育繁殖可分为两个时期：红细胞外期（肝细胞期）和红细胞内期。

（1）红细胞外期　疟原虫感染人体的发育阶段为子孢子。这种子孢子主要存在于感染性按蚊的唾液腺中。当按蚊叮咬人时，子孢子随唾液经蚊口器注入人体血液循环。约半小时内，子孢子从血液循环中消失，进入血流的子孢子一部分被巨噬细胞吞噬，另一部分侵入肝实质细胞，开始红细胞外期裂体增殖阶段。原虫进入肝细胞后，以胞质液为食，发育为滋养体。随后进行核分裂，胞质随之分裂，产生成千上万个卵圆形的肝细胞期裂殖子（merozoite），此时原虫称为肝细胞期裂殖体（schizont）。这个发育繁殖过程称红外期，所需时间在 6～16 天，并因虫种而异。成熟的肝细胞期裂殖体大小为 45～60μm，并使宿主肝细胞明显胀大。最后，感染肝细胞破裂，肝细胞期裂殖子释放进入周围组织及血液，其中一些裂殖子被吞噬清除。

直到 1980 年，科学家们才解析疟疾复发的原因。能引起复发的间日疟原虫和卵形疟原虫的子孢子，在进入肝细胞后分化为两种类型：速发型子孢子（tachysporozoite）和迟发型子孢子（bradysporozoite）。速发型子孢子侵入肝细胞后很快发育为肝细胞期成熟裂殖体，破裂释放肝细胞期裂殖子而入血液感染红细胞，进入红内期发育过程；迟发型子孢子侵入肝细胞后形成休眠体而处于休眠状态，经过一定时间（数月至数年）的休眠期后，受到某些因素的作用而激活，成熟后产生肝细胞期裂殖体，破裂释放肝细胞期裂殖子入血，引起疟疾复发。恶性疟原虫与三日疟原虫因为无休眠体存在故无复发。

（2）红细胞内期

1）滋养体 肝细胞期裂殖子释放入血，很快侵入红细胞，开始红细胞内期裂体增殖阶段。在红细胞内，裂殖子发育为早期滋养体。早期滋养体胞质为环状，核位于虫体一侧，故亦称为环状体。环状体摄取并消化血红蛋白，产生的氨基酸被疟原虫利用，而血红素则聚集形成疟色素。环状体逐步发育，虫体逐渐增大，伸出伪足，并有空泡形成。被感染红细胞亦随之增大，并出现染成红色的薛氏点，此时原虫称为晚期滋养体。

2）裂殖体 经过滋养体发育阶段后，疟原虫的核开始分裂，形成未成熟裂殖体。经过 3～5 次核分裂和胞质随之分裂后，发育为成熟裂殖体。不同种疟原虫成熟裂殖体含有数目不等的裂殖子，疟色素渐趋集中。裂殖子为卵圆形，由胞质包绕 1 个胞核而成。成熟裂殖体发育成熟后，红细胞破裂，裂殖子释放入血，并侵入新的红细胞，开始新一轮的裂体增殖，此过程称为裂体增殖周期。4 种人体疟原虫完成一个裂体增殖周期所需的时间，间日疟原虫和卵形疟原虫均为 48 小时，恶性疟原虫为 36～48 小时，三日疟原虫为 72 小时。

经过几个裂体增殖周期后，部分裂殖子侵入红细胞后继续发育但核不分裂，逐渐发育为配子体（gametocytes）。雌、雄配子体或称大、小配子体的形成是疟原虫有性生殖的开始。配子体的进一步发育需在蚊体内进行，否则经一定时间后渐趋变性而被吞噬细胞清除。

2. 蚊体的发育繁殖

（1）配子生殖 雌性按蚊叮咬疟疾患者或带虫者时，配子体及其他期原虫随血液吸入蚊胃中，但只有成熟的配子体才能进一步发育，并进行配子生殖，其余各期均被消化。雄配子体（microgametocyte）的核先进行分裂，产生 4～8 个核，每个核进入由胞质外伸形成的细丝内，这种细丝长度为 20～25μm，不久细丝脱离母体细胞，形成游动的雄配子（male gamete），此过程称为出丝现象（exflagellation）。在适合的温度下出丝只需几分钟即可完成，并在显微镜下可观察到出丝过程。雌配子体（macrogametocyte）发育成为雌配子（female gamete）。雌、雄配子受精，形成合子（zygote）。合子在数小时内变成香蕉状、活动的动合子（ookinete）。成熟动合子穿过蚊胃壁上皮细胞间隙，停留在蚊胃弹性纤维膜下，发育成球形的卵囊（oocyst）。

（2）孢子生殖 卵囊逐渐发育长大，形成一个半透明球形体，并向胃壁外突出。在卵囊内，核反复分裂，并移入突出的胞质中形成成千上万个新月形的子孢子（sporozoite）。卵囊破裂，子孢子进入蚊的血腔，随蚊的血淋巴流动，大部分进入蚊唾液腺内，当受染雌按蚊再度叮吸人血时，便可侵入人体。

蚊胃壁上的卵囊数由数个至数十个或上百个，1 个卵囊内的子孢子数目由数千个至上万个，1 只受染雌蚊唾液腺中的子孢子数甚至可达 20 万个。

3. 疟原虫入侵红细胞的过程 在红细胞内期，裂殖子是侵入红细胞的发育阶段。裂殖子入侵红细胞是一个相当复杂的过程，主要包括以下步骤。

（1）吸附 入侵的第一步是裂殖子吸附到红细胞表面。研究表明，这种吸附是由裂殖子表面的配体和红细胞表面的受体介导的。间日疟原虫入侵红细胞的受体是位于红细胞表面的 Duffy 抗原。近年来，对恶性疟原虫入侵红细胞的受体进行了大量的研究。现有证据显示，血型糖蛋白 A 是恶性疟原虫入侵红细胞的受体之一。

能与红细胞入侵受体相结合的疟原虫配体蛋白也相继得到鉴定。与 Duffy 受体相结合的配体蛋白是间日疟原虫 140000 Duffy 结合蛋白（*Plasmodium vivax* Duffy binding protein，PvDBP），而与血型糖蛋白 A 相结合的配体蛋白是恶性疟原虫 175000 红细胞结合抗原（175000 erythrocyte binding antigen，EBA-175）。经基因序列及蛋白质结构分析表明，EBA-175 和 PvDBP 属同一个基因家族，均含一个与红细胞结合的区域，该区域含有保守的半胱氨酸和疏水氨基酸残基，这两个蛋质均位于裂殖子的微线体中。

（2）定向 裂殖子的任何表面均可与红细胞发生吸附，但裂殖子侵入红细胞必须调整其吸附的部位，即裂殖子前端的类锥体与红细胞表面接触。这种调整有利于裂殖子棒状体及微线体中蛋白释放并作用于红细胞膜。

（3）侵入 首先是红细胞膜发生变形，然后棒状体等将其内含物释放至红细胞表面，在膜表面形成"压迹"。随着裂殖子推进，该"压迹"逐渐加深，从而形成纳虫空泡。

（4）封口 当裂殖子完全进入纳虫空泡，红细胞膜逐渐封闭。

4. 4 种人体疟原虫生活史比较 尽管 4 种人体疟原虫具有十分相似的生活史过程，但各期原虫发育所需的时间、裂殖体大小、裂殖子数目均存在差异（表 10 - 2）。

表 10 - 2 4 种人体疟原虫生活史比较

	间日疟原虫	恶性疟原虫	三日疟原虫	卵形疟原虫
蚊体内发育时间/d（28℃）	8 ~ 10	9 ~ 10	14 ~ 16	12 ~ 14
红外期发育时间/d	6 ~ 8	6 ~ 7	11 ~ 12	9
红外期裂殖体大小/μm	45	60	55	60
红外期裂殖子数目	10000	30000	15000	15000
潜伏期/d	15（12 ~ 17）	12（9 ~ 14）	28（18 ~ 40）	17（16 ~ 18）
红内期发育周期/h	48	36 ~ 48	72	48
原虫数/μl 血平均值	20000	20000 ~ 500000	6000	9000
复发	+ +	—	—	+ +
抗药性	氯喹抗性	多种药物抗性	—	—

（三）致病

1. 致病机制 疟原虫致病阶段是红细胞内期原虫。疟疾的周期性发作、贫血、脾大及重症疟疾均是由红内期原虫的裂体增殖及感染红细胞黏附微血管所致。红外期的疟原虫对肝脏虽有损害，但非常有限，临床症状不明显。

2. 临床表现

（1）潜伏期 疟原虫子孢子入侵人体到出现疟疾初次发作症状所经过的时间称潜伏期（incubation period）。潜伏期包括红外期原虫发育繁殖和红内期原虫裂体增殖至一定数量，出现疟疾症状所需的时间。潜伏期长短取决于疟原虫的种类、株、感染方式和数量及机体免疫力等。如因输血直接将红内期原虫注入血液循环，其体内的原虫无须经过肝细胞期发育，仅需增殖到一定数量至发作阈值后即可出现初次发作，故潜伏期较短。各种人体疟原虫的潜伏期见表 10 - 2。

（2）发作 疟疾一次典型发作包括寒战、高热和出汗 3 个连续阶段。疟疾发作表现为周期性，两次发作之间为间歇期。引起发作的血中原虫数量（以每立方毫米血中原虫数表示）的最低值称为发作阈值。宿主的免疫力及虫株毒力等均可影响发作阈值。

疟疾周期性发作与红内期原虫裂体增殖周期相一致，各种人体疟疾发作间隔时间见表 10 - 2。但由于在疟区反复感染的机会较多，疟原虫分批侵入人体，并按各自的周期裂体增殖，使疟疾发作在后期会失去周期性。此外，宿主免疫力的产生，不规范抗疟药的应用和肝细胞内原虫发育不同步等均可使发作轻重不一和无明显周期性。发作的原因是由于感染红细胞破裂，其裂殖子及原虫代谢产物等释放入血，部分可被巨噬细胞等吞噬，刺激这些细胞产生内源性致热原，并与疟原虫代谢产物共同作用于下丘脑体温调节中枢，引起寒战和发热，待血中致热原和原虫代谢产物被清除后，体温恢复正常。

疟原虫代谢产物及虫体成分是引起人体疟疾发作的重要因素，这些物质包括疟色素和糖基磷脂酰肌醇（glycosyl phosphatidyl inositol，GPI）等，当机体受到这些物质刺激后，可产生一些细胞因子，如

γ-干扰素（IFN-γ）、肿瘤坏死因子α（TNF-α）和白细胞介素（IL）等。这些细胞因子除干扰机体的正常生理反应、引起体温升高外，还能刺激内皮细胞产生介导虫体黏附的受体、刺激一氧化氮的产生增加，造成局部组织器官的损伤等。

（3）再燃与复发　患者经过若干次发作后，由于人体对疟原虫产生了免疫力或经不彻底的药物治疗，大部分红内期原虫被消灭，不再出现临床发作症状，但在血中仍残存极少量原虫。经过一段时间后，这部分残存原虫重新繁殖，血中原虫数达到发作阈值并出现疟疾发作症状，称为再燃（recrudescence）。疟疾初发后红内期原虫因人体免疫力或抗疟药物的作用而被彻底清除，但由于肝细胞中休眠体在某种因素的作用下结束休眠，开始裂体增殖，产生大量裂殖子释放入血液，并引起疟疾发作，称为复发（relapse）。以上两种重新发作均是在无蚊媒传播再感染情况下发生的。间日疟和卵形疟有复发，而恶性疟和三日疟无复发现象，但4种人体疟疾均有再燃的现象。

（4）贫血　患者经多次发作后表现出不同程度的贫血症状。贫血严重程度与疟原虫虫株、病程长短及患者免疫力等有关。恶性疟疾和儿童疟疾患者贫血尤为严重。引起贫血的原因很多，除红内期原虫感染直接破坏红细胞外，还有以下原因。

1）脾功能亢进　疟原虫的感染可使脾脏中巨噬细胞的数量大增，并且其吞噬功能也增加，不仅吞噬感染的红细胞，还吞噬正常红细胞。此外，这种吞噬的另一后果是使血红蛋白中的铁不能被重复利用，这也加重了贫血的程度。

2）红细胞生成障碍　疟原虫虫体及代谢产物可抑制造血干细胞的形成和向红细胞转化，使骨髓造血功能减弱。此外，疟疾患者有红细胞成熟功能缺陷的现象。

3）免疫病理反应　①机体可产生针对疟原虫抗原的抗体，这些抗体可识别感染的红细胞及正常细胞表面黏附的疟原虫抗原，并与之结合形成免疫复合物，这种复合物可激活补体，导致红细胞溶解；②由于疟原虫的寄生，使某些隐蔽的红细胞抗原暴露，刺激机体产生自身抗体，致使红细胞溶解。

（5）肝大、脾大　疟疾发作早期，脾脏即可出现肿大，其原因是网状内皮细胞增生、充血，以增强吞噬功能。由于吞噬大量疟色素，脾切面颜色加深。初发疟疾患者脾大经抗疟治疗后可恢复至正常，但若反复发作，脾大加重且因纤维化而使其质地变硬，虽经抗疟治疗，仍不能完全恢复正常。肝脏也因充血、库氏细胞增生和吞噬功能活跃而肿大。若疟疾反复发作，则肝大也渐趋明显。肝大、脾大是疟疾患者的重要体征，肝大、脾大率能反映疟区的疟疾流行情况。

（6）重症疟疾　此类病症主要由恶性疟原虫引起，多见于对恶性疟无免疫力的人群，如疟区儿童或非疟区人群感染疟疾时。按临床表现，重症疟疾可分为脑型疟（cerebral malaria）、肾功能衰竭、肺水肿、严重贫血、黄疸、超高热和冷厥型等。此型患者可在疟疾发作1~2次后突然病症转重，病情发展快而险恶，且死亡率高，常可在几天内死亡。

脑型疟常见于5岁以下儿童，临床表现：剧烈头痛，高热、间歇性抽搐、痉挛，常有昏迷症状。造成此症状的直接原因是脑部大面积水肿。病理解剖学分析显示，患者脑部毛细血管内滞留大量感染红细胞，局部血流受阻。脑型疟发病机制有诸多说法，但随着近年来脑型疟分子生物学方面研究进展，绝大多数学者倾向于细胞黏附和毛细血管阻塞学说。恶性疟原虫从晚期滋养体期起即可黏附在多种深部器官，如脑、肺、肾、心、骨髓及受孕子宫等，造成这些组织器官受损。

（7）疟疾肾病　患者可并发肾小球肾炎或肾病综合征。主要症状和体征为全身性水肿、腹水、蛋白尿和高血压，最后导致肾功能衰竭。疟原虫抗原与其抗体形成免疫复合物，并沉积于肾小球毛细血管基底膜上，通过激活补体、产生细胞因子，血管受损并引起炎症反应。此病症三日疟原虫患者较常见。

（8）妊娠疟疾（placental malaria）　多见于初次怀孕并感染疟疾的妇女，主要发生在恶性疟患者。大量感染的红细胞聚集、黏附在子宫毛细血管内，患者除表现为重症疟疾外，还出现流产、早产、新生儿严重发育不良，甚至死胎。妊娠疟疾的发生机制可能是孕妇体内的疟原虫表达一种独特的抗原分子，可与孕妇子宫滋养层上皮细胞上的受体结合，从而使感染的红细胞集聚在子宫毛细血管内。多次怀孕的妇女不易发生妊娠疟疾，主要是机体对该独特的抗原分子产生了免疫力。

⇒ 案例引导

　　案例　患者，男，35 岁，建筑工人。曾于非洲南部工作 1 年半，回国 9 天后出现发热、头痛、头胀、全身乏力等症状，持续 3 日，时有中度发热，伴频繁腹痛腹泻，进而出现意识障碍，直至昏迷和中度黄疸而入院。查体：体温 38.5℃，脉搏 120 次/分，呼吸 25 次/分，血压 100/70mmHg。眼球巩膜黄染，结膜轻度水肿，双侧瞳孔等大等圆，对光反射迟钝。颈抵抗阳性。肝肋下未及，脾肋下 2cm。巴宾斯基征、克尼格征阴性。外周血白细胞计数 17.5×10^9/L，血红蛋白 83g/L，血小板计数 26×10^9/L，血糖 1.8 mmol/L。外院给予抗菌治疗，效果不佳。肝功能检查：丙氨酸转移酶（ALT）32 U/L，天冬氨酸氨基转氨酶（AST）49U/L，总胆红素（T - Bil）102μmol/L，直接胆红素（D - Bil）40.6μmol/L，白蛋白 30mg/L。肾功能检查：尿素氮 20.38mmol/L，肌酐 202μmol/L）。尿常规检查：隐血（+），蛋白质（+++），尿胆原（+）。肝脾彩超示脾大。脑 CT 示脑水肿，脑脊液检查基本正常。在血液中查见某种血液寄生虫，给予青蒿琥酯静脉注射，配合对症、支持疗法后，症状见明显好转。

　　讨论　1. 根据上述病史，该患者可能患什么寄生虫病？

　　　　　　2. 哪些症状、体征及实验室检查结果支持该寄生虫病的诊断？

　　　　　　3. 如果血液涂片法未能查获寄生虫，还可进一步采用哪些检查方法进行诊断？

　　　　　　4. 此病的治疗原则和最佳治疗方案是什么？

（四）免疫

1. 先天性免疫　人红细胞遗传变异多而复杂，现已证实有些变异体能影响红内期裂殖子的入侵和发育。这些变异包括血红蛋白 β 链结构异常，一些重要酶的缺失或合成不足及红细胞膜蛋白及骨架的改变和缺失等。

（1）镰状细胞血红蛋白　镰状细胞疾病的病因是其血红蛋白发生变异，在 β 链上的谷氨酸被缬氨酸取代。镰状细胞能抵抗恶性疟原虫所致的重症疟疾的发生，其抵抗效力可达 90%。

（2）红细胞酶的缺陷　缺乏葡萄糖 - 6 - 磷酸脱氢酶（G6PD）的个体能抵抗恶性疟原虫的感染。G6PD 缺陷种类很多，分布很广。在西非完成的两个大规模的现场研究结果显示，G6PD 缺陷能抵抗重症疟疾的发生，在男、女 G6PD 缺陷杂合子群体中，其重症疟疾的发生率可降低 46% ~ 58%。

（3）疟原虫入侵受体的缺失　早在 20 世纪 30 年代，人们就注意到非洲人和美籍非洲人对间日疟原虫具有天然的抵抗力，后来研究表明这些人群的血型为 Duffy 阴性，即其红细胞缺乏 Duffy 血型决定簇 Fy^a 和 Fy^b。用间日疟原虫人工感染 Duffy 血型阴性或阳性的美籍非洲人志愿者，结果显示阴性的志愿者均能抵抗这种感染，而所有阳性志愿者均患了间日疟。

2. 获得性免疫　在疟疾流行区，新生儿在出生后前几个月，由于从母体内获得一定免疫力，所以对疟疾感染具有一定的抵抗力，但随后这种免疫力逐渐消失，对疟原虫易感性增加，并容易发生重症疟疾造成死亡。经若干年后，由于反复感染疟原虫，多数个体产生了抵抗疟疾的免疫力，这种免疫力能抵抗同种疟原虫的再感染，并能控制原虫密度，使其处于较低水平。但此免疫力随着体内原虫的清除而消失，这种免疫现象称为带虫免疫（premunition）。带虫免疫只能维持较低的原虫血症而难以清除体内所有原虫，其可能的机制如下。

（1）抗原变异，一部分或极个别原虫由于已存在或发生了抗原变异，这种变异的原虫能逃避宿主的免疫系统而获得生存。

（2）由于在高疟区，感染疟原虫的概率很高，患者不断有新的感染，机体免疫力对初次感染的疟原虫有免疫保护作用，但不能清除后来感染的疟原虫；

（3）疟原虫侵入机体后，各种原虫抗原能刺激机体产生大量抗体，但是只有其中的一小部分具有保护作用，而绝大部分没有作用。这些无保护作用的抗体通过竞争方式影响保护性抗体的作用。

此外，疟原虫某些蛋白质可能与宿主蛋白质具有同源性，这使机体下调免疫系统的应答反应，导致机体不能产生足够高的保护性免疫力以清除疟原虫。

（五）疫苗

由于疟原虫抗药性的产生和迅速扩散，使传统的药物防治疟疾手段面临着新的困难，寻找新的有效的疟疾预防措施已成为当务之急。根据疟原虫在人体的生活史，疟疾疫苗可分为 3 种，即抗红外期原虫疫苗、抗红内期原虫疫苗和阻断传播疫苗。

由于疟原虫抗原有期特异性，因此每种疫苗有其特殊的靶点及相应的候选抗原。抗红外期疫苗的作用靶点是子孢子及其感染的肝细胞。针对子孢子表面蛋白的特异性抗体可阻断子孢子入侵肝细胞。由于肝细胞表面具有 MHC，因此细胞免疫（如 CTL）可识别并杀灭感染了疟原虫的肝细胞。针对红内期原虫，阻断裂殖子入侵是这一时期疫苗设计的重点，一些裂殖子表面蛋白亦被认为是重要的疫苗候选抗原，如裂殖子表面蛋白 1 和 2（MSP1 和 MSP2）。此外，细胞介导的免疫和抗体依赖 - 细胞介导的细胞毒作用也可杀灭细胞内的原虫。恶性疟原虫可引起脑型疟等重症疟疾，这与 PfEMP1 蛋白和血管内皮细胞结合有关。阻断这种结合是预防脑型疟疾疫苗研制的策略。阻断传播的疫苗主要针对有性期疟原虫以阻断原虫在蚊体内的发育和繁殖，雌雄配子体表面蛋白、囊合子表面蛋白是这种疫苗设计的主要靶抗原。

疟疾疫苗研制主要面临以下困难：①缺乏保护作用强的候选抗原；②缺乏对疟疾保护性免疫机制的了解；③缺乏有效的动物模型；④疟原虫存在抗原变异及多途径入侵机制；⑤缺乏持久的免疫力和难以产生足够高浓度的抗体。

针对上述困难，目前主要发展趋势如下。

1. 新候选抗原的鉴定　疟原虫基因组计划的完成为鉴定更多保护性抗原提供了可能。

2. 多期多价疫苗　由于疟原虫抗原存在变异及期特异性，因此一个有效的疫苗应由各期抗原组成，这些抗原应包括来自子孢子、感染肝细胞、红内期原虫及有性期原虫的抗原。

3. 提高疫苗的免疫原性　疫苗的保护效力需要高水平的抗体浓度，因此如何提高现有抗原的免疫原性是疫苗研究的一个重要内容；提高疫苗的免疫原性应包括研制和使用新的强效佐剂、新的疫苗传递系统、制备融合抗原等。

（六）实验室检查

根据患者有疟区住宿史，发病时有定期发冷、发热、血清免疫学检查结果阳性，予以明确诊断。必须注意，约有 1/3 以上的患者临床表现不甚典型，以免贻误治疗或忽视了可能与疟疾并存的其他疾病。出汗等临床症状、脾大等体征以及病原学检查需与以发热为主要症状的其他疾病相鉴别。用于疟疾诊断的方法包括病原学检查、免疫学检测和分子生物学检测等三大类。根据不同情况，选用合适的检测方法，达到最佳检测效果，进而明确诊断。

1. 病原学检查　可检出疟疾的病原体——疟原虫，是确诊的最直接证据。目前常用的有常规血涂片法、吖啶橙（acridine orange）法等检测方法，以检出红内期疟原虫作为确诊的依据。

（1）**常规血涂片法**　从患者耳垂或指尖采血，制备血涂片，经染色后镜检疟原虫。制片时，通常在同一张玻片上分别制作厚、薄血膜各 1 份，以便根据不同需要加以检测。

薄血膜法血片需经甲醇固定，使红细胞及其内疟原虫形态保持完整，便于虫种的鉴定。但是，该法用血量少，因而检出率低，且耗时较长，不适用于大规模调查。厚血膜法用血量可达 10~20μl。在制片过程中，红细胞已被溶解，疟原虫在形态上仍清晰，但胞质和胞核形成一定程度的固缩。受影响较大的有滋养体、裂殖体。镜检时，一般须检查 200~1000 个油镜视野（相当于 0.5~2.5μl 血量），才能确保敏感性和可重复性。本法的敏感性可达约 0.02/万原虫血症，相当于 10~20 个原虫/μl 血。

在感染人体的 4 种疟原虫所致的不同疟疾中，恶性疟患者外周血中一般仅见环状体和配子体，在疟疾发作时的检出机会较多；其他 3 种疟疾患者外周血中，红内期各发育期疟原虫均可检出，且采血时间往往不受限制。对于血检阴性，但临床表现酷似疟疾者，应多次采血镜检，连查数天。厚血膜用血量较多，因而检出率较高。

（2）吖啶橙法 吖啶橙具有对细胞核选择性着色的特性，在荧光显微镜下可见 RNA 呈橙红色荧光，DNA 呈黄绿色荧光，从而利于检出疟原虫。

2. 免疫学检测 疟疾的免疫学检测包括检测抗体和检测抗原两类方法。前者主要用于评估疟疾的传播强度和地方性流行水平等流行病学调查和监测。由于疟原虫被清除后的相当长时间内，疟原虫抗体在患者外周血中依然存在，因而不能单纯根据检出抗体而确诊为疟疾现症患者。检测患者血样或其他样品中的疟原虫抗原是诊断现症疟疾的方法之一。

（1）抗体的检测 有不少免疫学方法可检出抗疟原虫抗体，目前用得较多的是间接荧光抗体检测（indirect fluorescence antibody test，IFAT）和酶联免疫吸附试验（enzyme-linked immunosorbent assay，ELISA）两种方法。

1）IFAT 法 由感染动物或体外培养等途径获取疟原虫，在玻片上制成厚血膜作为抗原，经与血清/血浆中相应的抗疟原虫抗体结合，再用异硫氰酸荧光素（fluorescein isothiocyanate，FITC）标记的抗人免疫球蛋白抗体与之结合，即可在荧光显微镜下观察结果。

疟疾患者经适当治疗，外周血中原虫被清除后，抗疟原虫抗体仍可在患者体内存留相当长时间；治愈后 1 个月，有 95% 的患者可检出抗体；即使在治愈后 15 个月，尚有约 1/5 的患者可检出抗体。

2）ELISA 法 以疟原虫可溶性抗原包被微量反应板，加入待检血清/血浆，使血样中的抗疟原虫抗体与疟原虫抗原结合，再加入酶标记的抗人免疫球蛋白的抗体，在底物作用下显色，用 ELISA 读数仪读取光密度值。

为了简化 ELISA 试验的操作，Dot-ELISA 以硝酸纤维膜或尼龙膜等作为抗原包被的载体，使用不溶性底物，结果可用肉眼判读。

（2）抗原的检测 由于检测疟原虫抗体的方法不能确诊疟疾现症患者，多年来，不少学者致力于研究疟原虫抗原的免疫诊断技术以取代传统的镜检方法。

ELISA 双抗体夹心法为检测疟原虫抗原常用的方法。以疟原虫特异的单克隆抗体或多克隆抗体包被微量反应板，捕获待检样品中的疟原虫抗原，采用酶标记的疟原虫特异的单克隆抗体或多克隆抗体与结合于反应板抗体上的相应抗原再次结合，经显色后即可读取结果。

基于检测 HRP-Ⅱ抗原的快速诊断方法如下。

1）ParaSight™-F 诊断试剂法 此法基本原理类似 ELISA 双抗体夹心法，操作简单，检测单份血样仅需数分钟。

2）免疫色谱试验（immunochromatography test，ICT） 基本原理与 ParaSight™-F 法相同，但第二抗体以胶体金标记，而包被于测试卡上捕获待检样品中 HRP-Ⅱ抗原的单克隆抗体为 IgM 类抗体。最初使用的 ICT 测试卡仅可检测恶性疟原虫感染（ICT-Pf）。随后，在 ICT-Pf 的基础上又发展了可同时检测恶性疟原虫和间日疟原虫感染的 ICT – Pf/Pv。

3）基于检测疟原虫乳酸脱氢酶（LDH）的快速诊断方法   由于不同来源的 LDH 在理化、免疫学等特性上的相异性，特别是恶性疟原虫、间日疟原虫等疟原虫的 pLDH 与宿主红细胞的 LDH（rLDH）间并无交叉反应，因而在疟疾诊断上有较大应用价值。由于 pLDH 仅参与活体疟原虫代谢，因而在评价抗疟药疗效及诊断准确性等方面更具有优势。

3. 分子生物学检测   近十年来，分子生物学方法已逐渐应用于疟疾的诊断。以 PCR 为例，在经典 PCR 方法的基础上有较大的发展，按反应系统中引物的数量、功能、PCR 产物的检测方法等大抵可分为套式（nested）PCR、复合（multiplex）PCR、半套式复合（seminested multiplex，SnM）PCR、PCR – ELISA 等不同形式，详见附录一。此外，微量反应板杂交技术（PCR – ELISA），将 PCR 扩增产物通过类似于 ELISA 的检测方法而加以检出。上述方法在检测混合感染者血样和低原虫血症患者血样时，明显优于镜检法。

（七）流行

1. 分布   疟疾呈世界性分布。20 世纪 60 年代起，由于蚊媒对杀虫剂产生抗性，恶性疟原虫对氯喹等抗性的范围呈扩大趋势等原因，使不少地区的疟疾回升。目前，在欧洲、北美、亚洲的日本、澳大利亚等 37 个国家或地区，疟疾已基本消灭；但非洲、亚洲东南部和中部及中南美洲的许多国家，疟疾的流行仍十分严重。在世界范围内，间日疟的流行最广，且以温带为主，其次为热带、亚热带。恶性疟主要分布于热带、亚热带，温带的一些地区亦有流行。三日疟主要分布于非洲撒哈拉以南地区，东南亚和南亚亦有流行。在我国，曾经流行最广的是间日疟，其次为恶性疟，三日疟少见，偶有个别卵形疟病例报道。

按纬度分界，我国疟区可划分如下。

（1）北纬 25°以南地区   在历史上，这是我国疟疾流行最为严重的地区，有些山区为稳定性高疟区，包括云南、贵州南部和西部、广东的大部分、广西、海南、福建东南部和台湾；主要为间日疟和恶性疟的流行，偶有三日疟、卵形疟报告；传播时间为 9～12 个月；微小按蚊和嗜人按蚊为山区主要媒介，中华按蚊为平原地区的媒介，大劣按蚊为热带丛林的媒介。

（2）北纬 25°～33°之间地区   疟疾分布亦广，属非稳定性中疟区或低疟区，严重性稍轻；包括贵州、湖南、江西、湖北、浙江、四川、福建、安徽和江苏大部分、云南北部、广东、广西、河南、陕西和西藏的部分地区；以间日疟为主，尚可见恶性疟，偶有三日疟报告，时有暴发流行；传播时间为 6～8 个月；中华按蚊、微小按蚊、嗜人按蚊为该地区的主要媒介。

（3）北纬 33°以北地区   该区属非稳定性低度疟区，疟区分布于平原及少数江河、湖泊附近的低洼地带；包括山东、山西、河北大部分、辽宁、吉林、黑龙江、陕西、河南、江苏、安徽和新疆北部；仅有间日疟流行，恶性疟为输入的个别病例；传播时间为 3～6 个月，媒介为中华按蚊。

（4）西北地区   其中的青藏高原、西北及内蒙古的荒漠等均为天然无疟区；现仅在新疆伊犁河流域和南疆少部分地区有少数间日疟发生；米赛按蚊及萨氏按蚊为其媒介，传播时间为 3～6 个月。

2. 流行环节   疟疾流行必须具备传染源、传播媒介和易感人群这三个环节。

（1）传染源   疟疾患者或带虫者当其末梢血液中存在配子体时即具有传染性，成为传染源。配子体在末梢血液中出现的时间，以及人群的配子体携带率，均随虫种不同而有差异。恶性疟原虫一般在形成红内期原虫后的第 11 天出现配子体，间日疟原虫则在形成红内期原虫后的第 2～3 天形成配子体。恶性疟原虫配子体具有传染性的时间为 60～80 天。

（2）传播媒介   在人体疟疾的传播中，必须以按蚊为媒介。按蚊的传疟作用由下列因素决定：①敏感性，在自然或实验条件下，按蚊感染率的高低可由按蚊本身的敏感性所决定，亦可由疟原虫的传染性所影响；②种群数量，媒介按蚊多为种群数量大、分布广的按蚊，即使一般情况下不是高效的传疟媒介，有时亦可以对一次暴发流行起着主导作用；③嗜血习性，越是嗜吸人血的按蚊，越可能成为高效的媒介；④寿命，按蚊的寿命至少不短于疟原虫的孢子增殖期，才能起传播媒介作用，疟原虫在蚊体内的孢子增殖期一般为 12 天。

（3）易感人群　一般而言，不同种族、性别和年龄的人对人疟原虫都易感，且儿童的易感性高于成人。少数遗传背景特殊的人，其易感性有明显差异，西非、部分居住在美国或其他地区的黑人，对间日疟不易感。在高疟区居住的人群，重复感染可产生免疫力，即使感染，其临床表现亦较轻或缺如。在这类地区的人群中，常表现为带虫率高于发病率。妊娠期的妇女免疫力较低，对疟疾易感，而母体通过胎盘传递给胎儿的免疫力可能维持 6 个月左右。

3. 影响流行的因素

（1）自然因素　决定了疟疾的分布及严重性，温度、湿度和雨量都是影响疟疾流行过程的重要因素。原虫孢子增殖期的长短取决于温度条件。在 16 ~ 30℃之间，温度愈高，疟原虫在蚊体内发育愈快。低于 16℃或高于 30℃时，其发育速度均变慢。如间日疟在 16℃时发育成熟需要 55 天，28℃时只需要 7 天，而 32.2℃时需要 9 天。在同样温度下，不同种原虫的发育速度略有差异。恶性疟原虫对低温敏感，其发育的最低温度是 18℃，如温度骤降至 15℃，并持续 7 ~ 12 天，原虫即在蚊体内死亡。间日疟原虫在 15℃以下，不能发育成熟。按蚊的活动亦受温度支配，按蚊传播疟疾受低温的限制最为明显，因而冬季一般不发生疟疾的传播，亦不出现新感染。一般来说，湿度太高或太低均不利于按蚊生存，在相对湿度低而气温高时，按蚊极易干燥致死。由于媒介按蚊的滋生习性不同，雨量对疟疾流行的影响较为复杂，暴发流行既可因雨量多也可因干旱而引起。地形决定按蚊滋生地的类型和数量，影响媒介种群数量及其体内原虫的发育。

此外，全球气候变暖对疟疾传播也造成一定的影响。全球变暖对疟疾传播影响的主要原因：①温度对蚊媒的活动、繁殖速率、疟疾地理分布、疟原虫孢子增殖以及人类的活动均有影响；②雨量影响媒介滋生地；③湿度影响媒介生存条件、寿命。

（2）社会因素　疟疾的扩散往往受人类社会活动的影响。20 世纪以来，由于人们对疟疾的了解逐步深入，采取了更为有效的防治措施，降低了疟疾的传播，使流行区缩小。社会经济条件，如住房及环境卫生条件的改善，生活水平和医疗水平的提高等，在某些地区亦可达到控制疟疾流行的效果，甚至使疟疾趋向于自然消失。

在经济活动中，大量无免疫力的流动人群进入疟区，或无疟区从外地输入传染源；或由于灌溉面积增加、水稻田增加、水库的兴建，造成良好的按蚊滋生地，使按蚊数量大增；或牲畜大量减少而增加按蚊叮人的机会等，均可加速疟疾的传播，引起暴发流行。如缺乏足够的防护措施，在工农业或交通运输工程建设中，极易引起疟疾暴发流行。

（3）生物因素　疟疾的传播必须具备媒介。在全国 60 种或亚种的按蚊中，曾发现有自然感染者计 14 种，其中 4 种是我国的主要传疟媒介：嗜人按蚊、中华按蚊、微小按蚊和大劣按蚊。这些媒介的存在与否，决定了疟疾是否流行。

（八）防治

1. 控制传染源

（1）患者　是最主要的传染源。患者血内携带有大量疟原虫，红内期原虫不断地形成具有传染性的配子体，造成疟疾传播。对患者应进行血检疟原虫加以确诊，并予以及时治疗。对于症状不典型的病例，应当进行多次血检以免误诊、漏诊。

（2）带虫者　疟疾感染后，一部分人只表现为原虫血症，并携带成熟的配子体，而无相应症状表现，成为无症状带虫者。带虫者可作为传染源长期存在，在流行病学上具有更重要的意义。带虫者的产生主要是带虫免疫所致，特别是高疟区特别多见。带虫者可分为两种：病前带虫和病后带虫。病前带虫为在疟疾临床症状出现前往往有原虫血症的存在；病后带虫为疟疾患者治疗不彻底，原虫大量被杀死后，症状消失，但仍存在有少量的原虫潜伏机体，血内可有低密度的原虫长期存在。

对带虫者的控制：①切实做好对病例的追踪观察，间日疟病例要追踪观察 2 年，恶性疟为 1 年；②在疟疾流行已获控制的地区，对来自高疟区的人员进行血检，以发现可能的带虫者并予以相应的处理。

（3）患者与带虫者的治疗　对患者及带虫者，一经发现必须及时地、彻底地予以治疗。疟疾不正规的治疗、药量不足等是形成病后带虫与再燃的重要原因。对于 1 年内曾有疟疾病史者或重点人群，尚需进行休止期治疗，一般是当年的 11 月份至次年的 3 ~ 4 月份间进行。

目前，WHO 推荐的是以青蒿素类药物为基础的联合疗法。红内期杀虫药主要有氯喹、青蒿素及其衍生物等，主要用于控制疟疾发作。近年来，随着氯喹在全球的耐药性越来越普遍，青蒿素类药物逐渐成为疟疾治疗的首选药物。乙胺嘧啶可以杀灭疟原虫子孢子，适用于初次进入疟区人员的病因性预防。伯氨喹可特异性杀灭间日疟原虫肝细胞内休眠体，常用作防止疟疾复发，又称疟疾根治药物；此外，伯氨喹还有杀疟原虫配子体的作用，可阻止疟疾传播。但伯氨喹在使用中必须注意以下几点：①孕妇、1 岁以下婴儿、有溶血史者或其家属中有溶血史者应禁用伯氨喹；②葡萄糖 –6 – 磷酸脱氢酶（G6PD）缺乏症人群，应在医生的监护下服用伯氨喹，避免诱发黑尿热等严重并发症。

⊕ 知识链接

青蒿素——一种从中药中发现的神奇药物

由中国科学家屠呦呦研制成功的青蒿素为全球疟疾防治做出了重大贡献，屠呦呦因此获得 2015 年诺贝尔生理学或医学奖，成为中国第一位在自然科学领域获此殊荣的本土科学家。1969 年，屠呦呦领导课题组从系统收集整理历代医籍、本草、民间方药入手，在收集 2000 余方药的基础上，编写出以 640 种药物为主的《抗疟单验方集》，对其中的 200 多种中药开展实验研究，历经 380 多次失败，特别是参考东晋名医葛洪《肘后备急方》中"青蒿一握，水一升渍，绞取汁服"得到启示，"绞汁、散等优于煎剂，可能高温有破坏作用"，进而利用现代医学和方法进行分析研究、不断改进提取方法，终于在 1971 年获得青蒿，抗疟发掘成功。1972 年，从该有效部分中分离得到抗疟有效单体，命名为青蒿素。青蒿素是具有"高效、速效、低毒"优点的新结构类型抗疟药，对各型疟疾特别是抗性疟有特效。

2. 切断传播途径　媒介防制是疟疾防治的一项重要措施。根据我国长期防制实践，媒介防制应遵循的原则如下。

（1）因种、因地制宜　我国幅员辽阔，不同地区存在着不同的传播媒介，不同媒介有着不同的生态习性，同一媒介按地理气候环境不同在生态上也会产生较大的差异。应充分掌握各种媒介的生态习性，包括滋生地类型与范围、密度消长、栖息场所、嗜血习性、雌蚊寿命、对杀虫剂敏感性等，采取针对性的措施，以获得预期效果。

（2）实施综合防制　由于媒介生态的复杂性，在进行媒介的防制中必须实施综合防制的策略。综合防制的内容包括环境防制、物理防制、化学防制、生物防制、遗传防制及法规防制等方面。应充分了解媒介蚊虫与环境及生态系统中各项因素的相互关系，掌握其生物学特性和生态习性，以选择有效的手段和有利的时机，并发挥各种措施的综合作用，从而取得更有意义的防制效果。

（3）健康教育和健康促进　随着我国人民生活水平的不断改善，除害灭病、提高卫生保健水平已成为广大群众的迫切要求。此基础上要认真做好健康教育和健康促进工作，使广大群众普遍掌握灭蚊防蚊的有关知识，自觉投入除害灭病的行列中去。在进行经济建设的同时，应加强卫生监督。结合除害灭病、环境保护，有计划减少或消除居民区和工作区周围的蚊媒滋生地和栖息地，改善居民居住与生活环境，以取得控制蚊媒、控制疾病的效果。

3. 保护易感人群

（1）防蚊叮咬 居所应安装纱窗纱门，在夜间作业时，对裸露的皮肤应涂抹驱蚊剂，做好个人防护以免按蚊叮咬。

（2）预防服药 可分为集体预防服药和个体预防服药两种，一般在疟疾传播季节进行。集体预防在疟疾严重流行区或暴发流行区，以控制发病和减少传播。预防服药常用的药物有乙胺嘧啶合并伯氨喹和哌喹等。非疟区无免疫力的人群进入疟疾流行区，特别是出国到疟疾高度流行区访问旅游或长期工作的人员，更应注意个体服药预防。疟疾流行区夜间室外作业与野外露宿者，以及其他有感染危险的人群，在传播季节亦应进行预防服药并加强个体防护。

（3）疫苗 目前世界上不少国家都在研制开发疟疾疫苗，有些已用于临床试验。正在研制的疫苗包括子孢子疫苗、红内期疫苗、传播阻断疫苗以及多价复合疫苗。一些疫苗已用于临床现场实验，并取得一定效果，但真正用于疟疾的控制，尚需进行大量的实验室和现场研究工作。

（彭鸿娟）

第二节 刚地弓形虫

PPT

【概要】

刚地弓形虫简称弓形虫，是一种专性细胞内寄生原虫，能够感染包括人在内的所有温血动物。弓形虫有滋养体、包囊、裂殖体、配子体和卵囊5个发育阶段，其中滋养体、包囊和卵囊与传播和致病相关。弓形虫生活史发育过程需要两个宿主，猫科动物为终末宿主，包括人在内的哺乳动物、鸟类和猫科动物都可作为中间宿主。

刚地弓形虫（*Toxoplasma gondii* Nicolle & Manceaux，1908）隶属于原生动物亚界、顶复门、孢子虫纲、球虫亚纲、真球虫目、弓形虫科、弓形虫属。该虫呈世界性分布，人和许多动物都能感染，引起人兽共患的弓形虫病（toxoplasmosis）。动物的感染可经肉类传播给人类，孕妇感染可造成胚胎的先天性危害，成年人感染弓形虫，在一定条件下可造成脑、眼等脏器损害，在宿主免疫功能低下时，可导致严重后果，是一种重的机会性致病原虫。随着肉类食物比例的逐渐增多，人类弓形虫感染有逐年升高趋势。

（一）形态

弓形虫有速殖子和假包囊、缓殖子和包囊、裂殖体、配子体和卵囊5个发育阶段，其中滋养体、包囊和卵囊与传播和致病相关（图10-4，彩图55~57）。

1. 速殖子和假包囊 急性期感染后，在中间宿主有核细胞内进行出芽生殖而快速增殖的虫体期，称速殖子（tachyzoite）。速殖子呈新月形或香蕉状，一端较尖，另一端钝圆，长4~7μm，最宽处2~4μm。经吉姆萨或瑞氏染色虫体胞质呈蓝色，核呈紫红色，核位于虫体中央。在核与尖端之间有染成浅红色的颗粒称副核体。在急性感染期，虫体增殖后可胀满宿主有核细胞，以宿主细胞膜包纳速殖子的这种形态被称为假包囊（pseudocyst）。

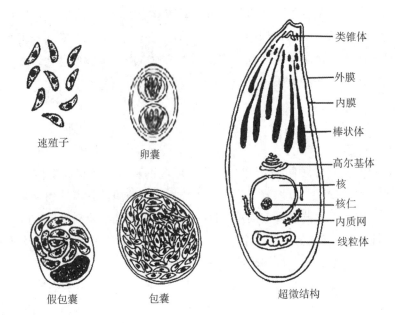

图 10 - 4　刚地弓形虫形态

2. 缓殖子和包囊　慢性或隐性感染期，在组织中形成的圆形或椭圆形囊性结构称为包囊，直径 5 ~ 100μm，囊壁坚韧且富有弹性，囊内虫期称之为缓殖子（bradyzoite）。缓殖子可在包囊内缓慢增殖，但在宿主免疫低下时，包囊破裂，缓殖子可活化为速殖子，继续进入细胞形成新包囊，包囊可长期存在于宿主组织内。弓形虫的速殖子和缓殖子被统称为滋养体。

3. 卵囊　从终宿主猫体粪便中排出的虫期称为弓形虫卵囊，形状为圆形或椭圆形，大小为 10 ~ 12μm；有两层光滑透明囊壁，囊内充满均匀小颗粒。成熟卵囊内含 2 个孢子囊，一个孢子囊内含 4 个子孢子，子孢子形状如同速殖子或缓殖子。

（二）生活史　e 微课 2

弓形虫生活史完成需要有性生殖和无性生殖两个阶段，在温血类动物（包括猫）有核细胞内进行无性生殖，因此，温血类动物作为弓形虫中间宿主；在猫科动物小肠上皮细胞内进行有性生殖，猫是弓形虫终宿主兼中间宿主。弓形虫对中间宿主的选择极不严格，除哺乳动物（包括人）外，鸟类、爬行类、鱼类都可寄生，对寄生组织的选择也无特异性，除红细胞外的有核细胞均可寄生（图 10 -5）。

1. 中间宿主内的发育　当猫粪内的卵囊或动物肉类中的包囊或假包囊被中间宿主如人、羊、猪、牛等吞食后，逸出子孢子、缓殖子或速殖子，随即侵入肠壁经血或淋巴进入单核吞噬细胞系统寄生，并扩散至全身器官组织，如脑、淋巴结、肝、心、肺、肌肉等进入细胞内发育繁殖，直至细胞破裂，速殖子重新侵入新的组织、细胞，反复繁殖。在免疫功能正常的机体，部分速殖子侵入宿主细胞后，特别是侵入脑、

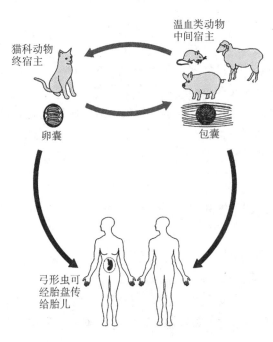

图 10 -5　刚地弓形虫生活史

眼、骨骼肌的虫体繁殖速度减慢，并形成包囊，包囊在宿主体内可存活数月、数年，甚至终身不等。当机体免疫功能低下或长期应用免疫抑制剂时，包囊可破裂并释放出缓殖子，进入血液和其他组织细胞继续发育繁殖。

2. 终宿主内的发育　猫或猫科动物捕食动物时，将弓形虫包囊或假包囊吞入而感染，或食入外界被感染性卵囊污染的食物或水导致感染。卵囊内子孢子在小肠内逸出，侵入回肠部小肠上皮细胞发育繁殖，经 3~7 天，上皮细胞内的虫体形成裂殖体，裂殖体成熟后释放出裂殖子，侵入新的肠上皮细胞形成第二、三代裂殖体，经几代增殖后，部分裂殖子发育为配子母细胞，继续发育为雌雄配子体，雌雄配子受精成为合子，形成卵囊，破上皮细胞后进入肠腔，随粪便排出体外，在适宜环境中经 2~4 天即发育为具感染性的成熟卵囊。卵囊具双层囊壁，对外界抵抗力较大，对酸、碱、消毒剂均有相当强的抵抗力，在室温可生存 3~18 个月，在猫粪内可存活 1 年，对干燥和高热的抗力较差，80℃ 1 分钟即可杀死，因此，加热是防止卵囊传播最有效的方法。

（三）致病

弓形虫的致病与虫株毒力和宿主的免疫状态有关。

1. 致病机制　弓形虫的侵袭作用除与虫株毒力有关外，宿主的免疫状态亦起着重要作用，因此，弓形虫病的严重程度取决于寄生虫与宿主相互作用的结果。刚地弓形虫的经典毒力分型是以小鼠为动物模型，根据虫体的侵袭力、繁殖速度及对宿主的致死率等，可分为强毒（Ⅰ型）、弱毒（Ⅱ型与Ⅲ型）株系以及非典型株系（与Ⅰ、Ⅱ、Ⅲ典型虫株不同），目前国际上公认的强毒株代表为 RH 株，弱毒株代表为 Beverley 株，弓形虫Ⅲ型虫株毒力最弱，人类罕见感染；非典型株系基因型有别于前三种，其在孕妇妊娠晚期也可造成胎儿的严重危害。

（1）速殖子　是弓形虫的主要致病阶段，以其对宿主细胞的侵袭力和在有核细胞内独特的内二芽殖法增殖破坏宿主细胞。从破损宿主细胞逸出的虫体又重新侵入细胞，引起淋巴细胞、巨噬细胞的浸润，导致组织的急性炎症和坏死。

（2）缓殖子　是引起弓形虫慢性感染的主要形式，包囊因缓殖子增殖而体积增大，挤压器官，也不排除弓形虫缓殖子分泌蛋白透过包囊壁进入组织，导致功能障碍。包囊增大到一定程度破裂，游离的虫体可刺激机体产生迟发性超敏反应，形成肉芽肿病变。炎症后期的纤维钙化灶多见于脑、眼部等。人类感染弓形虫后，在免疫力正常情况下，多数无明显症状，用常规方法很难查到病原体，故称之为隐性感染。但当机体免疫功能低下或长期使用免疫抑制剂时可导致隐性感染转化为急性感染，例如弓形虫脑炎为艾滋病患者重要的并发症之一。

⇒ **案例引导**

　　案例　患者，女，30 岁，怀孕前曾经在当地妇幼保健医院抽血进行 TORCH 检查（优生四项）正常，孕 5 个月行彩超围产期保健检查时，发现胎儿重度脑水肿和脊柱裂，孕妇胎儿循环染色体检查未发现染色体异常。

　　讨论　1. 从致病原虫角度考虑，可能有哪种原虫感染？

　　　　　　2. 该孕妇需要进行哪些病原学检查？

2. 临床分类　临床上弓形虫病有先天性和获得性弓形虫病之分。

（1）先天性弓形虫病　是孕妇在妊娠期首次感染弓形虫后，虫体经胎盘传给胎儿，可造成孕妇流产、早产、畸胎或死产，尤以孕早期感染的畸胎发生率最高。多数情况下受染胎儿表现为隐性感染，但一些在出生后数月甚至数年才出现症状。据研究表明，弓形虫感染后婴儿出生时出现症状或发生畸形者病死率为12%，而存活者中80%有精神发育障碍，50%有视力障碍，以脑积水、大脑钙化灶、视网膜脉络膜炎和精神、运动障碍为先天性弓形虫病典型症候。此外，可伴有全身性病理表型，在新生儿期即有发热、皮疹、呕吐、腹泻、黄疸、肝大、脾大、贫血、心肌炎、癫痫等。弓形虫是围产期医学上TORCH导致宫内感染的首要危害因素。

（2）获得性弓形虫病　占弓形虫感染的极少部分，大多数弓形虫感染者表现为隐性感染，极少数可因虫体侵袭部位和机体反应性的差异而呈现不同的临床表现。患者多数与职业、生活方式、饮食习惯有一定关系。弓形虫常累及脑、眼部，引起中枢神经系统异常表现，在免疫功能低下者，常表现为脑炎、脑膜脑炎、癫痫和精神异常；弓形虫眼病的主要特征以视网膜脉络膜炎为多见，成人表现为视力突然下降，婴幼儿可表现为对外界事物反应迟钝，也有出现斜视、虹膜睫状体炎、葡萄膜炎等，多见双侧性病变，视力障碍外常伴全身反应或多器官病损。当隐性感染者患有恶性肿瘤进行化学、放射或细胞毒药物治疗、施行器官移植、接受免疫抑制剂抗排斥反应，导致医源性免疫受损时，可使隐性感染转为急性重症；或者艾滋病患者感染而导致弓形虫病。据报告，在14510例艾滋病患者中并发弓形虫脑炎者有508例，大多在2～8个月内死亡。以往认为弓形虫隐性感染对人类无明显损害。但近年来报道显示，弓形虫隐性感染时，脑内寄生的虫体可导致人类性格行为的改变。

（四）实验室检查

弓形虫的实验诊断主要包括病原学和血清学检查。病原学检测主要用于弓形虫先天性感染或机会致病性感染。血清学检测主要弓形虫感染的初步筛查。

1. 病原学检查　病原学检查具确诊意义。

（1）涂片染色法　取急性期患者的体液、脑脊液、血液、骨髓、羊水、胸腔积液，经离心后取沉淀物制作涂片，或采用活组织穿刺物涂片，经吉姆萨染色后，镜检弓形虫滋养体。该法阳性率不高，易漏检。

（2）动物接种分离法或细胞培养法　样本接种于小白鼠腹腔内，1周后剖杀取腹腔液镜检，若是阴性需盲法传代至少3次；样本亦可接种于体外培养的单层有核细胞进行虫体扩增。该法是目前常用的病原诊断方法，缺点是受实验条件和场地限制，检测周期较长。

2. 血清学检测　已成为当今广泛应用的诊断手段。

（1）染色试验　为经典的特异性血清学方法，镜检见虫体不被蓝染者为阳性，虫体多数被蓝染者为阴性，受活虫体限制，难以在临床开展。

（2）间接血凝试验（indirect hemaglutination assay，IHA）　此法特异、灵敏、简易，适用于流行病学调查及筛查性抗体检测，应用广泛，但存在假阳性。

（3）间接免疫荧光抗体试验（indirect fluorescence antibody test，IFAT）　以整虫为抗原，采用荧光标记的二抗检测特异抗体。此法可测同型及亚型抗体，其中IgM的检测适用于临床早期诊断，主要应用于科研。

（4）酶联免疫吸附试验（enzyme linked immuno－absorbent assay，ELISA）　用于检测宿主的特异循环抗体或抗原，已有多种改良法广泛用于早期急性感染和先天性弓形虫病的诊查。是目前临床最常采用的诊断方法。

（5）弓形虫改良凝集试验（modified agglutination test，MAT）　待检血清中的弓形虫特异性IgG抗体与速殖子表面抗原发生交联反应，通过伊文思蓝染色，在反应孔底部形成放大镜下可见的絮状沉淀。这种检测方法不依赖于宿主的种属特异性，可广泛用于人和动物弓形虫感染的筛查。

3. 分子生物学检测　PCR及DNA探针技术已广泛应用于弓形虫感染的检测，这些方法具有灵敏、特异、早期诊断的意义。该方法也适用于临床，但限于诊断所需的实验室条件，国内尚不能推广应用。

（五）流行

1. 流行概况　弓形虫病为人兽共患疾病，是一种世界范围内流行的寄生原虫，感染方式多种多样，主要经口感染，也可经胎盘传播，亦有报道可以经输血、呼吸、黏膜和伤口感染及性关系传播。全世界有 1/3 人群为弓形虫血清抗体阳性，各个国家和地区人群感染率因饮食习惯、生活水平、食品安全等法律制度的不同而不同。在法国，弓形虫人群感染率可达 90%，在美国接近 50%，而我国弓形虫人群感染率不足 10%。

多种哺乳动物是弓形虫病的重要传染源。据血清学调查，人群感染也相当普遍，全世界人类弓形虫抗体阳性率为 30% 左右，我国人群的感染率为 5%～20%，绝大多数为隐性感染。家畜的阳性率可达 10%～50%，常形成局部爆发流行，严重影响畜牧业发展，亦威胁人类健康。造成广泛流行的原因：①弓形虫各期虫体都具感染性；②中间宿主种类繁多，家畜家禽均易感；③可在终宿主与中间宿主之间、中间宿主与中间宿主之间多向交叉传播；④包囊可长期生存在中间宿主组织内；⑤卵囊排放量大，且对外环境抵御力强。

2. 流行环节

（1）传染源　作为人类肉类来源的动物是弓形虫病的主要传染源，而猫及猫科动物则为重要传染源。人经胎盘的垂直传播具有传染源的意义。

（2）传播途径　有先天性和获得性两种。前者指胎儿在母体经胎盘血而感染；后天获得性感染主要经口感染，可因食入未煮熟的含弓形虫包囊的肉制品、蛋品、奶类而得感染。曾有因喝生羊奶而致急性感染的报告。此外，接触被卵囊污染的土壤、水源亦为重要的途径。国外已有经输血、器官移植而发弓形虫病的报道。节肢动物携带卵囊也具有一定的传播意义。

（3）易感人群　人类对弓形虫普遍易感，尤其是胎儿、婴幼儿、肿瘤和艾滋病患者等。长期应用免疫抑制剂及免疫缺陷者可使体内隐匿状态的虫体复燃而出现机会性致病。职业、生活方式、饮食习惯与弓形虫感染率有密切关系。

（六）防治

加强对家畜、家禽和可疑动物的监测和隔离；对肉类加工厂建立必要的检疫制度，加强饮食卫生管理，教育群众不吃生或半生的肉制品；定期对孕妇做弓形虫常规检查，以防止先天性弓形虫病的发生。

乙胺嘧啶、磺胺嘧啶对增殖期弓形虫有抑制生长的作用。孕妇可采用大环内酯类药物如螺旋霉素治疗。疗程中适当配用免疫增强剂，可提高宿主的抗虫功能，发挥辅助作用。

（刘世国）

第三节　隐孢子虫

PPT

【概要】

隐孢子虫是主要寄生于肠道的人兽共患原虫，具有宿主范围广、环境抵抗力强、机会性致病等特点。隐孢子虫主要寄生于小肠上皮细胞，感染阶段是孢子化的成熟卵囊，感染方式是经口感染。隐孢子虫病的主要临床症状是腹泻，其致病机制目前尚不完全清楚。实验诊断可采用直接涂片法，然后染色从粪便中查找卵囊。隐孢子虫的生活史发育过程在一个宿主体内即可完成，隐孢子虫病目前仍无有效的治疗药物，其防治原则是综合性防治措施。

隐孢子虫（*Cryptosporidium* Tyzzer，1907）首次在实验小鼠胃黏膜内被发现并命名。但一直到 1976

年，在 Nime 首次报道两例人体隐孢子虫病引起人体腹泻之后，人们才开始真正关注和研究隐孢子虫。

隐孢子虫属于原生动物亚界（Subkingdom Protozoa）、顶端复合体门（Apicomplexa）、孢子虫纲（Sporrozoa）、球虫亚纲（Coccidia）、真球虫目（Eucoccidiida）、艾美球虫亚目（Eimerina）、隐孢子虫科（Cryptosporidiidae）、隐孢子虫属（Cryptosporidium），为人兽共患的球虫类寄生虫，可以寄生于哺乳类、两栖类、爬行类、鸟类和鱼类等两百多种动物。目前，由分子遗传学结合生物学（宿主范围、卵囊形态等信息）的方法，已确认在隐孢子虫属中包含 26 个正式命名的有效隐孢子虫虫种，另有大约 80 个分类地位有待进一步确定的基因型（genotype），并且新的基因型还在不断被发现中。在系统进化方面，隐孢子虫可以分为感染胃和感染肠道两大组。前者仅包含少数几个虫种，如鼠隐孢子虫（C. muris）、安氏隐孢子虫（C. andersoni）、鸡隐孢子虫（C. galli）、蛇隐孢子虫（C. serpentis）及几种基因型，后者则包括绝大多数的隐孢子虫虫种和基因型。同时两组卵囊在形态学上也有差异，通常前者要比后者明显偏大，而在同组中卵囊在形态学上并无明显差异。

目前，已报道在人体内发现过大约 18 个隐孢子虫虫种和基因型，其中最常见的致病虫种是人隐孢子虫（C. hominis）和微小隐孢子虫（C. parvum），火鸡隐孢子虫（C. meleagridis）、犬隐孢子虫（C. canis）和猫隐孢子虫（C. felis）在人体中也较常见。隐孢子虫病（cryptosporidiosis）是一种由隐孢子虫引起并且以腹泻为主要临床表现的新发人兽共患传染病，被 WHO 列为全球 6 大腹泻病之一。

(一) 形态

隐孢子虫卵囊近似圆形或椭圆形，直径 4~8 μm，成熟的卵囊内包含 1 个由颗粒状物与空泡组成的结晶状残留体和 4 个裸露的月牙形子孢子（图 10 - 5）。早期对隐孢子虫虫种的检测主要依靠显微镜染色镜检，其中最常用的方法是改良抗酸染色法。通过染色，隐孢子虫卵囊被染成玫瑰红色至深红色，囊内的残留体为暗黑色，背景呈蓝绿色，而细菌细胞与纤维素不会着色，从而视野对比分明（图 10 - 6，彩图 58）。

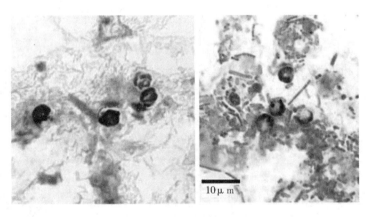

10 μm

图 10 - 6　隐孢子虫卵囊形态

(二) 生活史

隐孢子虫生活史简单，需要 5~11 天，共包括 3 个生殖阶段（裂殖、配子和孢子生殖），其整个生活史在一个宿主体内即可完成。在宿主体内的发育时期为内生阶段，随宿主粪便排出的成熟卵囊为感染阶段（图 10 - 7）。

当成熟卵囊进入宿主小肠后，4 个子孢子首先在胆汁和胰腺酶作用下脱囊而出。然后，子孢子附着到肠道上皮细胞后又侵入其细胞膜但不进入细胞质，在胞膜与胞质之间形成可包裹自身的纳虫空泡。之后便开始在空泡内进行无性生殖，逐步发育为球形的滋养体，并经过三次核分裂发育为含有 8 个裂殖子的 I 型裂殖体。成熟的裂殖子被释放出来后侵入其他肠道上皮细胞，逐步发育成二代滋养体，并经过两次核分裂发育成含有 4 个裂殖子的 II 型裂殖体。其裂殖子被释放出来后侵入其他肠道上皮细胞，便进行有性生殖，发育成雌、雄配子体。雌配子体接着发育成雌配子，雄配子体则发育出多个雄配子。雄配子附着到雌配子上，受精后形成合子。合子在纳虫空泡中进行孢子生殖，发育成薄壁和厚壁两种类型的卵囊。大约 20% 是薄壁卵囊，其留在宿主体内可以再进行重复感染。剩余大约 80% 是厚壁卵囊，其随粪便排出体外后即具有感染活性，可以继续感染其他新的宿主。

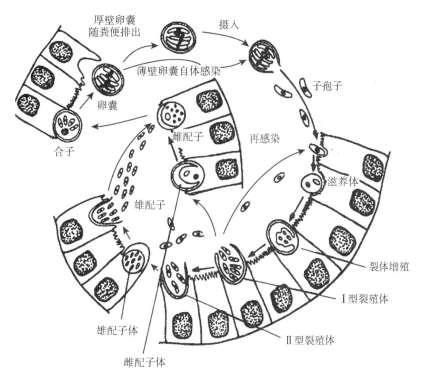

图 10-7　隐孢子虫生活史

（三）致病

隐孢子虫主要寄生于小肠上皮细胞的刷状缘纳虫空泡内，空肠近端的虫体寄生数量最多。其临床症状主要表现为腹泻，并且会引起多种并发症，但在免疫力不同的患者中，临床症状会表现出明显的差异。

寄生于肠黏膜的虫体，使之表面可出现凹陷，或呈"火山口"状，肠绒毛萎缩，变短变粗，或融合、移位和脱落，上皮细胞出现老化和脱落速度加快现象，但感染轻者肠黏膜的变化不明显。固有层粒细胞、淋巴细胞和浆细胞浸润。由于虫体的寄生破坏了肠绒毛的正常功能，影响消化吸收而发生腹泻。

隐孢子虫感染患者通常在 3~8 天后开始表现临床症状，主要表现为腹泻，然而在免疫力不同的患者中，临床症状会表现出明显的差异。免疫力正常的人群表现为自限性腹泻，持续 5~10 天，并伴有腹痛、恶心、发烧和肠胃炎等。部分患者会旧病复发，一般是在结束第一次腹泻后又经过几周的无腹泻症状后发生第二次腹泻。儿童和免疫力低下的人群表现为急性腹泻，约 45% 的患者会持续腹泻超过 14 天，进而增加周期性腹泻，导致体重减轻，严重者甚至威胁生命。部分病例还会出现呼吸道疾病。若 1 岁以下儿童感染隐孢子虫，有可能导致儿童营养不良和发育迟缓。对于艾滋病患者来说，症状多变且严重。对于那些 $CD4^+$ 细胞超过 $180/\mu l$ 的艾滋病患者，经常表现为自限性的腹泻，其症状和正常人差不多，然而对于大多数患者来说，临床表现经常是慢性腹泻，并伴有恶臭性粪便以及体重减轻；一些 $CD4^+$ 细胞少于 $50/\mu l$ 的艾滋病患者，经常表现为持续性霍乱样水泻，最终脱水死亡。有些患隐孢子虫病的艾滋病患者，其胆道和呼吸道也会被感染。一般 $CD4^+$ 细胞少于 $50/\mu l$ 的艾滋病患者胆道容易感染，并且他们生存时间明显减少，胆道受到感染的表现包括胆囊炎、胆道炎、或者是胰腺炎，这经常表现为患者的腹部疼痛。实验室的研究表明，此类患者的磷酸酶碱性、胆红素和转氨酶水平都有提高，超声波分析显示胆道扩大，或者是胆囊壁加厚，胆道活组织切片、胆汁以及粪便检查都可以查出隐孢子虫。

前期研究表明，感染隐孢子虫不同虫种和基因亚型家族的儿童和艾滋病患者中具有不同的临床表现。对秘鲁儿童的研究表明，被人隐孢子虫感染的儿童比被其他隐孢子虫虫种感染的儿童卵囊排泄量高，排泄时间长，并且出现呕吐、恶心、疲惫等其他症状，而被其他隐孢子虫虫种感染的患者仅出现腹泻症状。另外，同一隐孢子虫虫种感染肠道的部位不同时导致临床症状也不相同。人隐孢子虫或微小隐孢子虫感染人或动物模型时，回肠和结肠是经常被感染的部位，但在感染严重时，近小肠端也会被感染。在艾滋病患者中，有两种临床症状不同的肠道隐孢子虫病，一种临床症状严重且伴随有吸收不良现象，活组织检查发现寄生虫感染近小肠端，另外一种临床症状不太严重，活检发现隐孢子虫只感染结肠。隐孢子虫感染近小肠端的患者常导致小肠隐窝增生，绒毛萎缩，体重下降严重，存活时间短，并常需要静脉滴注。隐孢子虫只感染小肠绒毛的患者比感染小肠隐窝的患者临床症状要轻。隐孢子虫感染肠道多处（如大肠和小肠）时腹泻症状最严重。当隐孢子虫感染到胆道系统时会导致硬化性胆管炎，这是隐孢子虫感染艾滋病患者最严重的情形之一。

目前隐孢子虫致病的原因尚不清楚，不知道是因为被侵染的宿主细胞的机械裂解，释放的某些毒性物质或化学刺激物，还是因为某一种或几种抗原或免疫调节剂刺激宿主机体而产生了免疫病理反应，或者是这几种因素的综合效应导致隐孢子虫对宿主产生致病性。隐孢子虫的致病性很可能是多种因素共同作用的结果，不仅涉及病原体（某些特定的感染人的虫种或基因型），还关系到宿主（个体感染或群体流行），还有感染剂量、侵染受体密度、蛋白酶活性和宿主的个体情况（正常或免疫缺陷或免疫抑制）等诸多因素都会影响隐孢子虫致病的程度。

⇒ 案例引导

案例　某地夏秋季，医务人员从婴幼儿腹泻粪便标本中发现 6 例隐孢子虫病患者。最小年龄 3 个月，以发烧、腹泻 4～10 天就诊。临床表现为腹泻，尤以水样便为主，每天大便次数少则 4～10 次，多者达 10～20 次，伴有发烧（体温 37.7～39.7℃）、腹痛、脱水、哭闹不安，均住院治疗。6 例患儿大便培养均无致病菌生长，经粪便标本直接涂片、改良抗酸染色检查，发现大量玫瑰红色圆形卵囊，经鉴定为隐孢子虫卵囊。

讨论　1. 患儿该用哪种治疗药物？

2. 隐孢子虫是如何感染的？

（四）实验室检查

1. 病原学检查　粪便直接涂片染色，在显微镜下观察。具体方法如下。

（1）金胺 – 酚染色法　染色后在荧光显微镜下可见卵囊为圆形，呈乳白色略带绿色的荧光，中央淡染，似环状。本法简便、敏感，适用于批量标本的过筛检查。

（2）改良抗酸染色法　染色后卵囊呈玫瑰红色至深红色，囊内的残留体为暗黑色，子孢子不规则排列，背景呈蓝绿色。该方法操作简单，不需要复杂的仪器设备，且染色后的薄片易于保存。但该方法的特异性和灵敏性不高，检测时容易将其他与隐孢子虫相似的原虫染成红色，造成结果的误读。

（3）金胺酚 – 改良抗酸染色法　先用金胺 – 酚染色，再用改良抗酸染色复染，然后用光学显微镜检查，其卵囊同抗酸染色，而非特异性颗粒呈蓝黑色，颜色与卵囊不同有利于卵囊的查找，并提高准确性和检出率。

2. 基因检测　特异、灵敏和高效的分子生物学技术已经被广泛应用到病原微生物的检测以及基因分型和传播动态研究。隐孢子虫虫种和基因型鉴定可以基于 PCR（聚合酶链式反应）技术来实现。由于选用不同的基因位点设计引物和不同的扩增方法，PCR 的检测灵敏度从 1～100 个卵囊不等，虫种和基因型区分能力也有所差别。PCR 扩增的靶序列主要是隐孢子虫的各种抗原基因、结构基因、持家基因等。理想的隐孢子虫基因分型工具应该能对全部的隐孢子虫虫种和基因型进行检测和区分。然而目前只有基于少数几个位点的分型工具具备较好的分型能力，如基于 SSU rRNA（小亚基核糖体 RNA）、HSP70（70kDa 热休克蛋白）、COWP（隐孢子虫卵囊壁蛋白）和 Actin（肌动蛋白）基因的分型工具。

3. 免疫学检测

（1）粪便标本　需采用与卵囊亲和力高的单克隆抗体。在荧光显微镜下，卵囊在 IFAT 的检测中呈明亮黄绿色荧光，敏感性好、特异性高。适用于对轻度感染者的诊断和流行病学调查。采用 ELISA 技术检测粪便中的卵囊抗原，特异性和敏感性均好，无须显微镜。流式细胞计数法可用于卵囊计数，考核疗效。

（2）血清标本　常采用 IFAT、ELISA 和酶联免疫印迹试验（ELIB）检测隐孢子虫，特异性、敏感性均较高，可用于辅助诊断和流行病学调查。

（五）流行

1. 在人群中的分布　隐孢子虫呈世界性分布。1986 年，WHO 将隐孢子虫感染作为艾滋病（AIDS）患者的一项怀疑指标。2004 年，WHO 和美国疾病预防控制中心将该病列入新现传染病。在国外，人体隐孢子虫病于最近几年在许多国家呈现高发态势。据报道，在 2012 年，荷兰、英国和德国的人体隐孢子虫病感染病例相比前些年出现了 1.8～4.9 倍的增长，造成病例显著增加的具体原因和传染源都不清楚，但在英格兰北部的某项研究发现出国旅游可能是最常见的风险因素。根据研究报道，不同人群的隐孢子虫感染率不同。在许多国家，隐孢子虫在儿童中的感染率为 3.0%～90.0%，在 AIDS 患者中的感染率为 9.0%～73.6%。在一些发达国家，免疫正常人群的隐孢子虫感染率为 2.1%，AIDS 患者的隐孢子虫感染率为 13.4%。在发展中国家，隐孢子虫在免疫正常人群中的感染率为 5.4%，在 AIDS 患者中的感染率为 20.7%。通过比较发现，无论是免疫正常人群还是免疫缺陷人群，隐孢子虫在发展中国家的感染率都高于发达国家，说明经济条件和卫生状况是影响隐孢子虫传播的重要因素。

另外，隐孢子虫虫种在国外人群中的分布有地域性差别。在欧洲和新西兰，微小隐孢子虫和人隐孢子虫在人群中的感染率几乎相同。但是在中东国家，微小隐孢子虫是人群中的优势虫种，然而人隐孢子虫是其他发达国家和发展中国家的优势虫种。微小隐孢子虫和人隐孢子虫在人群中分布的不同也会存在于同一个国家的城市和乡村。微小隐孢子虫在乡村通常更常见，而人隐孢子虫在城市更常见，这可能是由于乡村地区有大量的养殖动物。人群被报道感染犬隐孢子虫和猫隐孢子虫主要是在发展中国家，泛在隐孢子虫（*C. ubiquitum*）主要在发达国家，兔隐孢子虫（*C. cuniculus*）主要在英国。隐孢子虫虫种在人群中分布的不同很可能是由传染源和传播途径不同造成的。微小隐孢子虫和人隐孢子虫在人群中还呈现出一定的年龄分布。在荷兰，人隐孢子虫在儿童中更常见，而微小隐孢子虫在成年人中更常见。在英国，在人隐孢子虫在不满 1 岁的婴儿、15～44 岁的女性和国际旅行者中更为流行，而微小隐孢子虫从 2001 年开始在这些人群中曾现出下降趋势。在某些研究中，一些不常见的隐孢子虫虫种在免疫缺陷人群中比在免疫正常人群中更为流行。然而，在其他的一些研究中，隐孢子虫虫种在儿童和 HIV 阳性患者中的分布并没有发现有明显的不同。

在我国，人体隐孢子虫病也普遍流行。我国的首例人体隐孢子虫病于 1987 年在南京发现。目前，全国已有 18 个省份和直辖市报道了人体隐孢子虫病。数据统计显示，全国共调查了约 5 万人的粪便样本，隐孢子虫的平均感染率约为 2.6%。隐孢子虫在儿童中的感染率显著高于成年人，腹泻患者显著高于非腹泻患者。在吸毒人群、AIDS 患者和癌症患者中，隐孢子虫感染率显著高于其他人群。在我国云南 AIDS 患者中，隐孢子虫感染率可以高达 60.0%。我国的大多数研究只采用显微镜镜检，仅有少数研究对隐孢子虫进行了虫种鉴定。从目前这些研究看，人隐孢子虫是我国人群中的主要隐孢子虫虫种，其他感染人的虫种都是动物源的人兽共患型虫种，主要来自家畜。

隐孢子虫流行主要有以下几个特点：①与性别无关；②儿童感染率高于成年人，尤其是 2 岁以下婴幼儿感染率较高；③农村感染率高于城市；④畜牧业地区感染率较高；⑤卫生条件差、经济落后的地区感染率较高；⑥旅游者、腹泻患者、免疫力低下和缺陷人群的感染率较高。

2. 流行环节

（1）传染源　不仅隐孢子虫患者的排泄物中含有大量卵囊，是主要传染源，而且健康带虫者和恢复期带虫者也可能成为传染源。由于存在一些人兽共患的隐孢子虫虫种，因此，一些动物尤其是家畜和宠物（牛、羊、兔、猫和犬）是重要的传染源。另外，还有被人畜粪便、污水和垃圾中的隐孢子虫卵囊污染的水体和食物。

（2）传播途径　主要是经粪-口途径，通过人与人、人与动物、人与环境（主要包括水源和食源）传播，在托儿所、福利院、养老院和医院等儿童和老人集中的地方，由于护理人员更换尿布不规范和喂食前未消毒等不当操作造成传染和疾病暴发。同性恋者经口交和肛交行为也会造成隐孢子虫感染。饲养的家畜和宠物是重要的传染源。在美国明尼苏达州，曾有一起隐孢子虫病暴发事件是由于中学生参观农场并接触了患病的犊牛而引起的，此事件导致 92 名学生中有 31 人被隐孢子虫感染。人们通过食用受到污染的食物也会被感染。受到污染的食物主要包括未经合适消毒的牛奶以及未经适当清洗的色拉、水果、肉类等。这些食物受到污染的原因主要为用污染水源进行农业灌溉、采用受污染的水源清洗食物等。2004 年，Harper 等人报道了有些人因饮用了未进行灭菌处理的牛奶而导致隐孢子虫病暴发的事件。

值得引起重视的是，隐孢子虫也是一种重要的介水传染病病原。由隐孢子虫引起的疾病暴发记录在全球有数百起之多。第一次隐孢子虫介水传播的暴发纪录是 1984 年在美国德州 Braun 车站，此次事件是由于污水污染公众用水所致。第二次暴发是 1987 年在美国 Carrollton，大约 1 万人被感染。第三次大规模暴发是 1989 年在英国的 Oxford 和 Swindon，当时 6000 多人被感染，这次是由于水中的卵囊含量超标。规模最大、危害最严重的一次发生于 1993 年，在美国 Milwaukee 的 100 多万人口中，40 多万人受到感染，100 多人最终死亡。此次暴发被确认为是由市政供水系统被隐孢子虫卵囊污染所致，但令人尴尬的是，该饮用水是经过严格消毒并被认为是合格的。此次隐孢子虫病暴发事件引起了全世界的震惊和关注，并掀起了研究隐孢子虫的热潮。之后十多年，仅发生在美国的水源性隐孢子虫病暴发事件就有上百起，比如在 2005 年 7~8 月间，发生在纽约市的一起暴发中超过 3000 人患病，其中多数是儿童。在 1996 年日本的 Saitame 地区也曾发生因水源遭到污染而暴发的隐孢子虫病感染事件，全部 1.4 万名居民中共有 8000 多人受到感染。美国环保署（EPA）和 WHO 的《饮用水水质标准》把隐孢子虫规定为必检微生物病原。2006 年，我国的《生活饮用水卫生标准》（GB 5749）也把隐孢子虫列为必检微生物检测指标。

隐孢子虫的许多特性造成其极易发生介水传播：①宿主范围广，并且许多虫种或基因型都缺乏宿主特异性，可以人兽共患传播。在宿主体内完成生活史后，隐孢子虫卵囊通过人畜粪便排出进入水环境，污染水源或供水系统。处理后的饮用水在输配水和贮水过程中可能会重新被病原体污染。被感染的动物通过饮水或在水源附近活动等方式以及雨水冲刷地表极大提高了水源二次污染这些病原体的风险。地面水和浅井水都极易受病原体污染而导致介水传染病的发生。②在水中存活时间长，隐孢子虫卵囊和毕氏肠微孢子虫孢子在 4℃ 水中存活时间长达 1 年。③卵囊比较小且壁厚，目前饮用水处理工艺中的过滤和氯消毒无法将其去除和杀灭。卵囊个体微小且近于圆形，小于 8μm，因此很难用过滤去除。氯消毒依然是目前国内外水厂最常采用的饮用水消毒措施，但是卵囊对常规氯消毒有很强的抵抗力。虽然氯消毒可以杀灭水中的细菌和病毒，但无法杀灭水中的隐孢子虫卵囊，导致饮用水和娱乐用水（游泳水和洗浴水）中常带有该病原体。在其他饮用水处理工艺中，紫外消毒和超滤等膜过滤工艺对卵囊灭活或去除效果较好，但投资成本很高，难以推广使用。④感染剂量很低，有研究表明 10 ~ 30 个卵囊即可导致成年人感染，部分人仅摄入一个卵囊即可被感染，而正常人感染隐孢子虫后一次排便中含有的卵囊量高达 $10^8 \sim 10^9$，因此，其感染特性很强。

（3）易感人群　免疫力低下人群和免疫缺陷人群如儿童、AIDS 患者、接受免疫抑制剂治疗的患者和器官移植者是隐孢子虫的易感人群，一旦感染病情较重甚至威胁生命。免疫力正常人群也会感染从而成为带虫者。

（六）防治

隐孢子虫病（感染）应采取综合措施，主要预防措施有以下几种：①建议喝开水并经常洗手；②清洗干净蔬菜和水果后再食用；③肉类和海鲜要在煮熟后再食用；④不要接触携带或疑似携带病原体的动物。

美国疾病预防控制中心（CDC）已对隐孢子虫和毕氏肠微孢子虫等新发水源性环境病原微生物的防控研究多年，并提出"唯一健康"（one health）的防控理念。该理念并不是最近才提出的，但它在最近几年变得越来越重要，因为许多因素改变了人类、动物和环境之间的相互作用。这些因素的改变导致许多新发疾病和再发疾病的出现。例如，人口增长和迁移到新的地区，更多人口和家畜以及野生动物生活关系更密切，这种密切接触为病原体的人兽传播提供机会；地球气候和土地利用的改变（农耕和伐木）导致环境条件和栖居地的破坏，这为动物疾病的传播提供新的机会；国际旅行和贸易的增加使得疾病在全球范围内快速传播。"唯一健康"强调人类健康与动物和环境健康是一个相互作用和不可分割的整体。该理念要求认识病原体本身，重视病原分布和传播机制的研究，重视对传染源的追踪，重视病原在人、动物和环境间的相互作用，尤其是与人类生活和环境卫生关系密切的宠物和养殖动物等，进而科学有效地进行疾病防控和保障公共卫生。

目前，对隐孢子虫病尚无有效的治疗药物。治疗主要采取对症治疗、抗虫治疗和免疫干预治疗等方法。对于免疫正常患者，一般进行对症和支持疗法，纠正水和电解质紊乱。对于免疫功能受损者，应该以恢复免疫功能和停用免疫抑制剂为主。螺旋霉素、阿奇霉素、巴龙霉素和红霉素等药物可以缩短腹泻时间，减轻腹泻症状。硝唑尼特（nitazoxanide，NTZ）是美国食品药品管理局（FDA）批准的用于治疗隐孢子虫病的药物。研究表明，使用硝唑尼特治疗无 HIV 的成人和儿童患者有有益的效应，且在营养不良儿童中其死亡率明显下降，但不适合对免疫缺陷患者进行治疗。用人工高免疫牛初乳（hyperimmune bovine colostrum，HBC）、牛乳球蛋白、牛转移因子治疗也获得疗效。国内使用大蒜素治疗也有一定效果。

（刘世国）

第四节　其他孢子虫

PPT

【概要】

肉孢子虫病是人兽共患病，以动物感染为主，寄生于人体的肉孢子虫有 3 个虫种。人的感染来自生食、半生食含有肉孢子囊的猪肉或牛肉。感染后多数无临床症状，当疾病发生时可出现反胃、呕吐、腹疼、腹泻。贝氏等孢球虫是人类等孢球虫性腹泻的病原体，人体感染后，绝大多数情况下，有自限性，不致病。微孢子虫为机会性致病原虫，广泛寄生于节肢动物、鸟类、哺乳动物和人类。是引起 HIV 感染者或者艾滋病患者腹泻的重要病原体。人芽囊原虫寄生于人体消化道内，可引起人类腹泻，目前证实有 9 种人芽囊虫可感染人类。巴贝虫病是一种由蜱媒传播的人兽共患寄生虫病，虫体可侵入人体的红细胞进行无性增殖，引起致病。

一、肉孢子虫

肉孢子虫（*Sarcocystis*）是一种人兽共患寄生虫，寄生于人体的肉孢子虫有 3 个虫种（表 10 - 3）：寄生于人组织的人肌肉肉孢子虫（*Sarcocystis. lindemanni* Rivolta，1878）；寄生于人肠道的牛人肉孢子虫（*Sarcocystis. bovihominis* Railliet & Lucet，1891；Dubey，1976）、猪人肉孢子虫（*Sarcocystis. suihominis* Taelros et Laarman，1976）。

表 10 - 3　3 种肉孢子虫的比较

虫名	中间宿主	终末宿主	人体寄生部位	感染期	致病	保虫宿主	病原检查
牛人肉孢子虫	牛	人	小肠	缓殖子	消化道炎症	猴，猩猩	粪检卵囊
猪人肉孢子虫	猪	人	小肠	缓殖子	消化道炎症	猴，猩猩	粪检卵囊
人肌肉孢子虫	人	动物	肌肉	卵囊	组织炎症	动物	肌肉活检

（一）形态

肉孢子虫有 3 种形态：卵囊（oocyst）、孢子囊（sporocyst）和肉孢子囊（sporocyst）（图 10 - 8）。成熟卵囊大小为 10 ~ 19μm，长椭圆形，囊壁薄，无色透明，内含 2 个孢子囊，每个孢子囊内含 4 个子孢子。孢子囊卵圆形，在终宿主粪内由卵囊破裂而出，大小 9 ~ 16μm，内含 4 个子孢子。肉孢子囊柱状或纺锤形，长 1 ~ 5cm，宽 0.1 ~ 1cm，囊内许多网状结构把缓殖子包裹其内。

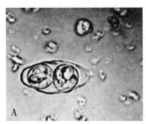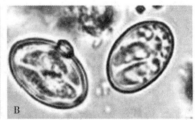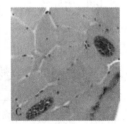

图 10 - 8　肉孢子虫形态

A. 卵囊；B. 孢子囊；C. 肉孢子囊

（二）生活史

对于肠腔型的肉孢子虫来讲，人的感染来自生食、半生食含有肉孢子囊的猪肉或牛肉。缓殖子在消化液作用下从肉孢子囊中释放出来，侵入肠黏膜，分裂增殖并发育为雌、雄配子，两性配子交合为合子，然后合子发育为卵囊。

成熟卵囊内有 2 个孢子囊，每个孢子囊含 4 个子孢子。卵囊在人粪便内释放出孢子囊。当孢子囊被牛或猪吞食后，肠腔内释放出来的子孢子钻入血管，在血管内皮细胞内演变为裂殖体，裂殖体破裂后释放出裂殖子，裂殖子侵入心肌和骨骼肌内形成肉孢子囊。肉孢子囊内含大量缓殖子（图 10 - 9）。

对于肌肉型的肉孢子虫，人的感染是吞入被猫、狗粪内孢子囊污染的水或食物而造成的。子孢子在肠腔内从孢子囊内释放出来，随后侵入血管，在血管壁细胞内经两代增殖而成为裂殖体，裂殖子从裂殖体内释放后侵入心肌或骨骼肌。形成肉孢子囊。猫、狗作为终宿主，体内的发育类似人作为终宿主的肠内发育过程。

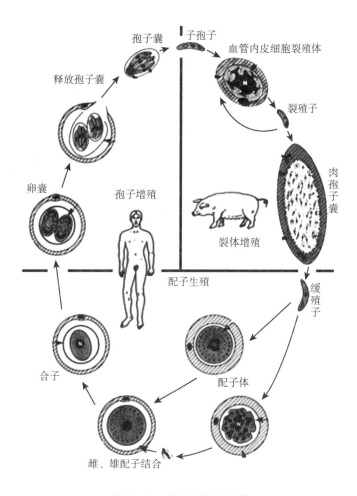

图 10 - 9　肉孢子虫生活史

（三）致病

肠道型肉孢子虫感染后多数无临床症状，当疾病发生时可出现反胃、呕吐、腹疼、腹泻。人肠牛肉孢子虫在吞入牛肉后 3～6 小时即可发病，而人肠猪肉孢子虫发病常在吞入猪肉 24 小时之后。

据资料表明，世界上人群感染率在 2%～10%。肌肉型肉孢子虫多数感染者常无临床症状，临床症状与肌肉内肉孢子囊的大小有关，肉孢子囊通常在 5～5cm 之间。较大的肉孢子囊可引起肌肉疼痛、肌肉无力，但肌肉炎症及嗜酸性粒细胞性炎症不常见。

至今全世界有 46 例确诊肌肉型肉孢子虫病发生，其中 35 例是肌肉型病变，11 例是心肌型病变。

（四）实验室检查

肠道型肉孢子虫病粪膜涂片查找孢子囊。肌肉型肉孢子虫病肌肉活检查获肉孢子囊。

（五）流行与防治

肉孢子虫病是人兽共患病，以动物感染为主，全球分布。人类感染与生食、半生食肉类有关。我国报到肠肉孢子虫病 300 多例，人肌肉肉孢子虫病病例较少，我国已报告 5 例。

加强家畜管理和肉类检疫，肉类生熟分开，不食生肉。复方磺胺甲噁唑（复方新诺明）和磺胺嘧啶、吡喹酮有一定疗效。

二、贝氏等孢球虫

贝氏等孢球虫（*Isospora belli* Wenyon，1923）是人类等孢球虫性腹泻的病原体，该虫仅能寄生于人，流行于南美洲、加勒比海、非洲和东南亚。

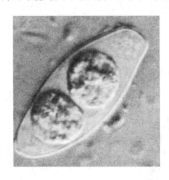

图 10 - 10　贝氏等孢球虫卵囊形态

（一）形态

卵囊长椭圆形，大小为 17～37μm，成熟卵囊内含 2 个孢子囊，每个孢子囊内有 4 个子孢子和 1 个残留体（图 10 - 10）。

（二）生活史

贝氏等孢球虫生活史在一个宿主体内完成，成熟卵囊被宿主食入后，卵囊在小肠逸出虫体侵入肠上皮细胞发育为滋养体，进行裂体增殖后成为裂殖体，裂体增殖后部分虫体侵入细胞形成配子体，雌雄配子结合为合子，发育为卵囊，卵囊随粪便排出体外（图 10 - 11）。

（三）致病

人体感染贝氏等孢球虫后，绝大多数情况下，虫体有自限性，不致病。只在免疫力低下时出现腹疼、腹泻、恶心等临床症状，严重的有发热、持续性水样便或脂肪泻，甚至导致死亡。艾滋病患者感染后，除消化道症状外，还可出现肠外反应。

（四）实验室检查

粪便常规检查或十二指肠活检发现虫体可确诊。浓集法可提高检出率。

（五）流行与防治

该虫全世界分布，南美洲、非洲等热带地区人群感染率

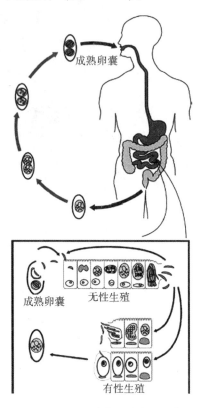

图 10 - 11　贝氏等孢球虫生活史

高。该虫是免疫低下者常见机会致病原虫之一。做好饮食卫生，加强粪便管理是主要预防措施。乙胺嘧啶和磺胺嘧啶对等孢球虫病有一定疗效。

三、微孢子虫

微孢子虫（*Microsporidium*），有 1200 多种，是目前发现的最小个体的寄生原虫，广泛寄生于节肢动物、鸟类、哺乳动物和人类。近年来发现 HIV 感染者或艾滋病患者常并发感染微孢子虫，是引起 HIV 感染者或者艾滋病患者腹泻的重要病原体。

（一）形态与生活史

微孢子虫期包括孢子、分裂体、母孢子和成孢子，孢子是微孢子虫的感染期，是微孢子虫生活史中唯一可在宿主细胞外生存的发育阶段。成熟的孢子呈圆形或椭圆形，长 2.0～3.0μm，宽 1.5～5.0μm。成熟的孢子含有极管（polar tube），亦称极丝（polar filament）。极管螺旋状从孢子前端的固定盘（anchoring）连至虫体末端，并缠绕胞核，后端有一空泡。极管的螺旋数依不同属的微孢子虫而异。

成熟孢子经口摄被宿主吞食后，孢子内的极管伸出，刺入宿主细胞膜，将感染性的孢子质（sporoplasm）注入宿主细胞而感染。虫体二分裂或多分裂方式增殖，经血液循环播散到肝、肾、脑、肌等组织器官，最终转化形成母孢子进入孢子增殖阶段。母孢子在同一细胞内发育并分裂成孢子细胞，最终变

形成孢子并可以释放到外界环境中，孢子对外界环境具有较强抵抗力（图 10 – 12）。

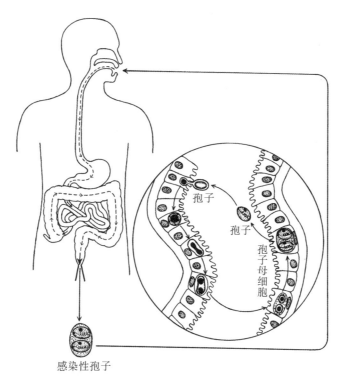

图 10 – 12　微孢子虫生活史

（二）致病

微孢子虫虫体具有机会致病作用，致病性因宿主免疫状态不同而不同。免疫力正常者，虫体繁殖有自限性；免疫力低下者，虫体可由肠壁细胞播散至全身重要器官，引起各种病例损害。常见有肠道损害、中枢神经及眼损害、肌肉损害和肝部炎症等。

（三）实验室检查

电子显微镜是目前确诊微孢子感染的"金标准"。粪便直接涂片或吉姆萨染色法检查体液。其他诸如改良三色（Chromotorop）染色法，可提高检出率。

（四）流行与防治

微孢子虫病是人兽共患病，据统计，有 10% ~ 30% 不明原因腹泻者体内有微孢子虫感染，且 HIV 抗体阳性者多见。注意对腹泻者查找病原体及注意个人饮食卫生对微孢子虫病预防有积极作用。迄今为至对该病无满意治疗方法，甲硝唑和阿苯达唑对微孢子虫引起的腹泻有暂时性疗效，静脉注射磺胺二甲异噁唑可以治疗微孢子虫脑炎，提高患者免疫力是重要的支持疗法。

四、人芽囊原虫

人芽囊原虫（*Blastocystis hominis*）寄生于人体消化道内，可引起人类腹泻，目前证实有 9 种人芽囊虫可感染人类。该虫全球分布，尤以热带、亚热带及发展中国家为常见，以粪 – 口途径传播，常用药物为甲硝唑（灭滴灵）或复方磺胺甲噁唑（复方新诺明）。

（一）形态与生活史

人芽囊原虫形态多变，在成形人粪便中为空泡性虫体，空泡呈圆形，直径为 6 ~ 40μm，虫体中有一

大的空泡，空泡和细胞膜之间有月牙状间隙，细胞质、细胞核被挤在空泡边缘，核月牙状或块状，1～4
个不等。在体外培养可见空泡型、颗粒型、多空泡型、无空泡型、阿米巴型和包囊型（图 10 – 13）。

虫体主要寄生在人消化道的回盲部，营厌氧性、有细菌伴存式生长发育。包囊是其感染阶段，包囊
有厚、薄壁之分，薄壁包囊在肠腔内增殖，可造成自体感染；厚壁包囊在外界进行传播。致病虫期为阿
米巴虫期，生活史完成只需要一个宿主，生活史详细过程尚不明确（图 10 – 14）。

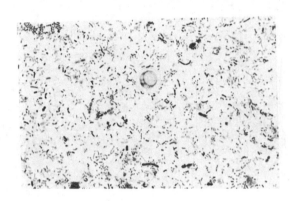

图 10 – 13　人芽囊原虫虫体形态

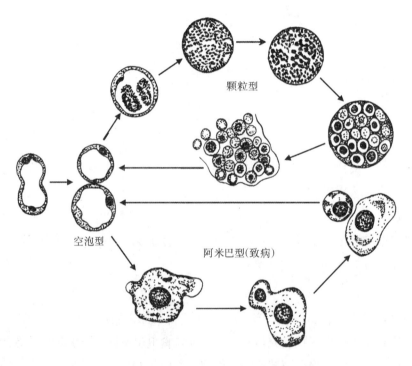

图 10 – 14　人芽囊原虫生活史

人芽囊原虫有有性生殖和无性生殖两种方式。空泡型和颗粒型进行二分裂、原质团分割、裂体分
裂、内二芽殖等分裂方法；阿米巴型为出芽生殖、芽孢生殖及质团分割法。

（二）致病

人芽囊原虫感染多无临床症状，仅少数有消化道症状，严重的急性感染可出现水样腹泻伴发热。疲
劳、胃肠道功能紊乱可能与人芽囊原虫感染有关。

（三）实验室检查

粪检虫体可确诊，常用方法有生理盐水涂片法、碘液染色法、三色染色法和培养法。由于虫体小、

形态多样，极易漏诊和误诊。

五、巴贝虫

巴贝虫（*Babesia*）在分类学上属于顶复门（Apicomplexa）、孢子虫纲（Sporozose）、梨形虫亚纲（Prioplasmasina）、梨形虫目（Prioplasmida）、巴贝虫科（Babesidae）。虫体寄生于各种家养和野生哺乳动物（牛、马、羊、猪等）的红细胞内，引起红细胞破坏溶解。该虫感染人体可引起巴贝虫病（babesiosisi）。微小巴贝虫（*Babesia microti*）、分歧巴贝虫（*Babesia divergens*）和邓肯巴贝虫（*Babesia duncani*，以前称为WAI），可感染人类。巴贝虫病是一种由蜱媒传播的人兽共患寄生虫病。

（一）形态

巴贝虫分为两型：大型虫体长 2.5 ~ 5.0μm；小型虫体长 1.0 ~ 2.5μm。红细胞内的虫体可呈逗点状、阿米巴状、环状、梨形、圆形、卵圆形等。单个或成对排列，也可为四联型，一个红细胞内可有多个虫体寄生，表现为不同发育期（图 10 - 15）。

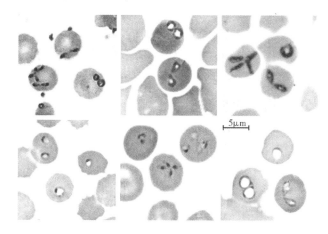

图 10 - 15　人体红细胞内巴贝虫形态

（二）生活史

媒介蜱体内有性繁殖阶段和哺乳动物红细胞内无性发育两个阶段。幼蜱叮人吸血时，吸入宿主红细胞内的雌雄配子体，虫体进入蜱的小肠上皮细胞等各个器官内发育繁殖。2周后，幼蜱唾液腺内即出现含许多子孢子的孢子母细胞（sporoblast）或卵囊。子孢子通过幼蜱叮咬进入哺乳动物红细胞内。部分巴贝虫存在经卵传递的现象，并可经卵传递数代。

子孢子进入哺乳动物红细胞后，以二分裂法繁殖。当红细胞破裂后，裂殖子逸出，再侵入新的红细胞，某些虫体再次侵入红细胞后逐渐发育为配子体，配子体在红细胞内不繁殖，进入蜱肠后才继续发育并进行有性生殖。巴贝虫除了通过蜱媒传播以外还可通过输血传播。

（三）致病

人巴贝虫病的临床表现与宿主免疫状态有关。

巴贝虫病的潜伏期 1 ~ 4 周。免疫功能正常宿主多呈自限性，重症患者可突然起病，高热、寒战、体温可高达 40℃，症状类似疟疾。患者不同程度的贫血、黄疸及血红蛋白尿，也可有肝大、脾大。危重患者出现肝、肾衰竭，昏迷，甚至死亡。艾滋病患者感染巴贝虫后易转化成慢性感染。

（四）实验室检查

末梢血涂片吉姆萨染色镜检是诊断该病最常用的方法。红细胞感染率往往会高至49.8%，甚至高达

85%。依据感染宿主的不同，血涂片所见虫体在形态上有很大差异。血涂片中可查见原虫的持续时间为3～12周。血清学检测如间接荧光抗体实验（IFA），以及分子生物学方法如PCR等，可用于辅助诊断。动物腹腔接种是诊断巴贝虫病的敏感方法之一。

（五）流行

巴贝虫的宿主广泛，人类可以感染其中的一些虫种。欧洲流行牛源性分歧巴贝虫；美国流行微小巴贝虫；我国有十余例感染两种虫种的报道。传播途径包括蜱虫叮咬、器官移植、输血和经胎盘传播等。主要蜱种有草原革蜱、森林革蜱、银盾革蜱、中华革蜱、镰形扇头蜱、长角血蜱等。

（六）防治

常用的有效药物为克林霉素和奎宁，阿托伐醌（atovaquone）和阿奇霉素（azithromycin）等可以作为二线药物。在免疫抑制、HIV感染者或严重巴贝虫感染者，有时药物治疗不能奏效，则需采用其他疗法。

答案解析

目标检测

1. 疟原虫的终宿主、中间宿主分别是什么？
2. 弓形虫的感染方式有哪些？
3. 杀灭红内期的代表药物是什么？预防疟疾复发的药物是什么？
4. 青蒿素能预防疟疾复发吗？
5. 弓形虫有保虫宿主吗？
6. 弓形虫的感染方式有哪些？
7. 弓形虫对人类的主要危害是什么？
8. 隐孢子虫病有哪些主要症状和危害？
9. 寄生于肠道上皮细胞的孢子虫有哪些？
10. 最小的原虫是什么？

（刘世国）

书网融合……

本章小结

微课1

微课2

题库

第十一章 结肠小袋纤毛虫

PPT

学习目标

1. **掌握** 结肠小袋纤毛虫的生活史特点。
2. **熟悉** 该原虫致病机制和病原体检查方法。
3. **了解** 结肠小袋纤毛虫的形态特征和流行防治。
4. 学会分析该原虫感染特点和致病情况，具备分析、判断感染和预防疾病的能力。

【概要】

结肠小袋纤毛虫（*Balantidium coli* Malmsten，1857）是寄生于人体的最大原虫，寄生于人体结肠内，可侵犯肠壁组织引起类似溶组织内阿米巴样的"烧瓶样"溃疡及痢疾，多流行于热带地区，流行区域及致病类似于溶组织阿米巴。它的重要保虫宿主是猪。粪便中检获滋养体或包囊可确诊。除感染人外，可感染灵长类动物。

（一）形态

1. 滋养体 椭圆形，大小（30～150）μm×（25～120）μm。全身被纤毛，借纤毛做运动。虫体前段有凹陷胞口，下接漏斗状胞，虫体中后部有伸缩泡（具有调节渗透压功能），胞质内可见含红细胞的食物泡，染色虫体可见肾型大核 1 个和圆形小核 1 个。

2. 包囊 球形或卵圆形，直径 40μm×60μm，淡黄或淡绿色，囊壁厚而透明，染色后可见双核（图 11-1，彩图 59～60）。

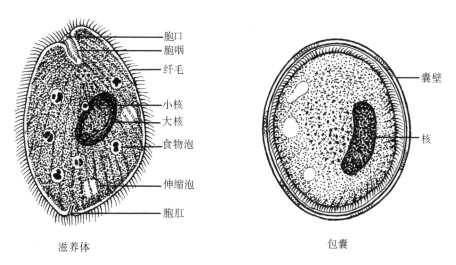

滋养体 胞口 胞咽 纤毛 小核 大核 食物泡 伸缩泡 胞肛

包囊 囊壁 核

图 11-1 结肠小袋纤毛虫滋养体和包囊形态

（二）生活史

猪、豚鼠、大鼠及哺乳类动物可作为结肠小袋纤毛虫的宿主。但虫体在宿主间传病较为困难，因为它从一宿主到另一宿主后需要一个适应过程。人类对该虫体较为敏感，容易导致疾患，但动物似乎需要其他致病条件才能发病。

滋养体在结肠内以二分裂方式进行繁殖，随肠内容物下移到直肠后，水分缺失，虫体逐渐演变为包囊，包囊随污染的食物和水源经口感染宿主。随粪便排出体外的滋养体在外界能存活 10 天，也可经口感染宿主，但虫体在 pH 5.0 的环境中很快死亡，因此，只有在胃酸缺失或营养不良的人，滋养体才有感染作用（图 11 -2）。

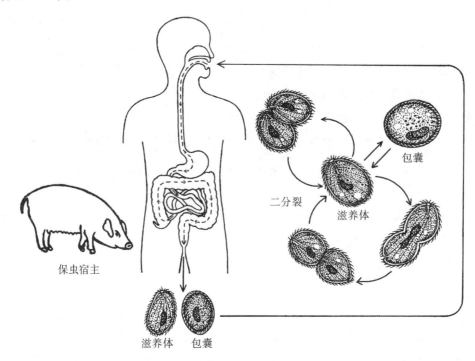

图 11 -2 结肠小袋纤毛虫生活史

（三）致病

结肠小袋纤毛虫滋养体通常在肠腔内以食物残渣为食进行繁殖，一些情况下，虫体可分泌蛋白水解酶及玻璃酸酶侵袭肠上皮细胞。形成类似溶组织内阿米巴样的"烧瓶样"溃疡。溃疡局部形成以淋巴细胞为主的炎症，炎症内少有白细胞，伴随其后局部可有出血及细菌性炎症形成。严重患者可导致黏膜坏死，结肠或阑尾穿孔如同阿米巴痢疾。严重可导致患者死亡。虫体也可经血流侵入肝、肺以及泌尿生殖道。

⇨ 案例引导

案例 近年来，生态农业发展蓬勃，人们对不吃饲料的散养猪肉情有独钟，在此背景下，承包山林散养黑猪大有发展势头，一位 50 岁左右散养黑猪的饲养员出现了和猪一样的腹泻症状。

讨论 该患者应该如何进行病原学诊断？

（四）实验室检查

粪便直接涂片检查到滋养体或包囊可确诊。虫体较大，不易漏检。

（五）流行与防治

结肠小袋纤毛虫在菲律宾严重流行，但在世界各地均有发现，特别是与猪密切接触的人时有感染，据估计，该虫人类感染率在 1% 以下。猪的感染率较高，日本一猪屠杀点检测猪的感染率为 100%。除人之外的哺乳动物可作为人类传染源。猪是结肠小袋纤毛虫主要的保虫宿主，猪感染后通常不发病，包囊可在猪粪内存活数周，人感染结肠小袋纤毛虫后多为无症状的带虫者。

卡巴胂、双碘喹啉和四环素常用来杀虫。猪的饲养者应特别注意预防感染和治疗。

答案解析

目标检测

1. 哪种寄生人体的原虫体积最大？
2. 纤毛虫的寄生部位是哪里？
3. 纤毛虫的重要保虫宿主是什么？
4. 纤毛虫引起的痢疾类似于其他哪种原虫？
5. 纤毛虫的病原学检测常采用哪种方法？
6. 纤毛虫的感染期都有哪些？
7. 纤毛虫感染动物和人有什么区别？
8. 纤毛虫的治疗药物是什么？
9. 纤毛虫是否可以寄生在泌尿生殖道？
10. 纤毛虫感染与阿米巴原虫有何异同？

（刘世国）

书网融合……

本章小结

题库

第三篇　医学蠕虫学

第十二章　吸　虫

📖 学习目标

1. 掌握　常见人体寄生吸虫与诊断有关的形态鉴别要点，常见人体寄生吸虫的生活史要点、致病机制、临床表现及实验诊断方法。

2. 熟悉　常见人体寄生吸虫的流行特点与防治原则。

3. 了解　人体寄生吸虫的地理分布及主要种类。

4. 学会常见吸虫病案例综合分析的方法，具备初步诊断寄生虫病的能力。

第一节　概　述

PPT

【概要】

寄生于人体的吸虫属复殖目，除血吸虫外均为雌雄同体，生活史发育阶段包括虫卵、毛蚴、胞蚴、雷蚴、尾蚴、囊蚴、童虫和成虫等阶段，需 1~2 个中间宿主，终宿主多为哺乳动物和人，均需经历有性世代与无性世代的交替及其宿主的转换。常见人体寄生吸虫有华支睾吸虫、布氏姜片吸虫、并殖吸虫和血吸虫等。

吸虫（trematode）隶属于扁形动物门（Platyhelminthes）、吸虫纲（Trematoda）。该纲的种类繁多，形态各异，消化道不发达，缺循环系统，生殖系统多数为雌雄同体。生活史复杂。常见寄生人体的吸虫有 10 多种，均属于复殖目（Digenea）的吸虫，故也称复殖吸虫。

（一）形态

1. 成虫　复殖目吸虫的成虫外观多数呈叶片状，背腹扁平，两侧对称；少数为圆柱形。大小因虫种而异，最小者不足 1mm，最大者长达 80mm。具有口吸盘（oral sucker）和腹吸盘（ventral sucker）。前者位于虫体前端的腹面，中央为口孔；后者多分布于虫体腹面。生殖孔位于腹吸盘的前缘或后缘；排泄孔在虫体的后末端。

（1）体壁　吸虫的体壁由皮层（tegument）和细胞体构成，系合胞体（syncytium）结构，覆盖于虫体的体表。皮层整层为胞质性，无核也无细胞界线，由外质膜（external plasma membrane）、基质（matrix）和基质膜（basal plasma membrane）组成。基质膜下分别为基层（basement layer）、外环肌和内纵肌。皮层细胞（tegumentary cell）位于肌层下，有许多胞质通道与基质相通，有的甚至通到实质细胞（parenchymal cell）。吸虫的体壁具有保护虫体、吸收营养和感觉等生理功能。体壁与器官之间充满实质组织，无体腔。

（2）消化系统　包括口、前咽（prepharynx）、咽（pharynx）、食管及肠管。口孔位于口吸盘中央，前咽短小或缺如。无前咽时，口孔后为咽。咽为肌质构造，呈球状。咽和肠道之间为细长的食管，食管的两侧常有若干个单细胞腺体，各有管道通向虫体两端。肠管分左右两支向虫体后端延伸，绝大多数虫种的两条肠支在虫体后端形成封闭的盲端，不再合拢，少数吸虫（如血吸虫）的两条肠管在体后部汇合成单一的盲管。吸虫无肛门，未被消化吸收的废物经口孔排出体外。

（3）生殖系统　寄生于人体的吸虫除血吸虫为雌雄异体（dioecism）外，其他均是雌雄同体（hermaphrodite），即同一虫体内具有雌性和雄性生殖系统各一套。雄性生殖系统由睾丸产生精子，精子沿输出管、输精管、储精囊、射精管或阴茎至生殖腔。交配时阴茎可经生殖孔伸出体外与雌性生殖器官的远端相交接。雌性生殖器官包括卵巢1个，发出的输卵管伸向卵模，并先后与受精囊及总卵黄管相通，卵模连接子宫。进入雌性生殖器官的精子一般在输卵管内与卵细胞结合受精。受精卵与卵黄细胞进入卵模，形成卵壳并塑成特有的卵形，然后进入子宫发育成熟，经生殖孔排出体外。卵黄腺位于虫体的两侧或布满整条虫体。卵黄腺发出卵黄管，两侧的卵黄管汇合成总卵黄管。雌雄同体的吸虫亦可异体受精。

（4）排泄系统　由焰细胞（flame cell）、毛细管、集合管、排泄囊、排泄管和排泄孔组成。焰细胞为凹形细胞，具有一个大的细胞核，显微镜下核仁明显可见，在凹入处有一束纤毛，每一支纤毛由2根中央纤丝和9根外周纤丝组成。焰细胞因其纤毛颤动似火焰跳跃而得名。排泄液借纤毛的颤动而进入胞腔，然后经毛细管、集合管集中到排泄囊，最后从虫体后端的排泄孔排出体外。

（5）神经系统　在咽的两侧各有一个神经节，相当于神经中枢。神经节间彼此有背索相连。每个神经节各发出前后三条神经干，分布于背面、腹面及侧面。向后伸展的神经干，在几个不同的水平上皆有横索相连。神经末梢由前后神经干发出到达口吸盘、咽、腹吸盘等器官以及体壁外层中的许多感觉器官。

2. 虫卵　为椭圆形，一端有卵盖，也有的卵无卵盖，如血吸虫卵。卵内含1个卵细胞及多个卵黄细胞，或含1个毛蚴。

3. 毛蚴　略呈椭圆形，体表被纤毛，运动活泼，内含头腺、原肠和胚细胞等。

4. 胞蚴　呈袋状，体内有数目不等的胚细胞团，进一步分裂发育为多个雷蚴或子胞蚴。

5. 雷蚴　呈长袋状或圆筒形，体前端有口和咽，后接一囊状原肠。体内有胚细胞团，可分化发育为多个尾蚴。有的吸虫有两代雷蚴，即母雷蚴和子雷蚴。

6. 尾蚴　分体部和尾部。体部有口吸盘和腹吸盘，消化器官有口、咽、食管和肠支。排泄系统有收集管和排泄囊，还有多种单细胞分泌腺等。尾部长短不一，有的种类尾端分叉。

7. 囊蚴　呈圆形或椭圆形，外为囊壁，内为幼虫，称后尾蚴。后尾蚴已具有口吸盘、腹吸盘、消化道和排泄囊等。

（二）生活史

复殖吸虫生活史较复杂，均需经历有性世代与无性世代的交替及其宿主的转换。有性世代在终宿主人或哺乳动物体内发育。无性世代通常在中间宿主淡水螺体内发育，有的吸虫在无性世代还需要转换宿主（第一中间宿主及第二中间宿主）。生活史的基本阶段包括虫卵、毛蚴、胞蚴、雷蚴、尾蚴、囊蚴、童虫和成虫。虫卵随宿主的粪便或痰液排出体外后，必须入水或在水中被软体动物吞食后才能孵出毛蚴，毛蚴侵入中间宿主淡水螺发育为胞蚴、雷蚴及尾蚴，尾蚴成熟后从螺体内逸出，侵入第二中间宿主或附着在水生植物表面形成囊蚴。复殖吸虫的感染阶段一般是囊蚴，经口感染，在消化道内脱囊为童虫，移行至寄生部位发育为成虫；裂体科吸虫无囊蚴期，感染阶段为尾蚴，经皮肤或黏膜侵入宿主。复殖吸虫均具有保虫宿主，所致疾病均为人兽共患寄生虫病。

（三）常见种类

我国常见寄生于人体的吸虫主要有日本血吸虫、华支睾吸虫、卫氏并殖吸虫、斯氏并殖吸虫及布氏姜片吸虫等（表 12-1）。一些地区有肝片形吸虫的散发感染。另外，还有一些吸虫主要寄生于鸟类或其他哺乳动物，偶尔寄生于人体，如异形吸虫、横川后殖吸虫、日本棘隙吸虫等。

表 12-1　我国寄生人体的主要吸虫

科	属	种	寄生部位
后睾科 Opisthorchiidae	支睾属 Clonorchis	华支睾吸虫 C. sinensis	肝胆管
棘口科 Echinostomatidae	棘隙属 Echinochasmus	日本棘隙吸虫 E. japonicus	小肠
异形科 Heterophyidae	异形属 Heterophyes	异形异形吸虫 H. heterophyes	肠管
片形科 Fasciolidae	姜片属 Fasciolopsis	布氏姜片吸虫 F. buski	小肠
	片形属 Fasciola	肝片形吸虫 F. hepatica	肝胆管
并殖科 Paragonimidae	并殖属 Paragonimus	卫氏并殖吸虫 P. westermani	肺部为主
		斯氏并殖吸虫 P. skrjabini	皮下及其他组织器官
裂体科 Schistosomatidae	裂体属 Schistosoma	日本血吸虫 S. japonicum	门静脉系统

第二节　华支睾吸虫

PPT

【概要】

华支睾吸虫（*Clonorchis sinensis* Cobbled，1875；Looss，1907）成虫寄生在终宿主——人及猫、犬等哺乳类动物的肝胆管。故俗称肝吸虫（liver fluke），引起的疾病称为华支睾吸虫病（clonorchiasis）或肝吸虫病（liver fluke disease）。赤豆螺、纹沼螺和长角涵螺等为第一中间宿主；淡水鱼和虾为第二中间宿主。终宿主因生食或半生食含有活囊蚴的淡水鱼或虾而感染。虫体通过机械性刺激和代谢产物引起的超敏反应致病，导致肝胆管狭窄，胆汁淤积，继发胆管炎、胆囊炎、胆石症等。慢性患者可出现肝硬化，甚至胆管细胞癌。粪便或十二指肠液内查见虫卵可确诊。预防华支睾吸虫病的关键措施是不食生的或未熟的淡水鱼、虾。治疗药物为吡喹酮。

1874 年，McConnell 首次在印度加尔各答一位华侨尸体的胆管内发现该虫，因睾丸呈分支状而得名。1908 年，Heanley 首次证实我国有华支睾吸虫病。1975 年，在湖北省江陵战国楚墓古尸中发现存在本虫虫卵，证明该病在我国的流行至少有 2300 多年。

（一）形态

1. 成虫　虫体狭长，背腹扁平，前端略窄，后端钝圆，呈葵花籽状。虫体活时淡红色，死后或经固定后为灰白色。大小为（10～25）mm×（3～5）mm。口吸盘位于虫体前端，腹吸盘位于虫体腹面的前1/5 处，口吸盘略大于腹吸盘。消化系统包括口、咽、食管和肠支。口孔位于口吸盘内，下接球形的咽，食管短，后连两肠支，沿虫体两侧伸至虫体后端，末端为一盲端，无肛门。生殖系统为雌雄同体。

雄性生殖器官有睾丸 2 个，呈分支状，前后排列在虫体后 1/3 处。雌性生殖器官有 1 个分叶状卵巢，位于睾丸之前；受精囊呈椭圆形，位于睾丸与卵巢之间；子宫内常充满虫卵，位于卵巢与腹吸盘之间，自卵模开始盘绕向前，与射精管同开口于腹吸盘前缘的生殖腔；卵黄腺为颗粒状，分布于虫体中段的两侧，自腹吸盘水平起，向后延伸至受精囊水平止。排泄囊略呈弯曲的"S"形，排泄孔开口于虫体末端（图 12 -1）。

2. 虫卵　外形似芝麻，黄褐色，大小为（27 ~ 35）μm × （11 ~ 19）μm，平均为 29μm × 17μm。前端较窄，具卵盖，卵盖两侧的卵壳增厚呈肩峰样突起；后端钝圆，有一结节样小突起，称为小疣。卵内含有一成熟的毛蚴（图 12 -1，彩图 11）。

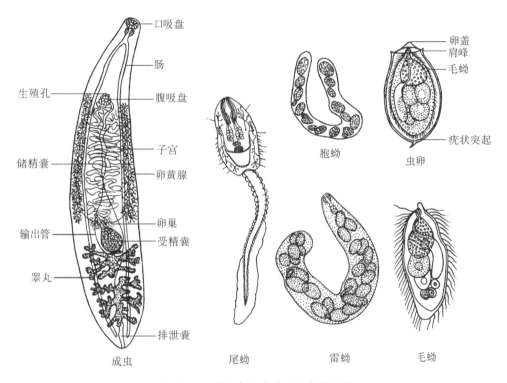

图 12 -1　华支睾吸虫成虫和虫卵形态

（二）生活史　微课1

华支睾吸虫的终宿主是人及猫科和犬科动物等。第一中间宿主为淡水螺类，如赤豆螺、纹沼螺和长角涵螺等；第二中间宿主为淡水鱼和虾。生活史包括虫卵、毛蚴、胞蚴、雷蚴、尾蚴、囊蚴、童虫和成虫等阶段（图 12 -2）。

成虫寄生在人或哺乳动物的肝胆管内，产出的虫卵随胆汁进入小肠，随粪便排出体外。虫卵入水并被第一中间宿主淡水螺吞食后，毛蚴在螺的肠道内孵出。毛蚴略呈卵圆形，周身被有纤毛，大小约为 32μm × 17μm。毛蚴无眼点，毛蚴穿过肠壁，在螺体内经胞蚴、雷蚴无性增殖后，发育形成大量尾蚴。尾蚴略呈烟斗状，分为圆筒形的体部和弯曲的尾部，体前端的背面有眼点一对，尾不分叉；体部大小为（0.137 ~ 0.240）mm ×（0.062 ~ 0.09）mm，尾部大小为（0.32 ~ 0.47）mm ×（0.021 ~ 0.034）mm。尾蚴从螺体逸出后在水中 12 小时内活动力最强，若遇到第二中间宿主淡水鱼、虾，以吸盘吸附于鱼、虾的体表，侵入其肌肉等组织内，发育为囊蚴。囊蚴呈球形或近球形，乳白色，直径为 138 ~ 150μm；囊壁有两层，外层较厚，内层较薄；囊内含有一条卷曲的后尾蚴，可见明显的口吸盘、腹吸盘及排泄囊；排泄囊呈椭圆形或类三角形，内含黑褐色折光性颗粒。囊蚴主要分布在淡水鱼的肌肉和皮下组织，在鱼体内可存活 3 个月至 1 年。囊蚴为感染期，终宿主因生食或半生食含活囊蚴的淡水鱼或虾而感染。囊蚴在

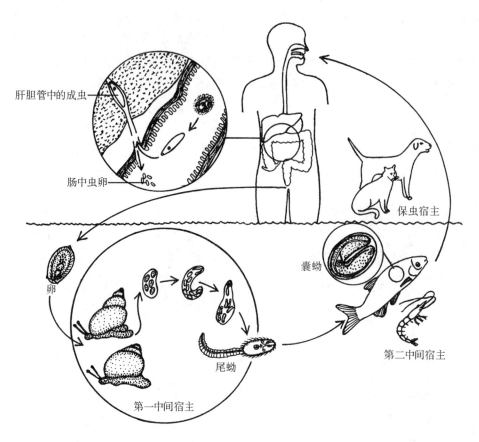

肝胆管中的成虫

肠中虫卵

保虫宿主

囊蚴

第二中间宿主

卵

尾蚴

第一中间宿主

图 12 – 2　华支睾吸虫生活史

消化液的作用下，囊壁软化，囊内后尾蚴的酶系统被激活，活动加剧，在十二指肠内破囊而出转变为童虫。童虫循胆汁逆流而行，经胆总管到达肝胆管内寄生，也可经血管或穿过肠壁经腹腔进入肝胆管内，约在感染后 1 个月发育为成虫。人体感染成虫的数量从几条至数千条不等，曾有感染 21000 条的报道。华支睾吸虫成虫每条每日产卵量为 1600 ~ 4000 个，平均为 2400 个左右。成虫寿命一般为 20 ~ 30 年。

（三）致病

1. 致病机制　主要是虫体运动的机械性刺激和分泌代谢产物的化学性刺激，使胆管内壁上皮细胞发生脱落、增生，胆管壁周围炎性细胞浸润，纤维组织增生，导致管壁增厚，管腔变窄；加之虫体大量寄生可引起胆管阻塞，胆汁淤积，继而引起阻塞性黄疸；胆汁流通不畅，易继发细菌感染而引起胆管炎和胆囊炎。慢性感染时纤维组织大量增生，还可引起邻近肝细胞坏死、萎缩、脂肪变，甚至肝纤维化。虫卵、死亡的虫体及其碎片、脱落的胆管上皮细胞可在胆管内构成结石的核心，引起胆结石。虫体长期寄生可导致胆管壁上皮细胞腺瘤样增生，甚至引起胆管细胞癌。2009 年，WHO 已将华支睾吸虫感染列为胆管细胞癌的 I 类致癌因素。

2. 临床表现　华支睾吸虫病的轻重主要取决于感染数量、病程长短、重复感染情况以及宿主的免疫力等因素。一次食入大量华支睾吸虫囊蚴可致急性华支睾吸虫病。反复多次小量感染或急性华支睾吸虫病未得到及时治疗，均可演变为慢性华支睾吸虫病。绝大多数患者为轻度感染，常无或仅有轻微的临床表现。

（1）急性华支睾吸虫病　潜伏期 7 ~ 40 天，平均为 30 天。一般起病较急，症状为上腹部疼痛、腹泻，3 ~ 4 天后出现寒战、高热、肝大等表现。类似急性胆囊炎的症状，伴有外周血嗜酸性粒细胞增多。部分患者可有黄疸，血清转氨酶升高，重者出现类白血病反应。

（2）慢性华支睾吸虫病　一般起病隐匿。轻度感染者症状不明显，或仅有上腹不适，轻度腹痛等消化道症状，也可出现肝大。中度感染有不同程度的食欲减退、消化不良，经常腹痛和慢性腹泻；肝脏肿大，以左叶肿大为多见，常伴有乏力、神经衰弱等症状。重度感染者上述症状加重，少数患者出现发热、黄疸，合并胆管炎、胆结石。晚期患者出现严重肝纤维化、肝硬化、腹水、脾大等并发症，可因肝昏迷、消化道出血而死亡。严重反复感染的儿童可影响生长发育，出现侏儒症。

⇒ 案例引导

> 案例　患者，男，25 岁，自诉 6 天前因受凉后出现全身乏力、发热、头痛、上腹不适、大便稍稀烂，每日 3~4 次，自服"消炎药"（具体不详）无好转而就诊。查体：体温 38.2℃，脉搏、呼吸、血压正常，精神欠佳，皮肤黏膜无黄染，心肺未见异常，腹平软，无压痛，肝脾肋下未触及。B 超检查未见异常。实验室检查：白细胞 16.0×10^9/L，淋巴细胞 19.9%，单核细胞12.3%，中性粒细胞 67.3%，丙氨酸转氨酶（ALT）95U/L，天冬氨酸转氨酶（AST）112U/L，碱性磷酸酶（ALP）164U/L，谷氨酰转肽酶（GGT）283U/L。乙肝两对半提示"小三阳"。初步诊断：①乙型病毒性肝炎；②上呼吸道感染。给予抗炎、抗病毒、护肝等治疗，但症状无缓解且日益加重，而于 19 天后再次就诊。自觉极度疲乏，腹胀、腹泻加重，体重明显减轻，伴有心悸、失眠、眩晕等。实验室检查：白细胞 31.4×10^9/L，淋巴细胞 24.8%，单核细胞 8.8%，中性粒细胞 66.4%，ALT 82U/L，AST 99U/L，ALP 215U/L，GGT 262U/L，心肌酶谱正常。血涂片检查可见大量嗜酸性粒细胞。考虑可能为寄生虫感染，追问病史，患者曾于发病前 1 个月吃过一次"鱼生"。粪便涂片未找到虫卵，结合临床症状，诊断为某寄生虫病，给予阿苯达唑治疗一个疗程，患者症状消失，实验室检查各项指标恢复正常，基本痊愈。（正常参考值：白细胞 4×10^9 ~ 10×10^9/L；淋巴细胞 20% ~40%；单核细胞 3% ~8%；中性粒细胞 50% ~60%；ALT 2 ~30U/L，AST 3 ~30U/L，ALP 40 ~110U/L，GGT <40U/L）。
>
> 讨论　1. 根据上述病史，该患者可能患什么寄生虫病？
>
> 　　　2. 哪些症状、体征及实验室检查结果支持该寄生虫病的诊断？
>
> 　　　3. 该病的诊断方法有哪些？建议该患者在治疗前还可进行什么检查？
>
> 　　　4. 该病的预防措施有哪些？

（四）实验室检查

1. 病原学检查　粪便或十二指肠液内查见虫卵是确诊的依据。

（1）粪便检查　一般在感染后 1 个月就可从上述标本内找到虫卵，检查方法有粪便直接涂片法和浓集法。因华支睾吸虫虫卵很小，粪便直接涂片法的检出率较低，常采用浓集法，以提高检出率。定量透明厚涂片法（改良加藤法，Kato – Katz technique）是既可定性又可定量的方法；水洗离心沉淀法及醛醚离心沉淀法的检出率均较高，约在 90% 以上。由于华支睾吸虫排卵量少，虫卵小，且粪便中虫卵数波动较大，对可疑患者应进行反复粪便检查，以提高检出率。华支睾吸虫卵与猫后睾吸虫卵、异形吸虫卵及横川后殖吸虫卵的形态相似，粪检时应加以鉴别。

（2）十二指肠引流液检查　收集患者十二指肠引流液直接涂片检查，虫卵检出率高，可达 100%。有时在引流液中可见活成虫，根据形态可诊断。由于该检查操作较复杂，故只适用于部分住院患者。

2. 免疫学检查　可用于临床辅助诊断和流行病学调查。目前常用的方法为酶联免疫吸附试验（ELISA）检测患者血清中的抗体。改良后的斑点 – 酶联免疫吸附试验（dot – ELISA）、葡萄球菌 A 蛋白 – 酶联免疫吸附试验（SPA – ELISA）以及生物素 – 亲和素 – 酶联免疫吸附试验（ABC – ELISA）等方法，检测效果一般优于传统的ELISA。但这些方法与其他肠道寄生虫（特别是吸虫类）感染有交叉反应，特异性和敏感性尚待提高。

3. 影像学检查 是重要的辅助诊断手段。B超检查可见肝内光点粗细不均，有团块状或小斑片回声，中小胆管呈现不同程度的弥漫性扩张，胆管壁增厚、粗糙和回声增强等。CT检查可见肝内胆管从肝门向四周呈管状扩张，被膜下小胆管呈囊样扩张，以肝周边分布为主，管径大小相近，肝外胆管无明显扩张。少数病例胆囊内可见不规则组织块影。

（五）流行

1. 分布 华支睾吸虫病主要分布在亚洲的一些国家和地区，如日本、朝鲜、韩国、越南、中国和菲律宾等。在我国，除青海、宁夏、内蒙古及西藏等省（自治区）未见报道外，已有27个省、市、自治区以及台湾和香港特别行政区有不同程度的流行，其中以广西、广东居民感染最为严重，其次黑龙江、吉林等省感染率较高。据2015年全国人体重要寄生虫病现状调查报告，在全国18个省发现华支睾吸虫感染，其中加权感染率最高的广西为6.68%，其次为广东1.91%，黑龙江1.62%，吉林1.02%，13个省未发现华支睾吸虫感染。

2. 流行环节

（1）传染源 华支睾吸虫患者、带虫者和保虫宿主均可作为传染源。国内已报道的保虫宿主有33种，猫、犬、猪、狐狸、野猪、獾、水獭、貂鼠、黄鼠及其他哺乳动物均可为华支睾吸虫的保虫宿主。在一些流行区，猫和猪是主要的传染源，猫的感染率几乎为100%，猪的也高达35.5%，鼠的也达18.7%。在流行区，保虫宿主由于种类多、分布广、数量大，且粪便对环境污染严重，因此，在流行病学上具有重要意义。

（2）传播途径 从传染源排出的虫卵入水，经在第一中间宿主、第二中间宿主体内发育至感染期囊蚴，人们因生食或半生食含有活囊蚴的淡水鱼、虾或饮生水而感染。华支睾吸虫对中间宿主的选择性不强，中间宿主种类多，数量大。已知华支睾吸虫第一中间宿主约10种。常见的有纹沼螺（*Parafossarulus striatulus*）、长角涵螺（*Alocinma longicornis*）和赤豆螺（*Bithynia fuchsianus*）等。第二中间宿主为一些淡水鱼类和淡水虾。已经发现可作为第二中间宿主的淡水鱼有15科、60属、139种，我国有102种，主要为鲤科鱼类。除养殖的白鲢、鳙鱼（胖头鱼）、草鱼（白鲩）、青鱼（黑鲩）、鳊鱼、土鳞鱼和鲤鱼等，在一些流行区，小型野生鱼类如麦穗鱼等感染率也很高，例如在台湾日月潭，有的麦穗鱼感染率可高达100%；在湖北流行区每克麦穗鱼肉中的囊蚴可多达6584个。囊蚴在鱼体的寄生部位以肌肉为最多（84.7%），其他部位依次为皮下、鳃、鳞和鳍。细足米虾、巨掌沼虾和中华长臂虾等几种淡水虾也可作为第二中间宿主。

（3）易感人群 成人和儿童普遍易感，主要是生食或半生食含有活囊蚴的淡水鱼、虾或饮生水等方式而引起。广东、香港和台湾等地的居民喜食"鱼生"或"鱼生粥"；安徽、江苏和山东等地的居民有吃醉虾的习惯；沈阳、江苏、北京、山东和四川等地的居民有喜吃未烤熟小鱼的嗜好；朝鲜族居民有以生小鱼佐酒的习俗；有些流行区捕鱼者习惯用嘴叼鱼，居民抓鱼后不洗手，炊事用具和器皿放置生鱼和熟食不分，儿童喜食生虾等均可引起感染。由于华支睾吸虫囊蚴对理化因素的抵抗力较强，如在醋中可活2小时，在酱油中能存活5小时，1mm厚的鱼肉片在水温60℃时需经15秒囊蚴才能被杀死，因此，若饮食不当，易致感染。

（六）防治

1. 加强健康教育，改变不良饮食习惯 不食生的或未熟的淡水鱼、虾，不饮生水；注意将生食与熟食的刀具、砧板分开；不用生鱼虾喂狗、猫和猪等家畜。

2. 加强粪便管理，防止虫卵污染水源 不用未经处理的粪便施入水中，严禁用新鲜粪便养鱼；禁止在鱼塘上或池塘边修建厕所，防止粪便被雨水冲入池塘，污染水源。加强保虫宿主的管理，防止家畜粪便污染水源。对养鱼池塘应及时清淤，用生石灰或杀虫药物灭螺，控制淡水螺等中间宿主。

3. 积极查治患者，控制传染源 对流行区居民定期普查，及时诊治患者和带虫者。患者常用吡喹酮治疗，阿苯达唑亦有较好疗效。对患病的保虫宿主进行驱虫治疗或捕杀，防止传染源扩散。

第三节 布氏姜片吸虫

PPT

【概要】

布氏姜片吸虫（*Fasciolopsis buski* Lankester，1857；Odhner，1902）简称姜片虫，又称肠吸虫（intestinal fluke），寄生于人体小肠引起姜片虫病（fasciolopsiasis）。成虫寄生在终宿主人和猪的小肠。中间宿主是扁卷螺。人生食附着有囊蚴的菱角、荸荠等水生植物而感染。虫体通过机械性损伤和代谢产物引起超敏反应而致病。临床上主要表现腹痛、腹泻、肠蠕动亢进等。严重者可出现营养不良、贫血、水肿。实验室检获姜片虫虫卵或成虫是确诊的依据。预防的关键措施是不食生的水生果品，不饮生水。常用治疗药物为吡喹酮。

在我国，早在 1600 多年前的东晋时代已有本虫的记载；1300 多年前，隋代巢元方的《诸病源候论》中有"赤虫状如生肉""片如鸡肝"的描述。1843 年，Buski 在伦敦船员医院的一位印度水手尸体小肠内发现本虫。1873 年，Kerr 在我国广州首先发现临床病例。

（一）形态

1. 成虫 虫体扁平肥大，活时肉红色，固定后灰白色，体形似姜片，故称姜片虫。虫体的长 20～75mm、宽 8～20mm、厚 0.5～3mm，为寄生人体的最大吸虫。其口吸盘位于体前端腹面，直径约 0.5mm；腹吸盘直径为 2～3mm，靠近口吸盘后方，漏斗状，肌肉发达，肉眼可见。口孔位于口吸盘中央，前咽短小，咽球形，食管甚短。在腹吸盘前肠管分为左右肠支，沿虫体两侧向后弯曲延伸，以盲端止于虫体后部。生殖系统为雌雄同体，雄性生殖系统的 1 对睾丸高度分支，前后排列于虫体后半部；每个睾丸发出 1 根输出管，在虫体前部会合为 1 个输精管，通入贮精囊，连接射精管及阴茎，开口于腹吸盘前缘的生殖腔内。雌性生殖系统的卵巢 1 个，呈分支状，位于虫体中部、睾丸之前；输卵管自卵巢发出，分出劳氏管，与卵黄总管汇合，然后进入卵模；缺受精囊；子宫由卵模向前盘旋，通入腹吸盘附近的阴道，后者开门于生殖腔（图 12 - 3，彩图 13～15）。

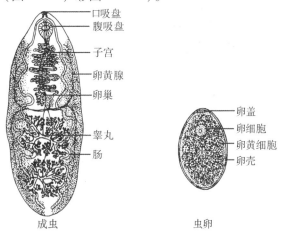

图 12 - 3　布氏姜片吸虫成虫和虫卵形态

2. 虫卵 椭圆形，淡黄色，大小为（130~140）μm ×（80~85）μm，是寄生人体的最大蠕虫卵。卵壳薄而均匀，一端具有不太明显的卵盖。近卵盖端有一尚未分裂的卵细胞，周围有20~40个卵黄细胞（图12-3，彩图16）。

（二）生活史

姜片虫的终宿主是人和猪，中间宿主是扁卷螺，传播媒介为菱角等水生植物。生活史包括虫卵、毛蚴、胞蚴、母雷蚴、子雷蚴、尾蚴、囊蚴、童虫和成虫等阶段。

成虫寄生在终宿主的小肠，产出的虫卵随宿主的粪便排出体外，如有机会进入水中，在适宜的温度（26~32℃）下，虫卵经3~7周发育成熟并在水中孵出毛蚴。毛蚴呈长梨形，周身有纤毛，在水中最长可存活68小时，期间遇到中间宿主扁卷螺（planorbid），侵入螺组织后，在淋巴间隙中经胞蚴、母雷蚴和子雷蚴阶段的发育繁殖，最后形成大量的尾蚴。一般自毛蚴侵入扁卷螺至尾蚴成熟逸出需1~2个月。尾蚴逸出后1~3小时内，大多附着在水生植物或水中的漂浮物表面形成囊蚴，水面上也可成囊。囊蚴呈圆形，背面隆起，形似凸透镜。终宿主经口食入附着在水生媒介植物或浮在水面上的囊蚴，在小肠液和胆汁的作用，囊壁破裂，后尾蚴从囊中逸出，吸附在小肠黏膜上，经1~3个月发育为成虫，并开始产卵（图12-4）。每条成虫每天可产卵1.5万~2.5万个。虫体在宿主的肠腔内，以肠内营养物质为食，亦可吸吮血液。成虫在人体内的寿命为4~4.5年，在猪体内约为1年。

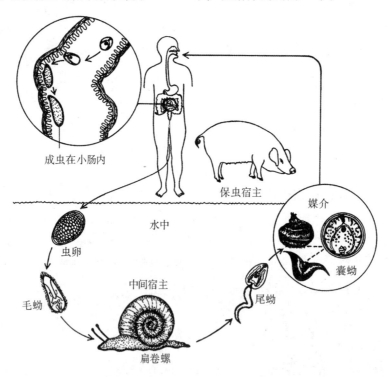

图12-4 布氏姜片吸虫生活史

（三）致病

1. 致病机制 姜片虫的吸盘肌肉发达，吸附力强。虫体借助强大的腹吸盘将宿主肠黏膜吸入吸盘腔内而固着，对局部黏膜可造成机械性损伤，引起充血、水肿、点状出血，黏液分泌增加，甚至发生溃疡，形成小脓肿。在黏膜层和黏膜下层有中性粒细胞、淋巴细胞及嗜酸性粒细胞浸润。虫体的代谢产物、分泌物可引起宿主产生超敏反应。虫体附着宿主肠壁，摄取肠道营养物质，并遮盖肠壁黏膜，妨碍肠道消化和吸收。重症患者由于肠壁受损严重且广泛，可导致肠功能紊乱而发生营养不良。大量感染时，虫体成团，堵塞肠腔，可引起肠梗阻。

2. 临床表现 轻度感染者常无临床症状和体征，或表现为食欲差，偶有上腹部间歇性疼痛。中度感染者以消化道症状为多见。常有腹痛、腹泻、食欲减退、恶心、呕吐等症状。腹痛以隐痛为主，少数病例出现剧痛。腹泻与便秘可交替出现。肠蠕动亢进，肠鸣音增强。重度感染者主要表现为营养不良和消化道功能紊乱。患者全身乏力、消瘦、贫血、面部或下肢浮肿，甚至全身水肿。儿童长期重度感染可出现生长发育障碍和智力减退。

（四）实验室检查

从粪便中检获到姜片虫虫卵或成虫是确诊的依据。常用方法有直接涂片法、水洗沉淀法及改良加藤厚涂片法。姜片虫卵大，易识别，一般直接涂片法连续查 3 张涂片即可。由于姜片虫卵与肝片形吸虫卵和棘隙吸虫卵相似，应注意鉴别。部分患者可从粪便中排出成虫，偶尔也可呕吐出成虫，经虫体鉴定也可进行诊断。

（五）流行

1. 分布 姜片虫病主要分布在中国、越南、泰国、老挝、柬埔寨、印度、缅甸、菲律宾、马来西亚、印度尼西亚、朝鲜、日本等国家。我国曾分布于江苏、浙江、上海、福建、台湾、广东、广西、云南、湖南、湖北、江西、安徽、四川、河南、河北、山东、甘肃、陕西等 18 个省、市、自治区。由于大力开展防治工作，保虫宿主猪基本被工厂化养殖，群众生活及卫生知识水平提高，目前各地感染率低，一些历史流行区已经消灭或接近消灭。据 2015 年全国人体重要寄生虫病现状调查报告，布氏姜片吸虫感染率为 1.7/10 万。

2. 流行环节

（1）传染源 姜片虫病是人兽共患的寄生虫病，人和猪是主要的传染源。野猪和猕猴也曾有自然感染的报告。

（2）传播途径 含有姜片虫卵的粪便污染水源、中间宿主及媒介植物的存在以及居民有生吃水生植物的习惯是引起姜片虫病传播的 3 个重要环节。流行区农村习惯以新鲜人粪或猪粪为肥料，虫卵通过施肥的方式进入水田、沟渠、池塘而污染水源。本虫的中间宿主为扁卷螺科（Planorbidae）的一些小型扁螺，已报告 10 多种，其中以尖口圆扁螺（*Hippeutis cantori*）、半球多脉扁螺（*Polypylis hemisphaerula*）分布较广。多在沼泽、水田、稻田、池塘、沟渠及缓流的小河里滋生。引起人感染的主要水生植物有水红菱、大菱、四角菱、荸荠、茭白等。囊蚴在水中生活力很强，在适宜的温度（30~32℃）下，可生存 3 个月，在 4~5℃可生存 25 天；但其怕干燥、不耐高温，煮沸 1 分钟后便失去活力，将附着有囊蚴的水草放在阳光下照晒，10~12 分钟后囊蚴便失去活力。

（3）易感人群 人体感染主要是有生食水红菱、荸荠等水生植物的习惯。附着在水生植物表面的囊蚴，通过用牙齿啃皮等方式进入体内。此外，尾蚴可在水膜上成囊，在流行区饮生水亦可随之吞入囊蚴而感染。

（六）防治

1. 控制传染源 在流行区开展对人和猪的普查普治。患者常用治疗药物为吡喹酮。猪的治疗可选用三氯苯达唑或吡喹酮等。

2. 加强粪便管理 不使用带有虫卵的新鲜猪粪或人粪向池塘内施肥，防止虫卵污染水源。

3. 消灭中间宿主 池塘养鱼、养鸭，可吞食大量扁卷螺。必要时，也可用药物灭螺，但应避免药物对环境的污染。

4. 加强健康教育 提倡不生食水生果品，水红菱、荸荠、茭白等应熟食，或用开水烫 5 分钟，杀死囊蚴后再食用；不饮用生水；不用生的水生植物喂猪。

PPT

第四节　肝片形吸虫

【概要】

肝片形吸虫（*Fasciola hepatica* Linnaeus，1758）简称肝片吸虫，成虫寄生于牛、羊等反刍动物的肝脏胆管中，人因食入含有活囊蚴的水生植物而感染，偶尔寄生于人体，引起片形吸虫病（fascioliasis）。临床表现主要有乏力、食欲不振、胀气、呕吐、腹泻或便秘等胃肠功能紊乱，贫血、肝大、脾大、腹水、嗜酸性粒细胞增多等。实验室检查从粪便中检获虫卵可确诊。

（一）形态

成虫背腹扁平，叶状。活时呈深红褐色，固定后呈灰白色。体长 20~50mm，宽 8~13mm。虫体前端有一明显的头锥，顶部亚腹面有一口吸盘；腹吸盘稍大，位于头锥基部。消化系统有咽、食管和两肠支；肠支向两侧分出许多侧支，呈树枝状，外侧分支多而长。雄性生殖系统中有两个高度分支的睾丸，前后排列于虫体中部。雌性生殖系统的卵巢 1 个，分支较细，位于睾丸之前，腹吸盘右后方；子宫较短，盘曲在卵巢与腹吸盘之间。虫卵椭圆形，淡黄褐色；大小平均为（130~150）μm×（63~90）μm；卵壳薄，卵的一端有一不明显的小盖，含有一个卵细胞和许多卵黄细胞（图 12-5）。

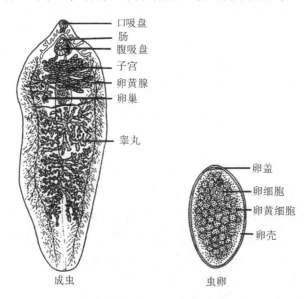

口吸盘
肠
腹吸盘
子宫
卵黄腺
卵巢

睾丸

卵盖
卵细胞
卵黄细胞
卵壳

成虫　　　　　　　虫卵

图 12-5　肝片吸虫成虫和虫卵形态

（二）生活史

终宿主为牛、羊等食草性哺乳动物与人；中间宿主为椎实螺科（Lymnaeidae）的淡水螺。成虫寄生在终宿主的肝胆管内，虫卵随胆汁经肠道排出体外。在适宜温度（22~26℃）下，卵在水中发育成熟，孵出的毛蚴侵入中间宿主体内，经胞蚴、母雷蚴、子雷蚴的增殖发育，产生大量尾蚴。成熟尾蚴逸出螺体，附着在水生植物表面或在水面上形成囊蚴。囊蚴被终宿主食入后，在十二指肠内后尾蚴脱囊逸出为童虫。童虫主动穿过肠壁进入腹腔，钻入肝脏，最后在胆管内发育为成虫。宿主自感染囊蚴到成虫产卵最短需要 10~11 周。完成整个生活史约需 5 个月（图 12-6）。成虫寿命一般为 4~5 年，在人体可长达12 年。

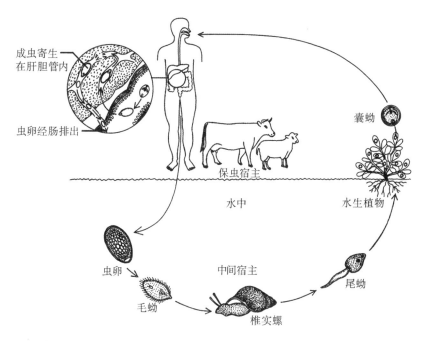

图 12 - 6   肝片形吸虫生活史

（三）致病

1. 致病机制   主要是由于童虫在组织器官中移行破坏与成虫寄生引起的机械性损伤及虫体的分泌代谢产物产生的毒性作用所致。童虫在体内向肝胆管移行过程中引起组织器官损伤及炎症反应，出现肠壁出血和肝组织广泛炎症；也可穿入或被血流带入肝脏以外的组织、器官，如皮下、腹壁、脑、肺、咽、眼眶、膀胱等部位，引起异位损害。成虫寄生于肝胆管，可引起慢性胆管炎、胆管上皮细胞和胆管周围纤维组织增生、管壁增厚；虫体阻塞胆管，引起胆汁淤积，可导致胆管扩张，进而压迫肝实质引起肝组织萎缩、坏死以至肝硬化；胆汁中脯氨酸的大量积聚可能是胆管上皮增生的重要原因。在慢性期，血浆蛋白明显改变，表现为低白蛋白血症及高蛋白血症。

2. 临床表现   可分为急性期、隐匿期和慢性期。

（1）**急性期**   亦称侵袭期，发生在感染后 2 ~ 12 周，由于童虫在肝组织内移行导致，患者主要表现为突发性高热、腹痛；并常伴有乏力、食欲不振、胀气、呕吐、腹泻或便秘等胃肠功能紊乱，贫血、肝大、脾大、腹水、嗜酸性粒细胞增多等。

（2）**隐匿期**   是指在急性期与慢性期之间一段无症状的时期，通常在感染后 4 个月左右，虫体进入胆道的初期，往往急性期表现减退或消失，而慢性期表现尚未显现，患者可在数月或数年内无明显症状，或偶有胃肠不适，但胆管病变仍在发展之中。

（3）**慢性期**   亦称阻塞期，为成虫在肝胆管内寄生引起胆管炎和胆管上皮细胞增生的阶段，可表现为右上腹或上腹部疼痛、间歇性胆绞痛、恶心、不耐脂肪食物、贫血、黄疸、肝大等，严重者可并发胆道出血。

（四）实验室检查

粪便或十二指肠引流液中检获虫卵是确诊的依据。粪便检查虫卵的方法有直接涂片法、沉淀法等，寄生虫数较少时易漏检。由于肝片形吸虫卵与姜片虫卵、巨片形吸虫卵、棘口吸虫卵很相似，应注意鉴别。经外科剖腹探查或进行胆管手术发现成虫亦可确诊。对急性期和异位寄生的病例，可采用免疫学方法检测特异性抗体，辅助诊断。

（五）流行

肝片形吸虫呈世界性分布，羊、牛等食草动物感染率高，人体感染多为散在性发生，但分布范围广泛，遍及非洲、美洲、亚洲、欧洲和大洋洲的 50 多个国家，其中大多在欧美国家，个别地区呈现流行。我国人群感染分散在 15 个省、市、自治区，已经报道人体片形吸虫病和感染者约 200 例。2011 年，在云南大理暴发一次肝片形吸虫群体感染达 29 例的事件。据 2015 年全国人体重要寄生虫病现状调查报告，肝片吸虫感染率为 1.0/10 万。

肝片形吸虫的传染源主要是食草类哺乳动物。终宿主除羊、牛外，还有猪、马、犬、猫、驴、兔、猴、骆驼、象、熊、鹿等动物。椎实螺是中间宿主。人体感染多因食入囊蚴附着的野生莴苣、野水芹菜、菱角等；喝生水，或半生食含肝片形吸虫童虫的牛肝、羊肝也可引起感染。

（六）防治

开展健康教育，不生食水生媒介植物，不饮生水，不生食或半生食牛肝、羊肝，防止病从口入。肝片形吸虫病的治疗药物有硫氯酚（bithionol）和三氯苯达唑（triclabendazole）等。

（段义农）

第五节　并殖吸虫

PPT

【概要】

并殖吸虫（Paragonimus）成虫主要寄生于宿主的肺部，又称肺吸虫，引起并殖吸虫病或称肺吸虫病。并殖吸虫的感染阶段为囊蚴，感染方式是经口感染，其成虫和童虫均为致病阶段。童虫主要在人的体腔或组织内移行，可引起出血和渗出性炎症。成虫在组织内寄生，可引起细胞浸润，同时溶解周围组织，形成囊状空洞，转为脓肿，最后形成囊肿，主要以胸、腹及脑部病变为主。实验室检查可从粪便或痰液中查找虫卵。并殖吸虫属生物源性蠕虫，生活史发育过程需要中间宿主。防治原则采用综合性防治措施。

并殖吸虫属于并殖科（Paragonimidae），目前世界上报道的并殖吸虫有 50 多种，中国报道的有 32 种，其中有些是同名异种或异种同名。我国重要的人体并殖吸虫有卫氏并殖吸虫和斯氏并殖吸虫 2 种。

一、卫氏并殖吸虫

卫氏并殖吸虫［*Paragonimus westermani*（Kerbert，1878）Braun，1899］属吸虫纲、复殖目、并殖属。成虫主要寄生于宿主的肺部，引起肺型并殖吸虫病，是人体并殖吸虫病的主要病原体。

（一）形态

1. 成虫　虫体卵圆形，较肥厚，腹面扁平，背面隆起。活虫红褐色，半透明，因伸缩活动体形多变。固定后灰白色，形似半粒黄豆状，体长为 7.5 ~ 12mm，宽 4 ~ 6mm，厚 3.5 ~ 5mm。全身有体棘，大多为单生型，偶尔可见簇生及混生者。口吸盘与腹吸盘大小相似，口吸盘在虫体前顶端，腹吸盘位于虫体中部稍前。消化器官始于口吸盘中央的口孔，球形的咽、短小的食管，其后分为两支肠管沿虫体两侧弯曲延伸至虫体后部，末端为盲端。雌雄同体，睾丸 2 个，呈指状分支，左右并列，约在虫体后 1/3 处；卵巢 1 个，叶状，与子宫并列于腹吸盘后，故称并殖吸虫（图 12-7）。

2. 虫卵　呈金黄色，椭圆形，两侧多不对称，大小为（80 ~ 118）μm×（48 ~ 60）μm。前端较宽，后端较窄，卵盖明显而稍倾斜。卵壳厚薄不均，后端卵壳往往增厚。卵内有 1 个卵细胞和 10 余个卵黄细胞，卵细胞常被卵黄细胞所遮而不易清晰见到（图 12-7，彩图 12）。

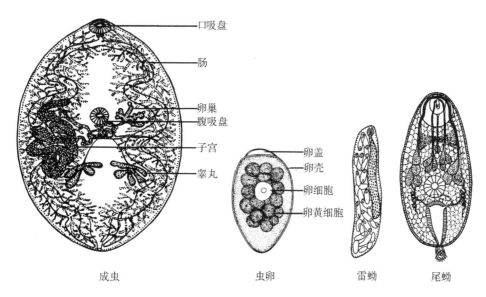

口吸盘

肠

卵巢
腹吸盘

子宫

睾丸

卵盖
卵壳

卵细胞

卵黄细胞

成虫　　　　　　　　虫卵　　　　　　雷蚴　　　尾蚴

图 12 - 7　卫氏并殖吸虫成虫和虫卵形态

（二）生活史 📱微课 2

生活史阶段包括虫卵、毛蚴、胞蚴、母雷蚴、子雷蚴、尾蚴、囊蚴、童虫、成虫等发育阶段。终宿主为人和多种食肉类哺乳动物，第一中间宿主为川卷螺，第二中间宿主为淡水蟹或蝲蛄（图 12 - 8）。

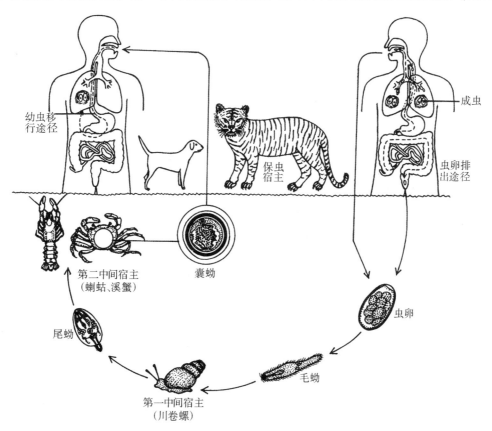

幼虫移行途径

成虫

虫卵排出途径

保虫宿主

第二中间宿主
（蝲蛄、溪蟹）

囊蚴

尾蚴

虫卵

毛蚴

第一中间宿主
（川卷螺）

图 12 - 8　卫氏并殖吸虫生活史

成虫主要寄生于终宿主的肺部，可引起肺组织炎性囊肿的形成并与支气管相通，虫卵可随痰液经气管排出或随痰吞咽后随粪便排出。卵入水中后，在适宜的温度下经 2 ~ 3 周孵出毛蚴。毛蚴遇到第一中间宿主川卷螺并钻入其体内，先后发育增殖为胞蚴、母雷蚴、子雷蚴及尾蚴。尾蚴不断逸出螺体进入水中，侵入第二中间宿主溪蟹、蝲蛄体内形成囊蚴。囊蚴多寄居在第二中间宿主鳃部、肌肉及内脏等处。

人因食入含有活囊蚴的溪蟹或蝲蛄而感染。囊蚴在十二指肠内经消化液的作用后，囊壁破裂，孵出童虫。童虫具有很强的穿透能力，可穿过肠壁进入腹腔，徘徊于腹腔脏器之间或侵入邻近组织或腹壁，经 1~3 周穿横膈经胸腔入肺，在肺内发育为成虫。有些童虫可终生穿行于组织间直至死亡。

自囊蚴进入终宿主到成虫成熟产卵，一般需要 2 个多月。成虫在宿主体内通常存活 5~6 年，长者可达 20 年。

（三）致病

1. 致病机制　由于卫氏并殖吸虫的童虫或成虫具有游走的特点，其寄生部位不固定，除肺脏外，亦可在脑、脊髓、大网膜、肝、肠、皮下等组织器官内寄生。童虫在人的体腔或组织内移行，可引起出血和渗出性炎症，炎症消退后，可出现纤维化而产生粘连。成虫在组织内寄生，可引起细胞浸润，同时溶解周围组织，形成囊状空洞，转为脓肿，最后形成囊肿，主要以胸、腹及脑部病变为主。肺部病变大致分为 3 期。

（1）脓肿期　主要为虫体移行引起组织破坏、出血及继发感染。病变处呈窟穴状或隧道状，内有血液及炎性渗出，病灶四周出现肉芽肿组织而形成薄膜状囊肿壁。

（2）囊肿期　大量炎症细胞浸润、聚集、崩解和液化，使脓肿内充满果酱样液体。镜检可见坏死组织、夏科－莱登结晶和大量虫卵。

（3）纤维瘢痕期　虫体死亡或转移后，囊肿内容物通过支气管排出或吸收，囊内被肉芽组织填充，继而纤维化形成瘢痕。

2. 临床表现　由于卫氏并殖吸虫虫体对组织的破坏性大，又具有游走性，故对人体可造成多种组织、多个器官、多处部位的新旧病变同时存在，其临床表现因而也就复杂多变。

（1）急性期　临床症状多出现在感染后数天至 1 个月左右。患者表现为食欲不振、乏力、低热、皮疹等。重者发病急，毒血症状明显，高热并伴有胸闷、胸痛、咳嗽、气急等，或伴有肝大、腹痛、腹泻等症状。腹部症状常在感染后 2~10 天内出现，胸部症状在感染后 10~30 天出现。胸部 X 线检查有时可见云絮状或片状阴影。血液检查白细胞增多，嗜酸性粒细胞增高明显，一般为 20%~40%，高者可达 80% 以上。

（2）慢性期　由于病变常累及多个器官，损伤程度不一，故临床症状复杂。根据损伤部位可分为胸肺型、腹肝型、脑脊髓型、游走性皮下包块型、亚临床型等。

胸肺型最为常见，主要以咳嗽、胸痛、咳铁锈色痰为主，痰中可查到虫卵、夏科－莱登结晶及嗜酸性粒细胞，有时可见成虫。若成虫侵入胸腔，可引起胸膜炎、胸腔积液、胸膜粘连等；腹肝型约占患者的 1/3，虫体在腹腔及各器官间游窜，出现腹痛、腹泻、大便带血等症状；脑脊髓型占 10%~20% 的病例，常与胸肺型同时存在，多见于青少年。因虫体侵犯部位不同致临床表现多样化，症状复杂。主要症状为头部阵发性胀痛、癫痫，亦可出现脑膜炎样症状；游走性皮下包块型多出现在感染后 2 个月，皮下包块有游走性特征，直径 1~6cm，常为单个散发，偶有多个成串。病变部位皮肤正常，包块初起时质软，后稍硬，无红肿具痒感或刺痛。多发生在下腹部至大腿之间，眼眶、颈部、肩、腋下、乳腺、会阴和阴囊等处也可发现。亚临床型是指在流行区可见皮试及血清免疫学试验阳性，但无明显临床症状的感染者。这类患者可能为轻度感染，也可能是感染早期或既往感染。

（四）实验室检查

1. 病原学检查

（1）痰液和粪便检查　痰液呈铁锈色，镜检可见虫卵、嗜酸性粒细胞及夏科－莱登结晶；粪便中也可查见虫卵。

（2）脑脊液及其他体液检查　脑脊髓型者，脑脊液可见嗜酸性粒细胞，蛋白质含量轻度增加，偶可查见虫卵。胸肺型胸水多呈草黄色或血性，偶见夏科－莱登结晶、胆固醇结晶或虫卵。

（3）皮下包块或结节活检　可能检获童虫，偶可查见成虫、虫卵。

2. 免疫学检测　皮内试验常用于普查筛选，阳性符合率可达95%以上，但常有假阳性和假阴性。酶联免疫吸附试验（ELISA）检测特异性抗体，其敏感性高可达94%以上，可用于个体的辅助诊断和流行病学调查。此外，检测循环抗原也有研究和应用，此法具有敏感性高和可考核疗效的优点。

3. 影像学检查　胸肺型、脑和脊髓型肺吸虫病患者可用X线、CT及MRI检查诊断。

（五）流行

卫氏并殖吸虫病呈世界性分布，主要流行于东南亚国家。在我国，除西藏、新疆、内蒙古、青海、宁夏外，其他省、市、自治区均有病例报道。

卫氏并殖吸虫病是人兽共患寄生虫病，具自然疫源性，传染源除病人和带虫者外，家畜（犬、猫）、一些野生肉食动物（如虎、豹、狐、狼、貂、貉等）均可作为保虫宿主。野猪、鼠、鸡、蛙等多种动物已被证实可作为转续宿主，大型肉食类动物如虎、豹等因捕食这些转续宿主而感染。

卫氏并殖吸虫病的主要感染途径是经口食入含活囊蚴的淡水蟹或蝲蛄，为食源性寄生虫病。疫区居民有生吃或半生吃蟹或蝲蛄的习惯，如腌蟹、醉蟹、烤蝲蛄、蝲蛄酱、蝲蛄豆腐等，而这些烹调方法不能完全将囊蚴杀死。此外，囊蚴污染炊具、水源也可能导致感染。生吃或半生吃野猪、家猪、兔、鸡、羊、猴、蛙等转续宿主的肉，也可能被感染。

（六）防治

注意饮食卫生，在流行区开展宣传教育，改变不良的饮食习惯，不生食、半生食溪蟹、蝲蛄等，不生饮疫区溪水；加强粪便管理，不随便吐痰，防止虫卵入水，阻断流行环节。首选药物为吡喹酮，亦适用于皮肤型并殖吸虫病。皮下包块可行外科手术切除，兼有治疗及诊断的作用。

二、斯氏并殖吸虫

斯氏并殖吸虫［*Pagumogonimus skrjabini*（Chen，1959）；Chen，1963］属吸虫纲、复殖目、并殖吸虫属。由陈心陶教授于1959年首次报道，是中国独有虫种。主要寄生于果子狸、猫、犬等动物肺部，也可寄生于人体，但在人体内一般不能发育为成虫，可引起皮肤幼虫移行症或内脏幼虫移行症。

（一）形态

1. 成虫　虫体狭长，呈梭形，长11.0～18.5mm，宽3.5～6.0mm。两端较尖，中部较宽，宽与长的比例为1：（2.4～3.2）。腹吸盘多数在虫体的前1/3部分，较口吸盘略大。卵巢分支细而多如珊瑚状，子宫团庞大，可掩盖部分卵巢。卵巢与盘曲的子宫并列于腹吸盘后。2个分支状睾丸左右并列于虫体中、后部（图12－9）。

2. 虫卵　大小常因地区、宿主的不同而变化。动物体检出的虫卵大小为（64～87）μm×（40～55）μm；人体检出的虫卵平均为79.2μm×45.6μm。虫卵的形状多数不对称，卵壳厚薄也不均匀，但不如卫氏并殖吸虫明显。

（二）生活史

生活史包括虫卵、毛蚴、胞蚴、雷蚴、尾蚴、囊蚴和成虫等阶段，其生活史过程与卫氏并殖吸虫相似。果子狸、家猫、狗等动物是该虫的终宿主，成虫寄生在动物的肺，虫卵随粪便排出。第一中间宿主为拟钉螺等小型淡水螺，第二中间宿主为溪蟹或石蟹。人因生食或半生食含囊蚴的蟹而感染。人是本虫的非适宜宿主，从人体检出的虫体大多数是童虫，只有极少数在人体内能发育为成虫（图12－9）。

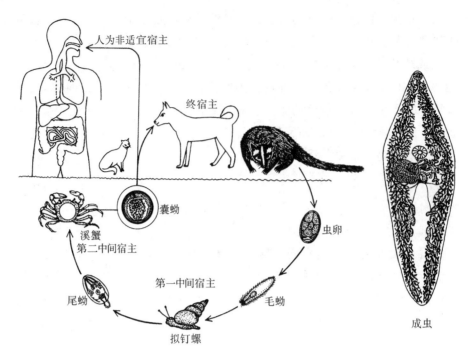

图 12 - 9　斯氏并殖吸虫生活史和成虫形态

（三）致病

人是斯氏并殖吸虫的非适宜宿主，侵入后仍为童虫状态，主要引起皮肤幼虫移行症或内脏幼虫移行症，导致局部及全身性病理损害。

1. 皮肤型幼虫移行症（cutaneous larva migrans）　主要表现为腹部、胸背部、头颈、四肢、腹股沟等处的游走性皮下结节及包块，其特点是位置表浅、边界不清、质地中等，皮肤无红肿，有痒感或刺痛。在包块间有时可扪及条索状纤维块。

2. 内脏幼虫移行症（visceral larva migrans）　表现因虫体侵犯部位不同而异。若侵入腹腔，可引起腹膜炎症、腹腔脏器粘连，临床上可出现腹痛、腹泻、便血。侵犯肝脏可引起嗜酸性脓肿及肝组织出血性病变，出现肝区疼痛、肝大、转氨酶升高等。侵犯胸膜，则引起渗出性胸膜炎、胸腔积液、胸膜增厚或粘连，临床以咳嗽、胸痛、气急等为主。童虫还可侵入心包，患者可出现血性心包积液，心悸气急、肝大、下肢水肿、颈静脉怒张，心包穿刺液内有大量嗜酸性粒细胞，病程迁延者可致缩窄性心包炎。另外，童虫也可侵入眼、脑等处，引起相应的症状和体征。

（四）实验室检查

当有皮下包块出现时，切除并做活组织检查可确诊。病变组织中有时可见童虫及隧道样虫穴，镜检可见嗜酸性肉芽肿、坏死组织及夏科－莱登结晶。免疫学检查对本病的诊断具有重要的参考价值。

（五）流行

斯氏并殖吸虫在国外尚未见报道。我国四川、江西、贵州、云南、湖北、湖南、陕西、福建、河南等 15 个省区均有发现该虫的报道。斯氏并殖吸虫病的流行因素与卫氏并殖吸虫病基本相同。人因生食或半生食含囊蚴的蟹而感染。大鼠、小鼠、蛙、鸡等可以作为斯氏并殖吸虫的转续宿主，如生食或半生食含有童虫的转续宿主肉类也可感染。

（六）防治

防治措施同卫氏并殖吸虫，治疗药物首选吡喹酮。

（战廷正）

PPT

第六节　血吸虫

【概要】

血吸虫雌雄异体，呈合抱状态寄生于哺乳动物的静脉血管中。生活史过程中有成虫、虫卵、毛蚴、母胞蚴、子胞蚴、尾蚴与童虫7个发育阶段。其中，尾蚴为感染阶段；尾蚴、童虫、成虫、虫卵均可致病，但虫卵是最主要的致病阶段，其沉积在肝、肠或膀胱及生殖器官导致的虫卵肉芽肿及其纤维化是血吸虫病最主要的病变。从粪或尿及肠组织中检获到虫卵即可确诊。治疗药物为吡喹酮。寄生人体的6种血吸虫中，埃及血吸虫、曼氏血吸虫与日本血吸虫的分布面广、危害严重。我国仅有日本血吸虫，钉螺是其唯一的中间宿主，分布于长江流域及其以南的12个省、市、自治区，目前仍采取以传染源控制为主的综合防治策略。

裂体吸虫（schistosome）分类上属扁形动物门、吸虫纲、复殖目、裂体科（Family Schistosomatidae）、裂体属（Genus Schistosoma），寄生于哺乳动物的静脉血管内，又称血吸虫（blood fluke）。寄生人体的血吸虫为埃及血吸虫［*Schistosoma haematobium*（Bilharz，1852）Weinland，1858］、曼氏血吸虫（*S. mansoni* Sambon，1907）、日本血吸虫（*S. japonicum* Katsurada，1904）、间插血吸虫（*S. intercalatum* Fisher，1939）、湄公血吸虫（*S. mekongi* Voge，Bruekner & Bruce，1978）与马来血吸虫（*S. malayensis* Greer et al.，1988）6种，引起的血吸虫病（schistosomiasis）以埃及血吸虫病、曼氏血吸虫病与日本血吸虫病流行最广、危害最大，在全球的78个国家曾报告有血吸虫病传播，目前，生活在51个国家的至少有2.366亿人需要获得预防性治疗；需要治疗的血吸虫病患者中至少有90%生活在非洲。我国仅有日本血吸虫病流行，民间被喻为"瘟神"，危害严重。

一、日本血吸虫

又称日本裂体吸虫（*Schistosoma japonicum*），是由日本学者 Katsurada 于1904年首先在人粪中检获到虫卵，后来又在猫的门脉及其分支血管中发现成虫而命名。在我国，1972年与1975年，先后在湖南长沙马王堆与湖北江陵凤凰山发现西汉古墓，从中出土的千年不腐古尸、载有祖先智慧的帛书、保存完好的漆器、现代手工艺无法企及的丝织品等，充分表明中华民族悠久的历史、灿烂的文化与先进的技术。其中古尸辛追（女，公元前186年）与遂少言（男，公元前163年）的肝脏与肠组织中均查见典型的日本血吸虫卵，从而证明我国在2200余年前就有血吸虫病的流行，为世界医学提供了无双范本。现代病例是由美国学者 Logan 于1905年在湖南常德一患者稀便中查到虫卵而证实。

（一）形态

1. 成虫　雌雄异体（dioecism），外观呈圆柱状、似线虫（图12-10）；口吸盘位于虫体前端，腹吸盘突出如杯状。消化系统有口、食管、肠管，缺咽；肠管在腹吸盘前分为2支，向后延伸至虫体后1/3处汇合为一，末端为盲端，故虫体吸取的血液经消化或半消化后由口排至宿主血液中。雄虫粗短，长10~20mm，宽0.5~0.55mm，乳白色；腹吸盘后的虫体两侧向腹面蜷曲，形成抱雌沟（gynecophoric canal），雌虫常居于此，呈雌雄合抱状态；睾丸一般为7个，串珠状排列于腹吸盘后方的背侧，生殖孔开口于腹吸盘下方。雌虫细长，长12~28mm，宽0.1~0.3mm，黑褐色。虫体中部有一长椭圆形卵巢，其后端发出的输卵管绕其而过向前，与卵黄管汇合通入卵模，再与子宫相接。卵膜外有梅氏腺包围，子宫呈长管状，内含50~300个虫卵，开口于腹吸盘下方的生殖孔。

2. 虫卵　椭圆形，淡黄色，大小平均89μm×67μm，无卵盖，卵壳薄，其侧面有一侧刺（lateral

spine)。侧刺的位置不定，常被虫卵表面附着的宿主组织残留物所掩盖（图 12 - 10，彩图 17）。卵壳内有一薄层胚膜，内含一成熟毛蚴。毛蚴与胚膜之间，常可见大小不等的油滴状头腺分泌物，含有中性黏多糖、蛋白质和酶等，为可溶性虫卵抗原（soluble egg antigen，SEA），可经卵壳的微管道释出。

　　3. 毛蚴（miracidium）　呈梨形或长椭圆形，平均大小为 99μm × 35μm，周身被有纤毛。前端的锥形突起称顶突（rostellum）；前部中央有 1 个袋状顶腺（apical gland），两侧有长梨形头腺（cephalic gland），均开口于顶突（图 12 - 10）。体后部有许多胚细胞。

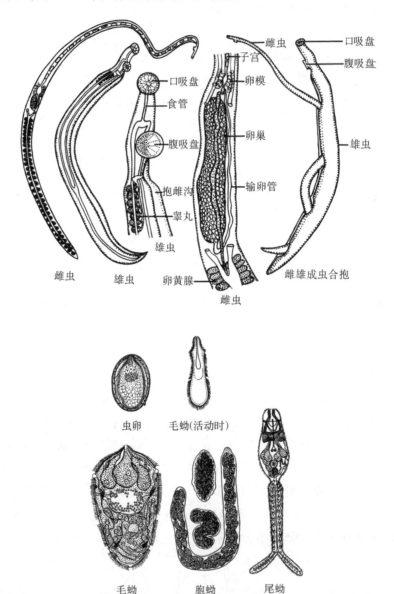

图 12 - 10　日本血吸虫生活史各发育阶段形态

　　4. 尾蚴（cercaria）　叉尾型。由体部与尾部组成，尾部又分尾干和尾叉（图 12 - 10）。体长 280 ~ 360μm，体部长 100 ~ 150μm，尾干长 140 ~ 160μm。体部前端有特化的头器（head organ），中央的单细胞腺体称头腺（head gland）。腹吸盘位于体部后 1/3 处，在其前后有 5 对单细胞钻腺，2 对位于其前，称前钻腺（preacetabular gland），嗜酸性，内含粗颗粒，为钙及蛋白酶，可使角蛋白软化，并降解皮肤的表皮细胞间质、基底膜与真皮的基质等，有利于尾蚴钻入皮肤；另 3 对位于其后，称后钻腺（postacetabular gland），嗜碱性，内含细颗粒，富含糖蛋白，遇水膨胀变为黏稠的胶状物黏着皮肤，有利于前钻腺分泌酶的定向流动以及避免酶的流失。每个腺细胞各有一腺管（gland ducts）向前通入头器，开口于头器前缘。

（二）生活史 e 微课3

日本血吸虫的生活史包括虫卵、毛蚴、母胞蚴、子胞蚴、尾蚴、童虫和成虫7个阶段（图12-11）。成虫寄生于哺乳动物的门脉-肠系膜静脉系统，借吸盘吸附于血管壁上，以血液为营养。雌、雄虫体交配后常逆血流移行至肠黏膜下层的小静脉末梢产卵，所产虫卵大多数沉积于肠壁的小血管壁，少量随血流进入肝，往往呈念珠状成簇沉积其中。雌虫产卵时可半离开或完全离开雄虫的抱雌沟，阵发性地成串产出，每条雌虫每日可产300~3000个卵。初产卵内含1个受精卵细胞与20个左右卵黄细胞，约经11天，卵内的卵细胞发育为毛蚴。由于毛蚴分泌的SEA可通过卵壳的微管道释出，破坏血管壁，并使周围肠黏膜组织发生炎症、坏死，在肠蠕动、腹内压与血管内压的作用下，肠壁坏死的组织可向肠腔溃破，虫卵随溃破组织落入肠腔，并随粪便排出体外。沉积于局部组织中的成熟虫卵形成肉芽肿，存活10~11天后死亡。

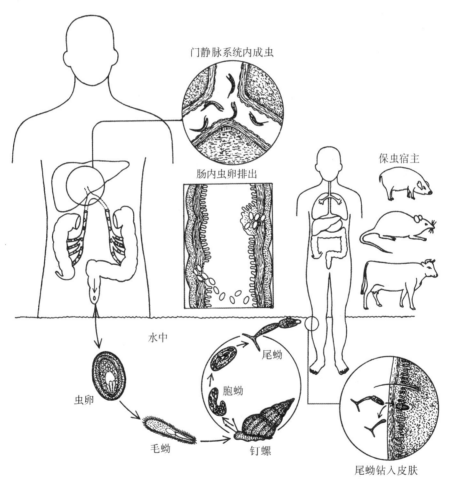

图 12-11　日本血吸虫生活史

排出体外的虫卵必须入水、在低渗条件下才能进一步孵化，盐浓度达1.2%孵化被完全抑制。毛蚴在水温5~35℃间均能孵出，以25~30℃最为适宜；光照可促进毛蚴的孵出；pH也影响毛蚴的孵化，最适pH为7.5~7.8。毛蚴孵出后多分布于水表层做直线运动，遇障碍物折回再做直线运动，并具有向光性、向上性的特点。毛蚴在水中一般能存活15~94小时，当遇到中间宿主钉螺时，主动侵入进行发育、增殖；同时钉螺释放的"毛蚴松"也有引诱作用。毛蚴侵入钉螺仅需数分钟，侵入后其体表纤毛脱落，胚细胞分裂，在钉螺头足部与内脏等处形成壁薄、内含胚细胞的母胞蚴。母胞蚴内的胚细胞经过分裂增殖形成许多长袋状、节段性的子胞蚴。子胞蚴具运动性，体内的胚细胞陆续增殖，分批产生许多尾蚴。1 个毛蚴钻入钉螺体内，经无性增殖产生数以万计的尾蚴。尾蚴在钉螺体内分批成熟、陆续逸出。尾蚴逸出必须有水，在点滴露水或潮湿泥土均可逸出。温度是影响尾蚴逸出的最主要因素，15 ~ 35℃ 一般均能逸出，最适温度 25℃ 左右。光线对尾蚴的逸出有促进作用；pH 在 6.6 ~ 7.8 范围内不影响尾蚴的逸出。尾蚴逸出后一般静止漂浮在水面，遇到终宿主在其皮肤温度刺激下，运动加剧，通过吸盘与后钻腺分泌的糖蛋白等物质的作用黏附于终宿主的皮肤上，前钻腺分泌的蛋白酶溶解皮肤组织；加上尾蚴体部的伸缩与尾部的剧烈摆动协同钻入宿主的皮肤。尾蚴钻入皮肤非常迅速，仅需数秒钟。钻入皮肤的尾蚴脱去尾部，即转变为童虫。

童虫在终宿主皮下组织中停留数小时，随后侵入皮下毛细血管或淋巴系统，随血液循环至右心，感染 72 小时在肺出现高峰，再由左心入体循环，到达肠系膜上下动脉，约在感染后 3 周，经毛细血管至肝内门静脉分支内寄生。此时的童虫开始摄食红细胞，雌雄虫体分化、合抱并继续发育，最终逆血流移行到达肠系膜下静脉及痔上静脉所属血管内寄生、交配与产卵。自尾蚴侵入发育成熟成虫产卵约需 24 天，故成熟虫卵开始出现在终宿主粪便中至少在感染后 35 天。虫体在人体内的平均寿命约 4.5 年，最长可活 40 年。

终宿主体内，两性童虫必须合抱、相互作用才能发育成熟，即雌虫在雄虫的抱雌沟内与其紧密接触是两性童虫发育成熟的必要条件。若单性尾蚴感染，尤其是单性雌虫感染，甚难发育成熟，感染 268 天仍处于童虫阶段；此时若补充雄尾蚴，雌虫即可恢复发育。单性雄虫感染，虽偶尔能发育成熟，但发育时间延长，精子体积也甚小。一般认为，雄虫可释放性信息素（pheromone），通过合抱由体壁传递给雌虫；同时，雌、雄虫体的营养性联系可促进双方发育成熟。研究显示，芳香族氨基酸脱羧酶可调控雄虫合抱，G 蛋白耦联受体控制雌虫的生殖系统发育，TGF - β、EGF、FGF、T 细胞与 B 细胞等均可调节血吸虫的生长、发育与成熟，日本血吸虫的生殖发育调控可能与昆虫的激素调节模式类似。

（三）致病

1. 致病机制 日本血吸虫自尾蚴入侵、童虫移行、成虫寄生与虫卵沉积以及各发育阶段的分泌物、代谢产物与死亡后的分解产物，均可诱导宿主产生一系列免疫应答及其复杂的病理变化。虫卵是致病最主要的阶段，其释放的 SEA 所导致的肉芽肿及其随后发生的纤维化是血吸虫病最基本病变。因此，从免疫病理的角度认为，血吸虫病是一种免疫性疾病。

（1）尾蚴所致损害 血吸虫尾蚴侵入宿主皮肤后，由活尾蚴的分泌物与排泄产物引起免疫应答以及尾蚴在皮肤组织中移行死亡后导致的吞噬细胞反应性病变，症状表现为局部瘙痒、出现粟粒至黄豆大小的小丘疹，是一种速发型（Ⅰ型）与迟发型（Ⅳ型）超敏反应，称为尾蚴性皮炎（cercarial dermatitis）。初次感染者，反应不明显；反复多次感染者反应逐渐加重，严重者可伴有全身性水肿与多形红斑。病理变化为局部毛细血管扩张、充血，伴有出血、水肿和中性粒细胞与单核细胞浸润。

（2）童虫所致损害 童虫在宿主体内移行可导致所经脏器的病变，肺部最为明显，能使肺部发生毛细血管栓塞、破裂、点状出血与血管周围嗜酸性粒细胞、巨噬细胞浸润。感染者常出现咳嗽、咯血、发热、嗜酸粒细胞增多、肺部一过性及全身不适等临床表现，与童虫移行所致的机械性损害及其代谢产物或崩解产物引起的超敏反应有关。

（3）成虫所致损害 成虫寄生在静脉内，借助吸盘吸附于血管壁而移动，其分泌物、排泄物、代谢产物以及虫体表皮更新的脱落物即循环抗原（circulating antigens）可引起静脉内膜炎、静脉周围炎与抗原抗体复合物型（Ⅲ型）超敏反应。

（4）虫卵所致损害 沉积于肝和肠壁等组织的虫卵发育成熟后，卵内毛蚴可不断分泌并释放 SEA。

SEA 可透过卵壳微管道释放至周围组织中，24 小时后即被周围的巨噬细胞（MΦ）吞噬、处理、呈递给辅助性 T 细胞（helper T cell，Th），同时分泌白细胞介素 1（IL-1），激活 Th 产生多种淋巴因子，包括能促进 T 细胞各亚群增生的 IL-2，可增强 MΦ 吞噬功能的 IFN-γ，以及嗜酸性粒细胞刺激素（ESP）、MΦ 移动抑制因子（MIF）、成纤维细胞刺激因子（FSF）等，趋化嗜酸性粒细胞、MΦ、成纤维细胞及中性粒细胞等聚集于虫卵周围，与淋巴细胞形成以虫卵为中心的虫卵肉芽肿（egg granuloma），系 T 淋巴细胞介导的 IV 型超敏反应，为血吸虫病的主要病变。肉芽肿的形成及其发展与虫卵的发育密切相关，虫卵未成熟时，对宿主组织无反应或反应轻微。日本血吸虫的产卵量大，组织内的虫卵常成簇沉积，故虫卵肉芽肿的体积大。肉芽肿中，含有大量的嗜酸性粒细胞，常出现中心坏死，状似脓肿，称嗜酸性脓肿（eosinophilic abscess）；还存在浆细胞，浆细胞分泌的抗体与虫卵抗原结合，在虫卵周围形成放射状排列的嗜伊红物质，即何博礼现象（Hoeppli phenomenon）。 📱微课4

随着病程的发展，新生肉芽组织渐向虫卵肉芽肿内部生长，并出现类上皮细胞层；同时，肉芽肿中嗜酸性粒细胞和浆细胞逐渐减少，而组织细胞、淋巴细胞与中性粒细胞相对增多。当卵内毛蚴死亡，其毒素作用渐渐消失，虫卵被破坏、变性与钙化，坏死物质被吸收，虫卵四周围绕组织细胞转化来的类上皮细胞与异物巨细胞、淋巴细胞；最后类上皮细胞转变为成纤维细胞并产生胶原纤维，肉芽肿即发生纤维化，逐步形成瘢痕组织（图 12-12）。组织血管内虫卵肉芽肿及其纤维化的形成，堵塞血管，破坏血管结构，损害血管

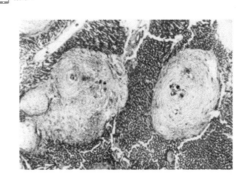

图 12-12 日本血吸虫虫卵肉芽肿及其纤维化

的周围组织，这样的病变常见于虫卵沉积较多的结肠与肝脏组织。在结肠，纤维化的发生引起结肠壁增厚，虫卵落入肠腔受阻，致使慢性、晚期血吸虫病患者的粪中难以查到虫卵。在肝脏，纤维化发生于肝门脉分支终端、窦前静脉，发展至晚期，肝切面上可见门脉分支周围纤维组织增生呈树枝状分布，形成干线型结构，称干线型纤维化（pipestem fibrosis），为晚期血吸虫病的特征性病变。由于窦前静脉广泛阻塞，导致门脉高压，患者出现肝大、脾大，侧支循环，腹壁、食管及胃底静脉曲张，上消化道出血与腹水等症状，称肝脾性血吸虫病（hepatosplenic schistosomiasis）。

虫卵肉芽肿及其纤维化的形成是宿主对致病因子虫卵的一种免疫应答，一方面有利于破坏、清除虫卵，隔离与清除虫卵释放的 SEA，以减少血液循环中抗原抗体复合物的形成及其对宿主的损伤；另一方面也破坏宿主的正常组织，导致肠壁纤维化及肝脏的一系列病变。

2. 临床表现 日本血吸虫病的临床表现取决于患者的感染度、治疗及时与否、免疫状态、营养条件等因素，常分为下列类型。

（1）急性血吸虫病 多见于无免疫力的初次重度感染的青壮年与儿童，有时也发生于大量感染尾蚴的慢性甚至晚期患者。发病多在 6～10 月的夏秋季，常在接触疫水后 35 天以后，平均 41.5 天，最短 14 天。常见症状为发热、肝大、脾大、腹痛、腹泻、黏液血便、干咳以及嗜酸性粒细胞增多等。发热以间歇型与弛张型为主，典型病例午后体温上升，傍晚高热，可达 40℃；子夜后体温降至正常或 38℃以内；胸部 CT 可有间质性肺炎样表现；黏液血便中常可查到日本血吸虫卵。

（2）慢性血吸虫病 急性血吸虫病患者未经治疗或治疗未愈以及未表现出急性临床症状的偶触疫水者或少量多次感染者，均可演变为慢性血吸虫病。在流行区，约 90% 的血吸虫病患者属慢性血吸虫病，多无急性发作史，常因少量重复感染引起。大多数患者无明显临床症状与不适，部分患者有慢性腹泻、腹痛、肝大、脾大、贫血及消瘦等，左叶肝大显著；嗜酸性粒细胞增高；90% 的患者直肠黏膜可检获到虫卵。

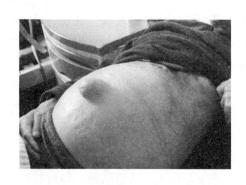

图 12 – 13　晚期日本血吸虫病患者

（3）晚期血吸虫病　是指出现肝纤维化门脉高压综合征、生长发育严重障碍或结肠壁增厚等症状的血吸虫病患者，多因反复或大量血吸虫尾蚴感染，未经及时治疗或治疗不彻底，经较长时间（5～15年）的发展，演变为晚期血吸虫病（图 12 – 13）。依临床表现可分为巨脾型、腹水型、侏儒型及结肠增殖型等 4 种类型，同一患者可同时兼有 2 型或 2 型以上表现。临床上常见的是以肝大、脾大、腹水及因侧支循环开放所致的腹壁、食管、胃底静脉曲张为主的门脉高压综合征；患者常由于并发上消化道出血、肝性昏迷及结肠息肉癌变等严重病症而死亡。巨脾型指脾大超过脐平线或横径超过腹中线，或脾大至肋下 5～6cm，并伴有脾功能亢进。腹水型患者的腹水属持续而顽固的难治性腹水，形成的机制较为复杂，既有门脉高压产生的渗出液，还由于肝功能代偿失衡引起蛋白合成下降、胶体渗透压减低所致，被诊断为该型的患者约有 1/3 系首次出现腹水。侏儒型是由于儿童和青少年重复感染又未经及时治疗，垂体前叶功能减退影响其生长发育所致。结肠壁增殖型是以结肠病变为突出表现的临床类型，患者一般表现为腹痛、腹泻、便秘或腹泻和便秘交替进行；少数有发作性肠梗阻，左下腹可触及肿块或痉挛性索状物，轻度压痛；有并发结肠癌的可能。

（4）异位血吸虫病　日本血吸虫卵在门脉系统以外的器官或组织内沉积所导致的虫卵肉芽肿及其纤维化称异位血吸虫病（ectopic schistosomiasis）或异位损害（ectopic lesion）。在急性期，由于感染的尾蚴量大，致使成虫寄生于门脉分支以外血管内（异位寄生），所产虫卵沉积于相应器官或组织内，也可引起异位血吸虫病。

人体异位血吸虫病常见的病变部位在肺和脑，也有皮肤、心包、甲状腺、肾、肾上腺、腰肌、生殖器等几乎全身异位损害的报道。肺型血吸虫病占异位血吸虫病的 60% 左右，多见于急性患者，可能虫卵随血流通过肝窦、下腔静脉、右心至肺部；也可能是成虫在肺部寄生引起。临床表现多为干咳，痰少、呈白色泡沫状、偶可带血。X 线检查可见肺部呈绒毛斑点、粟粒型及片状型病变等。脑型血吸虫病亦在急性期多见，虫卵可随动脉血流或通过椎静脉途径达脑，病变多在脑膜及大脑皮层，临床症状酷似脑膜脑炎，患者常出现头痛、嗜睡、昏迷、意识障碍、痉挛、偏瘫、视物模糊等，检查显示膝反射亢进、锥体束征及脑膜刺激征阳性，脑脊液细胞数可增加；还伴有高热、肝区痛与外周血嗜酸性粒细胞增高等症。慢性期脑型血吸虫病常表现为癫痫发作，尤以局限性癫痫发作为最多见，可伴有头痛、暂时性意识丧失、语言障碍、呕吐、偏瘫等脑瘤样症状。

（四）免疫

血吸虫感染的免疫过程甚为复杂，对其的研究比其他任何一种蠕虫病的研究都更为深入。其复杂性的部分原因是血吸虫在终宿主体内的各个发育阶段所产生的抗原性不同（多源性）所导致，即尾蚴、童虫、成虫和虫卵抗原极其复杂（复杂性）又存在差异（特异性）。

人类对禽类与畜类的血吸虫具有一定的固有免疫力，它们虽然可引起尾蚴性皮炎，但不能在人体发育为成虫。然而，对寄生人体的 6 种血吸虫均无固有免疫力。非流行区居民进入流行区，由于无免疫力，感染后往往会发生急性血吸虫病，免疫应答表现为优势 Th1 应答；但流行区居民则有一定的免疫力，一般不发生急性血吸虫病，免疫应答以 Th2 应答为主。动物实验证实，许多种易感动物感染血吸虫后，宿主体内的活成虫可使宿主产生适应性免疫力，这种免疫力不仅不能杀死体内已存在的活成虫，而且不能阻止其产卵，但对再次感染的童虫（或尾蚴）有一定的杀伤作用，这种免疫称为伴随免疫。不同种株的血吸虫可作为异源免疫原，使宿主产生一定的交叉免疫力。

抗体依赖的细胞介导的细胞毒反应（antibody dependent cell – mediated cytotoxicity，ADCC），是人体杀伤血吸虫童虫的主要免疫效应机制。参与免疫效应的成分包括抗体（IgG 和 IgE）、补体与细胞（嗜酸性粒细胞、MΦ、中性粒细胞、肥大细胞及血小板）。杀伤童虫是通过抗体桥联将效应细胞黏附于日本血吸虫童虫表面，抗体的 Fab 片段与童虫表面的抗原结合，以 Fc 端与补体或细胞膜上的受体结合，使效应细胞变平塌并脱颗粒，由颗粒释放出碱性蛋白质、过氧化物酶、磷酸酯酶 B 等细胞毒性物质作用于童虫表面，导致童虫表膜裂损，效应细胞得以侵入，使表皮与肌层分离，童虫表膜的通透性改变并空泡化而死亡。IgE 与嗜酸性粒细胞组成的 ADCC 在抗再感染过程中起主要作用。

血吸虫成虫能在免疫功能正常的宿主体内长期存活并产卵，逃避宿主对其致死性免疫攻击的能力，称免疫逃避。血吸虫免疫逃避的机制目前尚不完全清楚，可能的机制包括抗原伪装与分子模拟、表膜脱落与更新、表面受体、封闭抗体、干扰补体作用、直接裂解抗体以及虫体的免疫调节作用等。

（五）实验室检查

病原学检查是确诊血吸虫病的依据；免疫学检测是当前诊断血吸虫病的常用手段；分子生物学方法的应用推动了血吸虫病诊断新技术的发展。

1. 病原学检查

（1）粪便检查　在粪便中查找血吸虫卵或孵化出毛蚴，是主要的确诊依据和考核疗效方法，如直接涂片法、毛蚴孵化法、尼龙绢袋集卵法等；当前在传播阻断与控制地区，常用改良加藤厚涂片法与尼龙绢袋集卵孵化法，检获到日本血吸虫卵或观察到有毛蚴孵出，即阳性；为增加检出率，常用全粪以及连续送检 3 次粪便。改良加藤厚涂片法还可进行虫卵计数，了解患者的感染度，在流行病学调查和防治效果考核中具有实用价值。直接涂片法可用于重度感染地区或急性血吸虫病患者的黏液血便检查。

（2）直肠镜活组织检查　慢性与晚期患者由于肠壁发生纤维化后虫卵排出受阻，多次粪检结果常为阴性，但一般均有较典型的临床症状，免疫学诊断又不能确定，可考虑采用本法。本法可检获到活卵、近期变性卵、远期变性卵及钙化卵。若查见活卵，表示体内有活虫感染；若为近期变性卵，则应结合临床与治疗史做出诊断；远期变性卵或钙化卵示曾经感染过血吸虫。必须注意的是此法有出血危险，对有出血倾向或有严重痔疮、肛裂、极度虚弱及重感染患者，不宜做检查。直肠显微镜可直视肠壁组织病变，提高虫卵检出率，且不必钳取组织，以避免出血。

2. 免疫学检测

（1）抗体检测　主要用于血吸虫病的辅助诊断、社区群体流行病学调查、疫情监测和防治效果评估、化疗目标人群的确定等。目前现场应用较广的检测方法有间接红细胞凝集试验（IHA）、酶联免疫吸附试验（ELISA）、胶体染料试纸条法（Dipstick dye immunoassay，DDIA）、斑点免疫渗滤法（dot immuno – gold filtration assay，DIGFA）等，均有商品化的诊断试剂盒，具有操作简单、经济、快速、敏感性、特异性较好等优点。环卵沉淀试验（circumoval precipitin test，COPT）是血吸虫病特有的免疫学诊断方法，曾在现场被广泛使用。

（2）血吸虫的循环抗原检测　具有反映活动性感染、估计虫负荷与考核疗效的优点，但目前国内研发的循环抗原和循环免疫复合物检测技术的敏感性往往达不到应用要求。

3. 分子生物学检查　检测日本血吸虫的特异性 DNA 与病原学检测具有同样的确诊价值。分子生物学方法包括聚合酶链反应（PCR）、实时荧光定量 PCR（qPCR）与环介导等温扩增（LAMP）技术、重组酶介导的等温核酸扩增技术等敏感性与特异性高，具有早期诊断、确定现症感染和较好的疗效考核价值等优点。

4. 超声检查　非创伤性诊断方法，简便安全，能准确直接地发现血吸虫病患者的肝脏改变，故可发现粪检与免疫学检查均呈阴性的血吸虫病肝纤维化患者，但需与慢性肝炎、肝癌相鉴别。

（六）流行

1. 流行概况 日本血吸虫病流行于亚洲的中国、日本、菲律宾、印度尼西亚。中华人民共和国成立初期调查，我国长江流域及其以南的湖南、湖北、江西、安徽、江苏、云南、四川、浙江、广东、广西、上海、福建等12个省、市、自治区流行血吸虫病，患者1100余万，病牛120余万头，钉螺面积达148亿平方米。分布于台湾的日本血吸虫为动物株，主要感染犬类，尾蚴侵入人体后不能发育为成虫。经过70余年的防治，截至2020年底，全国12个省、市、自治区中的浙江、福建、广东、广西、上海5地达消除标准，四川、江苏达传播阻断标准，云南、湖北、安徽、江西、湖南达传播控制标准；450个流行县（市、区）中有337个（74.89%）达到消除标准，98个（占21.78%）达到传播阻断标准，15个（3.33%）达到传播控制标准；报告急性血吸虫病病例1例（湖北省上报，来自安徽贵池），晚期血吸虫病患者29517例，主要分布于湖区的江西、安徽、湖北、湖南、江苏、四川、云南7省，5个消除省份中，仅浙江省报告晚期血吸虫病患者896例；实有钉螺面积364950.24hm²，其中湖沼型、平原水网型、山区丘陵型有螺面积分别占全国总面积的94.66%、0.04%、5.30%；全国血吸虫病疫情达到历史最低水平，防治工作已跨入血吸虫病消除阶段的新时期。

🌐 **知识链接**

毛主席诗词《送瘟神·二首》

中华人民共和国成立后，党与政府及其领导人十分重视血吸虫病的防治工作。1955年发出"一定要消灭血吸虫病"的号召。江西余江县是全国血吸虫病流行最为严重的地区之一，从1955年冬至1958年春，在全国率先消灭了血吸虫病，创造了世界血吸虫病防治史上的奇迹，6月30日《人民日报》对余江县消灭血吸虫病进行了全面报道，毛泽东读后十分欣慰，彻夜未眠，作《送瘟神二首》（发表于1958年10月3日《人民日报》的头版）。今天重温《七律二首·送瘟神》，就是要不忘执政为民的初心，继承和发扬"余江血防精神"，坚持依法、科学、因地制宜防治的原则，加速推进我国消除血吸虫病的进程，以实现健康中国梦的宏伟目标。

---

2. 流行环节

（1）**传染源** 日本血吸虫病为人兽共患寄生虫病。传染源包括患者、带虫者、家畜及野生动物。在我国，自然感染日本血吸虫的家畜包括黄牛、水牛、山羊、绵羊、马、骡、驴、猪、犬、猫、家兔等10余种，野生动物自然感染的种类有褐家鼠、野兔、野猪等30余种。当前，牛作为传染源的重要性逐渐减弱，但野生动物的重要性上升。

（2）**传播途径** 含日本血吸虫卵的粪便污染水源，水体中有中间宿主湖北钉螺的滋生，以及人们接触疫水，是传播血吸虫疾病的3个重要条件。中间宿主湖北钉螺的存在是引起血吸虫病流行的先决条件，居民接触含尾蚴的疫水是感染的重要因素；感染者的分布与钉螺的分布相一致。

湖北钉螺（*Oncomelania hupensis*）为淡水两栖螺类，雌雄异体，圆锥形，有6~8个右旋螺层，大小为10mm×(3~4)mm，是日本血吸虫唯一的中间宿主。平原地区的螺壳表面具纵肋，称肋壳钉螺；山丘地区的表面光滑，叫光壳钉螺。肋壳钉螺滋生于水流缓慢杂草丛生的洲滩、湖滩、水田、河畔、沟渠边等湖沼型及水网型地区；光壳钉螺滋生在山涧、小溪、水田、河道及草滩等山丘型区域。目前全国的钉螺面积主要分布于湖沼型流行区，达345481.55hm²，占全国实有钉螺面积的94.66%，主要分布于垸外环境中，有螺面积占湖沼型地区总面积的93.46%；新发与复现以及感染性钉螺也主要位于该区，面积分别为1174.67hm²（主要位于湖北省，为1155.61hm²）、3255.53hm²与1.96hm²（安徽省贵池区）。由于钉螺受长江水位影响，控制其甚为困难，是日本血吸虫病难以控制的重要原因之一。

（3）易感人群 任何年龄、性别与种族的人，对日本血吸虫均易感。

3. 流行因素 包括自然因素和社会因素。自然因素是影响血吸虫生长发育和钉螺生存的自然条件，如气温、雨量、水质、土壤、地理环境、植被等。社会因素包括政治、经济、文化、生活习惯、生产活动、水利工程、人口流动等，特别是政治制度、文化素质、卫生状况和全民卫生保健制度对血吸虫病防治均十分重要，起了主导作用。"党委领导、政府多部门配合、全民动员参与"的工作机制在血吸虫病防治中发挥了十分重要的作用，充分体现了中国特色社会主义制度的优越性。

4. 流行区类型 我国血吸虫病流行区，依地理环境、钉螺分布以及流行病学特点可分为3种类型。

（1）湖沼型（marshland and lake regions） 主要分布于长江中、下游的湖北、湖南、安徽、江西、江苏等地的长江沿岸与湖泊周围。存在大片滋生钉螺的冬陆夏水的洲滩，钉螺分布面积大，呈片状分布，当前占全国钉螺总面积的94.66%。传染源排出的粪便易污染水源，造成钉螺感染，人群接触疫水的机会多，疫情最为严重。

（2）山区丘陵型（hilly and mountainous regions） 主要分布在我国的西南部，如四川、云南等地。在安徽、湖北、湖南、江西、浙江、江苏、福建、广西的丘陵山区也属此型。水系多始于山谷，地形复杂。因水系受地形阻隔，钉螺沿水系分布，疫区有明显局限性，目前钉螺面积占全国钉螺总面积5.30%。

（3）平原水网型（plain regions with waterway networks） 主要分布于长江与钱塘江之间的平原地区，如上海、江苏等地。该型流行区的特点是河道纵横，密如蛛网，水流缓慢，土壤肥沃，河岸杂草丛生，钉螺沿河岸呈线状分布，当下钉螺面积仅占全国钉螺总面积0.04%。

（七）防治

日本血吸虫病是一种严重危害我国居民身心健康、阻碍社会经济发展的重要寄生虫病。中华人民共和国成立以来，在党和政府的高度重视与领导下，我国根据社会生产力发展的不同阶段，从实际出发、实事求是、因地制宜采取相应的科学防治策略。中华人民共和成立初期由于生产力水平低下，但可以组织大量劳动力开展大规模群众性灭螺运动，故采取的是以消灭钉螺为主的综合性防治策略；改革开放后，组织劳力相对困难，随着低毒治疗药物吡喹酮的出现，20世纪80年代中期转变为以控制疾病为主，采取人、畜同步化疗，结合易感地带灭螺的综合性防治策略；随着社会经济发展与保护自然生态环境意识的增强，2004年以来我国全面实施了以传染源控制为主的综合性防治策略，有效阻断或控制了血吸虫病的传播，《"健康中国2030"规划纲要》明确2030年将达到消除血吸虫病的目标。我国从血吸虫病防治工作中总结的"中国方案"与"中国经验"，已经贡献于《WHO控制和消除人体血吸虫病指南》的制定与实施，援助桑给巴尔创立的血吸虫病综合性防控新模式，必将成为"一带一路"其他非洲国家学习的典范。综合性防治策略如下。

1. 依法防治 健康教育与健康促进国家颁布了《血吸虫病防治条例》，使血防工作纳入法治化轨道，强化各级政府及任何部门与人员遵法、守法、依法防治。通过电视、广播、网络、报纸等各种媒体与信息传递平台，对流动人口、中小学生及流行区居民开展有目标、有计划、有组织、有评价的健康教育，干预活动，教育居民加强个人防护，养成良好的生活习惯，提倡安全用水，禁止在有螺水体游泳、戏水、捞鱼、摸虾等活动，以达到防止血吸虫感染的目的。

2. 控制传染源 吡喹酮为首选的治疗药物，分别对急性血吸虫病、慢性血吸虫病及晚期血吸虫病进行分类治疗；加强管理水上作业与嬉戏人员。牛等家畜曾是主要传染源，在血吸虫病传播中的作用达75%～90%，2020年全国牛的存栏数虽仍有54余万头，血检阳性率为0.22%，但粪检无阳性，今后仍必须继续采取以机代牛、有螺地带禁止放牧、圈养等控制措施，并在此基础上，进一步加强对非牛家畜与野生动物传染源的管控。

3. 加强粪、水管理 结合新农村建设，进行改水改厕，加强人粪管理；封洲禁牧、牲畜圈养，牲畜粪便均入沼气池或高温堆肥处理；加强水上作业者粪便的管理，用容器收集粪便，集中消毒杀虫处理；目的均是防止虫卵下水。提供自来用水，保障居民安全用水。

4. 控制与消灭钉螺 灭螺是控制血吸虫病传播的重要手段，可采用以环境改造为主、药物杀灭为辅的原则，因地制宜，采取有效措施，综合防治，如结合农田基本建设与水利建设以及生态环境改造，改变钉螺滋生地进行工程灭螺，局部地区配合使用灭螺药。在人、畜常出没的易感地带，目前一般采用药物灭螺为主的方法。氯硝柳胺是目前 WHO 推荐的唯一灭螺药物，但存在价格高、对水生动物毒性大的不足。我国在几十年的血防实践中，曾使用过五氯酚钠、烟酰苯胺、溴乙酰胺、四聚乙醛、杀虫双、杀虫环等灭螺药，两害相权取其轻，1971—1972 年间，鄱阳湖地区借助飞机撒五氯酚钠对 40 余万亩草洲进行灭螺，结果破坏了水产资源与生态平衡、影响了生物多样性，付出了惨重代价；结合农田施肥，也用过尿素、石灰氮和茶籽饼等。此外，还利用植树造林灭螺。今后，在长江大保护、"生态优先，绿色发展"、保护生物多样性、共建地球生命共同体理念等背景下，研制环境友好的灭螺药或生物灭螺将是趋势。

5. 保护易感者 人类对血吸虫感染无固有免疫力，难以避免接触疫水时，必须做好防护。根据实际情况，可使用防护衣裤和长筒胶鞋，或涂擦邻苯二甲酸二丁酯软膏及防蚴灵等皮肤防护药物，以防止血吸虫尾蚴的入侵。对已经接触过疫水者可服用蒿甲醚或青蒿琥酯预防发病，实验室和现场研究显示，蒿甲醚和青蒿琥酯可杀死血吸虫童虫，防止急性感染。在接触疫水后第 7 ~ 10 天，服用青蒿琥酯可达早期治疗目的。

6. 疫苗 研制抗血吸虫病疫苗一直是血吸虫病防治研究的重点与难点。疫苗研究历时 80 余年，经历从死疫苗、致弱活疫苗、亚单位疫苗、分子/基因工程疫苗到核酸（DNA）疫苗等探索和研究过程。活疫苗的减虫率达 70% 甚至超过 90%，但抗原来源困难，制备周期长、保存难与存在潜在致病危险等问题难以应用。多肽亚单位疫苗具有较好的保护性，不存在潜在致病危险，但制备复杂、成本较高，仍受到一定限制。近些年来，被公认具前途的 10 余个曼氏血吸虫候选抗原全部已在日本血吸虫（大陆株）中得到克隆与表达，有些已在大动物中试验，取得了一定的保护性效果。已鉴定一批较有希望的候选抗原分子，并利用重组技术成功地制备了重组抗原，但减虫率一般为 20% ~ 40%，减卵率多在 30% ~ 70% 之间。DNA 疫苗是近年发展起来的新型疫苗，研制工艺简单，可规模化生产，成本低，便于运输，与传统疫苗与基因工程疫苗比较，不但能诱导宿主产生较为持久的体液免疫应答，而且可诱导较强而持久的细胞免疫应答，激活 CTL 反应，减虫率和减卵率分别在 0 ~ 65% 和 0 ~ 72% 间，备受大家关注。

鉴于单一分子抗原诱导宿主产生的抗血吸虫的保护力偏低，人们意欲选择不同抗原或不同表位制备的多价疫苗、复合疫苗，即所谓鸡尾酒（cocktail）疫苗，协同诱导不同免疫效应机制以杀伤多个发育期的血吸虫，从而获得较高的保护力，但效果并不显著达到人用疫苗目标还存在距离。目前进入人体临床试验的疫苗有埃及血吸虫谷胱苷肽 S 转移酶（Sh28GST）与曼氏血吸虫脂肪酸结合蛋白（SmFABP）、跨膜蛋白（SmTSP）、p80（Smp80）。Sh28GST 在 3 期临床试验的保护性不尽人意，尚需要进一步优化；SmFABP 与 SmTSP 现分别进行 2 - b 期与 1 - b 临床试验；Smp80 不久前才被批准进入临床试验。相信随着科学技术的进步与血吸虫各组学的深入研究，将来的某一天一定能实现人类的愿望。

二、其他种血吸虫

寄生人体的血吸虫除日本血吸虫外，还有埃及血吸虫（*S. haematobium*）、曼氏血吸虫（*S. mansoni*）、间插血吸虫（*S. intercalatum*）、湄公血吸虫（*S. mekongi*）与马来血吸虫（*S. malayensis*）。人体寄生的 6 种血吸虫其成虫与虫卵形态、生活史及地理分布比较分别见表 12 - 2，表 12 - 3。

表 12 - 2 6种人体血吸虫成虫与虫卵形态比较

		埃及血吸虫	曼氏血吸虫	日本血吸虫	间插血吸虫	湄公血吸虫	马来血吸虫
大小 （mm）	♂	(10~15)× (0.75~1.0)	(6~14)× (0.8~1.1)	(10~20)× (0.5~0.55)	(11~14)× (0.3~0.5)	(15~17.8)× (0.2~0.41)	(4.3~9.2)× (0.24~0.43)
	♀	(20~26)×0.25	(7~17)×0.25	(12~28)×0.3	(11~26)×0.25	(6.48~11.3)× 0.28	(6.5~11.3)× 0.21
表皮	♂	结节细小	结节明显，上有 束状细毛	无结节，有细尖 体棘	有结节和细体棘	有细体棘	无结节，有细 体棘
	♀	末端有小结节	小结节	小体棘	光滑	小体棘	小体棘
肠支		体中部汇合，盲 管短	体前部汇合，盲 管长	体后半部汇合， 盲管短	体后半部汇合， 盲管短	体后半部汇合， 盲管短	体中部汇合，盲 管短
睾丸数目 （个）		4~5	2~14	6~8	4~6	3~6	6~8
卵巢位置		体中线之后	体中线之前	体中部	体中线之后	体中部	体中线
虫卵		纺锤形，一端有 小棘	长卵圆形，侧棘 长、大	卵圆形，侧棘 短小	纺锤形，端棘长、 细尖	卵圆形，侧棘 短小	卵圆形，侧棘 短小

表 12 - 3 6种人体血吸虫生活史与地理分布

	埃及血吸虫	曼氏血吸虫	日本血吸虫	间插血吸虫	湄公血吸虫	马来血吸虫
成虫寄生 部位	膀胱静脉丛、骨 盆静脉丛、直肠 小静脉，偶为门 脉系统	肠系膜小静脉， 痔静脉丛，偶为 门脉系统肠系膜 上静脉、膀胱静 脉丛及肝内门脉	门脉－肠系膜静 脉系统	门脉－肠系膜静 脉系统	门脉－肠系膜静 脉系统	门脉－肠系膜静 脉系统
虫卵沉积的 主要器官	膀胱及生殖系统	肝、肠	肝、肠	肝、肠	肝、肠	肝、肠
虫卵排出 途径	尿，偶尔粪	粪，偶尔尿	粪	粪，偶尔尿	粪	粪
储存宿主	猴、狒狒、猩猩、 猪、羊、啮齿类 动物等3目9种 动物	猴、狒狒、啮齿 类动物等7目40 余种动物	牛、猪、羊、犬、 马、猫及啮齿类 动物等7目40余 种动物	羊、灵长类、啮 齿类	牛、猪、羊、犬、 田鼠	啮齿类
中间宿主	小泡螺	双脐螺	湖北钉螺	小泡螺	开放拟钉螺	小罗伯特螺
地理分布	亚洲、非洲、葡 萄牙	亚洲、非洲、拉 丁美洲	中国、日本、菲 律宾、印度尼 西亚	刚果、喀麦隆、 加蓬、乍得、扎 伊尔	柬埔寨、老挝、 泰国	马来西亚

附：尾蚴性皮炎（含毛毕吸虫和东毕吸虫）

尾蚴性皮炎（cercarial dermatitis）是指畜类或禽类的血吸虫尾蚴侵入人体皮肤所导致的局部炎症反应，属Ⅰ型和Ⅳ型超敏反应。在我国主要流行于种植水稻的地区，故又称稻田皮炎（paddy-field dermatitis）。美国、加拿大等沼泽地区因游泳而感染，称为游泳者痒症（swimmer's itch），日本称"湖岸病"。世界各地均有报道，为一些地区常见多发病。尾蚴性皮炎的病原种类颇多，国外有数十种，我国常见的是毛毕属（*Trichobilharzia*）与东毕属（*Orientobilharzia*）的吸虫。如包氏毛毕吸虫（*T. paoi*），终宿主为鸭，虫卵随鸭粪排至外界，中间宿主是椎实螺（*Lymnaea*）。土耳其斯坦东毕吸虫

（*O. turkenstanica*），牛、羊等家畜为其终宿主，中间宿主也是椎实螺；尾蚴的形态、大小与日本血吸虫尾蚴类似。当人在生活、生产过程中接触到稻田、池塘中的该种尾蚴时，尾蚴即可钻入皮肤，引起尾蚴性皮炎。牛和家鸭为主要传染源，人是非适宜宿主，故尾蚴侵入机体后不能正常进入血液循环系统发育成熟，人体的免疫反应能杀死钻入皮肤的尾蚴。

尾蚴性皮炎的主要临床表现是皮肤局部有热、痒与刺痛感，尾蚴侵入后十几分钟即可见入侵处有针尖至针头大小的红色丘疹，晚上奇痒难眠。数小时至 1 天后丘疹可发展成绿豆粒大小，周围有红晕及水肿，也可连成风疹团。若搔破皮肤，易继发感染，甚至发生所属淋巴管和淋巴结炎症，还可形成脓疱。病变多见于手、足等经常接触疫水的部位。动物实验发现，初次感染者局部皮肤有组织溶解现象，重复感染时则有巨噬细胞和多形核粒细胞浸润。

尾蚴性皮炎的流行地区，在我国有黑龙江、吉林、辽宁、江苏、上海、福建、广东、湖南、四川等地。由于各地的气候条件、尾蚴发育时间、椎实螺的生态等因素不同，故各地区皮炎流行的季节有所差异。在辽宁，易感染的时间在 5 月下旬至 6 月上旬，季节较短；感染季节最长的是珠江三角洲，全年均可。

防治尾蚴性皮炎可根据各地实际情况采取相应措施：①局部止痒，可用5% ～10%甲酚皂溶液、1% ～5%樟脑乙醇与鱼黄软膏等涂擦；症状重者可服用阿司咪唑等药物；伴有继发感染时可擦碘酊或甲紫等；②加强牛、羊粪与禽粪的管理，禁止家鸭入水田，防止污染水体；③消灭中间宿主椎实螺；④保护易感人群，流行季节下田劳动时可戴橡胶手套、穿高筒靴或涂擦防护剂等，常用防护剂有邻苯二甲酸二丁酯软膏、防蚴灵、松香软膏或松香乙醇等。

（董惠芬）

第七节　其他人体寄生吸虫

PPT

【概要】

异形吸虫寄生于鸟类、哺乳动物和人的肠道，其虫卵常与华支睾吸虫卵混淆；后睾吸虫主要寄生于禽类，也可寄生于哺乳动物；猫后睾吸虫和麝猫后睾吸虫可寄生于人体，人因食用生的或未煮熟的含囊蚴的淡水鱼或蛙肉而感染，患者会出现腹泻等消化道症状，粪检虫卵可确诊，但猫后睾吸虫卵与麝猫后睾吸虫卵难以区别；棘口吸虫可在鸟类、哺乳类等多种宿主体内寄生，人多因食用含活囊蚴的鱼、蛙及螺肉而感染，患者可出现腹痛、腹泻等消化道症状；徐氏拟裸茎吸虫成虫主要寄生在人、砺鹬等鸟类的小肠，也可寄生于胰管、胆囊及胆管，人因生食牡蛎而感染，多数表现为腹痛、腹泻、消化不良等胃肠道症状。改变不良饮食习惯是预防此类吸虫感染的关键，治疗药物首选吡喹酮。

一、异形吸虫

异形吸虫（*Heterophyid trematodes*）是一类属于异形科（Heterophyidae）的小型吸虫，寄生于鸟类和哺乳类动物体内。我国常见的异形吸虫有 10 多种，目前已有人体感染报道的 11 种：异形异形吸虫（*Heterophyes heterophyes* V. Siebold，1852）、横川后殖吸虫（*Metagonimus yokogauai* Katsurada，1912）、微小后殖吸虫（*Metagonimus. minutus* Katsuta，1912）、钩棘单睾吸虫（*Haplorchis pumilio* Loosa，1899）、多棘单睾吸虫（*H. yokogawai* Katsuta，1932）、扇棘单睾吸虫（*H. taichui* Katsuta，1932）、犬棘带吸虫（*Centrocestus caninus* Leiper，1912）、台湾棘带吸虫（*Centrocestus formosanus* Nishigori，1924）、长棘带吸虫（*Centrocestuslongus* Onji & Nishio，1916）、尖端棘带吸虫（*Centrocestus cuspidatus* Looss，1986）和镰刀

星隙吸虫（*Stellantchasmus falcatus* Onji & Nishio，1924）。

（一）形态

1. 成虫　虫体微小，长度一般为 0.3 ~ 0.5mm，最大者 2 ~ 3mm，虫体椭圆形，前部略扁，后部肥大，体表具鳞棘。除口、腹吸盘外，很多种类具生殖吸盘（genital sucker）。生殖吸盘可独立存在，也可与腹吸盘相连构成腹殖吸盘复合器（ventro‑genital sucker complex）。消化系统的前咽明显，食管细长，肠支长短不一。雌雄同体，睾丸 1 ~ 2 个，1 个卵巢位于睾丸之前，储精囊和受精囊明显（图 12－14）。

2. 虫卵　各种异形吸虫卵的形态相似，呈芝麻状，大小与华支睾吸虫卵相近，排出宿主体外时已含有毛蚴。除台湾棘带吸虫的卵壳表面有格子式的花纹外，其他各种异形吸虫的虫卵形态与华支睾吸虫卵近似，难以鉴别。

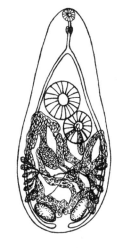

图 12－14　异形吸虫成虫形态

（二）生活史

各种异形吸虫的生活史基本相同，成虫寄生于鸟类、哺乳动物及人的肠道。第一中间宿主为种类繁多的淡水螺；第二中间宿主为淡水鱼，包括鲤科与非鲤科鱼类，蛙类偶然也可作为第二中间宿主。在螺体内幼虫期的发育包括胞蚴、雷蚴（1 ~ 2 代）及尾蚴。尾蚴侵入鱼类体内转变为囊蚴，终宿主生食或半生食含囊蚴的淡水鱼后被感染，囊蚴脱囊后在小肠发育为成虫。人体感染是由于生食或半生食含囊蚴的鱼类所致。

（三）致病

成虫在小肠内一般只引起轻度炎症反应，重度感染可出现消瘦和消化道功能紊乱等症状。异形吸虫很小，在肠管寄生时可钻入肠壁组织或血管内，虫体和虫卵有可能通过血流到达其他组织器官，引起异位损害；尤其是虫卵可沉积在脑、脊髓、肝、脾、肺与心肌等重要组织器官中，造成严重损害，甚至致人死亡。

（四）实验室检查

常规的病原学检查方法是粪便涂片和沉淀法镜检虫卵，但各种异形吸虫卵之间及与华支睾吸虫卵之间甚难鉴别。因而，流行病学调查在异形吸虫病的诊断中具有一定价值。若能查获成虫，可根据成虫形态判断。

（五）流行

异形吸虫病在亚洲的日本、朝鲜、菲律宾、俄罗斯西伯利亚地区、土耳其、以色列都有流行，欧洲一些地区和非洲尼罗河流域的国家如埃及也有流行。我国的上海、浙江、江西、湖南、海南、福建、湖北、安徽、新疆、广西、山东、广东、台湾等地都有发现。人或其他终宿主因生食或半生食含有囊蚴的淡水鱼或蛙而感染。

（六）防治

注意饮食卫生，避免生食或半生食鱼肉和蛙肉是预防异形吸虫病的重要措施。治疗患者可用吡喹酮。

二、棘口吸虫

棘口吸虫（*Echinostoma*）是棘口科（Echinostomatidae）中的一类中、小型吸虫，种类繁多，全世界已报告 600 多种。成虫主要寄生于鸟类，其次是哺乳与爬行类，少数寄生于鱼类。人体可偶然感染，引起棘口吸虫病（echinostomiasis）。

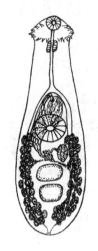

图 12 - 15　棘口吸虫成虫形态

（一）形态

1. 成虫　虫体长形，体表具体棘，大小为（1.16 ~ 1.76）mm ×（0.33 ~ 0.50）mm。口吸盘位于体前端亚腹面，周围膨大突出呈肾形，称为头冠。绝大多数种类的头冠上围有单列或双列的头棘。头冠和头棘是棘口吸虫的主要鉴别特征。腹吸盘发达，较口吸盘大，位于体前部或中部腹面。雌雄同体，2 个睾丸前后排列于虫体的后半部，1 个卵巢位于睾丸前（图 12 - 15）。

2. 虫卵　较大（长 >0.1mm），椭圆形，淡黄色，卵壳薄，有卵盖。

（二）生活史

成虫寄生于终宿主小肠上段，偶可侵入胆管。虫卵随粪便排出体外后，在水中孵出毛蚴，毛蚴遇到第一中间宿主淡水螺后，侵入其体内，经胞蚴、母雷蚴、子雷蚴的发育与增殖，最终逸出许多尾蚴。尾蚴在水中遇到第二中间宿主鱼类、青蛙、蝌蚪或软体动物等，侵入其内转变为囊蚴。但棘口吸虫对第二中间宿主的要求不严格，尾蚴在其他螺蛳或双壳贝类体内也可结囊，有的还可在植物上结囊。人或动物食入含囊蚴的第二中间宿主鱼类或蛙等而感染。

（三）致病

成虫主要寄生于小肠上段，以头部插入肠黏膜内，引起局部炎症。感染轻者常无明显症状，偶有上腹不适、食欲不振、腹痛、肠鸣或腹泻等一般胃肠道症状。感染严重者可有厌食、下肢浮肿、贫血、消瘦和发育不良，甚至合并其他疾病而死亡。

（四）实验室检查

采用粪便直接涂片法、沉淀法等，查获虫卵确诊。但多种棘口吸虫卵在形态上甚为相似，不易区分，造成诊断困难；若能查获成虫，则有助于鉴别虫种。

（五）流行

人体棘口吸虫感染者多见于亚洲，尤其是东南亚地区。我国已有人体感染报道的有 10 余种，其中日本棘隙吸虫（*Echinochasmus japonicus* Tanabe，1926）在广东和福建有局部流行；福建棘隙吸虫（*E. fujianensis*）在福建有人体感染报告；抱茎棘隙吸虫［（*E. perfoliatus*，（V. Rata，1908）Dietz，1910］除福建外，安徽也有人体感染报道；藐小棘隙吸虫（*E. liliputanus*）在安徽的局部地区人体感染率达 13.71%；卷棘口吸虫（*E. revolutun* Frohlich Loss，1802］在云南、广东和台湾有分布。

（六）防治

注意饮食卫生、改变不良饮食习惯是预防棘口吸虫病的重要措施。治疗可用吡喹酮，有良好的驱虫效果。

三、徐氏拟裸茎吸虫

徐氏拟裸茎吸虫（*Gymnophalloides seoi* Lee，Chai & Hong，1993）隶属于复殖目（Digenea）、拟裸茎吸虫科（Gymnophallidae）、拟裸茎吸虫属（*Gymnophalloides*）。该虫 1988 年首次从韩国的一例患急性胰腺炎妇女的粪检中发现。为纪念已故著名寄生虫学专家 Byong - Seol Seo 教授，命名为 *Gymnophalloidesseoi*。

（一）形态

1. 成虫　呈短卵圆形，前端钝圆，后端略尖。体长 0.33 ~ 0.50mm，中部宽 0.23 ~ 0.33mm；口吸盘位于前端，腹吸盘位于虫体后 1/4 ~ 1/5 处。虫体的咽发育良好，食管短，肠支呈囊状，常延伸至虫体中部。在虫体腹部后 1/3 处腹吸盘前有一凹孔，即腹凹（ventral pit），是拟裸茎吸虫的特征性结构。睾丸 2 个，卵圆形，左右对称，位于腹凹和腹吸盘之间。子宫盘曲，大多数位于虫体中部 1/3 处（图 12 - 16）。

2. 虫卵 很小，长 20 ~ 25μm，宽 11 ~ 15μm。椭圆形，透亮似小水泡。卵壳薄而透明，有一透明的卵盖（图 12 - 17）。

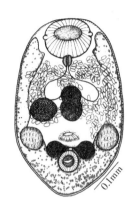

图 12 - 16 徐氏拟裸茎吸虫成虫形态

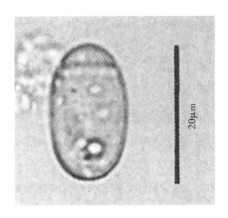

图 12 - 17 徐氏拟裸茎吸虫卵

（二）生活史

成虫主要寄生在人、砺鹬等鸟类的小肠，也可寄生于胰管、胆囊及胆管。徐氏拟裸茎吸虫胞蚴至尾蚴的发育过程及其第一中间宿主尚未明确，第二中间宿主是牡蛎（*Crassostrea gigas*），后尾蚴通过发达的口吸盘吸附在牡蛎的被膜表面，常成群寄生。人因生食牡蛎而感染。

（三）致病

1. 致病机制 徐氏拟裸茎吸虫引起的病理变化，与宿主的易感性、宿主免疫状态、感染虫数及寄生部位密切相关。致病机制主要是虫体口吸盘吸吮小肠绒毛引起的机械损伤及分泌代谢产物的化学刺激，引起肠绒毛萎缩和腺窝增生。动物实验发现成虫发达的口吸盘吸住小肠黏膜，导致绒毛萎缩、滤泡增生，并伴有炎症反应。

2. 临床表现 人体感染徐氏拟裸茎吸虫后，轻度感染者无明显临床表现，感染较重者多数出现胃肠道症状，如腹痛、腹泻、消化不良，还可有发热、消瘦、无力、便秘、反应迟钝、视力减退等症状。有的伴随出现口渴、多尿等类似糖尿病症状。

（四）实验室检查

由于缺乏特征性临床症状，加之虫卵体积很小，成虫每日排卵数量少，徐氏拟裸茎吸虫病的诊断较为困难。常规粪检、醛醚法或改良加藤法检查卵极易漏诊。检验人员经验不足时也很容易忽略，虫卵易被误判为气泡或某些其他结构。即使粪检发现虫卵，最后的确诊仍需进行成虫鉴定。

（五）流行

徐氏拟裸茎吸虫在韩国分布极广，由于自然宿主是候鸟，因而推测徐氏拟裸茎吸虫也可能分布在与韩国相毗邻的中国、日本、俄罗斯东海岸。

人是徐氏拟裸茎吸虫的终宿主。除人以外自然终宿主有涉水候鸟砺鹬，其感染率可达71.4%。其他野生鸟类也是自然终宿主。

在自然环境中，存在中间宿主牡蛎和自然终宿主砺鹬的区域就有可能存在徐氏拟裸茎吸虫，此处居民若有生食牡蛎的饮食习惯，就有机会发生人群感染，出现徐氏拟裸茎吸虫病的流行。韩国沿海村庄本虫的持续流行和高感染率的主要原因是牡蛎中后尾蚴感染度高以及居民有生吃牡蛎的习惯。

（六）防治

注意饮食卫生、改变不良饮食习惯是预防徐氏拟裸茎吸虫病的重要措施。治疗可用吡喹酮。

四、后睾吸虫

后睾吸虫隶属于后睾科（Opisthorchiidae Braum，1901）、后睾亚科（Opisthorchinae Looss，1899）、后睾属（*Opisthorchis* Blanchard，1895）。与支睾属吸虫不同之处在于后睾属吸虫的睾丸呈裂瓣状，斜列于虫体后端，且限于两肠支之间；其排泄管呈"S"形穿过两个睾丸之间到达虫体末端。

本属吸虫主要寄生于禽类，也可寄生于哺乳动物，其中猫后睾吸虫和麝猫后睾吸虫可寄生于人体。

（一）猫后睾吸虫

猫后睾吸虫（*Opisthorchis felineus* Rivotla，1884；Branchard，1895）最初由 Gurlt 于 1831 年在意大利猫体内发现，定名为 *Distomum conus*；1892 年前苏联学者 Winogradoff 首次在人体发现本虫，定名为 *Distomum sibricum*；1895 年由 Branchard 最后定名为猫后睾吸虫（*Opisthorchis felineus*）。

1. 形态

（1）成虫　猫后睾吸虫的成虫体长 7～12mm，宽 2～3mm。前端狭细，后端钝圆，与华支睾吸虫很相似。体表无棘，口吸盘与腹吸盘大小相近，直径约 0.25mm，腹吸盘位于虫体前 1/4 处。睾丸 2 个，呈浅裂状分叶，前后斜列于虫体后 1/4 处。睾丸之前是卵巢及较大的受精囊，卵巢呈椭圆形。子宫从卵模开始盘绕而上，位于虫体中 1/3 两肠支之间。卵黄腺由许多横列的腺泡所组成，位于虫体两侧中 1/3 处。生殖孔开口于腹吸盘前缘。排泄管在睾丸之间呈 S 状弯曲，开口于虫体后端。

（2）虫卵　与华支睾吸虫卵相似，呈浅棕黄色，长椭圆形，大小为（26～30）μm×（11～15）μm，卵盖旁的肩峰不明显，内含 1 个成熟的毛蚴。

2. 生活史　猫后睾吸虫成虫可寄生于猫、犬或人的肝胆管内，虫卵随胆汁进入小肠，经粪便排出体外，被第一中间宿主李氏豆螺（*Bithynia leachii*）吞食后，在其消化道内孵出毛蚴，毛蚴穿过肠壁进入螺体腔，经过 1 个月左右发育为胞蚴，胞蚴发育为雷蚴，雷蚴自胞蚴逸出进入螺肝内，发育成尾蚴。螺被感染后 2 个月就开始有成熟尾蚴自螺体逸出。尾蚴在水中遇到第二中间宿主淡水鱼类（主要为鲤科鱼类），吸附于体表，脱掉尾部经皮侵入鱼体，在其组织内经过 6 周发育为囊蚴，当终宿主生食或半生食含有猫后睾吸虫囊蚴的淡水鱼时，囊蚴经口感染，在消化液的作用下，后尾蚴脱囊而出，逆胆汁流动方向进入肝胆管寄生，经 3～4 周发育为成虫。

人主要因食用含有活囊蚴的鱼类而感染。保虫宿主有猫、犬、狐、狼、狮、獾、猪、鼠、兔、海豹等动物。实验宿主为小白鼠、大白鼠和仓鼠。

3. 致病

（1）致病机制　后睾吸虫成虫寄生于胆道，可以引起胆管上皮细胞的炎性反应、增生、纤维化、胆管肿胀和胆汁瘀滞，严重时可波及胆囊，并由于压迫性坏死而导致门脉周围性肝硬化，个别可发展为肝癌。从动物实验中还可以看到，由于免疫复合物对肝内小血管产生损伤，使小血管发生具有增生性纤维性变的血管炎。

猫后睾吸虫病的病理变化及临床症状，与感染的虫数多少及感染时间的长短有关，也与感染时宿主的免疫状态有一定关系。一般说来，感染猫后睾吸虫虫数较少时，寄生部位虽然可以产生局部损伤，但不很严重，肝脏所受的影响不大，因此没有明显的临床症状。感染虫数较多时，可以引起肝脏肿大及脾脏充血，并伴有黄疸、胆管壁局部嗜酸性粒细胞浸润、胆管炎等，最后导致慢性肝炎、肝纤维化或肝硬化及腹水。有时可以围绕虫卵形成胆结石。

（2）临床表现　轻度感染者多无明显临床症状，较重感染者可出现腹痛、腹胀、腹泻或便秘、恶心、呕吐、食欲减退、乏力、消瘦等。患者嗜酸性粒细胞普遍升高，可达15%～88%。

4. 实验室检查　诊断猫后睾吸虫病主要依靠流行病学和病原学诊断。应询问是否到过流行区，有无生吃或半生吃鱼的习惯，但检获虫卵是确诊猫后睾吸虫病的重要依据。应用于华支睾吸虫病的病原学及免疫学诊断方法，均适用于后睾吸虫病的诊断。

5. 流行　猫后睾吸虫病流行于东欧、西伯利亚及东南亚的一些国家和地区，具有水库和河流地方疫源地特点。儿童在10岁以后随着年龄的增长感染率逐渐增加，到48岁以后又逐渐减少。一般以13～15岁的年龄组感染率最高。

6. 防治　预防猫后睾吸虫病的措施主要是改变食生鱼肉或半生鱼肉的不良饮食习惯，及时清洗和消毒切生鱼的刀、砧板以防止囊蚴的污染。喂猫、犬的鱼类也应煮熟或做冷冻处理。治疗猫后睾吸虫病可选用吡喹酮。

（二）麝猫后睾吸虫

麝猫后睾吸虫（*Opisthorchis viverrini* Poirier，1886；Stiles et Hassall，1896）可引起的人麝猫后睾吸虫病。Leiper报告1911年在泰国清迈尸检时首次发现本虫人体感染，1965年Wyko证实了本虫的生活史。

1. 形态

（1）成虫　大小为（5.4～10.2）mm×（0.8～1.9）mm，其形态与猫后睾吸虫相似。其主要区别点：麝猫后睾吸虫的卵巢与睾丸的位置较接近，卵黄腺常聚集成若干个颗粒样腺群，睾丸分为4叶，呈深裂状。

（2）虫卵　较小，平均27μm×15μm，一端有卵盖，另一端有疣状突起，内含一个毛蚴。

2. 生活史　麝猫后睾吸虫寄生于宿主的肝胆管和胆囊内。第一中间宿主为豆螺，第二中间宿主为多种鲤科淡水鱼。人因为食用含有活囊蚴的鱼类而感染。保虫宿主有麝猫、猫、犬等动物。

3. 致病　本虫致病机制基本与猫后睾吸虫相同。成虫的分泌排泄物可引起寄生部位胆管炎症、胆管上皮细胞增生、胆结石，也可导致胆管细胞癌。严重者可引起肝左叶及胆囊增大、胆囊收缩力丧失等。临床表现为腹泻、腹胀、肝大和肝区疼痛等。

4. 实验室检查　猫后睾吸虫和麝猫后睾吸虫的虫卵相似，难以区别。鉴别虫种主要依据尾蚴、后尾蚴的形态及其焰细胞的排列等。

5. 流行　麝猫后睾吸虫病流行于泰国、老挝、越南、马来西亚等东南亚国家。在泰国东北部由于人们有食生鱼的习惯，麝猫后睾吸虫感染率可达23.4%。老挝湄公河两岸居民感染调查，粪检小吸虫卵（主要是麝猫后睾吸虫和其他6种肠吸虫）阳性率为65.2%，阳性患者经驱虫后收集麝猫后睾吸虫成虫1041条，平均每个患者57.8条。老挝小学生普查，麝猫后睾吸虫感染率为10.9%。

6. 防治　主要防治策略包括粪检，对居民进行健康教育等。治疗人体麝猫后睾吸虫病，常用吡喹酮40mg/kg，顿服，副作用轻，疗效好。

（战延正）

目标检测

答案解析

1. 复殖吸虫感染人的阶段通常是（　　）

　A. 毛蚴　　　　　　　　　B. 胞蚴　　　　　　　　　C. 雷蚴

D. 尾蚴   E. 囊蚴

2. 华支睾吸虫通常寄生在人体的 （　　）

    A. 肺部   B. 肝胆管内   C. 肠系膜静脉

    D. 小肠   E. 脑部

3. 确诊华支睾吸虫病的依据是 （　　）

    A. 患者肝左叶肿大   B. 患者来自流行区

    C. 患者血清抗体阳性   D. 在患者粪便中查到肝吸虫卵

    E. 患者有生食鱼、虾的病史

4. 布氏姜片吸虫的传染源为 （　　）

    A. 水生植物   B. 扁卷螺   C. 患者

    D. 狗   E. 鼠类

5. 布氏姜片吸虫的中间宿主是 （　　）

    A. 带虫者   B. 扁卷螺   C. 水生植物

    D. 病猪   E. 钉螺

6. 人感染肝片形吸虫是因为 （　　）

    A. 生食鱼片   B. 接触疫水   C. 食醉蟹

    D. 生食媒介水生植物   E. 生食淡水螺蛳

7. 预防卫氏并殖吸虫感染的关键是 （　　）

    A. 加强粪便管理   B. 不生食或半生食溪蟹、蝲蛄

    C. 禁止随地吐痰   D. 治疗患者、捕杀病兽

    E. 消灭川卷螺

8. 日本血吸虫感染人的阶段是 （　　）

    A. 虫卵   B. 毛蚴   C. 尾蚴

    D. 囊蚴   E. 囊尾蚴

9. 日本血吸虫卵的致病作用是 （　　）

    A. 虫卵沉积在组织机械性破坏与压迫组织

    B. 虫卵内毛蚴分泌的毒素溶解组织引起腹水

    C. 大量虫卵机械性阻塞血管导致门脉高压发生侧支循环

    D. 虫卵卵壳抗原刺激组织引起炎症反应并逐渐发生纤维化

    E. 卵内毛蚴分泌物引起超敏反应形成肉芽肿及其纤维化

10. 后睾吸虫主要寄生于宿主的 （　　）

    A. 肝脏   B. 肺脏   C. 胆管

    D. 小肠   E. 血管中

书网融合……

本章小结   微课1   微课2   微课3   微课4   题库

第十三章　绦　虫

学习目标

1. **掌握** 各种绦虫具有诊断价值的成虫、虫卵或幼虫形态及生活史特点。
2. **熟悉** 带绦虫病、囊尾蚴病、棘球蚴病、裂头蚴病等主要致病机制与临床表现。
3. **了解** 各种绦虫的流行因素及防治原则。
4. 学会辨析各种绦虫的形态和生活史规律，具备诊治绦虫病的基本能力。

第一节　概　述

PPT

【概要】

寄生人体的绦虫属于绦虫纲圆叶目和假叶目。成虫为雌雄同体，呈带状，由头节、颈部和链体组成，链体又分为幼节、成节和孕节。人为绦虫的终宿主或中间宿主。成虫寄生于宿主肠道，掠夺营养并造成机械性和化学性刺激及损伤。幼虫常移行并寄生于宿主的重要脏器。常见寄生于人体的绦虫有曼氏迭宫绦虫、链状带绦虫、肥胖带绦虫和细粒棘球绦虫等。

绦虫（cestode）又称带虫（tapeworm），属于扁形动物门绦虫纲（Cestoda），全部营寄生生活。寄生人体的绦虫有 30 余种，分属于圆叶目（Cyclophyllidea）和假叶目（Pseudophyllidea）。成虫呈带状，背腹扁平，左右对称，大多分节，无体腔和消化器官，多为雌雄同体。生活史复杂，需要 1～2 个中间宿主，人可作为某些绦虫的终宿主或中间宿主。成虫多寄生于脊椎动物的消化道内，主要引起消化道损害，幼虫若寄生于组织器官内，引起病理损害，其危害远比成虫严重。

（一）形态

1. 成虫 白色或乳白色，扁长如带状，大多分节，体长可从数毫米至数米不等。虫体一般分为头节（scolex）、颈部和链体（strobilus）（图 13-1）。

（1）头节 细小，呈球形、方形或梭形，上有固着器官（holdfast），具固着吸附功能，如吸盘（sucker）、吸槽（bothrium）或吸沟（groove）等，有的还有 1～2 圈棘状或矛状的小钩（hooklet）和能伸缩的顶突（rostellum）。

（2）颈部 短而纤细，不分节，内含生发细胞（germinal cell），具生发功能。颈部向后芽生（budding）连续长出新的节片（proglottid）形成链体。

（3）链体 是虫体的最主要部分，由数个至数千个节片前后相连组成。靠近颈部的节片较细小，生殖器官尚未发育成熟，称为未成熟节片（immature proglottid）或幼节；向后至链体中部的节片逐渐增大，生殖器官逐渐发育成熟，称为成熟节片（mature proglottid）或成节；链体后部的节片体积最大，子宫中含大量的虫卵，称为妊娠节片（gravid proglottid）或孕节。圆叶目绦虫的孕节中除了储满虫卵的子宫外，其他生殖器官均已退化，末端的孕节可逐节或数节从链体上脱落或裂解，新的节片又不断从颈部长出，如此保持绦虫一定长度。假叶目绦虫孕节与成节的结构相似。

（4）体壁结构 绦虫的体壁可分为两层，即皮层（tegument）和皮下层。皮层外表面具有无数微小

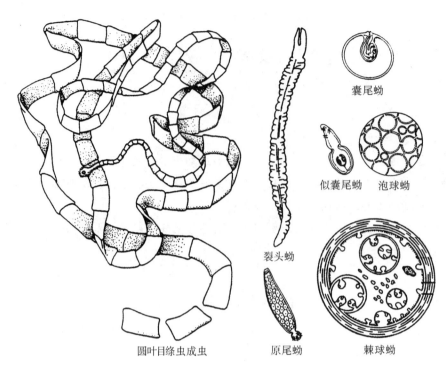

囊尾蚴

似囊尾蚴　泡球蚴

裂头蚴

圆叶目绦虫成虫　　原尾蚴　　　棘球蚴

图 13 - 1　绦虫成虫与幼虫形态

棘样突起的微毛（microthrix），作为附着结构使虫体免于从消化道排除，同时增大绦虫吸收宿主营养的面积。整个皮层部分无细胞核。皮层的内层有明显的基膜（basal membrane），与皮下层截然分界。皮下层主要由表层肌组成，包括环肌、纵肌及少量斜肌，包绕着虫体整个实质器官，并贯穿整个链体。在实质组织中还散布着许多钙或镁的碳酸盐微粒，呈椭圆形，称为石灰小体（calcareous body），可能有缓冲平衡酸碱的作用。绦虫缺少体腔和消化道。

（5）神经系统　头节中有一神经节，由此发出 6 根纵行的神经干，贯穿整个链体。在头节和每个节片中还有横向的连接支。感觉末梢分布于皮层，与触觉感受器和化学感受器相连。

（6）排泄系统　由若干焰细胞、毛细管、集合管及与其相连的 4 根纵行的排泄管组成。排泄管贯穿链体，在每一节片的后部有横支左右相通。排泄系统既有排出代谢产物的作用，亦有调节体液平衡的功能。

（7）生殖系统　成熟节片内均有雌、雄生殖器官各一套。雄性生殖系统有睾丸数个至数百个。睾丸呈圆形滤泡状，散布于节片实质中。每个睾丸发出一根输出管，然后汇合成输精管，延伸入阴茎囊，与储精囊、射精管相连。

雌性生殖系统有一个卵巢，大多分成左、右两叶，位于节片腹面的中后部。有些绦虫的卵黄腺是数量众多的滤泡状体，分散于实质的表层中。有些绦虫的卵黄腺则聚集成单一的致密实体，位于卵巢后方。由卵黄腺发出的卵黄小管汇集成卵黄总管，常膨大成卵黄囊，并与输卵管连接。输卵管自卵巢发出后，依次与阴道、卵黄总管连接，然后膨大成卵模，再与子宫相通。子宫呈管状或囊状，管状的子宫盘曲于节片中部，开口于子宫孔；囊状的子宫则无子宫孔，随着其内虫卵的增多和发育而膨大，或向两侧分支几乎占满整个节片。阴道为略弯曲的小管，多数与输精管平行，其远端开口于生殖孔。

2. 虫卵　假叶目绦虫卵与吸虫卵相似，为椭圆形，卵壳较薄，一端有小盖，卵内含一个卵细胞和若干个卵黄细胞。圆叶目绦虫卵多呈圆球形，卵壳很薄，易脱落，内为胚膜；卵内含已发育的幼虫，具 3 对小钩，称六钩蚴（oncosphere）。

3. 幼虫　绦虫在中间宿主体内发育的阶段称为中绦期（metacestode），各种绦虫中绦期幼虫的形态结构各不相同（图 13 - 1）。

（1）囊尾蚴（cysticercus）　俗称囊虫（bladder worm），为半透明泡状囊，其中充满囊液，囊壁上有一个向内凹入的头节，悬于囊液中。

（2）棘球蚴（hydatid cyst）　是棘球绦虫的中绦期，为一种较大的球形囊，囊内充满囊液及大量的原头蚴或原头节（protoscolex）；另外，还有许多小的生发囊（brood capsule），附于囊壁或悬浮于囊液中，其内又可有更小的生发囊或原头节，以致一个棘球蚴中可含成千上万个原头蚴。

（3）似囊尾蚴（cysticercoid）　体型较小，前端有很小的囊腔和相比之下较大的头节，后部则是实心的、带小钩的尾状结构。

（4）泡球蚴（alveolar hydatid cyst）　又称多房棘球蚴（multilocular hydatid cyst）属棘球蚴型，囊较小，但可不断向囊内和囊外芽生若干小囊，而使体积不断增大，囊内充满的不是囊液而是胶状物，其中头节较小。

（5）原尾蚴（procercoid）　是假叶目绦虫在第一中间宿主体内发育的幼虫，为一实体，无头节的分化，但在一端有一小突，称为小尾（cercomere），上有 6 个小钩。

（6）裂头蚴（plerocercoid）　是原尾蚴被假叶目绦虫的第二中间宿主吞食后发育而成。裂头蚴已失去小尾及小钩，并开始形成附着器，分化出头节。

（二）生活史

绦虫的成虫寄生于脊椎动物的消化道中，虫卵自子宫孔排出或随孕节脱落而排出。假叶目绦虫在外界的发育明显不同于圆叶目。

1. 假叶目绦虫　其生活史中需要 2 个中间宿主和有水的环境。虫卵排出后必须入水才能继续发育，孵出的幼虫称为钩球蚴（coracidium），体内有 3 对小钩，体外被有一层纤毛，能在水中游动。第一中间宿主是淡水桡足类动物如剑水蚤，钩球蚴在其体内发育成原尾蚴。第二中间宿主为鱼或蛙等淡水脊椎动物，原尾蚴在其体内继续发育为裂头蚴。裂头蚴必须进入终宿主肠道后才能发育为成虫。

2. 圆叶目绦虫　其生活史只需 1 个中间宿主，个别种类甚至不需要中间宿主。虫卵在子宫中即已发育，内含一个无纤毛的六钩蚴。由于无子宫孔，虫卵必须随孕节自链体脱落排出体外。孕节被挤压或自身活动破裂后，虫卵散出，被中间宿主吞食后才能孵出六钩蚴。六钩蚴钻入宿主肠壁，随血流到达组织内，发育成中绦期幼虫，如囊尾蚴、棘球蚴、泡球蚴、似囊尾蚴等。中绦期幼虫被终宿主吞食后，在肠道内受胆汁的激活才能脱囊或翻出头节，逐渐发育为成虫。

（三）致病

1. 成虫致病　绦虫成虫寄生于宿主肠道，可大量掠夺宿主的营养，但引起症状的主要原因是虫体固着器官（吸盘、小钩等）和微毛对宿主肠道的机械刺激与损伤作用，以及虫体释出的代谢产物的毒性作用。成虫引起的症状通常并不严重，仅有腹部不适、消化不良、腹痛、腹泻或交替的腹泻与便秘等。个别种类绦虫（如阔节裂头绦虫）因大量吸收宿主的维生素 B_{12} 而致宿主贫血。

2. 幼虫致病　有些绦虫幼虫在人体寄生造成的危害远比成虫严重，其严重程度因寄生的部位、虫数而异。裂头蚴、囊尾蚴寄生于皮下和肌肉内引起结节或游走性包块，若侵入眼、脑等重要器官则可引起严重的后果。棘球蚴在肝、肺、眼、脑等处寄生，除产生占位性病变外，其囊液一旦进入宿主组织则可诱发超敏反应而致休克，甚至死亡。

（四）分类

我国常见人体绦虫有 10 多种，分属于假叶目和圆叶目，分类及其所致疾病见表 13 - 1。

表 13 – 1　我国常见人体绦虫分类与致病

目	科	属	种	致病虫期与疾病
假叶目 Pseudophyllidea	裂头科 Diphyllobothriidae	迭宫属 *Spirometra*	曼氏迭宫绦虫 *S. mansoni*	成虫 – 曼氏迭宫绦虫病 裂头蚴 – 裂头蚴病
		裂头属 *Diphyllobothrium*	阔节裂头绦虫 *D. latum*	成虫 – 阔节裂头绦虫病
圆叶目 Cyclophyllidea	带科 Taeniidae	带属 *Taenia*	链状带绦虫 *T. solium* 肥胖带绦虫 *T. saginata*	成虫 – 猪带绦虫病 幼虫 – 囊虫病 成虫 – 牛带绦虫病
		棘球属 *Echinococcus*	细粒棘球绦虫 *E. granulosus* 多房棘球绦虫 *E. multilocularis*	棘球蚴 – 棘球蚴病（包虫病） 泡球蚴 – 泡球蚴病 （泡型包虫病或多房包虫病）
	膜壳科 Hymenolepidiae	膜壳属 *Hymenolepis*	微小膜壳绦虫 *H. nana* 缩小膜壳绦虫 *H. diminuta*	成虫 – 微小膜壳绦虫病 成虫 – 缩小膜壳绦虫病
		假裸头属 *Pseudanoplocephala*	克氏假裸头绦虫 *P. crawfordi*	成虫 – 假裸头绦虫病
	囊宫科 Dilepididae	复孔属 *Dipylidium*	犬复孔绦虫 *D. caninum*	成虫 – 犬复孔绦虫病
	代凡科 Davaineidae	瑞列属 *Raillietina*	西里伯瑞列绦虫 *R. celebensis* 德墨拉瑞列绦虫 *R. demerariensis*	成虫 – 西里伯瑞列绦虫病 成虫 – 德墨拉瑞列绦虫病
	裸头科 Anoplocephalidae	伯特属 *Bertiella*	司氏伯特绦虫 *B. studeri*	成虫 – 司氏伯特绦虫病

第二节　曼氏迭宫绦虫

PPT

【概要】

　　曼氏迭宫绦虫（*Spirometramansoni*, Joyeux & Houdemer, 1928）又称孟氏裂头绦虫，成虫主要寄生于猫科和犬科动物小肠内，偶然寄生于人体，引起曼氏迭宫绦虫病。原尾蚴寄生于第一中间宿主剑水蚤血腔内，裂头蚴寄生于第二中间宿主蛙肉或转续宿主蛇、鸟类和猪等多种脊椎动物体内。人若食入含有裂头蚴的蛙、蛇、鸟和猪肉等，裂头蚴可在小肠内发育为成虫，引起曼氏迭宫绦虫病。若裂头蚴侵入组织内，可移行并保持裂头蚴阶段，引起曼氏裂头蚴病（sparganosis mansoni），其危害远比成虫严重。裂头蚴病是一种重要的食源性人兽共患寄生虫病，尤以眼和脑损害严重。成虫感染可用粪检虫卵以确诊，裂头蚴病则主要从局部检出虫体做出诊断。成虫感染者可用吡喹酮、阿苯达唑等进行驱虫，裂头蚴病则主要靠手术摘除虫体。

（一）形态

1. 成虫　呈带状，长 60～100cm，宽 0.5～0.6cm。头节细小，长 1～1.5mm，宽 0.4～0.8mm，呈

指状，其背、腹面各有一条纵行的吸槽。颈部细长，链体有节片约 1000 个，节片宽度一般大于长度，但远端的节片长宽几近相等。成节和孕节的基本结构相似，每节均具有发育成熟的雌、雄生殖器官各一套。肉眼可见节片中部凸起的子宫，在孕节中更为明显（图 13 - 2，彩图 28 ~ 29）。

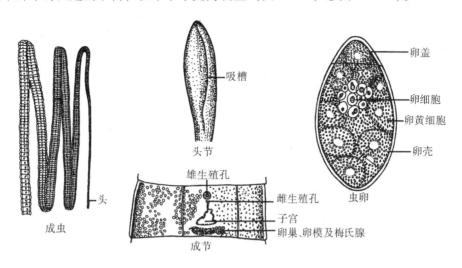

图 13 - 2 曼氏迭宫绦虫形态

睾丸呈小泡形，有 320 ~ 540 个，散布于节片的实质组织中。由睾丸发出的输出管在节片中央汇合成输精管，然后弯曲向前并膨大成储精囊和阴茎，再通入节片前部中央腹面的圆形雄性生殖孔。卵巢分两叶，位于节片后部。自卵巢中央伸出短的输卵管，其末端膨大为卵模后连接子宫。卵膜外有梅氏腺包绕。阴道为纵行的小管，其月牙形的外口位于雄性生殖孔之后，另端膨大为受精囊再连接输卵管。卵黄腺呈小滤泡状，散布在实质组织的表层，包绕着其他器官。子宫位于节片中部，螺旋状盘曲，紧密重叠，基部宽而顶端窄小，略呈发髻状，子宫孔开口于阴道口的下方，因此，在节片腹面正中线上依次有 3 个开口（图 13 - 2，彩图 30）。孕节中充满虫卵，生殖器官与成节相似。

2. 虫卵 呈橄榄形，两端稍尖，长 52 ~ 76μm，宽 31 ~ 44μm，浅灰褐色，卵壳较薄，一端有卵盖，内有一个卵细胞和若干个卵黄细胞（图 13 - 2，彩图 31）。

3. 裂头蚴 乳白色或淡黄色，长带形，大小（0.5 ~ 80）cm × （0.3 ~ 1）cm，头端膨大，中央有一明显凹陷，与成虫头节略相似。虫体不分节，具有不规则横皱褶，后端多呈钝圆形，活动时伸缩能力很强（彩图 34）。

（二）生活史 e 微课1

曼氏迭宫绦虫完成生活史需要 3 ~ 4 个宿主。终宿主主要是猫和犬，此外还有虎、豹、狐等食肉动物。第一中间宿主是剑水蚤，第二中间宿主主要是蛙。蛇、鸟类和猪等多种脊椎动物可作其转续宿主。人是该虫的第二中间宿主、转续宿主甚至终宿主（图 13 - 3，彩图 32 ~ 33）。

成虫寄生于终宿主的小肠内。虫卵自虫体子宫孔中产出，随宿主粪便排出体外，在适宜温度的淡水中，经过 2 ~ 5 周发育孵出钩球蚴。钩球蚴呈椭圆形或近圆球形，直径 80 ~ 90μm，周身被有纤毛，常在水中做无定向螺旋式游动，当其主动碰击到剑水蚤时即被后者吞食，随后脱去纤毛，穿过肠壁入血腔，经 3 ~ 11 日的发育，长成原尾蚴。含原尾蚴的剑水蚤被蝌蚪吞食后，失去小尾球，随着蝌蚪发育成蛙，原尾蚴也发育成裂头蚴。裂头蚴具有很强的收缩和移动能力，常迁移到蛙的肌肉，多卷曲穴居在肌肉间隙的小囊内或游离于皮下。当受感染的蛙被蛇、鸟或猪等非正常宿主吞食后，裂头蚴不能在其肠中发育为成虫，而是穿过肠壁，移居到腹腔、肌肉或皮下等处继续生存，蛇、鸟或猪等即成为其转续宿主。当猫、犬等终宿主吞食了带有裂头蚴的第二中间宿主蛙或转续宿主后，经 3 周左右，裂头蚴在其肠内发育

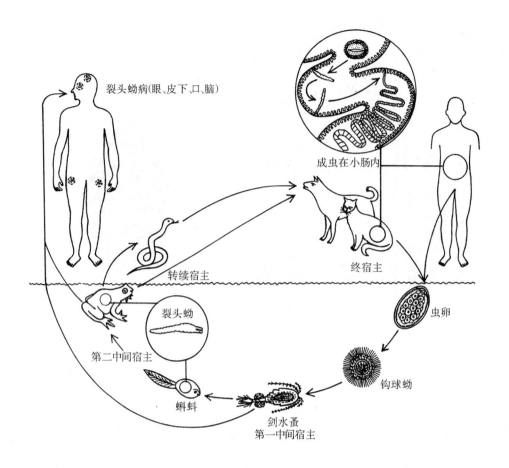

图 13 – 3   曼氏迭宫绦虫生活史

为成虫。随后在终宿主粪便中开始出现虫卵。成虫在猫体内的寿命约 3.5 年。

若食入含有原尾蚴的剑水蚤或原尾蚴经黏膜侵入人体，原尾蚴可在人体内发育成裂头蚴。若食入含有裂头蚴的蛙（或蛇、鸟、猪）肉，裂头蚴可在人体肠道内发育为成虫，或者在组织内移行而保持裂头蚴阶段。裂头蚴寿命较长，在人体内可存活 12 年，最长达 36 年（图 13 – 3，彩图 32 ~ 33）。

（三）致病

1. 致病机制   成虫偶然寄生人体，对人的致病力较弱，一般无明显症状，可因虫体机械和化学性刺激引起中、上腹不适、轻度腹痛、恶心呕吐等消化道症状，经驱虫后即消失。

裂头蚴可寄生人体引起曼氏裂头蚴病，较为多见，危害比成虫大，其严重程度因裂头蚴移行和寄居部位不同而异。常见寄生于人体的部位依次是眼部、四肢躯体皮下、口腔颌面部和内脏。在被侵袭部位可形成嗜酸性肉芽肿囊包，致使局部肿胀，甚至发生脓肿。囊包直径 1 ~ 6cm，具囊腔，腔内盘曲的裂头蚴可有 1 条至 10 余条不等。

2. 临床表现   曼氏裂头蚴病的潜伏期与感染方式有关，经皮肤、黏膜局部侵入者，一般为 6 ~ 12日，个别可达 2 ~ 3 年；因食入感染者，为 1 年至数年。根据临床表现和寄生部位，曼氏裂头蚴病可分为以下 5 型。

（1）眼裂头蚴病   较常见，多累及单侧眼睑或眼球，表现为眼睑红肿、结膜充血、畏光、流泪、微疼、奇痒、异物感或有虫爬感等。有时伴有恶心、呕吐及发热等症状。在红肿的眼睑和结膜下，可触及游动性、硬度不等、约 1cm 的肿块或条索状物。偶尔破溃，裂头蚴主动逸出而自愈。若裂头蚴侵入眼球内，可发生眼球凸出，眼球运动障碍，严重者出现角膜溃疡、虹膜睫状体炎、玻璃体混浊，甚至并发白内障而失明。眼裂头蚴病在临床上常误诊为睑腺炎、急性葡萄膜炎、眼眶蜂窝织炎、肿瘤等，往往在手术后才被确诊。

（2）皮下裂头蚴病　常见，多累及躯干和四肢表浅部，如胸壁、乳房、腹壁、外生殖器以及四肢皮下，表现为游走性皮下结节。结节呈圆形、柱形或不规则条索状，大小不一，长 0.5～5cm，局部可有红肿、瘙痒、虫爬感等症状，若有炎症可出现间歇性或持续性疼痛或触痛，或有荨麻疹。常被误诊为肿瘤。

（3）口腔颌面部裂头蚴病　常在口腔黏膜或颊部皮下出现硬结，直径 0.5～3cm，患处红肿，发痒或有虫爬感。多数患者有用蛙皮、蛇肉敷贴患处治疗牙痛或腮腺炎史，或伴有小白虫（裂头蚴）逸出史。

（4）脑裂头蚴病　少见，临床表现酷似脑瘤，极易误诊。主要症状有阵发性头痛、癫痫样发作，严重时昏迷或伴喷射状呕吐、视物模糊、间歇性口角抽搐、肢体麻木、抽搐，甚至瘫痪等。

（5）内脏裂头蚴病　罕见，临床表现因裂头蚴移行位置而定，有的可经消化道侵入腹膜，引起炎症反应；有的可侵入肺或肝或同时侵入多脏器；还有侵入尿道和膀胱等处，引起相应临床表现。

（四）实验室检查

1. 病原学检查　粪检虫卵或节片可用于曼氏迭宫绦虫成虫感染的确诊。曼氏裂头蚴病则主要从局部检出虫体确诊。询问病史有一定参考价值，必要时还可以进行动物感染实验，综合采用 CT、MRI 等放射影像技术有助于诊断。

2. 免疫学检测　可用裂头蚴抗原进行免疫学辅助诊断。制备裂头蚴粗抗原、组分抗原或重组抗原检测血清中特异性抗体，方法有酶联免疫吸附试验（ELISA）、间接荧光抗体试验（IFA）等。注意裂头蚴粗抗原与囊虫、肺吸虫、血吸虫等感染者血清有交叉反应。

（五）流行

曼氏迭宫绦虫分布很广，但成虫感染人体并不多见，国外仅有日本、俄罗斯等少数国家的报告。我国成虫感染病例报道 20 多例，分布在上海、广东、江西、台湾、四川和福建等地。患者年龄最小 3 岁，最大 58 岁。

曼氏裂头蚴病分布广泛，多见于东亚和东南亚各国，欧洲、美洲、非洲和大洋洲也有报告。我国已有 1000 多例报告，来自 31 个省、市、自治区。患者年龄以 10～30 岁最多，男女比例约为 2∶1。

人体感染裂头蚴的途径有两种，即裂头蚴或原尾蚴经皮肤或黏膜侵入，或误食裂头蚴或原尾蚴，经口感染。具体感染方式可归纳为以下 4 种。

1. 局部敷贴生蛙肉、蛙皮或蛇肉、蛇皮　为我国人群主要感染方式，约占患者半数以上。在我国某些地区，民间传说蛙、蛇有清凉解毒作用，常用生蛙肉、蛙皮或蛇肉、蛇皮敷贴眼、口、外阴等部位的脓肿或伤口来治疗疖痈、烫伤、烧伤等，若有裂头蚴即可经伤口或正常皮肤、黏膜侵入人体而感染。

2. 食入生的或未熟的蛙、蛇、鸡或猪肉　也是人感染裂头蚴的常见方式。我国一些地区的居民喜食未煮熟的肉类，吞食到裂头蚴即穿过肠壁入腹腔，然后移行到其他部位。有些地区有生吞蛇胆、喝蛇血的习俗，也可感染裂头蚴。

3. 吞服活蝌蚪　在每年蝌蚪繁殖季节，我国一些地区的居民有吞服活蝌蚪"败火"的陋习，若蝌蚪中有裂头蚴即可引起人体感染。

4. 饮用或误吞生水　为欧洲、美洲、非洲、澳洲和泰国等地居民主要的感染裂头蚴方式。饮用生水，或游泳时误吞湖、河、塘水，使受感染的剑水蚤有机会进入人体。原尾蚴也有可能直接经皮侵入或经眼结膜侵入人体。

（六）防治

1. 加强卫生宣传教育　不用蛙肉敷贴伤口或脓肿，不食生的或未煮熟的蛙、蛇及其他肉类，不饮生水以防感染。

2. 治疗患者 成虫感染者可用吡喹酮、阿苯达唑等进行驱虫。治疗裂头蚴病主要靠手术摘除，术中注意务必将虫体尤其是头部取尽，方能根治。也可用40%乙醇和2%普鲁卡因2~4ml局部注射杀虫。

第三节 阔节裂头绦虫

PPT

【概要】

阔节裂头绦虫（*Diphyllobothrium latum*，Linnaeus，1758；Lühe，1910）又称鱼绦虫（fish tapeworm），成虫主要寄生于犬科、猫科动物的小肠内，也可寄生于人，引起阔节裂头绦虫病（diphyllobothriasis latum）。原尾蚴寄生于第一中间宿主剑水蚤血腔内，裂头蚴寄生于淡水鱼类，人因食入生的或未熟的含裂头蚴的鱼而感染。人若食入含裂头蚴的鱼后，裂头蚴在小肠内发育为成虫，引起阔节裂头绦虫病，多数无明显症状。因虫体较长，有时可扭结成团，导致肠道、胆道阻塞，甚至肠穿孔。从患者粪便中检获虫卵或节片即可确诊。阔节裂头绦虫病防治关键在于卫生健康宣传教育，避免食入生的或未熟的鱼，防止粪便污染水源。可用吡喹酮、阿苯达唑或槟榔–南瓜子合剂等驱虫治疗，对并发贫血者还应补充维生素 B_{12} 予以治疗。

（一）形态

1. 成虫 外形和结构均与曼氏迭宫绦虫相似，但虫体较长较大，可长达10m，最宽处约20mm。虫体乳白色，具有3000~4000个节片。头节细小，呈匙形，长2~3mm，宽0.7~1.0mm，其背、腹侧各有一条较窄而深凹的吸槽。颈部细长。成熟节片均为宽扁的矩形。睾丸数较多，为750~800个。雄性生殖孔和阴道共同开口于节片前部腹面的生殖腔。子宫盘曲呈玫瑰花状，位于节片中央，开口于生殖腔之后。孕节长2~4mm，宽10~12mm，最宽20mm，孕节的结构与成节基本相同。虫卵每隔3~30日从孕节的子宫孔中周期性逸出，随宿主粪便排出体外（图13-4）。

2. 虫卵 近似卵圆形，长55~76μm，宽41~56μm，呈浅灰褐色，卵壳较厚，一端有明显的卵盖，另一端有一小棘，虫卵内含一个卵细胞和若干卵黄细胞。虫卵排出体外时，卵内胚胎已开始发育（图13-4）。

（二）生活史

阔节裂头绦虫的生活史与曼氏迭宫绦虫大致相同，不同点在于其第二中间宿主是淡水鱼类，如鲈鱼、鲑鱼、鲫鱼、鳟鱼、梭鱼等，人是主要的终宿主。

成虫寄生于人以及犬、猫、熊、狐、虎、豹等食肉动物的小肠内。虫卵随宿主粪便排出体外，在水中经7~15日的发育，孵出钩球蚴。当钩球蚴被第一中间宿主剑水蚤吞食后，在其血腔内经过2~3周发育成为原尾蚴。当受感染的剑水蚤被第二中间宿主小鱼或幼鱼吞食后，原尾蚴即可在鱼的肌肉、性腺、卵及肝内发育为裂头蚴，裂头蚴并可随着鱼卵排出。当大的食肉鱼类吞食小鱼或鱼卵后，裂头蚴可侵入大鱼的肌肉组织内继续生存。裂头蚴大小为（2~20）mm×（2~3）mm，乳白色，头节呈匙形，其背腹面各有一条窄而深凹的吸槽，体不分节但具有横皱褶。当终宿主食入含裂头蚴的鱼，裂头蚴方能在其肠内经5~6周发育为成虫。每条成虫每天能产卵达100万个以上，寿命5~15年。

（三）致病

成虫在人体小肠内寄生，一般不引起严重的病理变化，多数感染者无明显症状，间或有疲倦、乏力、四肢麻木、腹泻或便秘以及饥饿感、嗜食盐等轻微症状。但因虫体较长，有时可扭结成团，导致肠道、胆道阻塞，甚至肠穿孔等。

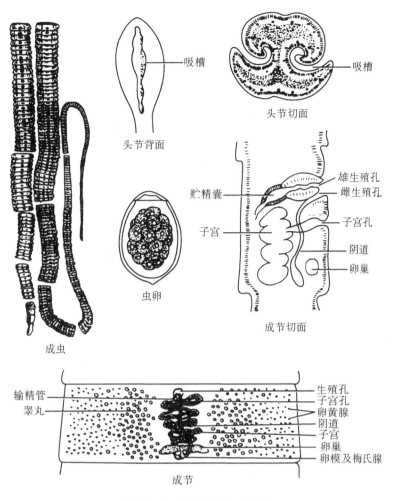

吸槽

头节背面

吸槽

头节切面

虫卵

贮精囊

子宫

雄生殖孔

雌生殖孔

子宫孔

阴道

卵巢

成节切面

成虫

输精管

睾丸

生殖孔

子宫孔

卵黄腺

阴道

子宫

卵巢

卵模及梅氏腺

成节

图 13-4 阔节裂头绦虫形态

约有2%的阔节裂头绦虫病患者并发恶性贫血，原因可能与绦虫大量吸收宿主肠道中维生素 B_{12} 和宿主摄入维生素 B_{12} 不足有关。另外，成虫代谢产物可能损害宿主的造血功能。患者除有一般恶性贫血的表现外，常有感觉异常、运动失调、深部感觉缺失等神经紊乱现象，严重者甚至失去工作能力，驱虫后贫血很快好转。

另外，还有阔节裂头蚴在人体肺部和腹膜外寄生的报告。

（四）实验室检查

从患者粪便中检获特征性虫卵或节片即可确诊。

（五）流行

阔节裂头绦虫主要分布在欧洲、美洲和亚洲的亚寒带和温带地区。全球已报道数千例阔节裂头绦虫病患者。感染率最高的是加拿大北部的爱斯基摩人（83%），其次是俄罗斯（27%）和芬兰（20% ~ 25%）。我国仅有十几例报道，分布在黑龙江、吉林、北京、上海、广东、福建和台湾。

阔节裂头绦虫病的流行与当地人群生食或半生食鱼的习惯、粪便污染水源、适宜中间宿主的存在有关。人体感染都是由于误食了生的或未熟的含裂头蚴的鱼所致。喜吃生鱼及鱼片，或食入盐腌、烟熏的鱼肉或鱼卵、果汁浸鱼以及在烹制鱼过程中尝味等都极易受感染。

（六）防治

阔节裂头绦虫病防治的关键在于卫生健康宣传教育，改变不卫生的食鱼习惯，不吃生鱼或未熟的鱼。加强对犬、猫等动物的管理，避免人、畜粪便污染水源。

驱虫方法同其他绦虫，推荐使用吡喹酮和氯硝柳胺，中药槟榔－南瓜子合剂亦有较好的疗效，对并发贫血者还应补充维生素 B_{12} 治疗。

第四节　链状带绦虫

PPT

【概要】

链状带绦虫（*Taeniasolium solium* Linnaeus，1758）也称猪带绦虫、猪肉绦虫或有钩绦虫，成虫寄生于人体小肠，引起猪带绦虫病（taeniasis suis）。幼虫为猪囊尾蚴（cysticercus cellulosae），俗称猪囊虫或囊虫，主要寄生于猪的各种器官组织，也可寄生于人体皮下、肌肉、眼、脑等处，引起囊尾蚴病（cysticercosis），又称囊虫病。人是猪带绦虫唯一的终宿主，同时也可作为其中间宿主。人若误食含囊尾蚴的猪肉，则囊尾蚴在小肠内可发育为成虫，致猪带绦虫病；人可经自体内、自体外或异体三种方式感染虫卵，卵内六钩蚴可在组织内发育成囊尾蚴，导致囊尾蚴病，其危害远比绦虫病严重。粪便检查虫卵或孕节、驱虫检获节片可诊断带绦虫病，活组织检查猪囊尾蚴可确诊囊虫病。成虫感染可用槟榔－南瓜子合剂、吡喹酮或阿苯达唑等进行驱虫。囊虫病可用吡喹酮、阿苯达唑等药物治疗，或采用手术摘除囊尾蚴。对绦虫的防治要采取"驱、管、检"的综合防治措施，不吃生的或未熟的猪肉。

（一）形态

1. 成虫　乳白色，扁长如带，长 2～4m，前端较细，向后渐扁阔，整个虫体的节片均较薄，略透明。头节近似球形，直径为 0.6～1mm，除有 4 个吸盘外，顶端还具有能伸缩的顶突，其上有 25～50 个小钩，相间排列成内外两圈，内圈的钩较大，外圈的钩稍小（图 13－5，彩图 18～19）。

颈部纤细，长 5～10mm，直径仅约头节一半。链体由 700～1000 个节片组成。近颈部及链体前段的幼节细小，外形短而宽；中部的成节较大，近方形；末端的孕节最大，为窄长的长方形。每一成节均具雌、雄生殖器官各一套。睾丸呈滤泡状，150～200 个，散布于节片的两侧，输精管向一侧横走，经阴茎囊开口于生殖腔。阴道在输精管的后方并与其并行，也开口于节片边缘的生殖腔。各节的生殖腔或边缘均略向外凸出，沿链体左右两侧不规则分布。卵巢在节片后 1/3 的中央，分为三叶，除左、右两叶外，在子宫与阴道之间另有一中央小叶。卵黄腺呈块状，位于卵巢之后。孕节中仅见充满虫卵的子宫向两侧分支，每侧 7～13 支，各分支排列不整齐，并可继续分支而呈不规则的树枝状（图 13－5，彩图 20～21），每一孕节内含虫卵 3 万～5 万个。

2. 虫卵　卵壳很薄易破，无色透明，自孕节散出后卵壳多数已脱落，称为不完整虫卵。脱壳虫卵呈球形或近似球形，直径为 31～43μm。胚膜较厚，棕黄色，由许多棱柱体组成，在光镜下呈放射状条纹。胚膜内是六钩蚴（oncosphere），球形，直径为 14～20μm，有 3 对小钩（图 13－5，彩图 23～24）。

3. 幼虫　即猪囊尾蚴，俗称囊虫，为乳白色、半透明的囊状物，如黄豆粒大小，（8～10）mm × 5mm，囊内充满透明的囊液（彩图 22）。囊壁分两层，外为皮层，内为间质层。间质层有一处向囊内增厚形成白点，有小米粒大小，为向内翻卷收缩的头节，其形态结构和成虫头节相同。在人体内寄生的囊尾蚴，其大小和形态可因寄生部位而异，在疏松结缔组织和脑室中多呈圆形，直径 5～8mm；在肌肉中略伸长；在脑底部可具分支或葡萄样突起，长 2～5cm，称其为葡萄状囊尾蚴（cysticercus racemosus）。

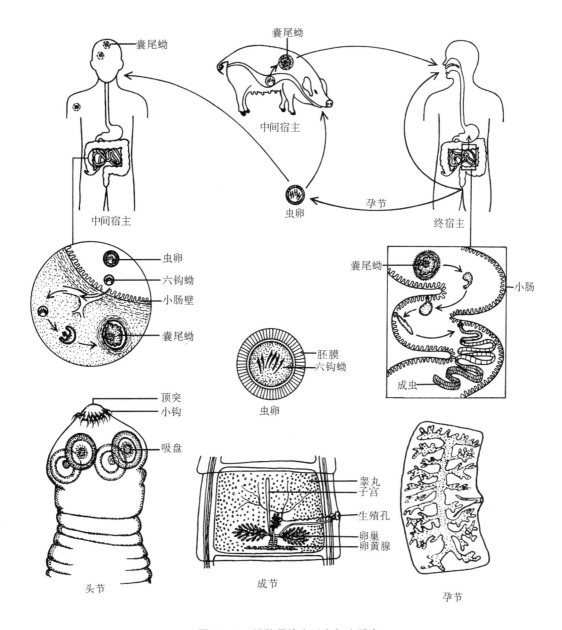

图 13 – 5 链状带绦虫形态与生活史

（二）生活史 e 微课 2

猪带绦虫的生活史需要 2 个宿主。人是其最主要的终宿主，猪和野猪是主要的中间宿主。幼虫也可寄生于人体，人亦可作为中间宿主。

成虫寄生于人的小肠上段，以吸盘和小钩附着于肠壁。虫体末端的孕节从链体脱落，随粪便排出。脱离的孕节，仍具有一定的活动力，可因受挤压破裂而使虫卵散出。当虫卵或孕节被猪或野猪等中间宿主吞食，虫卵在其小肠内经消化液作用，24 ~ 72 小时后虫卵胚膜破裂，六钩蚴逸出，借其小钩和分泌物的作用，钻入肠壁血管或淋巴管，再经血循环或淋巴系统到达宿主的全身各处。在寄生部位，虫体逐渐长大，中间细胞溶解形成空腔，充满液体，经 60 ~ 70 日发育为囊尾蚴。囊尾蚴在猪体内寄生的部位主要是运动较多的肌肉，以股内侧肌多见，然后依次为深腰肌、肩胛肌、咬肌、腹内斜肌、膈肌、心肌、舌肌等，还可以寄生于脑、眼等处。被囊尾蚴寄生的猪肉俗称为"米猪肉""豆猪肉"或"米糁肉"。成熟的囊尾蚴呈椭圆形，乳白色，半透明，位于肌纤维结缔组织内，其长径与肌纤维平行。囊尾蚴在猪体内可存活 3~5 年，个别可达 15~17 年。随着寄生时间的延长，囊尾蚴会逐渐死亡并钙化（图 13-5，彩图 25）。

当人食入生的或未煮熟的含囊尾蚴的猪肉，囊尾蚴在人的小肠受胆汁刺激而翻出头节，附着于肠壁，2~3 个月后发育为成虫。成虫在人体内寿命可达 25 年以上。

当人误食虫卵或孕节后，六钩蚴可在人体内发育为囊尾蚴，但不能继续发育为成虫。此时，人是猪带绦虫的中间宿主。

（三）致病

1. 致病机制　猪带绦虫成虫和幼虫均可致病，其中幼虫是主要致病阶段，其危害远大于成虫。

（1）成虫致病　患者若食入含囊尾蚴的猪肉，囊尾蚴可在人体小肠内可发育为成虫，引起猪带绦虫病。一般体内只有 1 条成虫寄生，个别患者可有多条。

成虫寄生于人体小肠内，其头节上的吸盘、顶突、小钩及体壁上的微毛附着于肠壁，对宿主肠道的机械刺激和损伤作用以及虫体代谢产物的毒性作用，引起肠黏膜炎症反应，致宿主消化、吸收功能障碍。同时，虫体可大量夺取宿主营养。

（2）幼虫致病　患者若误食虫卵或孕节，卵内的六钩蚴可在人体组织内发育成囊尾蚴，引起囊尾蚴病（囊虫病）。人感染虫卵的方式有 3 种：①自体内感染，患者体内有成虫寄生，当反胃、呕吐时，由于肠道的逆蠕动将孕节或虫卵返流入胃，六钩蚴逸出引起自身感染；②自体外感染，患者体内有成虫寄生，误食自己排出的虫卵而感染；③异体感染，从外界环境中误食他人排出的虫卵而感染。

囊尾蚴在人体寄生部位很广，数量可有一个至数千个不等。好发部位主要是肌肉、皮下组织、脑和眼，其次为心、舌、口、肝、肺、腹膜、上唇、乳房、子宫、神经鞘和骨等部位。虫体的机械性压迫和毒性作用是囊尾蚴病的主要致病机制。

2. 临床表现

（1）猪带绦虫病　临床症状一般轻微。粪便中发现节片是患者就医最常见的原因。少数患者有上腹或全腹隐痛、消化不良、腹泻、体重减轻等症状。因头节固着肠壁而致局部损伤者，偶有肠穿孔或肠梗阻。

（2）囊尾蚴病　依据囊尾蚴的寄生部位可分为以下 3 类。

1）皮下及肌肉囊尾蚴病　囊尾蚴位于皮下、黏膜下或肌肉组织中，形成直径 0.5~1.5cm 的圆形或椭圆形结节，数目可由 1 个至数千个。结节硬度近似软骨，手可触及，与皮下组织无粘连，无压痛，无炎症反应及色素沉着。结节多见于躯干和头部，四肢较少见，常分批出现，并可自行逐渐消失。感染轻时可无症状。寄生数量多时，患者可自觉肌肉酸痛无力，发胀、麻木或呈假性肌肥大症等。

2）脑囊尾蚴病　危害最严重，由于囊尾蚴在脑内的寄生部位、数量和发育程度不同，以及不同宿主对寄生虫的反应不同，故临床症状极为复杂，有的可全无症状，而有的可引起猝死。通常病程缓慢，发病时间以 1 个月至 1 年为最多，最长可达 30 年。癫痫发作、颅内压增高和精神症状是脑囊尾蚴病的三大主要症状。国内将脑囊尾蚴病分为癫痫型、脑实质型、蛛网膜下腔型、脑室型、混合型和亚临床型 6 个临床型。其中以癫痫型最多见。由于囊尾蚴寄生于脑实质、蛛网膜下腔和脑室，可引起颅内压增高。神经疾患和脑血流障碍症状如记忆力减退、视力下降及精神症状，其他可有头痛、头晕、呕吐、神志不清、失语、肢麻、局部抽搐、听力障碍、精神障碍、痴呆、偏瘫和失明等。脑囊尾蚴病还可合并脑炎，使病变加重，严重者可死亡。

3）眼囊尾蚴病　囊尾蚴可寄生在眼的任何部位，但绝大多数在眼球深部的玻璃体及视网膜下寄生。通常累及单眼，少数双眼同时有囊尾蚴寄生。症状轻者表现为视力障碍，检眼镜检有时可见头节蠕动。囊尾蚴在眼内存活的时间为 1~2 年，此时一般患者尚能忍受，而囊尾蚴一旦死亡，虫体的分解物可产生强烈刺激，引起眼内组织变性，导致玻璃体浑浊、视网膜脱离、视神经萎缩，并发白内障，继发青光眼、细菌性眼内炎等，最终导致眼球萎缩而失明。

（四）实验室检查

1. 病原学检查　询问吃肉方式、有无食入"米猪肉"以及有无节片排出史对诊断有重要价值。粪便查虫卵或孕节、驱虫查节片是诊断猪带绦虫病的主要依据。活组织查幼虫是确诊囊尾蚴病的依据。

（1）检查虫卵　对可疑患者可能需要连续数天、多次粪便检查才能查见虫卵。可用粪便直接涂片法、改良加藤厚涂片法、沉淀法等查虫卵。由于猪带绦虫和牛带绦虫的虫卵在光镜下无法鉴别，因此，发现虫卵只能诊断为带绦虫感染。

（2）检查节片　将患者检获的节片置于两载玻片之间轻压后，置于显微镜下观察其形态结构即可确诊。患者经药物驱虫或试验性驱虫后，收集24小时粪便，用水淘洗，发现节片可鉴定虫种，还可考核疗效。若是头节应观察其形态大小、吸盘以及有无顶突和小钩；若是成节应观察卵巢分叶情况；若是孕节应观察子宫每侧分支数及分支形态。另外，操作者应注意自我保护，防止虫卵感染。

（3）检查囊尾蚴　①皮下或浅表部位的囊尾蚴结节可采用手术摘除，进行活组织压片检查，查到囊尾蚴即可确诊；②眼部的囊尾蚴可用眼底镜检查，发现活动的虫体可确诊；③脑和深部组织的囊尾蚴可采用X线、B超、CT和MRI等影像检查技术，并结合其他临床症状如癫痫、颅压增高和精神症状等做出判断。

2. 免疫学检测　因囊尾蚴寄生于组织中，给病原检测带来困难，而免疫学检测有辅助诊断价值，尤其是对无明显临床体征的深部组织囊虫病、脑囊虫病患者的诊断。

（1）检查抗体　取猪囊尾蚴囊液作抗原，可以检测患者血中的抗囊尾蚴抗体。通常用患者的血清和脑脊液做检查，但对脑脊液的抗体检测阳性率明显低于血清。

1）间接血凝试验（IHA）　阳性检出率为73%～88%，其特异性较高，现常规应用于临床。

2）酶联免疫吸附试验（ELISA）　阳性率检出率可高达90%，特异性可高达99%，临床应用最广，应注意与棘球蚴的交叉反应。

（2）检查抗原　检测循环抗原，既可判定现症患者，又可考核杀虫治疗的近期效果。

1）斑点酶联免疫吸附试验（dot - ELISA）　阳性检出率为95%以上，特异性和敏感性更好，且简便易行，适于基层使用。

2）单抗胶乳凝集试验　用抗猪囊尾蚴单克隆抗体交联胶乳免疫微球，检测患者脑脊液和血清内的囊尾蚴抗原，阳性率分别为90.0%和74.6%。

（五）流行

1. 分布　猪带绦虫病在全世界广泛分布，非洲、欧洲、中南美洲和亚洲的许多国家均有流行。凡有猪带绦虫病流行的地区均有囊尾蚴病发生。2003年报告墨西哥人猪带绦虫感染率0.2%～2.4%，人囊虫病血清阳性率3.7%～12.2%；秘鲁人囊虫病血清阳性率5%～24%；其他拉丁美洲国家人囊尾蚴血清阳性率在10%～22.6%。2014年，联合国粮食及农业组织和世界卫生组织将猪带绦虫病列为十大食源性寄生虫病之首。

猪带绦虫病在我国的流行也很普遍，据2015年第三次全国人体重要寄生虫病现状调查报告显示，全国31个省、自治区、直辖市的带绦虫加权感染率为0.06%，推算感染人数约为37万。感染多发地区主要在西藏、新疆、云南、青海等西南部少数民族聚集地区和牧区，其中西藏地区带绦虫加权感染率高达9.83%，我国95%的病例来自西藏。

2. 流行因素

（1）生猪饲养方法不当　我国普遍采用栏圈养猪，但有些地区不用猪圈而习惯散养，或是厕所建造简陋，猪能自由出入和吞食人粪。有些地区居民不习惯使用厕所，随地大便，或将人厕与畜圈相连（连茅圈），使猪容易感染囊尾蚴病。

（2）人食肉的习惯或方法不当　在猪带绦虫病流行严重的地区，当地居民有爱吃生的或未煮熟的猪肉的习惯，对猪带绦虫病的传播起决定作用。如云南省白族的"生皮"、傣族的"刹生"，哈尼族的"噢嚅"，均系用生猪肉制作。还有熏食或腌肉不再经火蒸煮。另外，如西南地区的"生片火锅"，云南的"过桥米线"，福建的"沙茶面"等，都是将生肉片在热汤中稍烫后，蘸佐料或拌米粉或面条食用。其他地区的散在病例则往往是偶然吃到含有活囊尾蚴的猪肉包子或饺子，或食用未熟的含活囊尾蚴的熏肉或腌肉，或用切过生肉的刀、砧板再切熟食而感染。

（3）误食猪带绦虫卵　用新鲜人粪施肥，节片或虫卵污染环境，或因卫生习惯不良，外界虫卵和自身虫卵沾在手指及指甲缝中，以致误食虫卵。也有一部分是由于自身感染所致，肠内有猪带绦虫成虫寄生时，肠道逆蠕动，脱落的孕节和虫卵可入胃，经消化液作用孵出六钩蚴而造成体内自身感染。猪囊尾蚴病的流行多与猪带绦虫病分布一致，调查发现凡是猪带绦虫病发病率高的地方，猪体囊尾蚴和人体囊尾蚴感染率亦高，三者呈平行消长趋势。

（4）虫卵抵抗力较强　猪带绦虫卵在外界存活时间较长，4℃左右能存活 1 年，−30℃也能活 3～4 个月，37℃时能活 7 日左右，70% 乙醇、酱油和食醋对其几乎无作用，只有 2% 碘酊或 100℃高温可将其杀死。

（六）防治

1. 预防

（1）积极治疗　患者应及早彻底驱虫治疗，不仅可避免自身感染囊尾蚴病，而且可减少传染源。

（2）加强卫生宣传教育　注意个人卫生和公共卫生，革除不良饮食习惯，不吃生的和未熟的猪肉，饭前便后洗手，以防误食虫卵。烹调务必将肉煮熟。切生、熟肉的刀和砧板要分开。

（3）加强粪便管理　修建符合卫生要求的厕所，不随地大便。粪便必须经无害化处理。

（4）防止猪感染　改进养猪方法和条件，提倡建圈养猪，实行猪圈与人厕分开，控制人畜互相感染。

（5）加强肉类检疫　加强生猪定点屠宰、集中检疫，加强农贸市场个体商贩出售肉类的检验，严禁销售含囊尾蚴的猪肉，严格处理和销毁病猪肉。

2. 治疗

（1）猪带绦虫病　常用传统中药槟榔-南瓜子合剂驱虫，疗效高，副反应小。取南瓜子、槟榔各 60～80g，清晨空腹时先服炒熟的南瓜子粉末，1 小时后服槟榔煎剂，半小时后再服 20～30g 硫酸镁导泻。多数患者在服药 5～6 小时内即排出完整的虫体，若只有部分虫体排出时，可用温水坐浴，让虫体慢慢排出，切勿用力拉扯，以免虫体前段和头节断留在消化道内。用过的水应进行适当的处理以免虫卵扩散。服药后应留取 24 小时粪便，仔细淘洗检查有无头节。若头节排出，表明虫体已除净；若未见头节，应加强随访，若 3～4 个月内未再发现节片和虫卵则可视为治愈。其他驱虫药物如吡喹酮、阿苯达唑、甲苯达唑都有很好疗效。但服用后虫体崩解，无法从粪便中检获节片。

（2）囊尾蚴病　常用手术摘除囊尾蚴。数量较少、部位浅表的囊尾蚴可手术摘除。

1）眼囊尾蚴病　手术摘除虫体是唯一合理的方法，若待虫体死亡引起剧烈的炎症反应，则最后不得不摘除整个眼球。

2）脑囊尾蚴病　若囊尾蚴数量少、部位重要的应予手术摘除；若囊尾蚴数量多、部位特殊或较深处的不易施行手术，仍以药物治疗为主。

吡喹酮、阿苯达唑或甲苯达唑可使囊尾蚴变性和死亡，是治疗囊尾蚴病的有效药物。脑囊尾蚴病患者在用药后，因虫体死亡可引起脑水肿、颅内压升高和过敏反应，严重者危及生命，所以必须住院密切观察治疗，以免发生意外。

第五节　肥胖带绦虫

PPT

【概要】

肥胖带绦虫（*Taenia saginata* Goeze，1782）曾称肥胖带吻绦虫，又称牛带绦虫、牛肉绦虫或无钩绦虫。成虫生于人体小肠内，引起牛带绦虫病（taeniasis bovis）。幼虫寄生于牛的各组织器官引起牛囊尾蚴病，但幼虫不寄生人体。本虫与猪带绦虫同属于带科、带属，两者形态和发育过程相似。人主要因食入生的或未煮熟的含牛囊尾蚴的牛肉或通过厨具间接污染了牛囊尾蚴的食物而感染。牛囊尾蚴寄生于牛的各组织器官内。虫卵对人无感染性。牛带绦虫病呈世界性分布，主要流行于非洲、东欧及中东一些国家和地区。国内主要流行在牧区及少数民族居住的地区。粪检孕节可确诊牛带绦虫病。预防的主要措施包括不吃生的或没有煮熟的牛肉，防止患者排出的虫卵或孕节污染牧草、水源等。可用南瓜子 – 槟榔合剂驱虫或选用吡喹酮、阿苯达唑驱虫。

（一）形态

牛带绦虫与猪带绦虫的形态相似（图 13 – 6，彩图 18 ~ 21），其主要区别见表 13 – 2。两种带绦虫的虫卵在形态上难以区别。

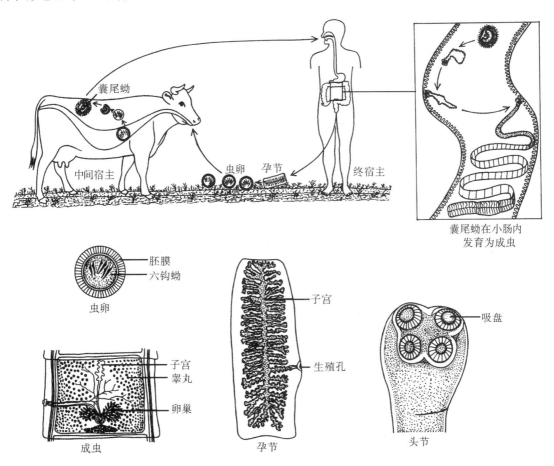

图 13 – 6　牛带绦虫形态与生活史

表 13 – 2　牛带绦虫与猪带绦虫的形态区别

区别点	牛带绦虫	猪带绦虫
体长	4～8m	2～4m
节片	1000～2000 节，较厚、不透明，乳白色	700～1000 节，较薄、略透明
头节	略呈方形，直径 1.5～2.0mm，无顶突和小钩	球形，直径约 1mm，有顶突和 2 圈小钩，小钩 25～50 个
成节	卵巢分左右 2 叶，睾丸 300～400 个	卵巢分 3 叶，即左右两叶和中央小叶，睾丸 150～200 个
孕节	子宫分支较整齐，每侧 15～30 支	子宫分支不整齐，每侧 7～13 支
囊尾蚴	头节无顶突和小钩，不寄生于人体	头节具顶突和小钩，可寄生于人体

（二）生活史

人是牛带绦虫唯一的终宿主，但不能作为中间宿主，牛是牛带绦虫最主要的中间宿主。成虫寄生于人的小肠上段，头节常固着在十二指肠空肠曲下 40～50cm 处，孕节多逐节脱离链体，随宿主粪便排出。通常每天排出 6～12 节，最多 40 节。脱落的孕节仍具有显著的活动力，可主动从肛门逸出。每一孕节含虫卵 8 万～10 万个，其中 40% 的虫卵需到外界发育 2 周成熟并具感染性，只有 10% 的虫卵为未受精卵。当孕节体外蠕动时可将虫卵从子宫前端排出，或由于孕节的破裂，虫卵得以散播污染环境。若牛食入虫卵或孕节后，卵内的六钩蚴在牛的十二指肠内孵出，钻入肠壁，随血循环到牛体周身各处，尤其是到运动较多的股、肩、心、舌和颈部等肌肉内，经 60～70 日发育为牛囊尾蚴（cysticercus bovis）。牛囊尾蚴寿命可达 3 年。除牛科动物黄牛、水牛、牦牛、印度牛等外，羊、美洲骆驼、长颈鹿、羚羊、驯鹿等也可被牛囊尾蚴寄生（图 13 – 6）。

人若生食或半生食含囊尾蚴的牛肉，囊尾蚴在小肠内受胆汁刺激作用，其头节翻出并吸附于肠黏膜，经 8～10 周发育为成虫。成虫寿命可达 20～30 年，甚至更长。

（三）致病

牛带绦虫成虫致病与猪带绦虫相似。成虫寄生于人体小肠内，可引起肠黏膜机械性损伤，还可大量夺取宿主营养。寄生人体的牛带绦虫一般为 1 条，但在地方性流行区可有多条。

患者一般无明显症状，仅时有腹部不适、消化不良、腹泻或体重减轻等症状。由于牛带绦虫孕节活动力较强，几乎所有患者都能发现自己排出节片，多数有孕节自动从肛门逸出和肛门瘙痒的症状。脱落的孕节在肠内移动受回盲瓣阻挡时，可加强活动而引起回盲部剧痛。另外，还可引致阑尾炎、肠梗阻等并发症。节片可在其他部位异位寄生，曾有在子宫腔、耳咽管等部位寄生的报告。牛带绦虫病患者指甲缝中常有绦虫卵，故误食虫卵的机会不少，但人体几乎没有牛囊尾蚴寄生，显示人对牛带绦虫的六钩蚴具有天然免疫力。

（四）实验室检查

1. 病原学检查　由于牛带绦虫孕节的活动能力强，常主动逸出肛门，更易引起患者重视。因此，询问患者排节片史和生食牛肉史对诊断牛带绦虫病具有重要价值。

（1）检查孕节　多数患者会自带排出的孕节前来求诊。检测孕节的方法与猪带绦虫相同，即把孕节放在两张载玻片中间夹压，肉眼或低倍镜下观察子宫每侧分支数和分支特征，即可确定虫种。若节片已干硬，可用生理盐水浸软或以乳酸酚浸泡透明后再观察。

（2）检查虫卵　由于孕节节片肥厚，不易破裂，故粪便中虫卵很少，检出率低。但孕节主动逸出肛门后，常有节片破裂，虫卵黏附于肛周皮肤，因此，用透明胶纸法或肛门拭子法检查虫卵，阳性率较高。

（3）检查头节　药物驱虫后，留 24 小时粪便进行淘洗，找到头节进行检查。将头节放在两张载玻片中间夹压，置显微镜低倍镜下观察其形状及有无顶突和小钩而确定虫种。

（4）检查成节　压片观察成节，可根据卵巢分叶数与猪带绦虫相鉴别。

2. 免疫学检测　牛带绦虫仅成虫寄生于人体，病原学检测方法易确诊，所以很少使用免疫学方法。

（五）流行

1. 分布　牛带绦虫呈世界性分布，尤其在牧区或以牛肉为主要肉食的地区和民族多见，其他地区为散在分布。我国多数省、市、自治区有散在分布的牛带绦虫患者，但在若干少数民族农牧区（如新疆、内蒙古、西藏、云南、宁夏、四川的藏族地区、广西的苗族地区、贵州的苗族和侗族地区、台湾的雅美族和泰雅族地区）均有地方性的流行。患者多为青壮年人，一般男性稍多于女性。近年来，人口流动增多，牛肉交易频繁，在非流行区尤其是城市中常有输入性病例发现，应引起重视。

2. 流行因素　主要与患者和带虫者粪便污染牧场和水源，以及居民食用牛肉的方法不当有关。

（1）牛的感染　在流行区里牛的放牧很普遍，而当地农牧民常在牧场及野外排便，致使人粪便污染牧场、水源和地面。牛带绦虫卵在外界可存活 8 周或更久，因此，牛容易吃到虫卵或孕节而受感染。广西和贵州的侗族，人畜共居一楼，人住楼上，牛圈在楼下，人粪便直接从楼上排入牛圈内，使牛受染。当地牛的囊尾蚴感染率可高达 40%。

（2）人的感染　流行区居民有吃生的或不熟牛肉的习惯。如苗族、侗族喜欢吃"红肉""腌肉"，傣族人喜欢吃"刹生"等，都是将生牛肉切碎后稍加佐料即食。藏族喜欢将牛肉稍风干即生食，或在篝火上烤食大块未熟的牛肉。这些食肉习惯都容易造成人的感染。非流行地区虽无吃生肉的习惯，但偶尔因牛肉未煮熟或使用切过生牛肉的刀和砧板再切熟食时沾染了牛囊尾蚴而感染。

（六）防治

1. 积极治疗患者　人是唯一的传染源。在流行区，应进行普查普治，以控制传染源。驱虫方法同猪带绦虫。

2. 加强卫生宣传教育　注意饮食卫生，改变不卫生的饮食习惯，不吃生的和不熟的牛肉。

3. 防止牛的感染　加强粪便管理，避免人粪便污染牧场、水源，防止牛的感染。

4. 加强肉类检查　禁止出售含囊尾蚴的牛肉。

第六节　亚洲带绦虫

PPT

【概要】

亚洲带绦虫，成虫寄生于人体小肠，引起亚洲带绦虫病。人主要是通过生食或半生食猪肝及其他动物内脏而感染。亚洲带绦虫病流行于东亚和东南亚一些国家和地区，国内在台湾、云南、贵州、广西和四川的某些地区有区域性流行。由于亚洲带绦虫是通过猪和其他野生动物传播，因此，在许多不食或少食牛肉的国家和地区也可能流行。防治措施与牛带绦虫相同。

亚洲带绦虫，以往认为是牛带绦虫的亚洲亚种，故又称亚洲牛带绦虫（*Taenia saginata asiatica*），是 20 世纪 70 ~ 80 年代在东亚和东南亚一些国家和地区发现的第三种可寄生于人的带绦虫。成虫寄生于人体小肠，引起亚洲带绦虫病（taeniasis asiatica）。近年来，学者们发现东亚一些地区和沿海岛屿的人很少吃牛肉或根本不吃牛肉，而是喜欢吃生的或未熟的猪肝及其他野生动物内脏，当地发生和流行的带绦虫成虫形态极似牛带绦虫，而囊尾蚴类似猪带绦虫，其头节上具有两圈、发育不良的小钩。经分子生物学方法证实，亚洲牛带绦虫是从牛带绦虫中分离出来的一个新亚种，但亚洲带绦虫和牛带绦虫之间存在杂交关系。本病主要与食用未熟的猪肝及其他动物内脏有关。

（一）形态

1. 成虫　大型绦虫，与牛带绦虫相似，乳白色，长带状，体长 4～8m，由几百个至 2000 多个节片组成。头节近方形，有 4 个吸盘，无小钩，似有发育不良的顶突。颈部明显膨大。成熟节片近方形，内有雌、雄生殖器官各一套。卵巢分两叶，大小不一。孕节内的子宫主干有侧支，每侧 11～32 支，侧支上有更多的分支。孕节后缘常有突出物。

2. 囊尾蚴　乳白色，半透明，椭圆形或近圆形，平均大小为 2.5mm，可见凹入的头节。头节直径约 0.5mm，其上有顶突和 2 圈小钩。内圈小钩有 12～17 个，外圈小钩有 20 个左右。小钩逗点状，呈退化状态。囊壁表面有小的疣状物。

与牛带绦虫相比，亚洲牛带绦虫具有以下特征：①成虫头节有顶突；②孕节后缘常有突出物；③子宫侧支有更多的再分支；④囊尾蚴头节上有退化的小钩；⑤囊尾蚴的囊壁表面可见小的疣状物（表 13-3）。

表 13-3　亚洲牛带绦虫与牛带绦虫的区别

区别点	亚洲牛带绦虫	牛带绦虫
成虫体长	4～8m	4～8m
成虫节片数	200～2500 节	1000～2000 节
成虫头节	直径 1.4～1.7mm，有或无顶突，无小钩	略呈方形、直径 1.5～2.0mm，无顶突和小钩
成节中睾丸数	600～1000 个	300～400 个
孕节	孕节每侧子宫分支数 11～32 支	孕节每侧子宫分支数 15～30 支
中间宿主	猪、野猪等	牛、其他牛科动物
囊尾蚴分布	肝脏（多见于表面）	全身肌肉、内脏较少见
囊尾蚴发育时间	4 周	10 周
囊尾蚴头节	有顶突和发育不良的小钩	无顶突和小钩

3. 虫卵　与带绦虫卵相似，显微镜下很难鉴别。

（二）生活史

亚洲带绦虫生活史不同于牛带绦虫，表现在其中间宿主、囊尾蚴的寄生部位以及人的感染方式等方面。亚洲带绦虫的自然中间宿主是猪和其他一些野生动物，囊尾蚴寄生在家猪、野猪、鹿、野山羊、牛、猴等动物的肝脏实质及其他内脏内，囊尾蚴的发育成熟时间约 4 周，人因生食猪肝或其他动物的内脏而受到感染。牛带绦虫的自然中间宿主是牛科动物，囊尾蚴主要分布在中间宿主的全身肌肉组织，很少到内脏，囊尾蚴的发育时间需 8～10 周，人因生食牛肉而受感染。

亚洲带绦虫的成虫寄生于人体小肠，人是唯一的终宿主。孕节或虫卵随终宿主粪便排出，被中间宿主吞食后，在小肠消化液作用下，六钩蚴孵出，钻入肠壁，随血流至周身，主要进入肝脏，其次是网膜、浆膜和肺等处发育为囊尾蚴。人食入活的囊尾蚴而感染。完成生活史需要 4 周左右。

（三）致病

亚洲带绦虫的致病机制与牛带绦虫相似。临床表现包括节片排出史、肛门瘙痒、恶心、呕吐、腹痛、腹泻、食欲亢进或食欲减退等。由于虫体较大，对肠道的刺激较明显，腹痛明显，通常位于上腹部或脐部，可为钝痛、隐痛或绞痛。孕节可主动从肛门逸出。

（四）实验室检查

询问患者是否来自流行区、有无生食或半生食猪肝或其他动物内脏的病史有助于诊断。粪便可查检虫卵，但无法确定虫种，需要检获孕节或试验性驱虫获得的虫体以鉴别虫种。近年来采用分子生物学方法可以更准确的鉴定虫种。

（五）流行

亚洲带绦虫广泛分布于东亚和东南亚一些国家和地区，如韩国、日本、泰国、新加坡、印度尼西亚、马来西亚、菲律宾、缅甸、越南，以及我国的台湾、云南、广西、四川、贵州等。不同地区的人群感染率为 0.12%～21%，男性高于女性，以青壮年为主，有一定的家庭聚集性。

亚洲带绦虫病的流行与当地存在传染源、适宜的中间宿主存在及居民嗜食生猪肝或其他动物内脏有关。由于亚洲带绦虫病主要通过猪和其他野生动物传播，因此，在许多不食或少食牛肉的国家和地区可能形成流行。

（六）防治

1. 加强卫生宣传教育 不食生的或未熟的猪肝和其他动物内脏，是最有效的预防措施。

2. 加强粪便管理 家畜圈养，防止人粪污染。

3. 积极治疗患者 彻底治疗患者，减少传染源。治疗同牛带绦虫，驱虫药物以吡喹酮的疗效最好，槟榔－南瓜子合剂也有较好疗效。

（周怀瑜）

第七节　微小膜壳绦虫

PPT

【概要】

微小膜壳绦虫（*Hymenolepis nana*，V. Siebold，1852；Blanchard，1891）亦称短膜壳绦虫。该虫主要寄生于鼠类，亦可寄生于人体小肠，引起微小膜壳绦虫病（hymenolepiasis nana）。人体大多是由于误食虫卵或含有似囊尾蚴的中间宿主昆虫而感染，而自体重复感染可造成顽固性寄生。微小膜壳绦虫病呈世界性分布，在温带和热带地区较多见。可用吡喹酮、阿苯达唑等药物进行驱虫治疗。加强灭鼠和养成良好的卫生习惯是预防感染的主要措施。

（一）形态

1. 成虫 为小型绦虫，体长 5～80mm（平均 20mm），宽 0.5～1mm。头节呈球形，直径 0.13～0.4mm，有 4 个吸盘和 1 个短而圆、可自由伸缩的顶突。顶突上有 20～30 个小钩，排成一圈。颈部较长而纤细。链体由 100～200 个节片组成，最多时可达近千个节片。所有节片均宽大于长并由前向后逐渐增大，孕节大小为（0.15～0.30）mm×（0.8～1.0）mm，各节片生殖孔均位于虫体同侧。成节有 3 个较大的圆球形睾丸，横列在节片中部，储精囊较发达。卵巢呈分叶状，位于节片中央。卵黄腺呈椭圆形，位于卵巢后方的腹面。子宫呈袋状，其中充满虫卵并占据整个节片（图 13－7）。

2. 虫卵 圆球形或近圆球形，大小为（48～60）μm×（36～48）μm，无色透明。卵壳很薄，其内有透明胚膜，胚膜两端略凸起并由该处各发出 4～8 根丝状物，呈弯曲状延伸在卵壳和胚膜之间，胚膜内含有一个六钩蚴（图 13－7）。

（二）生活史

微小膜壳绦虫的生活史既可以不经过中间宿主，也可以经过中间宿主而完成（图 13－8）。

1. 直接感染和发育 成虫寄生在鼠类或人的小肠里，脱落的孕节或虫卵随宿主粪便排出体外，若被另一宿主吞食，则虫卵在其小肠内孵出六钩蚴，然后钻入肠绒毛，约经 4 天发育为似囊尾蚴（cysticercoid），6 天后似囊尾蚴又破肠绒毛回到肠腔，以头节吸盘固着在肠壁上，逐渐发育为成虫。从虫卵

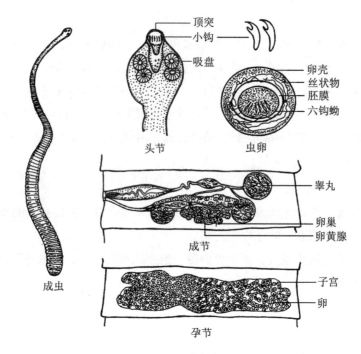

图 13 - 7　微小膜壳绦虫形态

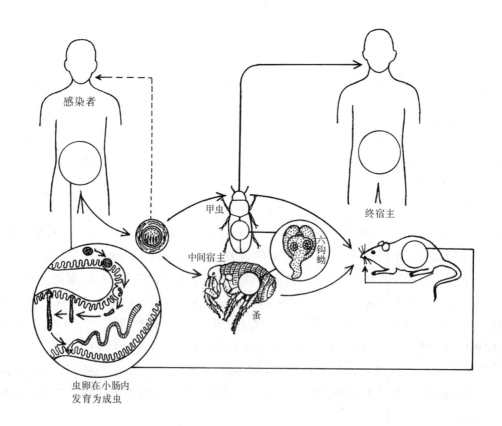

图 13 - 8　微小膜壳绦虫生活史

被吞食到发育至成虫产卵共需 2~4 周。成虫寿命仅数周。此外，当孕节在所寄生的宿主肠道中被消化而释放出虫卵后，亦可孵出六钩蚴，然后钻入肠绒毛发育成似囊尾蚴，再回到肠腔发育为成虫，即在同一宿主肠道内完成其整个生活史，并且可在该宿主肠道内不断繁殖，造成自体内重复感染。文献报道，我国曾有一患者连续三次驱虫共排出完整成虫 37982 条，这是自体内重复感染所致。

2. 经中间宿主发育　实验证明，印鼠客蚤、犬蚤、猫蚤和致痒蚤等多种蚤类及其幼虫、面粉甲虫（*Tenebrio sp.*）和拟谷盗（*Tribolium sp.*）等可作为微小膜壳绦虫的中间宿主。当这些昆虫吞食该绦虫卵后，卵内的六钩蚴可在昆虫血腔内发育为似囊尾蚴，鼠和人因误食含似囊尾蚴的中间宿主昆虫而感染（图13-8）。

成虫除寄生于鼠和人体外，还可感染其他啮齿动物如旱獭、松鼠等。另外，曾有报告在犬粪便中发现过微小膜壳绦虫卵。

（三）致病

该虫的致病作用主要是由于成虫头节上的小钩和体表微毛对宿主肠壁的机械损伤以及虫体的毒性分泌物所致。在虫体附着部位，肠黏膜发生坏死，有的可形成深达肌层的溃疡，并有淋巴细胞和中性粒细胞浸润。人体感染数量少时，一般无明显症状。感染严重者特别是儿童，可出现胃肠和神经症状，如恶心、呕吐、食欲减退、腹痛腹泻，以及头痛、头晕、烦躁和失眠，甚至惊厥等。有的患者还可出现皮肤瘙痒和荨麻疹等过敏症状。但也有个别患者感染很重却无任何临床表现。

实验证明，鼠类感染微小膜壳绦虫后，能对再感染产生一定程度的免疫力，主要表现为成虫产卵量减少，产卵期缩短，并促使成虫较早地从鼠体排出，从而减低了再感染的程度。人体感染这种绦虫后，可出现嗜酸性粒细胞增多，血黏度增加，同时也产生特异性的IgM和IgG等。研究证明，这些免疫球蛋白能损伤和破坏新入侵的六钩蚴。同时，体内致敏的T淋巴细胞对虫体的生长也有显著的抑制作用。故宿主的免疫状态对该虫的感染和发育过程影响很大。近年来发现由于使用类固醇激素治疗造成的免疫抑制，可引起内脏中似囊尾蚴的异常增生和播散，而大多数重度感染者又都曾有过使用免疫抑制剂的病史，所以该虫感染者如需应用免疫抑制治疗其他疾病，应先驱除体内的微小膜壳绦虫。

（四）实验室检查

从患者粪便中查到虫卵或孕节为确诊的依据。采用水洗沉淀法或浮聚浓集法均可增加检出虫卵的机会。

（五）流行

微小膜壳绦虫呈世界性分布，在温带和热带地区较多见。2015年全国人体重要寄生虫病现状调查报告显示，国内各地的感染率较低，农村地区的感染率为5.8/10万。各年龄组人群都有感染，其中10岁以下儿童感染率较高。由于微小膜壳绦虫生活史可以不需中间宿主，由虫卵直接感染人体，故该虫的流行主要与个人卫生习惯有关。虫卵自孕节散出后便具有感染性，在粪、尿中能存活较长时间，如在抽水马桶内可存活8.5小时，但虫卵对外界的干燥抵抗力较弱，在外环境中不久即丧失感染性。所以虫卵主要通过手-口的方式进入人体，特别在儿童聚集的场所更易互相传播。偶然误食到带有似囊尾蚴的昆虫是感染的另一原因。另外，由于自体重复感染可造成虫体顽固性寄生，在流行病学上具有一定的意义。

（六）防治

彻底治疗患者，以防止传播和自身感染；加强健康教育、养成饭前便后洗手的个人良好卫生习惯；注意环境卫生、消灭鼠类、蚤类；注意营养、提高个体抵抗力是预防微小膜壳绦虫病的重要措施。驱虫治疗可用吡喹酮15~25mg/kg，一次顿服，治愈率达90%~98%；亦可使用阿苯达唑等进行治疗。

（杨胜辉）

PPT

第八节　缩小膜壳绦虫

【概要】

缩小膜壳绦虫（*Hymenolepis diminuta* Rudolphi，1819），又称长膜壳绦虫。是鼠类消化道常见的寄生虫，偶可寄生于人体，引起缩小膜壳绦虫病（hymenolepiasis diminuta）。人类多因误食含有似囊尾蚴的中间宿主昆虫而感染。感染者可用吡喹酮、阿苯达唑等驱虫治疗。该虫呈世界性分布，国内在江苏、湖北等 25 个省、市、自治区有病例报道。注意个人卫生和饮食卫生、积极消灭保虫宿主鼠类和中间宿主大黄粉虫和谷蛾等仓库害虫是预防缩小膜壳绦虫病的有效措施。

（一）形态

1. 成虫　与微小膜壳绦虫基本相似，但虫体较大一些。大小为（200~600）mm ×（3.5~4.0）mm。头节球形，顶突凹入，上无小钩。链体有节片 800~1000 个，节片宽度大于长度。孕节子宫呈边缘不整齐的囊状。成节具有 2~5 个睾丸。

2. 虫卵　呈圆形或椭圆形，大小为（60~79）μm ×（72~86）μm，黄褐色，卵壳较厚，胚膜两端无丝状物，卵壳与胚膜间有透明胶状物。胚膜内含一个六钩蚴。

（二）生活史

与微小膜壳绦虫的生活史相似，但发育过程必须经过中间宿主。中间宿主包括蚤类、甲虫、蜚蠊、倍足类和鳞翅目等 20 余种昆虫，以大黄粉虫（*Tenebrio molitor*）、谷蛾（*Tinia – granella*）、具带病蚤（*Nosopsyllus fasciatus*）和印鼠客蚤多见。成虫寄生在鼠类、人等终宿主小肠中，脱落的孕节和虫卵随粪便排出体外。虫卵被中间宿主吞食后，在其肠中孵出六钩蚴，然后穿过肠壁至血腔内经 7~10 天发育成似囊尾蚴，鼠类或人吞食了带有似囊尾蚴的昆虫后，似囊尾蚴在肠腔内经 12~13 天发育为成虫。

（三）致病

感染者一般无明显的临床症状，或仅有轻微的神经和消化系统症状，如头痛、失眠、磨牙、恶心、腹胀和腹痛等。严重者可出现眩晕、精神呆滞或恶病质。

（四）实验室检查

诊断方法同微小膜壳绦虫。

（五）流行

缩小膜壳绦虫感染在鼠类极为普遍，但人体感染比较少见，2015 年全国人体重要寄生虫病现状调查报告显示，国内各地的感染率较低，农村地区的感染率为 3.5/10 万。国内人体病例报道仅百余例，分布在江苏、湖北、广西、云南、四川、山东、浙江、湖南、台湾、广东、上海、安徽、北京、福建、江西、河南、新疆、宁夏、辽宁、河北、贵州、陕西、海南和西藏等 25 个省、市、自治区。多数为散发的儿童病例。患者无自体内重复感染情况。

人体感染主要是因为误食了含有似囊尾蚴的昆虫引起。缩小膜壳绦虫的中间宿主种类较多、分布广泛，特别是它最为适宜的中间宿主大黄粉虫和谷蛾等都是常见的粮食害虫，储存粮食的仓库有时候会有多种家鼠栖息活动，这样也易造成鼠类的感染。人主要是误食了混杂在粮食中的中间昆虫而受感染，儿童因不良卫生习惯则更易误食昆虫，故感染率较高。

（六）防治

积极消灭保虫宿主鼠类和中间宿主大黄粉虫和谷蛾等仓库害虫是预防缩小膜壳绦虫病的有效措施，

同时注意个人卫生和饮食卫生，治疗用吡喹酮、阿苯达唑等药物。

（杨胜辉）

第九节　细粒棘球绦虫

PPT

【概要】

细粒棘球绦虫的成虫寄生于犬科动物的小肠，幼虫（棘球蚴）寄生于人和多种食草类家畜或偶蹄类动物的组织脏器中，幼虫为其主要致病阶段，可引起严重的人畜共患病，即棘球蚴病或称为包虫病。人因误食虫卵而感染，对棘球蚴病疑似患者，要根据流行病学史、临床表现、影像学及实验室检查结果综合诊断。棘球蚴病的治疗，首选外科手术，但术中应注意防止发生继发性感染及过敏性休克。对于早期的小棘球蚴，可使用阿苯达唑、吡喹酮或甲苯达唑等药物治疗，有一定的效果。预防方面应养成良好的卫生习惯，避免与犬密切接触，严格处理病畜内脏和尸体，捕杀病犬或定期检查和给予吡喹酮驱虫治疗等综合措施。

细粒棘球绦虫（*Echinococcus granulosus* Batsch，1786）属带科、棘球属，又称包生绦虫。成虫寄生于犬科动物的小肠，幼虫（棘球蚴）寄生于人和多种食草类家畜或偶蹄类动物的组织脏器中，可引起严重的人兽共患病，称棘球蚴病（echinococcosis），或称为包虫病（hydatid disease，hydatidosis）。人类的感染主要是与犬密切接触，其皮毛上的虫卵污染手指后经口感染，也可因为饮用或食入被虫卵污染的水、食物，或在剪毛、挤奶、皮毛加工等活动中接触虫卵而误食感染。棘球蚴病呈世界性分布，我国23个省、市、自治区已证实有病例，其中以新疆、青海、甘肃、宁夏、西藏和内蒙古等地流行严重，本病严重危害人类健康和畜牧业生产，现已成为全球性重要的公共卫生问题。

（一）形态

1. 成虫　是绦虫中体型较小的虫种之一，体长 2 ~ 7mm，平均3.6mm。除头节和颈部外，整个链体只有幼节、成节和孕节各一节，偶或多一节。头节略呈梨形，具有顶突和4个吸盘。顶突富含肌肉组织，伸缩力很强，其上有两圈大小相间的小钩共 28 ~ 48 个，呈放射状排列。顶突顶端有一群梭形细胞组成的顶突腺（rostellar gland），其分泌物可能具有较强的免疫原性。各节片均为狭长形。成节的结构与带绦虫略相似，生殖孔位于节片一侧的中部偏后。睾丸45 ~ 65 个，均匀地散布在生殖孔水平线前后方。孕节的生殖孔更靠后，子宫具不规则的分支和侧囊，含虫卵 200 ~ 800 个（图 13 - 9）。

2. 虫卵　形态上与猪、牛带绦虫卵基本相同，光镜下难以区别（图 13 - 9）。

3. 幼虫　又称棘球蚴或包虫，为球形或近似球形的囊状体。随寄生时间长短、寄生部位和宿主不同，直径从数毫米至数十厘米不等。棘球蚴呈单房性囊，由囊壁和囊内含物组成。囊壁分两层，外层为角皮层（laminated layer），内层为生发层（germinal layer）。囊壁外有宿主的纤维组织包绕。囊内含物包括生发囊（brood capsule）、原头蚴（protoscolex）和囊液（hydatid fluid）等，有的还有子囊（daughter cyst）和孙囊（granddaughter cyst）（图 13 - 9）。

囊壁角皮层无细胞结构，厚约1mm，乳白色、半透明，似粉皮状，较松脆，易破裂。生发层又称胚层，由许多细胞核、少量的肌纤维及一些石灰小体组成，厚 7 ~ 15μm。生发层具有生发功能，可向囊内芽生出许多原头蚴及生发囊。原头蚴呈椭圆形或圆形，大小为170μm × 122μm，为向内翻卷收缩的头节，其顶突和吸盘内陷，保护着数十个小钩。此外，还可见石灰小体等。原头蚴与成虫头节的区别在于其体积小和缺少顶突腺（图 13 - 9）。

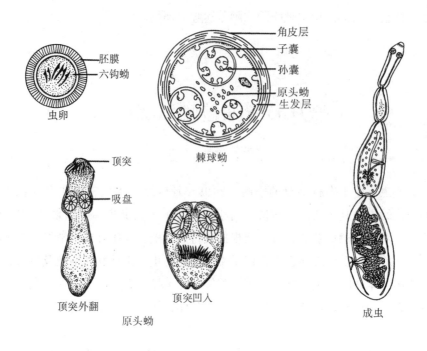

图 13 – 9   细粒棘球绦虫形态

（1）生发囊   也称为育囊，是具有一层生发层的小囊，直径约 1mm，由生发层的有核细胞发育而来。据观察，最初由生发层向囊内芽生成群的细胞，这些细胞空腔化后，形成小囊并长出小蒂与胚层连接。在小囊壁上生成数量不等的原头蚴，多者可达 30 ~ 40 个（图 13 – 9）。原头蚴可向生发囊内生长，也可向囊外生长称为外生性原头蚴。

（2）子囊（daughter cyst）   可由母囊（棘球蚴囊）的生发层直接长出，也可由原头蚴或生发囊进一步发育而成。子囊结构与母囊相似，其囊壁具有角皮层和生发层，囊内也可生长原头蚴、生发囊以及与子囊结构相似的小囊，称为孙囊（granddaughter cyst）。有的母囊无原头蚴、生发囊等，称为不育囊（infertile cyst）。

（3）囊液   又称棘球蚴液（hydatid fluid）。囊液无色透明或微带黄色，比重 1.01 ~ 1.02，pH 6.7 ~ 7.8，内含多种蛋白、肌醇、卵磷脂、尿素及少量糖、无机盐和酶，对人体有免疫原性。原头蚴、生发囊和子囊可从胚层上脱落，悬浮在囊液中，称为棘球蚴砂（hydatid sand）或囊砂。棘球蚴破裂后，囊内棘球蚴砂进入体腔或其他组织可引起继发性棘球蚴病。

（二）生活史 微课 3

细粒棘球绦虫的终宿主是犬、狼和豺等食肉动物；中间宿主是羊、牛、骆驼、猪和鹿等偶蹄类动物，偶可感染马、袋鼠、某些啮齿类动物、灵长类动物和人。成虫寄生在终宿主小肠上段，以顶突上的小钩和吸盘固着在肠绒毛基部隐窝内，孕节或虫卵随宿主粪便排出。孕节有较强的活动能力，可沿草地或植物蠕动爬行，致使虫卵污染动物皮毛和周围环境，包括牧场、畜舍、蔬菜、土壤及水源等。当中间宿主吞食了虫卵和孕节后，六钩蚴在其肠内孵出，然后钻入肠壁，经血液循环至肝、肺等器官，经 3 ~ 5 个月发育成直径为 1 ~ 3cm 的棘球蚴。棘球蚴囊内可有数千至数万，甚至数百万个原头蚴。原头蚴在中间宿主体内播散可形成新的棘球蚴，在终宿主体内可发育为成虫（图 13 – 10）。

棘球蚴被犬、狼等终宿主吞食后，其所含的每个原头蚴都可发育为一条成虫。故犬、狼肠道内寄生的成虫可达数千至上万条。从感染至发育成熟排出虫卵和孕节约需 8 周时间。大多数成虫寿命 5 ~ 6 个月。

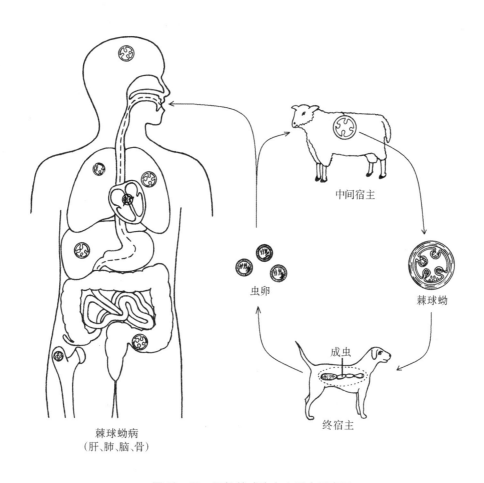

图 13-10 细粒棘球绦虫生活史示意图

细粒棘球绦虫只有棘球蚴阶段能在人体寄生。当人误食细粒棘球绦虫的虫卵后，卵内六钩蚴在小肠内孵出，钻入肠壁小静脉或淋巴管，随血液循环侵入组织，引起急性炎症反应，若六钩蚴未被杀死，其周围逐渐形成一个纤维性外囊，囊内六钩蚴缓慢地发育成棘球蚴，故棘球蚴与宿主间有纤维被膜分隔。一般感染半年后囊的直径达 0.5～1.0cm，以后每年增长 1～5cm，最大可长到数十厘米。棘球蚴在人体内可存活 40 年甚至更久。但如遇继发其他感染或外伤时，可发生变性衰亡，囊液浑浊而终被吸收和钙化。

棘球蚴在人体内可寄生于几乎所有部位，最多见的部位是肝（70%～80%），多在右叶，肺（10%～20%）次之，二者占所有病例的 80% 以上。此外，腹腔、脑、脾、盆腔、肾、胸腔、骨、肌肉、胆囊、子宫、皮肤、眼、卵巢、膀胱、乳房以及甲状腺等均有棘球蚴寄生的报道。在肺和脾内棘球蚴生长较快。在骨组织内则生长极慢。巨大的棘球蚴囊多见于腹腔，它可以占满整个腹腔，挤压膈肌，甚至使一侧肺叶萎缩。棘球蚴在人体内一般为单个寄生，但多个寄生也不少见，约占患者的 20% 以上。

（三）致病

棘球蚴病俗称包虫病。由细粒棘球绦虫幼虫引起的通常为单个的囊性病变，又称为囊型包虫病。囊型包虫病对人体的危害以机械损害为主，严重程度取决于棘球蚴的体积、数量、寄生时间和部位。因棘球蚴生长缓慢，往往在感染后 5～20 年才出现症状。原发的棘球蚴感染多为单个，继发感染常为多发，可同时累及多个器官。由于棘球蚴的不断生长，压迫周围组织、器官，引起组织细胞萎缩、坏死，因此，临床表现极其复杂，常见症状如下。

1. 局部压迫和刺激症状　受累部位有轻微疼痛和坠胀感。如累及肝脏可有肝区疼痛；在肺部可出现呼吸急促、胸痛等呼吸道刺激症状；在颅脑则引起头痛、呕吐，甚至癫痫等症状。骨棘球蚴常发生于骨盆、椎体的中心和长骨的干骺端，可破坏骨质，易造成骨折或骨碎裂。位置表浅的棘球蚴可在体表形成包块，触之坚韧，压之有弹性，叩诊时有震颤感。若包块压迫门静脉可致腹水，压迫胆管可致阻塞性黄疸、胆囊炎等。

2. 毒性和过敏反应　常有荨麻疹、哮喘和血管神经性水肿等。囊液大量溢出可产生超敏反应，如进入血液循环可引起严重的过敏性休克，甚至死亡。此外，可出现食欲减退、体重减轻、消瘦、贫血、发育障碍和恶病质等毒性症状。

3. 继发性感染等并发症　一旦棘球蚴囊破裂，可造成继发性感染。如肝棘球蚴囊破裂可进入胆道，引起急性炎症，出现胆绞痛、寒战、高热、黄疸等。破入腹腔可致急性弥漫性腹膜炎。肺棘球蚴如破裂至支气管，可咳出小的生发囊、子囊和角皮碎片。

⇒ **案例引导**

案例　患者，男，40岁，农民，云南人。2018年7月23日，因10天前在当地医院体检发现"左下肺占位性病变"，怀疑为肺部肿瘤，于是到大理某医院要求明确诊断和治疗。病史：病例所在地居民普遍饲养牛、羊、猪、家犬等牲畜，牲畜四处活动，粪便污染环境较为严重，患者本人长年在本地从事种植葡萄、柑橘、枣子等农事活动，经常接触农家肥、野粪，有时也与自家饲养的家犬有密切接触。查体：体温36.5℃，脉搏62次/分，呼吸20次/分，血压101/69mmHg；一般情况可，双侧呼吸、语颤正常，双肺叩诊清音，呼吸音稍粗，未闻及明显干湿啰音及哮鸣音，肺下界移动度正常，心律齐，各瓣膜听诊区未闻及病理性杂音，腹软，无压痛及反跳痛，肝脾肋下未触及，肝肾区无叩击痛，移动性浊音阴性，肠鸣音正常，双下肢无水肿；WBC 5.14×10^9/L，RBC 5.20×10^{12}/L，Hb 152g/L，PLT 225×10^9/L。影像学检查：胸部X光片显示，左肺下叶外基底区有一类圆形软组织肿块影，大小约7.0cm×7.5cm×8.3cm，部分边缘欠规则，性质待定；螺旋CT显示左肺下叶见约5.5cm×7.5cm的椭圆形液性密度影，密度均匀，包膜完整，增强扫描包膜强化，紧贴叶间胸膜，影像学诊断为左肺下叶良性肿瘤。临床拟诊断：肺癌；肺脓肿；炎性假瘤；胸膜下肿物。

入院后患者在全身麻醉下进行左下肺叶楔形开胸切除手术，术中探查胸腔，未见到积液，左肺下叶基底段内见到约10cm×7cm×7cm的包块，囊性，囊壁透明，与肺组织界限不清，初步判断为肺棘球蚴病。将术中切下的囊壁等组织急送病理室做冰冻检查，检查结果为良性。术后石蜡切片病理诊断结果为肺棘球蚴病。

讨论　1. 棘球蚴病有哪些常见临床表现？如何诊断棘球蚴病？

2. 如何防治棘球蚴病？

（四）实验室检查

确诊棘球蚴病的主要依据是病原学检查。

1. 询问病史　了解患者是否来自或去过流行区，以及与犬、羊等动物和皮毛接触史对诊断有一定参考价值。

2. 病原学检查　确诊应以病原学结果为依据，即手术取出棘球蚴，或从患者痰、胸膜积液、腹水或尿液等检获棘球蚴碎片、小钩或原头蚴。

3. 免疫学检测　是重要的辅助诊断方法，常用的有皮试试验和血清学检查法，如ELISA、对流免疫电泳（CIEP）、IHA、亲和素-生物素-复合物酶联免疫吸附试验（ABC-ELISA）和斑点酶联免疫吸附试验（dot-ELISA）等。

4. 其他临床检查 X线、B超、CT、MRI及放射性核素扫描等对棘球蚴病的诊断和定位也有帮助。特别是CT和MRI，不仅有助于早期诊断出无症状的带虫者，且能准确地检测出各种病理形态的影像。

（五）流行

细粒棘球绦虫有较广泛的宿主适应性，分布遍及世界各大洲牧区，主要以在犬和偶蹄类家畜之间形成循环为特点，在我国主要是绵羊/犬动物循环，牦牛/犬循环仅见于青藏高原和甘肃省的高山草甸和山麓地带。

我国是世界上棘球蚴病流行最严重的国家之一，主要流行区在我国西部和北部广大农牧地区，即新疆、青海、甘肃、宁夏、西藏、内蒙古和四川7省和自治区，其次是陕西、山西和河北部分地区。另外，在东北三省、河南、山东、安徽、湖北、贵州和云南等地也有散发病例。迄今全国已有23个省、市、自治区有棘球蚴病流行。据2012—2016年中国棘球蚴病抽样调查分析显示，在内蒙古、四川、西藏、甘肃、青海、宁夏、云南、陕西和新疆等9省（自治区）364个流行县（农垦师）中，共调查1001173人，检出棘球蚴病4018例，棘球蚴病检出率为0.401%，推算流行区人群患病率为0.28%，推算患病人数为166098例。

由细粒棘球绦虫幼虫引起的棘球蚴病流行的因素主要有以下3点。

1. 虫卵污染环境 牧区犬的感染度通常较重，犬粪中虫卵量大，虫卵可以随犬和人的活动以及尘土、风、水散播在人及家畜活动场所，导致严重污染环境。虫卵对外界低温、干燥及化学药品有很强抵抗力。在2℃水中能活2.5年，在冰中可活4个月，经过严冬（-14~-12℃）仍保持感染力。一般化学消毒剂不能杀死虫卵。

2. 人与家畜及污染物的密切接触 牧区儿童喜欢与家犬亲昵，很易受到感染，成人可因从事剪羊毛、挤奶、加工皮毛等生产活动而引起感染。此外，通过食入被虫卵污染的水或食物也可受染。

3. 病畜内脏处理不当 由于缺乏卫生知识，在流行区居民常用病畜内脏喂犬，或将其随地乱抛致使野犬、狼、豺等受到感染，从而又加重羊、牛感染，使流行愈趋严重。

在非流行区人因偶尔接触受感染的犬，或接触到来自流行区的动物皮毛而受感染。随着我国经济迅速发展，流行区的畜产品大量流向内地，各地也不断开辟新的牧场和草场，引进和饲养大批牲畜，新的污染地带可能形成。因此，必须加强对棘球蚴病的防治。

（六）防治

在流行区应采取综合性预防措施，主要包括以下几方面。

1. 加强健康教育和宣传 普及棘球蚴病知识，提高全民的防病意识。在生产和生活中加强个人防护，并向群众提供安全的饮用水。

2. 加强卫生法规建设和卫生检疫 强化群众的卫生行为规范，根除以病畜内脏喂犬和乱抛的陋习。加强对屠宰场和个体屠宰户的检疫，及时处理病畜内脏。

3. 定期为家犬、牧犬驱虫 以减少传染源。

4. 查治、救助和管理现有患者 棘球蚴病的治疗，首选外科手术，术中应注意务必将虫囊取尽，并避免囊液外溢造成过敏性休克或继发性腹腔感染。对早期的小棘球蚴，可使用药物治疗，目前以阿苯达唑疗效最佳，亦可使用吡喹酮、甲苯达唑等药物。

（杨胜辉）

PPT

第十节　多房棘球绦虫

【概要】

多房棘球绦虫的成虫主要寄生于狐的小肠内，幼虫称为多房棘球蚴或泡球蚴，主要寄生于啮齿类或食虫类动物等中间宿主的组织内，人因误食虫卵或孕节而感染，引起严重的泡球蚴病，又称泡型包虫病。对泡球蚴病疑似患者，要根据流行病学史、临床表现、影像学及实验室检查结果综合诊断，并注意与肝癌、肝包虫病、肝硬化、肝脓肿等疾病的鉴别。泡球蚴病的治疗以手术为主，早期诊断、早期手术是治疗成功的关键。药物治疗可使用阿苯达唑、甲苯达唑和吡喹酮等。消灭野鼠，加强卫生宣传教育，在流行区对人群进行普查，讲究个人及饮食卫生是预防泡球蚴病的有效措施。

多房棘球绦虫（*Echinococcus multilocularis* Leuckart，1863）的形态与生活史均与细粒棘球绦虫相似，但成虫主要寄生于狐，其次是犬、狼和猫等动物的小肠内。幼虫称为多房棘球蚴或泡球蚴，主要寄生于野生啮齿类动物如田鼠、麝鼠、旅鼠、仓鼠、大沙鼠、小家鼠以及褐家鼠等中间宿主的组织内，亦可寄生于人体组织内，寄生部位主要为肝脏，引起严重的泡球蚴病（alveococcosis），又称泡型包虫病（alveolar hydatid disease）或多房性包虫病（multilocular hydatid disease）。该虫主要流行于北半球高纬度的寒冷地区或冻土地带，我国主要分布在宁夏、新疆、青海、甘肃和四川等地。

⊕ **知识链接**

多房棘球绦虫虫种的发现与确定

多房棘球绦虫与细粒棘球绦虫在形态、生活史方面较为相似，但其幼虫多房棘球蚴（亦称泡球蚴）在人体引起的病变更加严重，危害更大。早期人们认为它们为同一种绦虫，然而，各国科学家对多房棘球绦虫的认识却经历了长达百年的争论。1852 年，德国病理学家 Leuckart 率先描述了 2 例肝脏上长满无数内含胶状物质的小囊泡的感染病例，但是当时他并不知道是什么原因导致的这种病变。在随后的 100 年间，来自德国、奥地利、美国的科学家经过大量的临床观察、动物实验和流行区现场研究，最终在 1955 年由德国汉堡热带研究所的 Hans Vogel 教授确定了多房棘球绦条为一种不同于细粒棘球绦虫的新虫种。至此，关于多房棘球绦虫生物学分类的问题最终画上圆满的句号。

（一）形态

1. 成虫　外形和结构都与细粒棘球绦虫相似，但虫体更小，长仅为 1.2 ~ 3.7mm，平均 2.13mm，头节、顶突、小钩和吸盘等都相应偏小，顶突小钩为 13 ~ 34 个。虫体常有 4 ~ 5 个节片。成节生殖孔位于节片中线偏前，睾丸数较少，为 26 ~ 36 个，均分布在生殖孔后方。孕节子宫为简单的囊状，无侧囊，内含虫卵 187 ~ 404 个（图 13 - 11）。

2. 虫卵　形态和大小与细粒棘球绦虫相似，光镜下难以区别。

3. 泡球蚴　为多房棘球绦虫的幼虫，也称为多房棘球蚴。由许多大小囊泡相互连接、聚集而成，呈淡黄色或灰白色的囊泡状团块。囊泡圆形或椭圆形，直径为 0.1 ~ 0.7cm，囊泡内含透明胶状物和许多原头蚴，寄生于人体的囊泡内仅仅在少数囊泡中存在原头蚴。泡球蚴多以外生性出芽生殖不断向周围组织扩张产生新囊泡，形成葡萄状的囊泡群，少数也可以内生性出芽增殖方式形成隔膜而分离出新囊泡。囊泡外壁角皮层很薄且常不完整，整个泡球蚴与宿主组织间无纤维组织被膜分隔，呈浸润性生长，

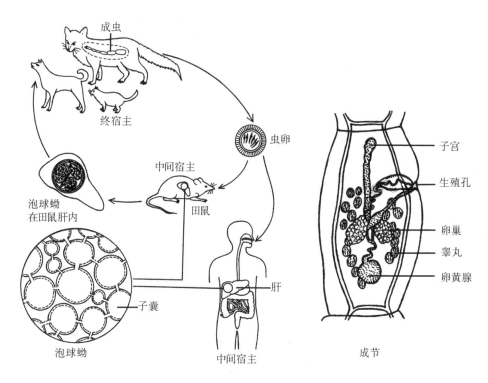

图 13 - 11　多房棘球绦虫生活史和虫体形态

向组织表面蔓延直至周围的组织，犹如恶性肿瘤。葡萄状的囊泡一般 1 ~ 2 年即可全部占据所寄生的器官。

两种棘球绦虫的区别见表 13 - 4。

表 13 - 4　两种棘球绦虫的区别

区别点	细粒棘球绦虫	多房棘球绦虫
虫体长	2 ~ 7mm	1.2 ~ 3.7mm
节片数	3 ~ 4 节	4 ~ 5 节
头节	顶突伸缩力强，28 ~ 48 个小钩	顶突小，13 ~ 34 个小钩
成节	睾丸 45 ~ 65 个，均匀分布于生殖孔前、后方	睾丸 26 ~ 36 个，均在生殖孔后方
孕节	生殖孔常偏后，子宫具有不规则分支和侧囊	生殖孔常偏前，子宫无侧囊
幼虫	称棘球蚴，单房性，内含囊液和棘球蚴砂，外有纤维组织包绕	称泡球蚴，多房性，内含胶状物、原头蚴，无被膜包绕
终宿主	犬、狼等犬科动物	狐、犬、狼、猫等
中间宿主	牛、羊、鹿等偶蹄类动物	啮齿类动物

（二）生活史

多房棘球绦虫的生活史阶段包括成虫、虫卵、六钩蚴、泡球蚴和原头蚴等。成虫主要寄生于狐，其次是犬、狼、猫和獾等动物的小肠内。在寄生有多房棘球绦虫的终宿主体内也可同时有细粒棘球绦虫寄生。多房棘球蚴主要寄生在中间宿主野生啮齿类动物，如田鼠、麝鼠、旅鼠、仓鼠、大沙鼠、小家鼠以及褐家鼠体内。在我国见于报道的有黄鼠、鼢鼠、长爪沙鼠、小家鼠、鼠、兔以及牦牛、绵羊等。寄生部位主要是肝脏。

当体内带有泡球蚴的鼠或动物脏器被狐、犬和狼等终宿主吞食后，一般经 45 天原头蚴可以在终宿主体内发育为成虫并排出孕节和虫卵（13 - 11）。鼠类常因食入终宿主粪便中的虫卵而感染。由于地甲虫喜食狐粪而在其消化道和体表携带虫卵，从而起到转运虫卵的作用，麝鼠又因喜捕食地甲虫而受染。

人是多房棘球绦虫的中间宿主，人类多因捕猎、饲养狐狸，或与野犬密切接触误食虫卵或孕节而发生感染。卵内六钩蚴在小肠内孵出，随血循环侵入组织（主要为肝脏），并发育为泡球蚴。

（三）致病

人泡球蚴病通常比棘球蚴病更严重，病死率较高。泡球蚴致病机制主要包括直接侵蚀、毒性损害和机械压迫3个方面。泡球蚴病几乎100%原发于肝脏，由于泡球蚴在肝实质内芽生蔓延，直接破坏和取代肝组织，可形成巨块状的泡球蚴，其中心常发生缺血性坏死、崩解液化而形成空腔或钙化，囊泡内含胶状物或豆渣样碎屑，无原头蚴，故肉眼难以与肝癌鉴别。此过程中产生的毒素又进一步损害肝实质，四周的组织则因受压迫而发生萎缩、变性甚至坏死，导致肝功能严重受损，可引起肝功能衰竭而导致肝昏迷，或诱发肝硬化、门静脉高压，并发消化道大出血而死亡。若胆管受压迫和侵蚀，也可引起黄疸。泡球蚴若侵入肝静脉则可随血流转移到肺、脑等其他脏器，引起呼吸系统或神经系统的症状和体征，如咯血、胸痛、气胸或颅内压增高、癫痫、偏瘫或颅内占位性病变等表现。

由于泡球蚴生长缓慢，感染后一般潜伏期较长。临床表现最主要是右上腹缓慢增长的肿块或肝大。许多患者有与细粒棘球蚴病相似的肝区疼痛、压迫、坠胀感等，但触诊时肿块较坚硬并有结节感。另有腹痛和黄疸以及门脉高压的表现（10.7%）。几乎所有患者都有肝功能损害的表现，如食欲减退、消化不良等，晚期患者甚至有恶病质现象。泡球蚴病症状类似肝癌，但其病程可长达1~5年或更长。

（四）实验室检查

用于棘球蚴病的各种实验室检测方法均适用于泡球蚴病。

1. 询问病史　了解患者是否来自或去过流行地区，是否有与狐狸、犬或其皮毛接触史。体检时发现肝脏肿块，特别是触诊时发现肿块质地坚硬又有结节感时更应高度警惕。

2. 免疫学检测　由于泡球蚴周围缺乏纤维组织被膜，虫体抗原很容易进入血液，故免疫学检测效果尤佳。

3. 鉴别诊断　首先要注意与肝癌和细粒棘球蚴病相区别，其次是与肝硬化、肝脓肿、黄疸型肝炎以及肺癌、脑瘤等区别。

（五）流行

1. 分布　多房棘球绦虫分布地区比细粒棘球绦虫局限，主要流行在北半球高纬度地区，从加拿大北部、美国阿拉斯加州，直至日本北海道、俄罗斯西伯利亚。北美洲、欧洲和亚洲的寒冷地区和冻土地带均有流行。我国原发患者主要分布于宁夏、新疆、青海、甘肃和四川等地。该病已成为我国西部严重危害农牧民健康的疾病之一。据2012—2016年中国棘球蚴病抽样调查分析显示，在内蒙古、四川、西藏、甘肃、青海、宁夏、云南、陕西和新疆等9省（自治区）364个流行县（农垦师）中，共调查1001173人，检出多房棘球蚴病1008例，检出率为0.101%，推算流行区人群患病率为0.15%。

目前已查明我国有两个地理流行区。

（1）中部流行区　自宁夏西北部起，横穿甘肃东部至四川西北部地区，特别是海拔2000~2800m的高寒山区。多房棘球绦虫循环于狐狸、野狗和多种啮齿动物之间。狐和野狗成为人体感染的重要传染源。患者多为农民，主要因捕猎、饲养狐狸，或剥制狐皮而受感染。藏族人民因与野狗密切接触而感染。

（2）西部流行区　呈散点状分布在新疆的23个县和青海的17个县，患者分布与野生红狐分布地区一致，患者多是牧民，感染主要是因为猎狐，也可能通过饮水等间接方式感染。这些地区往往同时也有细粒棘球蚴病流行。

2. 流行因素 多房棘球绦虫在野生动物中存在，形成自然疫源地。人在猎狐、饲养狐或加工、买卖毛皮制品等生产活动中误食虫卵，造成直接感染，狐皮的交易和贩运也可能造成泡球蚴病扩散。虫卵污染环境如土壤、植物、蔬菜和饮用水而引起间接感染。狐和狗粪中的虫卵抗寒能力极强，在严冬的冰雪中仍保持活力，故冬季牧民以融化的冰雪作为饮用水成为受感染方式之一。

（六）防治

泡球蚴病的防治基本与棘球蚴病相似。

1. 消灭野鼠 是根除传染源的主要措施。实施过程中要注意将动物尸体焚烧或深埋。同时也应杀灭或控制野狗，对家犬则应定期给予驱虫治疗。

2. 加强卫生宣传教育 使群众认识和了解泡球蚴病的危害和预防方法。

3. 在流行区对人群进行普查 使用免疫学试验和 X 线、B 超等手段可早期发现患者，以便及时根治。

4. 注意个人防护 讲究个人卫生及饮食卫生，生产及生活中注意防止虫卵污染。因虫卵耐寒而怕热，对污染的器具物品可用热力消毒。避免接触野生狐狸。

泡球蚴病的治疗以手术为主，早期诊断、早期手术是治疗成功的关键。药物治疗可使用阿苯达唑、甲苯达唑和吡喹酮等。

（杨胜辉）

第十一节 犬复孔绦虫

PPT

【概要】

犬复孔绦虫成虫寄生于犬、猫的小肠内，人多因误食含似囊尾蚴的病蚤而感染，患者多为婴幼儿。人体感染后一般可无明显症状，感染严重者尤其是儿童可表现为食欲不振或食欲亢进、消化不良、腹部不适等症状。粪便检查，发现虫卵或孕节即可确诊。治疗可用吡喹酮、阿苯达唑等药物。

犬复孔绦虫（*Dipylidium caninum* Linnaeus, 1758）是犬和猫的常见寄生虫。成虫偶可感染人体，引起犬复孔绦虫病（dipylidiasis caninum）。人类多因误食含似囊尾蚴的病蚤而感染，患者多为婴幼儿。感染者可用吡喹酮、阿苯达唑等药物驱虫治疗。

（一）形态

1. 成虫 为小型绦虫，长 10~15cm，宽 0.3~0.4cm，约有 200 个节片。头节近似菱形，横径 0.3~0.4mm，具有 4 个吸盘和 1 个发达的、呈棒状且可伸缩的顶突，其上有约 60 个玫瑰刺状的小钩，常排成 4 圈，小钩数和圈数可因虫龄和顶突受损伤程度不同而异（图 13-12）。颈部细而短，近颈部的幼节较小，外形短而宽，往后节片渐大并接近方形，成节和孕节为长方形。每个节片都具有雌、雄生殖器官各 2 套，呈两侧对称排列。2 个生殖腔孔对称地分列于节片两侧缘的近中部。成节有睾丸 100~200 个。卵巢 2 个，位于两侧生殖腔后内侧，靠近排泄管，每个卵巢后方各有一个呈分叶状的卵黄腺（图 13-12）。孕节子宫呈网状，内含若干个贮卵囊，每个贮卵囊内含 2~40 个虫卵。

2. 虫卵 圆球形，直径 35~50μm，具两层薄的卵壳，内含一个六钩蚴。

（二）生活史

成虫寄生于犬、猫的小肠内，孕节单独或数节相连地从链体脱落，常自动逸出宿主肛门或随粪便排出并沿地面蠕动。犬栉首蚤、猫栉首蚤和致痒蚤是重要的中间宿主，当节片破裂后虫卵散出，如被中间

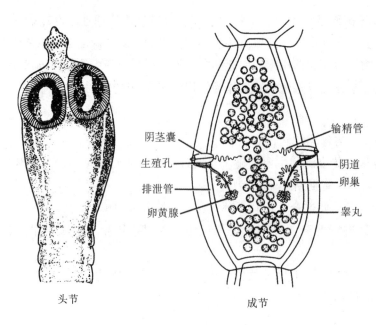

阴茎囊
生殖孔
排泄管
卵黄腺

输精管
阴道
卵巢
睾丸

头节   成节

图 13-12   犬复孔绦虫形态

宿主蚤类的幼虫食入，则在其肠内孵出六钩蚴，然后钻过肠壁，进入血腔内发育。约在感染后 30 天，当蚤幼虫经蛹羽化为成虫时，六钩蚴也发育成似囊尾蚴。一个蚤体内的似囊尾蚴可多达 50 余个，被感染的蚤活动迟缓，当犬、猫舔毛时将其食入而感染。病蚤中的似囊尾蚴在其小肠内释出，经 2~3 周发育为成虫。人体感染常因与猫、犬接触时误食病蚤引起。

（三）致病

人体感染后临床表现主要与感染的数量有关。一般可无明显症状，感染严重者尤其是儿童可表现为食欲不振或食欲亢进、消化不良、腹部不适等，间或有腹痛、腹泻，因孕节自动从肛门逸出而引起肛门瘙痒和烦躁不安等症状。个别病例可出现轻度贫血、嗜酸性粒细胞增高。

（四）实验室检查

主要依靠粪便检查，发现虫卵或孕节即可确诊。询问犬、猫接触史有助于诊断。

（五）流行

犬复孔绦虫广泛分布于世界各地。犬和猫的感染率很高，狐和狼等也可感染。人体犬复孔绦虫病比较少见，全世界至今报道仅 200 例左右。患者多为婴幼儿，这可能是因为婴幼儿与犬、猫接触机会较多的缘故。近年来，我国发生过数例幼儿因为与宠物狗、猫接触而感染犬复孔绦虫的报道。

（六）防治

防治措施与膜壳绦虫相同，即注意治疗患者、灭蚤和讲究卫生。家庭饲养的犬、猫尤应注意定期给动物灭蚤和驱虫，以防人体受感染。

（杨胜辉）

第十二节   其他人体寄生绦虫

PPT

【概要】

西里伯瑞列绦虫、克氏假裸头绦虫、司氏伯特绦虫的成虫寄生于终宿主肠道内，人常因误食含有似囊尾蚴的食物而感染，诊断主要靠粪检虫卵或孕节，感染者可用吡喹酮、阿苯达唑等药物治疗。巨颈带绦虫又名带状带绦虫、带状泡尾绦虫，成虫寄生于猫、犬等食肉动物，人因误食虫卵而感染，临床以检出幼虫为确诊依据。水泡带绦虫又名泡状带绦虫，其成虫寄生于犬、猫、狼、狐狸等食肉动物的小肠内，人亦因误食虫卵污染的食物或水后而感染。德墨拉瑞列绦虫寄生于人、猴类和野生啮齿类动物，可引起人兽共患的德墨拉瑞列绦虫病，我国尚未发现该虫。

一、西里伯瑞列绦虫

西里伯瑞列绦虫（*Raillietina celebensis* Janicki，1902）属于代凡科（Davaineidae）、瑞列绦虫属（*Raillietina*）。这一属绦虫共有200多种，是哺乳动物和鸟类的常见寄生虫，偶可感染人体，引起西里伯瑞列绦虫病（raillietinasis celehensis）。人类通常因误食含似囊尾蚴的蚂蚁而感染。西里伯瑞列绦虫广泛分布于热带和亚热带地区，主要分布于东南亚、日本、非洲和澳洲等一些国家。我国的台湾、福建、广东、广西、浙江和江苏等地有病例报道。感染者可用吡喹酮、阿苯达唑驱虫治疗。

（一）形态

1. 成虫 大小约为32cm×0.2cm，约有节片180余个。头节钝圆，横径为0.46mm，4个吸盘上均缀有细小的刺，顶突常缩在四周微凸的浅窝内，其上具有两排长短相间的斧形小钩，约72个。成节略呈方形，生殖孔都开口在节片之同侧。卵巢分两叶，呈蝶翅状，卵黄腺位于卵巢后方，略作三角形。孕节外形略呈椭圆，各节连续似串珠状。孕节内充满圆形或椭圆形的贮卵囊，有300多个，每个贮卵囊中含虫卵1~4个（图13-13）。

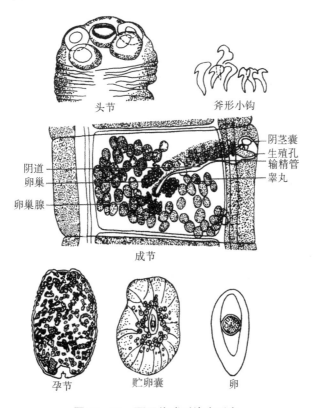

头节　　　　　斧形小钩

阴道　　　　　　　　　　阴茎囊
卵巢　　　　　　　　　　生殖孔
　　　　　　　　　　　　输精管
卵巢腺　　　　　　　　　睾丸

成节

孕节　　　贮卵囊　　　卵

图13-13 西里伯瑞列绦虫形态

2. 虫卵 呈船形，约45μm×27μm，具有内外两层薄的壳，内含圆形的六钩蚴，大小为14~15μm。

（二）生活史

成虫主要寄生于终宿主黑家鼠（*Rattus rattus*）、褐家鼠（*R. norvegicus*）及小板齿鼠（*Bandicota bengalensis*）等鼠类的肠道，孕节脱落随宿主粪便排出体外。蚂蚁为其中间宿主和传播媒介，虫卵在其体内发育为似囊尾蚴。鼠因吞食带似囊尾蚴的蚂蚁而受染，人体感染也可能因误食感染的蚂蚁所致。

（三）致病

本虫致病力轻微，感染者一般并无明显的临床症状，有的表现为腹痛、腹泻、肛门瘙痒以及夜间磨牙、流涎、食欲减退或消瘦等，有的患者出现贫血、白细胞增多等现象。

（四）实验室检查

诊断主要靠粪检虫卵或孕节。多数患者大便中常有白色、能伸缩活动的米粒状大小的孕节排出。

（五）流行

西里伯瑞列绦虫广泛分布于热带和亚热带，主要终宿主有黑家鼠、褐家鼠及小板齿鼠等。人体感染病例见于东南亚，如越南、缅甸、泰国、日本以及非洲和澳洲的一些国家，约有50例。迄今我国台湾、福建、广东、广西、浙江和江西等地共发现80例。感染者多为1~7岁的儿童，最小的仅8个月。心结蚁属蚂蚁在热带地区很普遍，也常见于我国南方沿海省份。它们常在厨房或居室内营巢，与家鼠接触机会较多，而幼儿常在地面玩耍，易误食蚂蚁导致感染。

（六）防治

防治措施同膜壳绦虫。感染者可用吡喹酮、阿苯哒唑等药物驱虫治疗。

二、克氏假裸头绦虫

克氏假裸头绦虫（*Pseudanoplocephala crawfordi* Baylis，1927）最早在斯里兰卡的野猪体内发现，以后在印度、中国和日本的猪体内也有发现，该虫的终宿主是猪和野猪，中间宿主是赤拟谷盗（*Tribolium castaneum*）、褐蜉金龟（*Aphoaiushaem orrhoidalis*）等昆虫。人类因为误食含有似囊尾蚴的中间宿主赤拟谷盗而感染。感染者可用巴龙霉素、甲苯达唑或氯硝柳胺加硫氯酚等药物进行治疗。

（一）形态

1. 成虫 乳白色，外形与缩小膜壳绦虫相似，但虫体较大，长97~167cm或更长，宽0.31~1.01cm。头节近圆形，具有4个吸盘和不发达的顶突，无小钩。全部节片都为宽扁的矩形，生殖孔大多开口于节片的同一侧，偶尔开口于对侧。成节中央是呈菜花形的卵巢，其后是形状不规则的卵黄腺。睾丸24~43个，不均匀地分布在卵巢和卵黄腺的两侧，靠近生殖孔的一侧数目较少。孕节中呈袋形的子宫内充满虫卵，2000~5000个，并占据整个节片（图13-14）。

2. 虫卵 近圆形，棕黄色，与缩小膜壳绦虫卵相似，但较大，直径为84~108μm，卵壳较厚而脆弱。表面有颗粒状突起，易破裂，内层为胚膜，胚膜与卵壳内充满胶质体，胚膜内含一个六钩蚴，六钩蚴与胚膜之间有明显的空隙。

（二）生活史

克氏假裸头绦虫成虫主要寄生在猪、野猪和褐家鼠的小肠内，虫卵或孕节随宿主粪便排出后，被中间宿主赤拟谷盗吞食，在后者的体腔内经27~31天发育为似囊尾蚴，至50天才具感染性。当猪食入带有似囊尾蚴的中间宿主后，经10天即可在小肠内发育为成虫，30天后成虫子宫中的虫卵开始成熟。赤拟谷盗常在粮仓、住室和厨房活动，人体感染是因为误食赤拟谷盗所致。

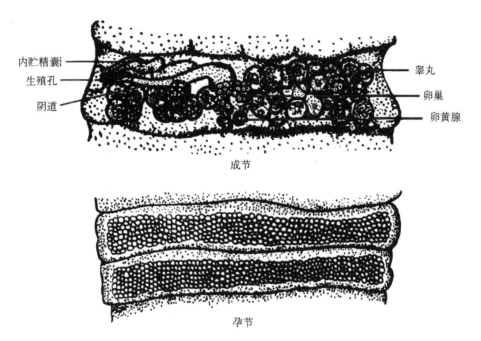

图 13 - 14 克氏假裸头绦虫形态

（三）致病

轻度感染的病例常无明显症状。感染虫数较多时可有腹痛、腹泻、恶心、呕吐、食欲减退、乏力、消瘦、失眠和情绪不安等症状。腹痛多为阵发性隐痛，以脐周围较明显。腹泻一般每日 3 ~ 4 次，大便中可见黏液。

（四）实验室检查

诊断主要依靠从粪便中检获虫卵或孕节，该虫节片与虫卵都与缩小膜壳绦虫相近，但可根据其虫体和虫卵体积都偏大、成节中睾丸数较多的特征做出鉴别。

（五）流行

克氏假裸头绦虫分布在日本、印度、斯里兰卡及中国。在我国上海、陕西、甘肃、福建、广东等十多个省、市的猪和野猪中曾有发现，人体感染最初见于陕西户县，1980 年在该县首次发现 10 例本虫的人体感染；辽宁营口也曾发现 5 例患者；河南报告 1 例。

（六）防治

防治上除了要注意个人卫生和饮食卫生外，还应注意灭鼠和消灭粮仓及厨房害虫。治疗患者可使用巴龙霉素，也可用甲苯达唑或氯硝柳胺加硫氯酚。

三、司氏伯特绦虫

司氏伯特绦虫 ［Bertiella studeri（Blanchard，1891）Stiles & Hassall，1902］隶属于裸头科（Anoplocephalid），是猴和其他灵长类常见的寄生虫。人类偶因误食含有似囊尾蚴的螨类而感染，引起司氏伯特绦虫病（bertiellosis studeri）。

（一）形态

1. 成虫 长 150 ~ 450mm，个别的可长达 700mm，最宽处为 10mm。头节稍扁，顶端有已退化的顶突，4 个卵圆形的吸盘。颈节长 0.5mm。成节长 0.75mm，宽 6mm，每节有雌、雄生殖器官各一套。孕节中子宫里充满虫卵。

2. 虫卵　为不规则的卵圆形，大小为（45~46）μm×（49~50）μm。卵壳透明，其下有一层蛋白膜包绕的梨形结构（pyriform apparatus），此结构一端具有双角的突起，突起尖端可达卵壳，内含六钩蚴一个。

（二）生活史

成虫寄生于终宿主肠内，孕节随粪便排出体外。虫卵被螨类（*Schelori batesbaevigatus* 和 *Galumnaspp*）吞食后，卵内的六钩蚴发育成为似囊尾蚴。终宿主误食入含似囊尾蚴的螨类而感染。

（三）致病

成虫在肠内寄生时可无任何症状，少数可发生腹痛、腹泻和呕吐等胃肠炎症状。

（四）实验室检查

粪便中检出虫卵或孕节可确诊。

（五）流行

司氏伯特绦虫病迄今仅70余例报道，主要见于毛里求斯、菲律宾、东非、西非的加蓬和赤道几内亚、沙特阿拉伯、印度尼西亚、印度、泰国、也门、越南和新加坡等国家。我国广东、广西、福建、云南、贵州、四川等地有本虫的分布，目前有2例人体感染病例报道。

（六）防治

灭螨可预防本虫的感染。治疗可选用米帕林、吡喹酮和甲苯达唑等药物。

四、巨颈带绦虫和水泡带绦虫

（一）巨颈带绦虫

巨颈带绦虫（*Taenia taeniaformis*）又名带状带绦虫、带状泡尾绦虫等。成虫寄生于猫、犬等食肉动物的小肠内；中绦期幼虫称叶状囊尾蚴或带状囊尾蚴（*Cysticercus fasciolaris*），寄生在啮齿类动物的肝脏，特别在鼠类极为常见，幼虫偶可感染人类。

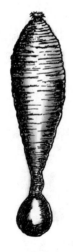

图13-15　巨颈带绦虫链尾蚴形态

1. 形态　成虫体长15~60cm，头节外观粗壮，顶突肥大，呈半球形突出，4个吸盘也呈半球形，向外侧突出，头节后颈部极不明显。因此又被称为"粗头绦虫"或"肥颈绦虫"。幼虫属链尾蚴型，长链状，头节裸露不内嵌，后接一假分节的链体，后端为一小伪囊（图13-15）。

2. 生活史　寄生在猫、犬等动物小肠内的巨颈带绦虫成虫，其孕节随宿主粪便排出后，通常可自行蠕动，在蠕动时即可释放出虫卵污染外界环境。鼠、兔等中间宿主吞食了虫卵后，六钩蚴在消化道逸出，钻入小肠壁，然后随血流到肝，经过2~3个月发育成链尾蚴（叶状囊尾蚴）。猫、犬等动物捕食了带有链尾蚴的鼠或其他啮齿动物后，链尾蚴进入小肠，头节吸附在肠壁上，经1个月后发育为成虫。人体因误食虫卵而感染。我国台湾报告了1例该虫的人体感染；斯里兰卡报道了一名儿童从猫体感染了本虫。

3. 实验室检查　本虫人体感染罕见，临床以检出幼虫为确诊依据。

（二）水泡带绦虫

水泡带绦虫又名泡状带绦虫（*Taenia hydatigena*），其成虫寄生于犬、猫、狼、狐狸等食肉动物的小肠内，其中绦期幼虫称细颈囊尾蚴（*Cysticercus tenuicollis*），寄生于猪、黄牛、绵羊、山羊等多种家畜及野生动物的肝脏浆膜、网膜及肠系膜等处。幼虫可感染人体，引起细颈囊尾蚴病（*Cysticercosis tinuicollis*）。

1. 形态

（1）成虫　体长为 75～500cm，白色或微带黄色。链体有 250～300 个节片，头节稍宽于颈部，顶突上有 30～40 个小钩排成两圈（大钩 170～220μm，小钩 110～160μm）。成节有睾丸 600～700 个；孕节全被子宫和虫卵充满，子宫每侧有 5～10 个粗大分支，每支又有小的分支。

（2）幼虫　其中绦期幼虫称为细颈囊尾蚴，俗称水铃铛，呈囊泡状，囊壁乳白色，泡内充满透明液体。囊泡从黄豆大小至鸡蛋大。肉眼即可见到囊壁上有一个不透明的乳白色结节，是其内陷翻转的头节和颈部所在。结节翻转出来后，能见到一个相当细长的颈部和其游离端的头节。但在组织中寄生时，由于其囊泡外通常有一层由宿主组织反应形成的厚膜包裹，故在外观上常容易与棘球蚴相混淆（图13－16）。

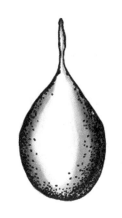

图 13－16　水泡带绦虫
细颈囊尾蚴形态

（3）虫卵　近似椭圆形，大小为 38～39μm，内含六钩蚴一个。

2. 生活史　成虫寄生在食肉动物小肠内，孕节随终宿主粪便排出，虫卵污染了牧草、饲料和水源后，被中间宿主家畜和野生动物吞食，则在消化道逸出六钩蚴，然后钻入血管，随血流至肝表面和腹腔内发育。人亦因误食虫卵污染的食物或水后而感染，幼虫可在体内不同部位发育，引起细颈囊尾蚴病。国内人体感染仅有贵州和安徽 2 例报道。治疗以手术为主。

五、德墨拉瑞列绦虫

德墨拉瑞列绦虫（*Raillietina demeraiensis* Daniels，1895；Joyeux & Baer，1929）属凡代科，瑞列属，主要分布于南美北部、西印度群岛、圭亚那、厄瓜多尔、古巴和巴西。通常寄生于人、猴类和野生啮齿类动物。可引起人兽共患的德墨拉瑞列绦虫病（Raillietiniasis demerariensis）。

成虫长 10～20cm，宽 3cm，有 5000 个节片，除孕节外其余节片均宽大于长。头节具有卵圆形的吸盘 4 个，每个吸盘上有 8～10 排小钩，顶突具有两圈小钩。成节有睾丸 26～46 个，卵巢位于节片中央，椭圆形，有 10～15 个分瓣。孕节长稍大于宽，每节含 200～250 个储卵囊。卵囊圆形，内含 2～12 个卵，卵的直径为 25～30μm，内含具有较大小钩的六钩蚴一个。

我国尚未发现有该虫的分布。

（杨胜辉）

答案解析

目标检测

1. 曼氏迭宫绦虫对人体的主要致病阶段是（　）

　A. 虫卵　　　　　　　　　B. 原尾蚴　　　　　　　　　C. 裂头蚴

　D. 棘球蚴　　　　　　　　E. 囊尾蚴

2. 下列绦虫中可以在同一宿主肠道内完成生活史的是（ ）

　　A. 曼氏迭宫绦虫　　　　　　　B. 猪带绦虫　　　　　　　C. 牛带绦虫

　　D. 细粒棘球绦虫　　　　　　　E. 微小膜壳绦虫

3. 阔节裂头绦虫对人体的感染阶段是（ ）

　　A. 钩球蚴　　　　　　　　　　B. 六钩蚴　　　　　　　　C. 毛蚴

　　D. 原尾蚴　　　　　　　　　　E. 裂头蚴

4. 人体患囊尾蚴病的感染途径和感染时期为（ ）

　　A. 经口食入猪囊尾蚴　　　　　B. 经皮肤感染猪囊尾蚴　　C. 经口食入猪带绦虫卵

　　D. 经胎盘感染六钩蚴　　　　　E. 经皮肤感染六钩蚴

5. 下列绦虫卵排出人体后，即对人体具有感染性的是（ ）

　　A. 牛带绦虫卵　　　　　　　　B. 曼氏迭宫绦虫卵　　　　C. 猪带绦虫卵

　　D. 犬复孔绦虫卵　　　　　　　E. 缩小膜壳绦虫卵

6. 缩小膜壳绦虫对人体的感染时期是（ ）

　　A. 虫卵　　　　　　　　　　　B. 似囊尾蚴　　　　　　　C. 囊尾蚴

　　D. 棘球蚴　　　　　　　　　　E. 原尾蚴

7. 细粒棘球绦虫对人体的致病阶段是（ ）

　　A. 囊尾蚴　　　　　　　　　　B. 虫卵　　　　　　　　　C. 原尾蚴

　　D. 棘球蚴　　　　　　　　　　E. 裂头蚴

8. 多房棘球绦虫对人体的致病阶段是（ ）

　　A. 囊尾蚴　　　　　　　　　　B. 泡球蚴　　　　　　　　C. 原尾蚴

　　D. 裂头蚴　　　　　　　　　　E. 虫卵

9. 患者，女，63 岁。自查左侧乳房有一肿块，偶伴疼痛。在当地区医院行穿刺检查，诊断为"左腋下副乳腺瘤样增生"。自服阿莫西林 1 周后，因肿块无明显变化，再次入市医院就诊。患者有用生青蛙肉捣烂敷贴疮疖的习惯和病史。查体：肿块位于左侧乳房皮下，边界较清，质地较硬，不活动，无明显压痛。彩色多普勒超声示，乳腺深面胸大肌前方见相邻两个低回声区。次日行左胸壁肿物切除术，术中随脓液流出 2 条虫体。虫体呈白色带状，蠕动。头部略膨大，中央呈唇状凹陷，末端钝圆不分节，体表具明显横皱褶。该患者最有可能患（ ）

　　A. 阔节裂头绦虫病　　　　　　B. 猪囊尾蚴病　　　　　　C. 细粒棘球绦虫病

　　D. 犬复孔绦虫病　　　　　　　E. 曼氏迭宫裂头蚴病

10. 犬复孔绦虫对人体的感染阶段是（ ）

　　A. 似囊尾蚴　　　　　　　　　B. 囊尾蚴　　　　　　　　C. 棘球蚴

　　D. 原尾蚴　　　　　　　　　　E. 虫卵或孕节

书网融合……

本章小结　　　　微课1　　　　微课2　　　　微课3　　　　题库

第十四章　线　虫

📖 学习目标

1. **掌握**　各种线虫形态及生活史特点。
2. **熟悉**　各种线虫病的临床表现及致病机制。
3. **了解**　各种线虫的诊断治疗及防治原则。
4. 学会辨析各种寄生性线虫的形态和生活史规律，具备诊治寄生虫病的基本能力。

第一节　概　述

PPT

【概要】

线虫成虫雌雄异体，雌性较雄性大，呈线状或圆柱状，体不分节，左右对称。虫卵无卵盖，一般为椭圆形。虫卵排出体外时可见一个或多个卵细胞或胚胎幼虫，有的线虫在产出前已形成幼虫（卵胎生）。线虫生活史类型分为直接发育型和间接发育型。寄生人体的线虫主要有蛔虫、鞭虫、蛲虫、钩虫等土源性线虫及丝虫、旋毛虫等生物源性线虫。

线虫是一类两侧对称的原体腔无脊椎软体动物，因其形状呈圆柱形、线状而得名。线虫隶属于线形动物门（Nemathelminthes），种类繁多，全球已被研究报道的线虫有 1 万余种。线虫在自然界分布广泛，见于水和土壤中，绝大多数营自生生活，仅有极少部分寄生于人体并导致疾病。寄生于人体的线虫隶属于线形动物门的尾感器纲和无尾感器纲，涉及 23 个属 20 余种。主要的线虫有蛔虫、鞭虫、钩虫、蛲虫、粪类圆线虫、丝虫、旋毛虫、管圆线虫。其生活史发育阶段主要有成虫、幼虫和虫卵 3 个阶段或成虫和幼虫 2 个阶段。线虫幼虫发育的特征：①在人体内有移行过程；②从幼虫形成到发育为成虫之前需经历 4 次蜕皮。线虫蜕皮时释放的蜕皮液是一种重要的变应原，可诱发宿主产生超敏反应。线虫完成生活史必须经有性生殖，即雌、雄成虫交配，雌虫产卵或卵胎生。

（一）形态

1. 成虫　呈长圆柱形，两端较细小，体不分节；体表有一层上皮细胞分泌形成的角质膜，光滑坚韧而有弹性；体内在体壁和消化管之间有空腔，称原体腔或假体腔；消化道完整不弯曲，前端开口为口孔，后端终止于肛门；雌雄异体，雌虫大于雄虫，雄虫尾端膨大或弯曲，雌虫生殖系统多为双管型，雄虫生殖系统多为单管型。

2. 幼虫　虫体微小呈线形，头圆尾尖；土源性线虫幼虫的口腔后段接咽管（食管），其长度和形状是虫种鉴别的标志之一。生物源性线虫幼虫，如丝虫微丝蚴头部有间隙，体内有体核，外被鞘膜，根据其形态特征可以鉴别虫种。

3. 虫卵　无卵盖，一般为卵圆形，卵内常含有分裂的细胞或形成的胚蚴。生物源性线虫多为卵胎生，即从雌虫子宫产出的为幼虫，如丝虫产出的微丝蚴。

（二）生活史

根据生活史过程是否需要中间宿主，将其分为土源性线虫和生物源性线虫。

1. 土源性线虫（soil - transmitted nematode） 称为直接发育型生活史，发育过程中不需要中间宿主，感染性虫卵或幼虫可直接进入人体发育，肠道寄生线虫多属此型，例如蛔虫、钩虫、鞭虫等。人是大多数土源性线虫的唯一终宿主。粪类圆线虫是一种兼性寄生虫，亦是一种机会致病线虫。

2. 生物源性线虫（bio - nematode） 称为间接发育型生活史，发育过程中需要中间宿主。幼虫需先在中间宿主体内发育至感染期幼虫后，再经皮肤或经口感染人体，寄生在组织内的线虫多属此型。如丝虫的幼虫需在中间宿主蚊体内发育到具有感染性的丝状蚴才能侵入人体。

（三）致病

线虫对人体的危害程度与线虫的种类、寄生虫数量（或称虫荷，worm burden）、发育阶段、寄生部位、虫体的机械和化学刺激，以及宿主的营养及免疫状态等因素有关。

1. 幼虫所致损害 幼虫进入宿主体内并在宿主体内移行过程中，可造成相应组织或器官的损害。如钩虫的感染期幼虫侵入皮肤时可致钩蚴性皮炎；蛔虫或钩虫的幼虫在移行经肺部时，可引起肺部损害，甚至引起蛔蚴性或钩蚴性哮喘；旋毛虫幼虫寄生于肌肉内可导致肌炎和全身症状。一些寄生于犬、猫等哺乳动物的线虫幼虫进入人体后，由于人不是其正常宿主，这些幼虫可引起皮肤或内脏幼虫移行症。例如犬弓首线虫幼虫可侵入人体，引起内脏幼虫移行症。

2. 成虫所致损害 成虫在寄生部位因摄取营养、机械性损害和化学性刺激以及免疫病理反应等可导致宿主营养不良、组织损伤、出血、炎症等病变。通常组织内寄生线虫对人体的危害远较肠道寄生线虫严重。如旋毛虫幼虫可以侵犯具有重要功能的心肌，引起心肌炎、心包积液，致心力衰竭，甚至死亡。广州管圆线虫侵入神经系统可造成脑脊髓的严重损害。

有关线虫的分类，学者意见尚未统一。根据形态学和分子分类特征，人体寄生线虫属于线形动物门，尾感器纲（Phasmidea）和无尾感器纲（Aphasmidea）。除了鞭虫目和膨结目属于无尾感器纲外，其余线虫均隶属于尾感器纲。常见人体线虫分类地位及与疾病的关系见表14 - 1。

表14 - 1 人体寄生线虫分类地位及与疾病的关系

纲	目	科	属	种	感染期	传播途径	寄生部位
尾感器纲（Phasmidea）	小杆目类（Rhabditida）	类圆科（Strongyloididae）	类圆线虫属（Strongyloides）	粪类圆线虫（S. stercoralis）	丝状蚴	皮肤钻入	小肠
		小杆科（Rhabditidae）	同杆线虫属（Rhabditella）	艾氏同杆线虫（R. axei）	幼虫	经口、泌尿道	消化道、泌尿道
	圆线目（Strongylida）	钩口科（Ancylostomatidae）	钩口线虫属（Ancylostoma）	十二指肠钩虫（A. duodenale）	丝状蚴	皮肤钻入	小肠
				犬钩口线虫（A. caninum）	丝状蚴	皮肤钻入	皮下组织
				锡兰钩口线虫（A. ceylanicum）	丝状蚴	皮肤钻入	皮下组织
				巴西钩口线虫（A. braziliense）	丝状蚴	皮肤钻入	皮下组织
			板口线虫属（Necator）	美洲板口线虫（N. americanus）	丝状蚴	皮肤钻入	小肠
		毛圆科（Trichostrongylidae）	毛圆线虫属（Trichostrongylus）	东方毛圆（T. orientalis）	丝状蚴	经口	小肠
		管圆科（Angiostrongylidae）	管圆线虫属（Angiostrongylu）	广州管圆线虫（A. cantonensis）	感染期幼虫	生食螺类等	神经系统

续表

纲	目	科	属	种	感染期	传播途径	寄生部位
	蛔线虫目 （Ascaridida）	蛔科 （Ascaridae0	蛔线虫属 （Ascaris）	似蚓蛔线虫 （A. lumbricoides）	感染期 含蚴卵	经口	小肠
		弓首科 （Toxocaridae）	弓首线虫属 （Toxocara）	犬弓首线虫 （T. canis）	感染期 含蚴卵	经口	组织
				猫弓首线虫 （T. cati）	感染期 含蚴卵	经口	组织
		异尖科 （Anisakidae）	异尖线虫属 （Anisakis）	简单异尖线虫 （A. simplex）	感染期蚴	经口	胃肠壁
	尖尾目 （Oxyurida）	尖尾科 （Oxyuridae）	蛲虫属 （Enterobius）	蠕形住肠线虫 （E. vermicularis）	感染期 含蚴卵	经口	盲肠、结肠
	旋尾目 （Spirurida）	颚口科 （Gnathostomatidae）	颚口线虫属 （Gnathostoma）	棘颚口线虫 （G. spinigerum）	感染期蚴	食淡水鱼	胃壁
		筒线科 （Gongylonematidae）	筒线虫属 （Gongylonema）	美丽筒线虫 （G. pulchrom）	感染期蚴	误食昆虫	口腔、食管
		吸吮科 （Thelaziidae）	吸吮线虫属 （Thelazia）	结膜吸吮线虫 （T. callipaeda）	感染期蚴	果蝇舔舐	眼结膜囊
		龙龙线科 （Drancunculidae）	龙龙线虫属 （Drancunculus）	麦地那龙线虫 （D. medinensis）	感染期蚴	误食剑水蚤	皮下组织
	丝虫目 （Filariida）	盘尾科 （Onchocercidae）	吴策线虫属 （Wuchereria）	班氏吴策线虫 （W. bancrofti）	丝状蚴	蚊媒叮咬	淋巴系统
			布鲁线虫属 （Brugia）	马来布鲁线虫 （B. malayi）	丝状蚴	蚊媒叮咬	淋巴系统
			罗阿丝虫属 （Loa）	罗阿丝虫 （L. loa）	丝状蚴	斑虻叮咬	皮下组织
			盘尾丝虫属 （Onchocerca）	旋盘尾丝虫 （O. volvulus）	丝状蚴	蚋叮咬	皮下、眼部
无尾感器纲 （Aphasmidea）	鞭虫目 （Trichurida）	毛形科 （Trichinellidae）	毛形线虫属 （Trichinella）	旋毛形线虫 （T. spiralis）	幼虫 （囊包）	生食肉类	肌肉组织
		鞭虫科 （Trichuridae0	鞭虫属 （Trichuris）	鞭虫 （T. trichiura）	感染期 含蚴卵	经口	盲肠、结肠
		毛细科 （Capillariidae）	毛细线虫属 （Capillaria）	肝毛细线虫 （C. hepatica）	感染期 含蚴卵	经口	肝组织
	膨结目 （Dioctophymatida）	膨结科 （Dioctophymatidae）	膨结线虫属 （Dioctophyma）	肾膨结线虫 （D. renale）	感染期 幼虫	生食蛙、鱼	泌尿系统

（许　静）

第二节　似蚓蛔线虫

PPT

【概要】

　　蛔虫是寄生于人体肠道内最大的一种线虫，具有感染率高、并发症多的特点。成虫寄生于小肠，感染阶段为感染期虫卵，感染方式是经口感染。幼虫和成虫均为致病阶段，幼虫所致疾病为蛔蚴性肺炎，蛔蚴性哮喘等。成虫主要引发肠道蛔虫症、蛔虫性肠梗阻、蛔虫性阑尾炎等并发症。实验诊断可采用生理盐水直接涂片法或集卵法从粪便中查找虫卵。蛔虫属于土源性线虫，生活史发育过程不需要中间宿主，其防治原则是综合性防治措施。

似蚓蛔线虫（*Ascaris lumbricoides* Linnaeus，1758）又称人蛔虫，简称蛔虫，成虫寄生于人体小肠，引起蛔虫病（ascariasis）以及各种严重的并发症。蛔虫是人体最常见的一种肠道寄生虫，在全球广泛分布，以热带和亚热带地区最为常见。在我国，蛔虫感染以农村地区居民为主，具有分布广、感染率高的特征。

人蛔虫隶属蛔超科（Superfamily Ascaridoidea），在本科中的犬弓首线虫（*Toxocara canis*，简称犬蛔虫）、猫弓首线虫（*Toxocara cati*，简称猫蛔虫）和小兔唇蛔线虫（*Lagochilascaris minor*）虽然是犬、猫和兔常见的肠道寄生虫，但其幼虫偶然也可侵入人体，引起内脏幼虫移行症，其中以犬弓首线虫最为常见。

（一）形态

1. 成虫　蛔虫是寄生于人体肠道中最大的一种线虫（图 14 – 1）。成虫虫体长圆柱形，形似蚯蚓，活体呈肉粉色或微黄色，死后灰白色。口孔位于虫体顶端，口腔为不规则的三角形，三片唇瓣呈"品"字形排列于口周，背唇瓣 1 个，较大，亚腹唇瓣 2 个，略小（图 14 – 1）。雄虫较雌虫体短小，大小为（15 ~ 31）cm × （0.2 ~ 0.4）cm，尾端向腹面卷曲，生殖器官为单管型，尾部有一对镰刀状交合刺；雌虫大小为（20 ~ 35）cm × （0.3 ~ 0.6）cm，尾端尖直，生殖器官为双管型，盘绕在虫体后 2/3。

2. 虫卵　自人体粪便排出的蛔虫卵有受精卵（fertilized egg）和未受精卵（unfertilized egg）两种。受精卵呈宽椭圆形，大小为（45 ~ 75）μm × （35 ~ 50）μm，卵壳较厚，由外向内分别为受精膜、壳质层及蛔苷层，壳质层厚而明显，另外两层很薄，在普通光学显微镜下不易区分。卵壳外是一层由虫体子宫分泌物形成的凹凸不平的蛋白质膜，在肠道内被胆汁染成棕黄色，蛋白质膜是蛔虫卵区别于其他线虫卵的重要特征之一。在发育早期虫卵内含有 1 个大而圆的卵细胞，与卵壳间形成新月形空隙。另外，虫卵外层的蛋白质膜由于肠道内物理与化学等因素的影响容易脱落，而成为脱蛋白质膜的蛔虫卵，此虫卵表面光滑，无色透明，临床上应注意与钩虫卵形态相鉴别。未受精卵呈长椭圆形，大小为（88 ~ 94）μm × （39 ~ 44）μm，卵壳和蛋白质膜均比受精卵薄，无蛔苷层，内含许多大小不等的折光性颗粒（图 14 – 1，彩图 1 ~ 2）。

（二）生活史 🅴 微课1

蛔虫生活史为直接发育型，属土源性线虫。生活史不需要中间宿主，其发育过程包括虫卵在外界土壤中的发育和虫体在人体内的发育两个阶段（图 14 – 1）。

蛔虫成虫主要寄生于人体小肠，以空肠最常见，其次是回肠。虫体在肠腔中主要以消化和半消化食物为营养来源。雌、雄虫成熟交配后，一条雌虫每天排卵量可达 20 万 ~ 24 万个。雌虫产出的虫卵大多为受精卵，随粪便排出体外，只有受精卵在外界才能进一步发育。在潮湿、荫蔽、氧气充足和适宜温度（21 ~ 30℃）的土壤中，约经 2 周，受精卵内的卵细胞分裂发育为幼虫。再经 1 周，卵内幼虫经第 1 次蜕皮后发育为第 2 期幼虫，即感染期虫卵（图 14 – 1）。感染期虫卵污染食物、饮水后，经口被人误食，卵内幼虫在小肠温度为 37℃、pH 为 7.0、低氧还原电位差和较高溶解的 CO_2 含量等条件刺激下，分泌脂酶、几丁质酶和蛋白酶等孵化液，分别作用于蛔苷层、几丁质层和蛋白质膜，消化卵壳和改变其通透性，使幼虫从卵壳一端破逸而出。孵出的幼虫可分泌透明质酸酶和蛋白酶，并借助这些酶作用，钻入小肠黏膜和黏膜下层，侵入小静脉或淋巴管中，随血液或淋巴液循环，经肝、右心移行至肺，穿过肺泡毛细血管进入肺泡，在此经第 2 和第 3 次蜕皮后发育为 4 期幼虫，并在此停留 10 天左右，再沿支气管、气管上行至咽部。随宿主吞咽动作再次进入消化道，最终在小肠内经第 4 次蜕皮后逐渐发育为成虫。

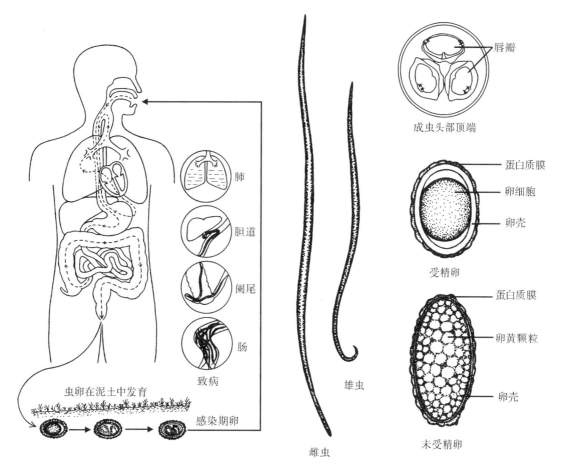

图 14 - 1 蛔虫生活史及成虫和虫卵形态

自感染期虫卵进入人体到雌虫开始产卵需 60 ~ 75 天。据统计，每条雌虫每天产卵量约 24 万个，雌虫的平均体重与其产卵量具有显著相关性，并与同一宿主体内雌蛔虫的数量相关。蛔虫幼虫发育到成虫是从自由生活过渡到寄生生活的过程，虫卵内幼虫的能量来源包括糖和脂类，代谢过程是需氧性，而到成虫期能量来源于糖，代谢过程为厌氧性。成虫在人体内存活时间通常为 1 年左右。

（三）致病

蛔虫的幼虫和成虫均可致病，对人体造成损伤，其致病作用主要包括掠夺营养、机械性损伤、超敏反应和引发严重的并发症。

1. 幼虫致病 幼虫在体内移行时，不仅可造成组织器官的机械性损伤，还可释放抗原性物质，导致局部和全身的超敏反应。幼虫致病的严重程度取决于宿主感染的程度、感染数量以及机体免疫状况。

（1）肺蛔虫症 幼虫在体内移行过程中，大量幼虫聚集于肺部，导致肺部炎症反应，引发蛔虫性肺炎或蛔虫性哮喘。患者临床表现有发热、咳嗽、咳血痰、胸闷、哮喘、嗜酸性粒细胞增高等症状。肺部 X 线检查，可见浸润性病变。痰液检查可见有嗜酸性粒细胞与夏科 - 莱登结晶，有时还可检获蛔虫幼虫。血液检查同时也可见有嗜酸性粒细胞增多，以及 IgE 和 IgM 升高。这是一种暂时性肺部嗜酸性粒细胞浸润同时伴有血中嗜酸性粒细胞增高综合征，在临床上通常称之为肺蛔虫症，亦称 Loeffler 综合征。本病病程持续 7 ~ 10 天，大多数患者在发病后 4 ~ 14 天后自愈。

（2）超敏反应 幼虫蜕皮以及代谢产物还可引起全身性超敏反应，如发热、荨麻疹和血管神经性水肿等症状。

蛔虫严重感染时，其幼虫还可侵入患者眼、甲状腺、肝、脾、脑、肾等组织器官，引起异位器官组织损害。

2. 成虫致病　蛔虫对人体的致病作用主要由成虫引起，成虫是主要致病阶段，致病机制主要包括以下几方面。

（1）掠夺营养和损伤肠黏膜引起宿主营养不良　成虫寄生于小肠内，以肠腔内消化或半消化食物为食，掠夺宿主营养。同时，蛔虫唇齿的机械作用以及代谢产物还可损伤肠黏膜，影响机体对蛋白质、脂肪、碳水化合物及维生素等营养物质的吸收。患者临床表现常有食欲不振、恶心、呕吐、脐周间歇性疼痛、腹泻等消化道症状，称肠蛔虫症。儿童严重感染者甚至可出现生长发育障碍。

（2）超敏反应　成虫的代谢产物以及虫体死亡后的崩解产物均是强变应原，被机体吸收后可引起IgE介导的Ⅰ型超敏反应。患者可出现荨麻疹、皮肤瘙痒、血管神经性水肿以及结膜炎等病征，严重者可出现蛔虫中毒性脑病等症状。儿童感染者还常伴有神经精神症状，如惊厥、夜间磨牙、失眠等症状。

（3）并发症　蛔虫成虫具游走和钻孔习性，当寄生的周围环境发生变化时，如发热、胃肠病变、食入辛辣食物、使用麻醉剂或不适当的驱虫治疗时，可刺激虫体钻入与肠壁相通的各种管道，如胆总管、胰腺管和阑尾中，引起相应的胆道蛔虫症、蛔虫性胰腺炎和蛔虫性阑尾炎，此外，大量蛔虫扭结成团还可引起肠梗阻。并发症中胆道蛔虫症最常见，蛔虫性肠梗阻次之。

1）胆道蛔虫症　是成虫钻入开口于肠壁的胆管，多见于胆总管，如阻塞胆道，可引起胆汁淤积、胆道大出血和胆囊破裂等损害。患者以青年多见，女性高于男性。主要症状是突发性剑突下偏右的剧烈绞痛，可向右肩、腰背或下腹部放射，有钻顶感，发作时患者辗转不安，常伴有恶心、呕吐等症状，发作间歇时则如正常人或仅有轻微疼痛。绞痛多以蛔虫正在钻入时最为剧烈，当虫体完全进入胆管，疼痛反而缓解。体检时剑突下稍偏右侧有局限性压痛点，无腹肌紧张。严重者还可合并化脓性胆管炎、胆囊炎、胆结石、胆道大出血、胆汁性腹膜炎和蛔虫性肝脓肿等并发症。

2）肠梗阻　由于大量虫体扭结成团，堵塞肠管，同时肠管反射性痉挛可加重肠梗阻的发生。阻塞可发生在小肠各段，以回肠多见。患者主要表现为脐周阵发性绞痛，并伴有恶心、呕吐、腹胀、腹泻和便秘等症状，并常有呕吐出虫体史，停止排便排气。体检时脐右侧可触及柔软、无痛、移动性的团块或条索状物，肠鸣音亢进。重者可合并肠扭转、肠套叠和肠坏死等病征。

3）蛔虫性阑尾炎　其临床症状与体征均与其他病因引起的阑尾炎相似，表现为突然发生阵发性腹部绞痛，发作时疼痛难忍并有频繁呕吐，但缓解时则安然如常。疼痛部位起初在全腹或脐周，以后即转移至右下腹部。早期症状重而体征轻，仅在麦克伯尼点附近有压痛，或在右下腹可触及有压痛的活动性条索状物。病程进展较快，多在8小时后局部出现不同程度肌紧张，压痛和反跳痛明显，严重者亦可发生阑尾穿孔，导致腹膜炎，重症者可迅速陷入感染性休克和衰竭状态。

我国第二次全国寄生虫分布调查资料显示，在21972例蛔虫住院患者中，以胆道蛔虫病为主（67.71%），其次分别为蛔虫性肠炎（30.29%）、蛔虫性肠梗阻（1.78%）、胰腺蛔虫病（0.15%）、蛔虫性阑尾炎（0.05%）、蛔虫性肠穿孔（0.02%）等。

（四）实验室检查

确诊蛔虫病的主要依据是病原学检查，即检获虫卵、幼虫或成虫。

1. 病原学检查

（1）粪便生理盐水直接涂片法　由于蛔虫产卵量大，常采用生理盐水直接涂片法检获粪便中的虫卵。一般要求制作3张涂片，检出率可达95%。

（2）粪便浓集法　必要时可采用饱和盐水浮聚法或沉淀集卵法，检出效果更好，可提高检出率。

（3）改良加藤厚涂片法　该方法既可定性又可定量，简便易行，检出率高，适用于大面积普查工作。

（4）虫体鉴定　对疑似蛔虫性肺炎者，可收集痰液或支气管肺泡灌洗液检查幼虫。对于排出或吐出的虫体，可根据其形态特征进行鉴定。

（5）试验性驱虫　对临床疑似蛔虫病者，而粪检虫卵阴性，可予以试验性驱虫法，根据排出虫体的形态进行鉴定及确诊。此种情况可能是仅有雄虫寄生（占蛔虫感染的 3.4% ~ 5%），或雌虫未发育成熟。

2. 其他临床检查　血常规检查、腹部 B 超检查、腹部 X 线检查、纤维内窥镜检查等也可用于蛔虫病的辅助诊断或鉴别诊断。尤其超声检查中，在胆囊或胆管中发现带状、弧状、"S"状或麻花状强回声时，要高度怀疑胆道蛔虫症的可能性。腹部 X 线检查可以看到肠腔内成团的虫体阴影和平行的线状阴影。

（五）流行

蛔虫病呈世界性分布，我国是蛔虫病分布范围最广，感染人数最多的国家。我国人群感染蛔虫的流行特点是农村高于城市，儿童感染率高于成人。2015 年我国公布的第三次全国人体重要寄生虫病现状调查结果显示，我国推算蛔虫感染人数达 882 万人，标化感染率 1.36%，川西南－滇中北山地生态区和黔中部喀斯特生态区为蛔虫的主要感染区，加权感染率分别达到 10.02% 和 5.30%。本次调查结果显示，我国人群蛔虫感染率明显下降，由第二次寄生虫病调查的 12.72% 下降至 1.36%，降幅达 91.56%，表明我国在蛔虫病的防治工作中取得了巨大成就，但由于生态环境和自然因素的影响，蛔虫感染（病）仍然是严重危害我国人民健康的公共卫生问题之一。

造成蛔虫感染率高、分布广泛的主要原因：①蛔虫产卵量大，一条雌虫每天可产卵约 24 万个；②虫卵对外界不良环境的抵抗力强，在荫蔽的土壤或蔬菜上，虫卵一般能存活 1 年，甚至可达 10 年以上；在食醋、酱油及腌菜、泡菜的盐水中不会被杀死；虫卵还可完整地通过蝇、蟑螂的消化道并仍具感染性；由于有蛔苷层的保护作用，虫卵对一些强酸等化学品有一定的抵抗力，如 1% 的硫酸、盐酸、硝酸或磷酸溶液等均不能影响卵内幼虫的发育；③使用未经无害化处理的人粪施肥和随地大便，使蛔虫卵广泛污染土壤及环境，虫卵还可随家禽以及昆虫的机械性携带扩大传播范围；④生活史简单，发育过程不需要中间宿主，虫卵在外界直接发育至感染期；⑤蛔虫病高发区人群不良的卫生习惯。此外，还与当地经济条件、生活习惯、生产方式以及预防知识的认知程度等社会因素密切相关。

（六）防治

防治蛔虫病（感染）应采取综合措施，包括普查普治、加强粪便管理及卫生宣教工作。

1. 控制传染源　对患者和带虫者进行驱虫治疗，是控制传染源的重要措施。常用的驱虫药物有阿苯达唑、甲苯达唑或左旋咪唑。对于感染率高的地区，应每隔半年至一年进行集体驱虫 1 次。

2. 切断传播途径　加强粪便管理，建立无害化粪池，可采用五格三池贮粪法或沼气池发酵法，利用粪水中游离氨的作用和厌氧发酵杀灭虫卵及各种病原菌。

3. 保护易感人群　加强卫生宣教工作，讲究个人卫生和饮食卫生，做到饭前、便后洗手，不生食未洗净的蔬菜瓜果，不饮生水等。消灭苍蝇和蟑螂也是防止蛔虫卵污染食物和水源的重要措施。

（许　静）

第三节　毛首鞭形线虫

PPT

【概要】

毛首鞭形线虫（*Trichuris trichiura* Linnaeus，1771），又称鞭虫（whipworm），属鞭尾目（Trichurata）、鞭虫科（Trichuridae），是人体常见的肠道线虫，人是鞭虫病的唯一传染源。成虫寄生于盲肠、结肠、直肠、回肠下段等部位，主要引起消化道症状。其生活史发育过程、感染方式、实验诊断及防治原则均与蛔虫相似。鞭虫地理分布广泛，以热带和亚热带地区最为常见，感染率较高。成虫寄生引起鞭虫病（trichuriasis）。为证实鞭虫的生活史和发育过程，曾有猴鞭虫、兔鞭虫及犬鞭虫为模型的实验报道。

（一）形态

1. 成虫 外形似马鞭，虫体前 3/5 细长，后部 2/5 较粗。体表覆以具有明显横纹的角皮。消化系统包括口、咽、肠管及肛门。口孔小，无唇瓣，具有一尖刀状口矛。咽管细长，前段为肌性，后段较长，由单行杆细胞组成的杆状体包绕。杆细胞具有活跃的分泌功能，其分泌物具有抗原性。雄虫长 30 ~ 45mm，尾端向腹面呈 360°螺旋状卷曲（图 14 - 2）。交合刺一根，长约 2.5mm，外披交合刺鞘。雌虫略长，35 ~ 50mm，尾端钝圆，生殖器官包括卵巢、输卵管、子宫、阴道，为单管型，阴门开口于虫体粗大部的前端腹面。

2. 虫卵 呈纺锤形，黄褐色，大小（50 ~ 54）μm ×（22 ~ 23）μm。卵壳较厚，卵壳两端各具一透明盖塞。虫卵自人体排出时，卵内含有一个卵细胞，卵细胞可在适宜条件下不断分裂并发育（图14 - 2，彩图 3）。

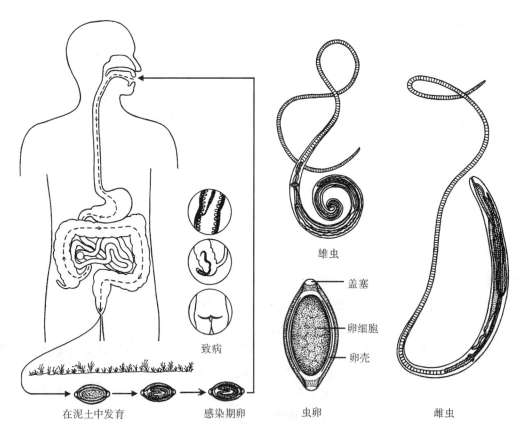

雄虫

盖塞
卵细胞
卵壳

致病

在泥土中发育　感染期卵　　虫卵　　　　雌虫

图 14 - 2　鞭虫生活史及成虫和虫卵形态

（二）生活史

鞭虫生活史过程不需要中间宿主，属土源性线虫。成虫主要寄生于人体盲肠，感染严重时也可见于结肠、直肠甚至回肠下段，以宿主组织液及血液为食。雌、雄交配后雌虫产卵，雌虫日产卵量 3000 ~ 7000 个，虫卵随粪便排出。在适宜温度和湿度条件下需 3 ~ 5 周发育为含幼虫的感染期卵。感染期卵经口进入人体，在消化液的作用下，在小肠内突破盖塞孵出幼虫。幼虫钻入肠黏膜，摄取营养进行发育，约经 10 天后返回肠腔，再移行至盲肠发育为成虫，发育过程中需经 4 次蜕皮。从感染期虫卵进入人体到雌虫产卵的时间一般为 1~3 个月，成虫寿命为 3~5 年。

（三）致病

成虫寄生在回盲部，以其细长的前端刺入宿主肠黏膜、黏膜下层甚至肌层，摄取组织液和血液为食。由于虫体的机械性损伤和分泌物的刺激作用，可致肠黏膜出现炎症、水肿、出血或溃疡。部分患者可有细胞增生、肠壁组织明显增厚、形成肉芽肿等增生性病变。感染严重者可导致慢性失血。

轻度感染患者症状不明显；中度感染及重度感染者可出现食欲不振、恶心、呕吐、腹痛、腹泻、出血（大便隐血或便血）等消化道症状，甚至可出现贫血、发育迟缓和营养不良等症状；寄生虫荷大时可因大量缠结成团的鞭虫附着肠黏膜，导致肠穿孔或腹膜炎；重度感染的儿童可伴有营养不良或合并细菌感染，甚至出现直肠脱垂及大出血现象。部分患者还可出现发热、荨麻疹、外周血嗜酸性粒细胞增多、四肢浮肿等全身性症状。

（四）实验室检查

从粪便中检获虫卵是确诊的依据。常采用生理盐水涂片法、厚涂片透明法（改良加藤法）、水洗沉淀法或饱和盐水浮聚法检查粪便内的鞭虫卵。鞭虫产卵量不似蛔虫产卵量大，故粪便检查应反复多次，以提高检出率。最近几年也有报道在人粪便中常有大型鞭虫卵（78μm×30μm）和正常大小的鞭虫卵同时存在，这是由于应用甲苯达唑、阿苯达唑和噻嘧啶等驱虫药引起的。

随着内窥镜技术的普及和发展，通过乙状结肠镜直接发现虫体的案例也时有报道，感染区域的肠黏膜常有不同程度的充血水肿或炎症和出血等现象。

（五）流行

鞭虫病呈世界性分布，尤以热带、亚热带地区多见，常与蛔虫病分布相一致，但感染率和感染度低于蛔虫病。我国鞭虫病也是分布在温暖潮湿的南方，是农村地区常见的主要肠道寄生虫病之一。由于生活习惯不同，一般儿童的感染率高于成人，女性高于男性。2015 年第三次全国人体重要寄生虫病现状调查显示，鞭虫人群平均感染率为 1.02%，全国推断鞭虫感染人数约 660 万人。成人多属轻度感染，个别严重感染者虫荷数可达 4000 条以上。

鞭虫感染的来源主要为被虫卵污染的土壤和周围环境，并在适宜的条件下发育为感染期虫卵。使用新鲜粪便施肥或随地大便，使鞭虫卵可借蝇类、鸡、犬等的机械携带或风力散播，污染周围环境、物品、食物等。人因生食入含有感染性虫卵的不洁蔬菜、瓜果和饮水而感染。也可通过污染的手，经口感染。鞭虫卵抵抗力强，在 10~40℃ 环境下能够生存；在温暖、潮湿（适宜的湿度为近饱和湿度）、荫蔽和氧气充足的土壤中，鞭虫卵可存活数年。对于干燥、高温及低温的抵抗力不如蛔虫卵强。

（六）防治

鞭虫的感染方式和流行因素与蛔虫相似，其防治原则基本相同，均采取综合防治的原则。

1. 综合防治措施　包括发现和治疗感染者以控制传染源；改水改厕，确保生活用水的清洁卫生，并且避免粪便污染土壤或地面；开展鞭虫生活史和危害性的宣传教育，增强自我保健意识，加强个人卫生，注意饮食前洗手，不饮生水，瓜果尽量做到洗净、削皮吃等。

2. 驱虫治疗　阿苯达唑和甲苯达唑对鞭虫感染有很好疗效，但应给予足够的剂量，必要时可间隔数日重复疗程。伊维菌素治疗鞭虫感染效果较优，常用 0.1~0.2mg/kg 顿服，服药后 12 小时即开始排虫，少数病例出现短暂腹痛等反应，但症状轻微，可自行消失。

（许　静）

第四节　蠕形住肠线虫 微课2

【概要】

蛲虫病是由蛲虫（蠕形住肠线虫）感染引起的疾病。蛲虫成虫寄生于人体的盲肠、结肠及回肠下段。雌虫的产卵活动可引起肛门及会阴部皮肤瘙痒及继发感染，若有异位寄生时，则可引起严重后果。实验诊断可采用透明胶纸肛拭法或棉签肛拭法查找虫卵。蛲虫生活史简单，感染方式多样，容易发生自身重复感染和相互感染。

蠕形住肠线虫［*Enterobius vermicularis*（Linnaeus，1758）Leach，1853］简称蛲虫（pinworm），寄生于人体回盲部，是常见的肠道线虫，引起蛲虫病（enterobiasis）。蛲虫病是人体常见的肠道寄生虫病，以肛周瘙痒为突出症状，呈世界性分布，感染率一般城市高于农村，儿童高于成人。集体生活的儿童感染率为高，并且具有家庭聚集性。

蛲虫隶属于尖尾目（Oxyurita）、尖尾科（Oxyuridae）。蛲虫病为最早被研究描述的肠道寄生蠕虫之一，一般感染度并不严重，平均约有数十条虫寄生，个别重度感染者高达 5000～10000 条。

（一）形态

1. 成虫　细小，呈乳白色。虫体角皮具明显横纹，头部周围的角皮膨大形成头翼（图 14-3）。口孔位于虫体前端，其周围有 3 个唇瓣。口与咽管相连，咽管末端膨大呈球形，称咽管球。雌雄成虫大小相差悬殊，雌虫长为 8～13mm，中部膨大，尾部端直而尖细，生殖系统为双管型，两子宫汇合通入阴道，阴门开口于虫体前中 1/3 交界处的腹面，肛门位于体中后 1/3 交界处腹面。雄虫长 2～5mm，宽0.1～0.2mm，体后端向腹面卷曲，生殖系统为单管型，泄殖腔开口于尾端，有交合刺 1 根，长约 70μm。

2. 虫卵　近椭圆形，一侧扁平，一侧稍凸，形似柿核。大小为（50～60）μm×（20～30）μm，无色透明，卵壳厚，卵壳外有光滑的蛋白质膜层（图 14-3，彩图 4）。自虫体排出虫卵时，卵内已含有 1 个发育至蝌蚪期的胚胎，在与外界空气接触后，该胚胎很快发育为幼虫，在卵内经 1 次蜕皮后发育为感染期卵。

（二）生活史

成虫通常在人体的盲肠、阑尾、结肠、直肠及回肠下段寄生，感染严重时也可寄生在小肠上段、胃及食管等部位。雌雄成虫交配后，雄虫很快死亡而被排出。雌虫受精后，一条雌虫子宫内含虫卵5000～17000 个，受孕雌虫在肠腔内向下移行至直肠，在肠腔内雌虫一般不产卵或很少产卵。宿主入睡后肛门括约肌松弛，部分雌虫爬出肛门外，因受环境温度、湿度的变化和氧的刺激，子宫收缩开始大量排卵。虫卵可黏附在肛周皮肤上。产卵后的雌虫大多干瘪死亡，少数雌虫可再爬回肛门或进入阴道、尿道、膀胱等处，引起异位寄生现象。

虫卵在肛门周围皮肤上，因局部环境条件适宜（温度 34～36℃；相对湿度 90%～100%，氧气充足），约经 6 小时，即发育为感染期卵。当患者用手搔抓肛门周围皮肤，虫卵污染手指，再经口食入而造成自身重复感染；虫卵也可脱落在衣裤、被褥、玩具上，经口使自身或他人感染；虫卵较轻，可随灰尘飞扬，经吸入黏附在咽部，随吞咽进入消化道而感染。

虫卵在十二指肠内孵出幼虫，幼虫沿小肠下行，经 2 次蜕皮到达结肠，再蜕皮 1 次后发育为成虫。虫体借助前端的头翼、唇瓣吸附在肠黏膜上，或在肠腔内呈游离状态。以肠内容物、组织液或血液为食。人自食入感染期卵至雌虫发育成熟并开始产卵需 2～6 周。雌虫寿命常不超过 2 个月。但由于自体重复感染，蛲虫感染可持续若干年。虫卵在肛周皮肤上可孵化出幼虫，并经肛门进入肠腔，发育至成虫

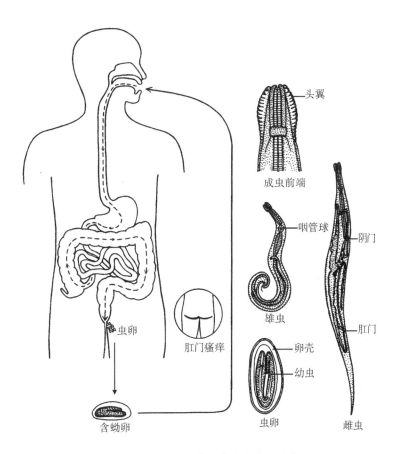

图14-3 蛲虫生活史及成虫和虫卵形态

阶段，这种感染方式称为逆行感染。

（三）致病

雌蛲虫在肛门周围和会阴部产卵，可刺激局部皮肤出现炎症反应、湿疹或皮肤角化。若抓破皮肤，可继发或合并细菌感染。成虫寄生在肠内，附着处的黏膜受损，呈现慢性炎症。也可形成小的溃疡，引起出血。蛲虫成虫有时可侵入肠壁和阑尾组织，甚至在肠外的一些组织与器官内异位寄生，引起局部炎症和肉芽肿病变。蛲虫可侵犯的组织器官包括肠壁、阑尾、泌尿生殖系统、盆腔与腹腔、肛周皮肤以及其他脏器，如肝脏、肺组织和结膜囊等。

由于蛲虫感染程度的轻重不同，又可发生异位寄生，因此，蛲虫病的临床表现复杂多变，常见的临床症状主要表现如下。

1. 消化道症状 蛲虫寄生可致胃肠功能紊乱，重度感染时刺激局部肠黏膜，可出现呕吐、腹泻、粪便中黏液增多。少数病例可出现嗜酸性粒细胞性肠炎的症状，表现为发热、急性腹痛、水样腹泻、便血，粪便中可有许多蛲虫幼虫。虫体侵入肠壁组织，可致肉芽肿性病变，引起腹痛、腹泻等症状。

2. 肛周瘙痒 是蛲虫病的主要症状，夜间为甚。因为奇痒难忍，患儿常不自觉地搔抓，导致皮肤出现炎症或湿疹，导致出血和继发感染。由于局部经常有痒感、刺痛或剧痛感，患儿可伴有噩梦、失眠、消瘦、夜间磨牙及夜惊等症状。

3. 异位寄生 蛲虫还可侵犯许多组织器官，引起相应的异位寄生表现。

（1）蛲虫性阑尾炎 蛲虫寄生于阑尾腔，或侵入阑尾组织中所致。患者以阵发性腹痛、右下腹压痛为主。局部肌紧张不明显。可伴有恶心、呕吐、发热。血液检查中性粒细胞和嗜酸性粒细胞增多，也有部分患者白细胞正常。多数患者在术后检获成虫和虫卵而确诊。

（2）泌尿生殖系统炎症　蛲虫侵入女性外阴，经阴道进入生殖系统各组织器官，引起外阴炎、阴道炎、子宫内膜炎、输卵管炎、卵巢炎，甚至腹膜炎。患者出现外阴红肿、阴道瘙痒、分泌物增多、小腹部疼痛等症状。虫体侵入泌尿系统，可出现尿频、尿急、尿痛的症状。

（3）其他部位的炎症　虫体寄生在肛门周围皮下，出现肛周脓肿、肛门瘘管及炎性肉芽肿的表现。侵入生殖道及肠壁的虫体可进一步到达盆腔、腹腔，引起腹痛、腹膜炎，可有腹部包块形成，可继发肠梗阻。侵入肝、脾、肺等器官，则出现相应的症状和体征。

（四）实验室检查

儿童肛门及肛周皮肤有瘙痒应首先考虑蛲虫病，可进行以下病原学检查。

1. 检查虫卵

（1）透明胶纸法　将市售透明胶带纸（宽≤2.5cm）剪成与载玻片等长或稍长的片段，粘贴于载玻片上备用。检查时将胶纸一端掀起，用胶面粘贴受检者肛门周围皮肤，背面用棉签或手指压迫，使胶面与皮肤充分粘贴，然后将胶纸取下重新贴于载玻片上，镜检蛲虫卵。本检查应在清晨受检者未解便前检查。

（2）棉签肛拭法　将消毒棉签用生理盐水浸湿，挤去多余的盐水，在受检者肛周皮肤上擦拭，然后将棉拭子上的黏附物涂于滴加有生理盐水的载玻片上，加盖玻片镜检；或将棉拭子放入盛有生理盐水的试管中充分洗涤，离心沉淀后取沉渣镜检蛲虫卵。一般在清晨便前采样，采样前不要清洗肛周或外阴部。

2. 检查成虫　夜间患儿入睡 1~3 小时后，将其侧卧使肛门皱襞充分暴露，在良好照明下仔细检查肛门周围，若发现白色小虫，用镊子夹入盛有 70% 乙醇的小瓶内送检。因蛲虫未必每晚都爬出产卵，若为阴性应连续观察 3~5 天。

（五）流行

蛲虫呈世界性分布，在发展中国家和发达国家中均较常见。2015 年第三次全国人体重要寄生虫病现状调查显示，蛲虫人群加权感染率为 0.33%，全国推断蛲虫感染人数约 210 万人，其中学龄前儿童感染率为最高。蛲虫感染者是唯一的传染源，感染率和感染度主要受个人卫生习惯和接触机会的影响。卫生习惯不良、接触机会多、易于重复感染等因素导致学校、幼儿园、托儿所等群居的学龄前儿童感染率较高。蛲虫的感染方式主要有以下 4 种。

1. 肛门－手－口途径感染　这是自体重复感染的主要方式，是蛲虫感染久治难愈的重要原因。

2. 间接接触感染　蛲虫卵可能污染玩具等物品，通过接触虫卵污染的物品间接经口感染。

3. 吸入感染　蛲虫卵可随尘埃悬浮于空气中，经吸入咽部继之进入消化道而致感染。间接接触感染和吸入感染是集体机构和家庭传播蛲虫病的重要方式。

4. 逆行感染　蛲虫卵在肛周皮肤上孵出幼虫，经肛门移行至肠内，发育为成虫并产卵，形成所谓的逆行感染。人体感染蛲虫后无明显的保护性免疫力。

（六）防治

蛲虫寿命短，对药物驱虫敏感。但其生活史简单，极易自身重复感染和相互感染。因此，要巩固药物驱虫效果，必须采取综合预防措施，才能有效地控制蛲虫病的流行。

1. 普查普治　对托儿所、幼儿园、学校的儿童进行普查普治，以控制传染源。常用药物有阿苯达唑、甲苯达唑、复方噻嘧啶、恩波吡维铵等，外用药如蛲虫膏、2% 氧化氨基汞软膏等涂在肛门周围，有杀虫止痒作用。

2. 切断传播途径 幼儿园和家庭应搞好环境卫生，对衣服、被褥、玩具、桌椅等进行消毒。衣服、被单、床单毛巾，内裤可先用开水烫煮，以杀死虫卵。门窗、家具、玩具可用消毒液或开水擦洗，在阳光下晒干。用0.5%的碘液处理5分钟或0.05%的碘液处理1小时，虫卵可被全部杀死。这种低浓度的碘液对皮肤无刺激性，且药效可维持数小时。

3. 注意个人卫生 加强卫生宣传教育，患儿夜间睡眠时不穿开裆裤，避免用手直接搔抓肛门；儿童应养成饭前便后洗手、勤剪指甲的良好习惯，防止虫卵入口，从而阻断重复感染。

（许 静）

第五节 十二指肠钩口线虫和美洲板口线虫

PPT

【概要】

钩虫病是由钩虫的幼虫在人体内移行和成虫寄生于人体小肠所引起的疾病，主要表现为肠功能紊乱、营养不良、贫血，严重者可并发消化道大出血。成虫寄生于小肠，感染阶段为丝状蚴，感染方式是经皮肤感染。成虫为主要的致病阶段，主要引起贫血及其并发症。实验诊断可采用直接涂片法或集卵法从粪便中查找虫卵或钩蚴培养查找病原体。钩虫属于土源性线虫，生活史发育过程不需要中间宿主，其防治原则是综合性防治措施。

钩虫（hookworm）是钩口科线虫的统称，包括17属约100种，已报告的有9种可寄生于哺乳动物。十二指肠钩口线虫（*Ancylostoma duodenale* Dubini，1843）和美洲板口线虫（*Necator americanus* Stiles，1902）为人体寄生的钩虫，分别简称十二指肠钩虫和美洲钩虫。此外，寄生于人体的钩虫还有锡兰钩口线虫（*Ancylostoma ceylanicum* Looss，1911）、马来钩口线虫（*Ancylostoma malayanum* Alessandrini，1905）和犬钩口线虫（*Ancylostoma caninum* Ercolani，1859）等，均为偶然寄生线虫。另有巴西钩口线虫（*Ancylostoma braziliense* Gomez de Faria，1910）的感染期幼虫也可以感染人体，但仅引起皮肤幼虫移行症（cutaneous larval migrans）。

钩虫隶属圆线目（Strongylita）、钩口科（Ancylostmidae），寄生于人体小肠，咬附肠壁吸取大量血液，导致人体慢性失血，引起钩虫病（hookworm disease），患者可出现贫血症状，严重者可影响劳动力，甚至危及生命。

（一）形态

1. 成虫 虫体呈线状，长约1cm，雌虫略大于雄虫。虫体具特征性体态，即前端微向背侧仰曲，虫体顶端有一发达的口囊，口囊腹侧缘有2对钩齿或1对板齿（图14-4）。钩虫咽管长度约为体长的1/6，其后端略膨大，管壁肌肉发达，肌细胞交替收缩与松弛，使咽管具有唧筒样作用，利于吸食血液。肠管壁薄，有利于氧及营养物质的吸收和扩散。虫体有三组单细胞腺体：头腺1对，位于虫体两侧，前端与头感器相连，开口于口囊两侧，能分泌抗凝素和乙酰胆碱酯酶等，抗凝素可阻止宿主肠壁伤口的血液凝固，有利于钩虫吸血；咽腺3个，位于咽管壁内，可分泌乙酰胆碱酯酶、蛋白酶等多种酶类，乙酰胆碱酯酶可影响神经介质的传导，降低宿主肠壁的蠕动，有利于虫体的附着；排泄腺1对，游离于假体腔的亚腹侧，开口于虫体前段腹侧的排泄孔，主要分泌蛋白酶。

雄虫末端膨大并形成膜质交合伞，内有若干指状肌性辐肋所支撑，分为背辐肋、侧辐肋和腹辐肋。背辐肋的分支特点可作为虫种分类和鉴别的重要依据之一。交合伞内还有两根从泄殖腔伸出的交合刺。

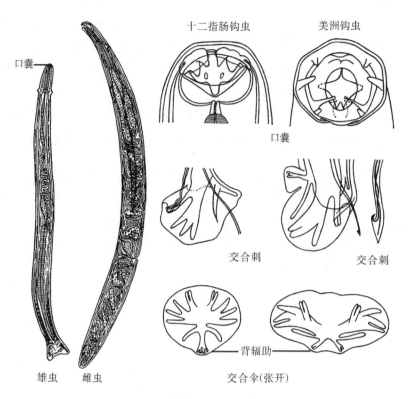

图 14 − 4　两种钩虫成虫口囊和交合伞

雌虫较大，尾端呈圆锥状，阴门位于虫体腹面中部，十二指肠钩虫雌虫有尾刺。十二指肠钩虫与美洲钩虫成虫的形态区别见表 14 − 2。

表 14 − 2　寄生人体两种钩虫成虫的鉴别要点

鉴别点	十二指肠钩虫	美洲钩虫
大小（mm）	♀　（10 ~ 13）×0.6 ♂　（8 ~ 11）×（0.4 ~ 0.5）	♀　（9 ~ 11）×0.4 ♂　（7 ~ 9）×0.3
体态	头端与尾端均向背面弯曲，呈"C"形	头端向背面仰曲，尾端向腹面弯曲，呈"S"形
口囊	腹侧前缘有 2 对钩齿	腹侧前缘有 1 对半月形板齿
交合伞形状	圆形	扇形
背辐肋分支	远端分 2 支，每支再分 3 小支	基部分 2 支，每支再分 2 小支
交合刺	两刺末端分开	一刺末端呈钩状，包套于另一刺的鞘中
阴门	体中部略后	体中部略前
尾刺	有	无

2. 幼虫　自卵内孵出的幼虫为第一期杆状蚴，体长为 0.23 ~ 0.40mm，最大横径为 0.017mm。虫体前端钝圆，后端尖细。口腔狭而长，食管分前、中、后三部分，食管长度约等于体长的 1/3。第一期杆状蚴以泥土内的细菌和有机物为食物，在适宜环境下，孵出后 48 小时左右进行第 1 次蜕皮，体长可以增长到 0.4mm，发育为第二期杆状蚴。一般在第 5 ~ 8 天时，进行第 2 次蜕皮，发育成丝状蚴。丝状蚴大小为（0.5 ~ 0.7）mm × 0.029mm。食管细长，食管后端略似球状。口腔封闭不能进食，口腔和食管连接处，有一对矛状的角质构造，称为口矛，有穿刺皮肤的功能，其形状也有助于虫种的鉴别。丝状蚴的体表覆以鞘膜，为二期杆状蚴蜕皮时残留下的外皮层，对虫体有保护作用。丝状蚴对人体具有侵袭感染的能力，故称感染期蚴。

3. 虫卵　两种钩虫卵均呈椭圆形，无色透明，大小为（56 ~ 76）μm ×（36 ~ 40）μm。卵壳极薄，刚产出的虫卵内含 2～8 个细胞，卵细胞与卵壳之间有明显的间隙。若粪便排出后放置过久，在适宜环境下虫卵可继续分裂，可见多细胞卵、含桑葚期胚，甚至含幼虫的虫卵（图 14－5）。

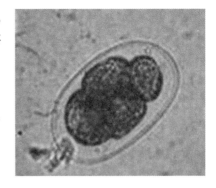

图 14－5　钩虫卵形态

（二）生活史 📱微课3

两种钩虫的生活史基本相同。生活史简单，不需要中间宿主，可分为在人体外和人体内发育两个阶段（图14－6）。

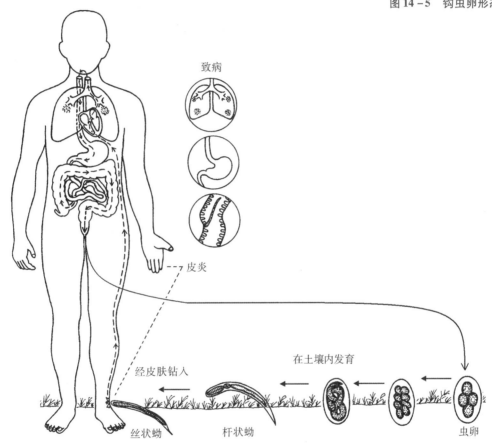

图 14－6　钩虫生活史

1. 在人体外发育阶段　成虫寄生于小肠，借助于口囊内的钩齿或板齿咬附在肠黏膜上，以宿主的血液、淋巴液及脱落的上皮细胞为食。雌、雄虫体交配后产卵，虫卵随粪便离开人体。虫卵在适宜的温度（22～30℃）和湿度（相对湿度 60%～80%）下，在荫蔽、氧气充分的土壤中，可在 24～48 小时内孵化出第一期杆状蚴。第一期杆状蚴以细菌和有机物为食，约 48 小时后蜕皮一次，发育为第二期杆状蚴。第二期杆状蚴在第 5～6 天停止摄食，并进行第 2 次蜕皮，发育为丝状蚴。丝状蚴口腔闭合，不能进食，其所需的能量靠原储存在体内的物质维持，在适宜的环境中，可以存活 15 周甚至更久。

2. 在人体内发育阶段　当人体皮肤与土壤中的丝状蚴接触时，丝状蚴活动能力增强，经毛囊、汗腺口或破损皮肤侵入人体，时间多为 30～60 秒。丝状蚴侵入皮肤后，先在皮下组织内移行，24 小时后侵入皮下微血管或淋巴管，随血流到右心、经肺动脉到肺微循环，大部分幼虫能穿过肺毛细血管网进入肺泡，借助于宿主呼吸道上皮细胞纤毛的活动，经毛细支气管、小支气管、支气管和气管上行至咽部，继而被宿主吞咽经食管、胃到达小肠。感染后第 3～4 天幼虫在小肠内完成第 3 次蜕皮，形成口囊，以宿主的血液为食，再经 10 天进行第 4 次蜕皮，发育为成虫并进行交配产卵。丝状蚴侵入皮肤直至成虫产卵，十二指肠钩虫约需 5 周，美洲钩虫约需 8 周。

钩虫产卵量与虫龄、虫荷量和宿主状况等因素有关。每条雌性十二指肠钩虫日产卵量为 10000 ~ 30000 个，美洲钩虫为 5000 ~ 10000 个。十二指肠钩虫寿命为 6 ~ 8 年，美洲钩虫寿命为 4 ~ 6 年。

经皮肤感染是丝状蚴侵入宿主的主要方式，但也有报道十二指肠钩虫经口感染，丝状蚴如被食入，少数未被胃酸杀死，直接在小肠内发育为成虫。丝状蚴也可经口腔黏膜或食管黏膜侵入组织，再经历上述经皮肤感染移行途径。丝状蚴还可感染某些动物（牛、羊、猪、兔）移行到肌肉中保持不发育状态。人若生食这些宿主的肉类，也能导致钩虫感染。十二指肠钩虫偶然还可通过母乳和胎盘感染。

（三）致病

人感染钩虫后的病情轻重与虫种、感染数量、感染次数、宿主的营养状况以及免疫功能状态等因素相关。两种钩虫的幼虫和成虫均能致病，它们的致病作用相同，均以成虫致病为主，十二指肠钩虫对人的危害比美洲钩虫大。

1. 幼虫致病　丝状蚴侵入皮肤时，由于机械性穿刺和化学性分泌物的作用，引起移行性损伤或皮炎。

钩蚴性皮炎（dermatitis caused by hookworm larvae）俗称"着土痒"或"粪毒"。人接触被人粪污染的土壤或农作物之后，丝状蚴侵入皮肤后数分钟至数小时，局部出现奇痒或烧灼感，患处形成充血的小丘疹。1 ~ 2 天内变成水疱或脓疱，数日后结痂、脱痂，一般于 1 周后自行消失。若继发细菌感染病情可延长 2 ~ 4 周。

在感染后 3 ~ 5 天内，钩蚴移行至肺或穿破肺微血管进入肺泡时，患者出现咽喉发痒、咳嗽、咳痰、痰中带血、气喘等症状，肺部常可闻及干、湿啰音和哮鸣音。血液嗜酸性粒细胞增多，X 线摄片显示两肺纹理增粗，伴有点状阴影，病程持续 1 ~ 2 周后自行消失。

2. 成虫致病　钩虫成虫咬附在肠黏膜上，可造成肠黏膜出现出血点和小溃疡；严重时可以形成出血性片状瘀斑，病变可深达黏膜下层或肌层，引起消化道症状或消化道出血。此外，钩虫以血液、肠黏膜等为食，感染患者处于慢性失血状态，造成体内铁质和蛋白质的大量丢失，加之肠黏膜的损伤，影响营养物质的消化吸收，造成血红蛋白的合成速度比红细胞慢，形成小细胞低色素性贫血，又称缺铁性贫血。钩虫造成患者长期慢性失血的原因：①虫体直接吸食血液，并且血液迅速经其消化道排出，每条美洲钩虫每天导致宿主的失血量为 0.01 ~ 0.10ml，十二指肠钩虫则为 0.14 ~ 0.26ml；②钩虫吸血时头腺分泌的抗凝素阻止血液凝固，造成黏膜伤口渗血；③虫体有更换吸血部位的习性，由于抗凝素的作用，旧伤口继续渗血，增加了失血量；④偶尔损伤肠壁较大血管，形成肠段大量出血。

（1）消化道症状　患者食欲增大，但乏力、易倦。可出现上腹不适、疼痛、恶心、呕吐、腹胀和腹泻等不典型的消化道症状。钩虫病引起的腹泻呈黏液样或水样便，重症钩虫病患者也可见黑便、柏油样便、果酱样血便和血水便。钩虫病所致消化道出血常被误诊为消化道溃疡、痢疾、食管胃底静脉曲张破裂、胃癌等。

（2）贫血　为钩虫病最主要表现之一。患者在感染后 10 ~ 20 周出现皮肤蜡黄、黏膜苍白、头晕、乏力等症状，长期和严重贫血可引起心慌、气短等贫血性心脏病的表现。部分患者有面部及全身浮肿，尤以下肢为甚。少数患者，尤其是重度感染的儿童可出现喜欢吃生米、土块、破布、毛皮、木炭等异常嗜好，被称为异嗜症（allotriophagy），给患者服用铁剂后，症状可自行消失。

（3）婴儿钩虫病（infant hookworm disease）　发病年龄多在 5 ~ 12 个月，也有出生后 26 天发病的新生儿钩虫病的病例报道。患儿临床表现为急性便血性腹泻，大便呈黑色或柏油样，常伴有发热、消化功能紊乱、精神萎靡；肺部可闻及啰音，心尖区有明显收缩期杂音，肝大、脾大，贫血多较严重，大多病例的红细胞计数在 200 万/mm³ 以下，血红蛋白低于 50g/L，嗜酸性粒细胞的比例及直接计数值均有明显增高。患儿生长发育迟缓，婴儿钩虫病并发症多，预后差，病死率高。就诊时粪便均查到钩虫卵。婴儿感染钩虫的途径推测：①婴儿放在染有钩蚴土壤上，或使用被丝状蚴污染的尿布、内衣、内裤等直接接触皮肤感染；②在我国北方农村，婴儿常可通过用沙袋代替尿布或睡沙袋、麦秸而受感染；③钩蚴经胎盘直接感染胎儿；④钩虫感染的哺乳期妇女乳汁中可能含有活动的丝状蚴，可经母乳传递。

⇒ 案例引导

　　案例　患者，男，47 岁，农民。因经常咳嗽以及咳血痰近 4 个月，大便有时呈黑便，消瘦 1 个月入院治疗。经当地卫生院检查先后拟诊为"支气管炎""缺铁性贫血，胃癌"治疗 2 个月终不见好转。平素身体健康，无生食史，有吸烟史。胃镜检查：食管正常，胃部至胃窦部可见散在出血点；黏膜表面发现有大量 0.5 ~ 1.0cm 淡红色的虫体吸附，活检取出活虫 10 条，在出血点处取出活组织送病理检查。体检及化验：贫血外貌，血红蛋白 105g/L，红细胞计数 2.6×10^{12}/L，白细胞计数 1.04×10^{10}/L，出凝血时间正常，大便黑褐色，隐血（＋＋），红细胞（＋），涂片发现少许某寄生虫虫卵。腹软有明显压痛，肝胆未及。

　　讨论　1. 胃镜检查的结果中可提供哪些重要线索？

　　　　　2. 诊断为肠道寄生虫病的主要依据是什么？

（四）实验室检查

1. 病原学检查　十二指肠钩虫或美洲钩虫感染，均以在粪便检查中检出钩虫卵作为确诊的依据。但是如果要区分虫种，则需依赖于虫卵孵化出钩蚴或驱虫淘洗获得成虫，才能准确鉴别。

（1）粪便检查虫卵　常用粪便直接涂片法、饱和盐水浮聚法等。直接涂片法方法简单，但由于所用粪便量少，检出率低。钩虫卵在饱和盐水（相对密度为 1.20）中容易漂浮，且饱和盐水浮聚法检出率较高（较直接涂片法高 5 ~ 6 倍），是诊断钩虫感染的最适宜方法。若需要虫卵计数，可采用洪氏改良计数法或定量板 - 甘油纸透明计数法等。

（2）钩蚴培养法和分离　根据虫卵可在适宜条件下孵出钩蚴的原理，可以用钩蚴培养法检查，且可鉴别两种钩虫的丝状蚴，用肉眼或放大镜即可判断结果，但需培养 3 ~ 5 天才能孵出钩蚴。土壤钩蚴分离法常适用于流行病调查。

（3）成虫检查　粪便淘虫法或纤维镜检查法可发现或收集虫体，根据虫体形态特征做出诊断，亦可用于流行病学调查。

2. 其他临床检查　病史结合血常规检查、粪便潜血试验、X 线胸片检查、免疫学检查等也可用于钩虫性贫血的早期诊断或辅助诊断。钩虫性贫血还应与其他原因引起的缺铁性贫血和消化道症状进行鉴别，如溃疡病、胃癌、痔疮；再生障碍性贫血、溶血性贫血；慢性胃炎、慢性胆囊炎等临床疾病。也应注意两种疾病可同时存在。

（五）流行

钩虫病在世界上分布极为广泛，主要为热带、亚热带地区。钩虫病在我国的分布相当广泛，感染人数众多，主要流行区在淮河及黄河以南，平均海拔高度 800m 以下的丘陵地和平坝地，共 25 个省（市、自治区）。根据 2015 年全国人体重要寄生虫病现状调查结果，共调查 484210 人，钩虫感染者为 5423 人，平均感染率为 1.12%，加权感染率为 2.62%，感染率随着年龄的增长而升高，女性略高于男性，成人高于儿童。绝大部分地区系十二指肠钩虫与美洲钩虫混合流行。

钩虫病患者和感染者是钩虫病的传染源。人主要通过生产劳动或生活方式接触被丝状蚴污染的土壤而受感染，特别是手、足暴露于用新鲜的人粪施肥的田地中更易感染。

钩虫病的流行与当地的自然环境、种植作物、耕种生产方式及社会因素等诸多因素有密切关系。钩虫卵及钩蚴在外界的发育需要适宜的温度、湿度及土质条件，各种自然因素中以温度和雨量最为重要。农作物种类、耕作习惯与钩虫分布关系密切。夏秋季施用人粪的旱地作物、徒手赤足劳作、矿井内采矿的工作环境等均是钩虫病传播的关键因素。人民的经济文化生活水平、医疗卫生条件和防治知识的普及在钩虫病的流行中也是起重要作用的。

（六）防治

钩虫病的防治需针对传染源、传播途径、易感人群这三个流行环节采取综合防治措施。我国自2006年以来采用"四改一驱虫"（改厕、改水、改造环境、改善行为和驱虫）进行有效的钩虫病防治工作，取得显著成绩。

1. 控制传染源　在流行区应定期开展普查普治工作，积极治疗患者和感染者，一般宜选在冬、春季进行。感染率高（＞50%）的社区或地区，无论粪便检查是否查出钩虫卵，都给予驱虫治疗；对于贫血严重的患者应给予适量的铁剂，积极纠正贫血，然后进行驱虫治疗。有效驱虫药物有甲苯达唑、阿苯达唑和噻嘧啶等，均为广谱驱肠道寄生虫药物。我国研制的三苯双脒治疗钩虫病效果良好，对两种钩虫均有显著效果。

钩蚴钻入皮肤后24小时内，将受染部位浸入53℃热水中，每次2秒，间歇8秒，持续20～30分钟，这种物理措施有可能杀死皮下组织内移行的幼虫。亦可用噻苯达唑配制15%软膏局部涂敷，若同时辅以透热疗法，效果更佳。

2. 切断传播途径　通过对人粪的管理，防止钩虫卵污染泥土。推广无害化卫生厕所，采用堆肥发酵法，密封式沼气池、五格三池式沉淀等杀灭虫卵后，再用于旱地作物施肥。

3. 加强个人防护　耕作时提倡穿鞋下地，需用手进行间苗或翻藤时可戴涂防护剂或戴上厚布手套。手、足皮肤涂抹1.5%左旋咪唑硼酸乙醇溶液或15%噻苯达唑软膏，对预防感染有显著效果。为防止丝状蚴经口感染，应宣传并教育群众不吃生菜或洗净用开水烫后食用。有婴儿钩虫病的地方，应使群众认识到危害性，避免婴幼儿裸露的皮肤接触泥土。

（黄慧聪）

第六节　粪类圆线虫

PPT

【概要】

粪类圆线虫病是由粪类圆线虫的丝状蚴经皮肤或黏膜侵入并寄生于人体小肠所引起的疾病。当患者免疫功能正常时，症状较轻或呈慢性感染状态，而若患者机体免疫功能低下时，则可呈全身播散性感染，甚至死亡。实验诊断可从粪便、痰液、尿液或脑脊液中查找幼虫和成虫或培养出丝状蚴。其防治原则与钩虫病基本相同。

粪类圆线虫（*Strongyloides stercoralis* Bavay，1876；Stiles & Hassall，1902）为一种兼性寄生虫，一般在土壤内营自身生活，亦可侵入人体，成虫在人体肠道营寄生生活，幼虫可侵入肺、脑、肝、肾等器官，引起粪类圆线虫病（strongyloidiasis）。当患者免疫功能正常时，可呈轻度感染或无明显症状，当患者处于免疫功能受累情况下，可引起全身散播性感染，甚至死亡。

粪类圆线虫病主要发生在热带、亚热带地区，寒带和温带地区病例呈散发性。WHO已将该病列为全球最常见的威胁人类健康的土源性线虫病之一，国外有报道人群感染率高达30%。在我国，随着免疫抑制剂等药物的广泛使用及恶性肿瘤患者的检出率的增高，粪类圆线虫病也应引起足够的重视。本病的传染源为患者及无症状的带虫者，在临床上长期使用大剂量激素和免疫抑制剂前，应做粪类圆线虫感染的常规检查。

（一）形态

自生世代的雄虫0.7mm×（0.04~0.05）mm，尾端向腹面卷曲，交合刺2根。雌虫1.0mm×（0.05~0.075）mm。寄生世代雄虫罕见，且仅在肺内被发现，雌虫能查见，2.2mm×（0.03~0.075）mm，半透明，体表具细横纹，尾端尖细，略呈锥形。虫体口腔短，咽管为体长1/3~2/5。肛门开口于近尾端。生殖系统为双管型。子宫前后排列，其内各含8~12个虫卵，单行纵列（图14-7）。

卵的形态与钩虫卵相似，大小70μm×40μm，椭圆形，壳薄，透明，部分卵内含有胚胎。

虫卵在潮湿的土壤中，数小时便孵化为杆状蚴，杆状蚴头端钝圆，尾部尖细，无鞘膜，大小0.2~0.25mm，具特征性双球型咽管。丝状蚴即感染期幼虫，虫体细长，0.6~0.7mm，咽管柱状，尾尖，尾末端有细小分叉（图14-7）。

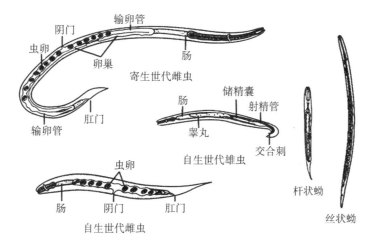

图14-7 粪类圆线虫形态

（二）生活史

粪类圆线虫生活史复杂，整个生活史包括自生世代和寄生世代（图14-8）。

1. 自生世代 成虫生活并产卵于温暖、潮湿的土壤中。在适宜温度与湿度下，虫卵在数小时内孵化为杆状蚴，杆状蚴需经4次蜕皮，在1~2天内发育为成虫。当外界条件适宜时，自生世代可继续重复多次，为间接发育。但当外界环境不适宜时，杆状蚴只进行2次蜕皮，虫体变细长发育为丝状蚴。丝状蚴为感染期幼虫，可通过皮肤或黏膜感染宿主，称为直接发育。

2. 寄生世代 丝状蚴侵入人体后，通过小血管或淋巴管进入血循环，随血循环经右心至肺，大部分虫体可穿破肺毛细血管进入肺泡，沿支气管、气管上行至咽部，最后经吞咽到达消化道，定居于小肠，以十二指肠和空肠为多。虫体在小肠内再经2次蜕皮发育为成虫，也有少数幼虫在肺部和支气管移行过程中便发育成熟。雌虫多将前端埋入宿主肠黏膜并产卵，每条雌虫每天产卵50~100个。虫卵经数小时即可孵出杆状蚴，杆状蚴钻出肠黏膜，在肠腔内随粪便排出体外。一般在感染后17天，可在感染者粪便中发现杆状蚴。杆状蚴在外界经2次蜕皮发育为丝状蚴重新感染人体，也能通过间接发育成为自生世代成虫。少数杆状蚴可在人体内迅速发育为丝状蚴，并在肠壁内发育为成虫，引起体内自身感染（endoautoinfection）。也有丝状蚴被排出后，通过肛门周围皮肤再次侵入人体，称为体外自身感

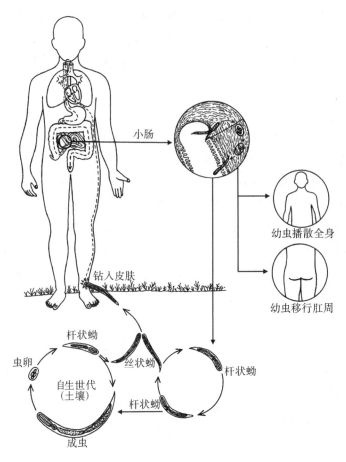

小肠

幼虫播散全身

幼虫移行肛周

钻入皮肤

杆状蚴

虫卵

丝状蚴

杆状蚴

自生世代
（土壤）

杆状蚴

成虫

图 14 - 8　粪类圆线虫生活史

染（exoautoinfection）。此外，粪类圆线虫偶可寄生于人体泌尿生殖系统，尿液中可找到杆状蚴。

（三）致病

粪类圆线虫的致病作用与其感染程度、侵袭部位以及机体免疫功能状态有密切关系。当宿主的免疫状态正常时，可通过免疫应答清除虫体；但当处于一些消耗性疾病状态时，如恶性肿瘤、白血病、结核病，宿主免疫系统无法完全清除虫体，长期维持感染状态，患者主要表现为胃肠功能紊乱、腹痛、腹泻等消化道症状；当患者免疫功能严重受累时，如艾滋病、长期大量使用激素或免疫抑制剂，则呈重度感染，重度感染还可出现腹痛、腹胀、脱水、循环衰竭等全身性症状，大量丝状蚴还可经血液播散至肠外各器官，甚至因严重衰竭而死亡。

粪类圆线虫在人体内不同的发育阶段及不同寄生部位能引起不同临床表现。

1. 皮肤症状　丝状蚴侵入后，患者皮肤可出现小出血点、丘疹、水肿、刺痛与瘙痒等症状。若发生体外自身感染，肛周、腹股沟、臀部等处皮肤可反复出现这些症状。此外，幼虫的移行可导致皮肤出现移行性线状或带状荨麻疹，荨麻疹的部位及快速蔓延是粪类圆线虫感染早期诊断的依据，常持续数周。

2. 肺部症状　肺部病变与钩虫和蛔虫的幼虫移行造成的病变类似，轻者表现为咳嗽、过敏性肺炎，重度感染时可出现多痰、哮喘、呼吸困难、发绀等症状，肺部 X 线检查可见局限性或弥漫性炎症阴影，常伴有嗜酸性粒细胞增多。当虫体定居于肺、支气管并持续产卵，孵出幼虫，将加重肺部症状。

3. 消化道症状　粪类圆线虫所致肠道病变可分为轻度、中度和重度三型。轻度以黏膜充血和卡他性肠炎为主要特征；中度表现为肠壁增厚的水肿性肠炎；重度溃疡性肠炎常出现肠壁多发性溃疡甚至穿孔。患者常有烧灼样腹痛，长期腹泻，粪便呈水样便或黏液血样便；重度感染时，患者还可出现麻痹性肠梗阻、腹胀、电解质紊乱，甚至脱水、循环衰竭等全身性症状。

4. 其他症状　粪类圆线虫丝状蚴可侵入心、胃、肝、胰、脑和泌尿生殖道等处，并可形成肉芽肿。宿主免疫功能低下时可出现重度的自身感染，大量幼虫在体内移行，造成多器官的弥漫性组织损伤，部分患者可因全身衰竭而死亡。此外，虫体的代谢产物也可引起超敏反应、全身中毒症状及神经症状等非特异性症状。

（四）实验室检查

1. 病原学检查　从患者粪便、痰液、胃液、十二指肠引流液、脑脊液、尿液、支气管灌洗液等标本中找到粪类圆线虫杆状蚴或丝状蚴为确诊依据。镜检时可滴加卢氏碘液，使虫体呈棕黄色且结构清晰，有助于鉴别。在腹泻患者的粪便中，有时也可查到虫卵。如在 24 小时内的新鲜粪便中同时查到杆状蚴和丝状蚴，可以认为患者存在自身感染。

2. 辅助检查　对病原检查阴性者，可采用 ELISA、间接荧光抗体试验等免疫学方法检查患者血清中特异性 IgG 抗体，具有较高的敏感性和特异性。患者急性期外周血象显示白细胞总数与嗜酸性粒细胞百分比多增高，但重症感染者嗜酸性粒细胞数不升高甚至减少，提示预后不佳，可考虑诊断性治疗。

（五）流行

粪类圆线虫病的流行与钩虫病基本一致，主要发生在热带、亚热带，温带和寒带地区常存在散发感染。粪类圆线虫病患者是主要传染源，人体因接触被丝状蚴污染的土壤而感染。此外，犬、猫也是重要的传染源。在美洲和非洲，也有犬和猴传染给人的报道。自体感染可使该病迁延不愈，最长可持续 30 年以上。

（六）防治

粪类圆线虫病的预防原则和措施与钩虫病相同。主要包括控制传染源，治疗患者；切断传播途径，加强粪便管理；加强个人防护、保护易感人群。为防止重度自身感染的发生，患者在应用激素类药物或免疫抑制剂前，应常规性做粪类圆线虫的病原学检查。对于确诊病例应立即驱虫治疗，并防止自身感染。驱虫药物以噻苯达唑为首选，但该药副作用大，肝肾功能不全者忌用，阿苯达唑、左旋咪唑、伊维菌素也有一定疗效。

（黄慧聪）

第七节　丝　虫

PPT

【概要】

丝虫是由吸血节肢动物传播的一类组织内寄生线虫。班氏丝虫和马来丝虫寄生于淋巴系统；盘尾丝虫和罗阿丝虫寄生于皮下组织。淋巴丝虫病曾被 WHO 列为第二大致残病因；热带国家盘尾丝虫感染是其最主要的致盲因素；局部暂时性肿胀是罗阿丝虫最主要的临床表现。实验室反复检查病原体和积极治疗、疫区全民服药及乙胺嗪药盐是我国丝虫病防治措施的重要策略。

丝虫隶属于线形动物门的丝虫目（Filariida）、盘尾科（Onchocecidae），是一类由吸血节肢动物传播，可寄生于人体及其他脊椎动物的寄生性线虫的统称。已知寄生于人体的丝虫有 8 种，按成虫寄生部位归为 3 类。①成虫寄生于淋巴系统：班氏吴策线虫（*Wuchereria bancrofti* Cobbold, 1877；Seurat, 1921）（班氏丝虫）、马来布鲁线虫（*Brugia malayi* Brug, 1927；Buckley, 1958）（马来丝虫）、帝汶布鲁线虫（*Brugia timori* Davie & edeson，1964；Partono et al，1977）（帝汶丝虫）。②成虫寄居在皮下组织：旋盘尾线虫（*Onchocerca vulvulus* Leukart，1893；Railliet & Henry，1910）（盘尾丝虫）、罗阿罗阿线虫（*Loa loa* Cobbold，1864；Castellani & Chalniers，1913）（罗阿丝虫）、链尾唇棘线虫（*Dipetalonema streptocerca* Macfie & Corson，1922；Peeland chardone，1946）（链尾丝虫）。③成虫寄居在体腔：常现唇棘线虫（*Dipetalonema perstans* Manson，1891；Orihel & Eberhard，1982）（常现丝虫）、奥氏曼森线虫（*Mansonella ozzardi* Manson，1892；Fanst，1929）（奥氏丝虫）。

　　班氏丝虫、马来丝虫引起的淋巴丝虫病和盘尾丝虫引起的河盲症是严重危害人体健康的三种丝虫。我国仅有班氏丝虫与马来丝虫流行，近年来陆续有援外回国人员感染盘尾丝虫和罗阿丝虫的报道。

一、班氏吴策线虫和马来布鲁线虫

　　班氏吴策线虫（班氏丝虫）与马来布鲁线虫（马来丝虫）成虫寄生于人体淋巴系统，引起淋巴丝虫病，蚊为传播媒介。淋巴丝虫病曾是我国五大寄生虫病之一，经过多年防治，我国2006年已宣布消除淋巴丝虫病。按照WHO的规划，2020年实现全球消灭淋巴丝虫病。

（一）形态

　　1. 成虫　两种丝虫成虫的形态及结构相似。虫体细长如丝线，乳白色，表皮光滑，雄虫显著小于雌虫。班氏丝虫雌虫大小为（72～105）mm×（0.2～0.28）mm，雄虫为（28.2～42）mm×（0.1～0.15）mm；马来丝虫雌虫大小为（50～62）mm×（0.16～0.22）mm，雄虫为（20～28）mm×（0.07～0.11）mm。虫体头端略膨大，食管长，肠管细薄，直肠处膨大，开口于腹侧的肛门。雌虫尾部略向腹面弯曲，生殖器官双管型。阴门位于虫体前部，近阴门处子宫内含有微丝蚴。雄虫尾端向腹面卷曲，可达2～3圈，生殖器官单管型。

　　2. 微丝蚴　虫卵在雌虫子宫内直接发育为幼虫，某幼虫称为微丝蚴（microfilaria）。微丝蚴是丝虫卵胎生的产物，卵壳随之伸展而拉长，披于幼虫体表形成透明鞘膜。微丝蚴头端钝圆，尾端尖细，体内有许多圆形或椭圆形的细胞核，称为体核。虫体前端无体核区称为头间隙。马来微丝蚴体态硬直，头间隙长，其长宽比约为2：1，体核排列紧密不易分清，尾部有2个尾核，尾核处角皮膨大。班氏微丝蚴体态柔和，头间隙短，长宽比约为1：1，体核排列均匀，无尾核（图14-9，表14-3）。

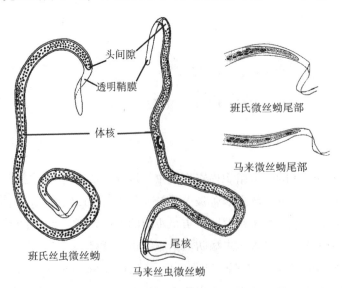

图 14-9　班氏微丝蚴和马来微丝蚴形态

表 14 - 3　班氏微丝蚴和马来微丝蚴形态鉴别要点

鉴别点	班氏微丝蚴	马来微丝蚴
大小	$(244 \sim 296)\mu m \times (5.3 \sim 7.0)\mu m$	$(177 \sim 230)\mu m \times (5 \sim 6)\mu m$
体态	弯曲自然，柔和	弯曲僵直，大弯中有小弯
头间隙	短，长度与宽度相等或小于宽度	长，长度约为宽度的 2 倍
体核	排列均匀，清晰可数	排列密集，相互重叠，不易分清
尾部	无	2 个

（二）生活史

两种丝虫的生活史基本相似，都需要经过两个发育阶段，即成虫在人体（终宿主）内发育繁殖及幼虫在蚊体（中间宿主）内发育过程（图 14 - 10）。

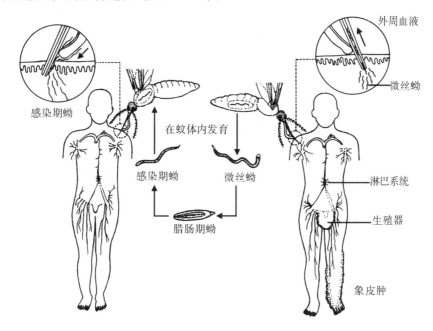

图 14 - 10　班氏丝虫和马来丝虫生活史

1. 在人体内的发育　班氏丝虫和马来丝虫成虫寄生于人体的淋巴管和淋巴结内，以淋巴液为食。班氏丝虫多寄生于上、下肢浅部和深部的淋巴系统中，也可见于下肢、阴囊、精索、腹腔、腹股沟、肾盂等部位的淋巴系统内。马来丝虫则主要寄生在上、下肢浅部淋巴系统中，尤以下肢多见。雌、雄交配后，雌虫产出的微丝蚴随淋巴液回流经胸导管进入血循环。成虫的寿命一般为 4 ~ 10 年，个别可达 40 年。

微丝蚴在白天滞留于肺毛细血管中，晚上出现于外周血液，这种微丝蚴在外周血液中昼少夜多的现象，称为微丝蚴的夜现周期性（nocturnal periodicity）。班氏丝虫和马来丝虫微丝蚴出现于外周血液的高峰时间有所不同，班氏丝虫以晚上 10 时至次晨 2 时最多，马来丝虫以晚上 8 时至次晨 4 时最多。微丝蚴在人体内可存活 3 个月 ~ 2 年。

2. 在蚊体内的发育　微丝蚴在中间宿主蚊体内仅发育但不增殖。当蚊刺吸微丝蚴血症者时，微丝蚴即随血液进入蚊胃，经 1 ~ 7 小时脱去鞘膜，穿过胃壁侵入胸肌，形成腊肠期幼虫。随后蜕皮 2 次，发育成丝状蚴（感染期幼虫）。感染期幼虫活跃，可由蚊胸肌移行至蚊任何部位，绝大多数到达蚊喙。当蚊虫再次刺吸人血时，丝状蚴即可由伤口处钻入人体，先进入附近的淋巴管，然后移行到大淋巴管和淋巴结内，再经 2 次蜕皮发育为成虫。在温度为 26 ~ 32℃，相对湿度为 75% ~ 90% 的环境中，班氏微丝蚴在蚊体内发育至丝状蚴需 10～14 天，而马来微丝蚴仅需 6～6.5 天。

（三）致病

丝虫病的发生与发展取决于多种因素。患者的免疫功能状况、感染与重复感染程度、丝虫的寄生部位及继发感染等因素均是影响因素。主要由寄生在淋巴系统的成虫引起，其病变的基础为幼虫和成虫的代谢产物及排泄物等引起全身超敏反应与局部淋巴系统的炎症反应。马来丝虫主要寄居于四肢浅部淋巴系统，故四肢症状多见；而班氏丝虫寄居于腹腔、精索及下肢深部淋巴系统，常可出现泌尿系统症状。

急性期表现为渗出性炎症，淋巴结充血、淋巴管壁水肿，继而淋巴管和淋巴结内逐渐出现增生性肉芽肿反应，出现以变性的成虫和嗜酸性粒细胞为中心，周围有纤维组织和上皮样细胞围绕，并有大量淋巴细胞和浆细胞聚集的类结核结节。

淋巴系统炎症反复发作，则可导致慢性期淋巴管阻塞性病变，出现淋巴管曲张、乳糜尿、象皮肿等。由于炎症反应的长期存在，患者淋巴管、淋巴结内出现增生性肉芽肿，大量纤维组织增生，淋巴结变硬，引起淋巴管腔狭窄、阻塞，淋巴液回流受阻，阻塞部位以下的淋巴管内压增高，淋巴管曲张甚至破裂。由于淋巴液不断刺激组织，使纤维结缔组织大量增生，皮下组织增厚、变粗、皱褶、变硬形成象皮肿。若阻塞位于深部淋巴系统，则出现淋巴液回流受阻，继而逆流导致淋巴腹水、乳糜腹泻、乳糜尿等。由于象皮肿局部血液循环障碍，易引起继发感染致使象皮肿加重及恶化。

丝虫病约半数感染者无明显临床症状而血中有微丝蚴存在，病程可长达数年至数十年。临床表现可分为以下几个阶段。

1. 潜伏期　是指从丝状蚴侵入人体到血内出现微丝蚴这段时间，班氏丝虫需 7～8 个月，马来丝虫需 2～3 个月。

2. 无症状微丝蚴血症　指在临床上无可见症状，但血中可查出微丝蚴。少数人血中可长期（甚至 1 年）存在微丝蚴而不发病。

3. 急性期

（1）淋巴结炎和淋巴管炎　淋巴管炎常伴有淋巴结炎，以下肢为多，常发生于一侧，其症状是沿大腿内侧淋巴管有一红线，离心性由腹股沟、股淋巴结经大腿内侧淋巴管向下延伸。当炎症波及毛细淋巴管时，局部皮肤可出现弥漫性红肿、发亮，有烧灼感及压痛，类似丹毒，称"丹毒样性皮炎"，2～3 天消退。呈不定时的周期发作，一般每月或数月发作一次。发作时患者有畏寒、发热、全身乏力等症。淋巴结炎可单独发生，患者出现局部淋巴结肿大、疼痛并有压痛，持续 3～5 天后，症状又自行消失，若继发感染，可形成脓肿。

（2）丝虫热　畏寒、高热，常反复发作，持续 3 天后消退。部分患者仅有低热症状，局部体征不明显，可能为深部淋巴管炎和淋巴结炎所致。

（3）精囊炎、附睾炎、睾丸炎　主要见于班氏丝虫病。患者自觉阴囊疼痛，由腹股沟向下蔓延，可向大腿内侧放射。睾丸及附睾肿大，阴囊红肿、有压痛，一侧或双侧精索可扪及 1 个至数个不等的结节性肿块，有压痛。可伴有鞘膜积液及腹股沟淋巴结肿大。

4. 慢性期　由淋巴系统增生性肉芽肿和阻塞引起，其临床表现因阻塞部位不同而异。

（1）象皮肿（elephantiasis）　见于丝虫病晚期，多见于下肢和阴囊，也可发生于上肢、乳房和阴唇。开始为压凹性坚实性水肿，久之皮肤变粗增厚，易继发细菌感染形成慢性溃疡。此期患者的外周血中很少查到微丝蚴。

（2）睾丸鞘膜积液　当阻塞发生在精索或睾丸淋巴管时，淋巴液可流入鞘膜腔，引起睾丸鞘膜积液。此症状与班氏丝虫成虫可寄生于深部淋巴系统有关。少数患者可在鞘膜积液中查到微丝蚴。

（3）乳糜尿　为班氏丝虫病常见症状。因腹主动脉前淋巴结或肠淋巴干阻塞，导致原经小肠吸收的乳糜液从淋巴干反流至肾淋巴管，引起肾乳头的淋巴管曲张、破裂，乳糜液随尿液排出，使尿液呈乳白色。乳糜尿的特点是不定期间歇性发作，部分患者未经治疗可停止发作。大部分乳糜尿患者外周血可查见微丝蚴，小部分患者的乳糜尿中可查到微丝蚴。

（四）实验室检查

在临床上，丝虫病诊断可分为病原学诊断与免疫学诊断。确诊是从外周血、乳糜尿或积液中查找微丝蚴和成虫，免疫学诊断为检测血清中特异性抗体或抗原。

1. 病原学检查 因微丝蚴具夜现周期性，可从晚上 10 时至次晨 2 时取血，以提高检出率。可采用厚血膜法，取末梢血 3 滴涂成厚片，溶血后染色镜检，可鉴别虫种。新鲜血滴法和浓集法可提高检出率。夜间取血不方便者可采用枸橼酸乙胺嗪白天诱出法采血检查。微丝蚴亦可见于各种体液和尿液。可将鞘膜积液、淋巴液、腹水和乳糜尿等直接涂片或离心取沉渣染色镜检。此外，对淋巴系统炎症发作患者，或在治疗后出现淋巴结节的患者，可从可疑结节中抽取成虫，或切除可疑结节，在解剖镜下或肉眼下剥离组织检查成虫。同时亦可将取下的可疑结节，按常规法制成病理切片镜检。

2. 免疫学检测 皮内试验、间接荧光抗体试验（IFAT）、免疫酶染色试验（IEST）及酶联免疫吸附试验（ELISA）均作为诊断依据，亦可用于流行病学调查。以抗丝虫抗原的单克隆抗体为基础，构建双抗体夹心 ELISA 法和斑点 ELISA 法分别检测丝虫循环抗原。

（五）流行

班氏丝虫呈世界性分布，马来丝虫则仅分布于亚洲，主要集中于东南亚地区。

班氏丝虫与马来丝虫的传染源是外周血中有微丝蚴的患者或带虫者。此外，马来丝虫在自然界存在多种动物为保虫宿主，某种情况下保虫宿主亦可作为传染源。微丝蚴血症者血内微丝蚴密度愈高，蚊媒的幼虫感染率和感染度也愈高、愈重，将丝状蚴传给人的机会就愈多。

班氏丝虫的主要传播媒介为淡色库蚊和致倦库蚊，马来丝虫的主要传播媒介为中华按蚊和嗜人按蚊。在东南沿海地区，东乡伊蚊也是马来丝虫的重要传播媒介。人体对丝虫普遍易感。在流行区，人群感染率和发病率的高低主要与受到蚊媒叮咬的概率有关。病后免疫力低，常反复感染。

温度、湿度和雨量可影响蚊媒的滋生地面积、吸血频率、生长繁殖、消化血液速度以及微丝蚴在蚊体内发育速度等。微丝蚴在蚊体内发育的适宜温度为 20～30℃，相对湿度为 75%～90%。当气温低于 10℃时，微丝蚴则不能在蚊体内发育。经济状况、居住条件、人口密度、环境卫生情况、卫生知识、预防和医疗条件、生活习惯等均对丝虫病的流行有密切关系。

（六）防治

根据丝虫病病原学特点，预防本病重点是消灭传染源。及早发现患者和带虫者，及时治愈。乙胺嗪（diethylcarbamazine，DEC），又名枸橼酸乙胺嗪或海群生（hetrazan），是淋巴丝虫病病原治疗的主要药物。对两种丝虫的微丝蚴和成虫均具有良好的杀灭作用。微丝蚴血症者服药后可出现一系列超敏反应，例如畏寒、发热、头疼、肌肉关节酸痛、皮疹、瘙痒等，偶尔可见眼睑、口唇、喉头水肿及支气管痉挛等，为微丝蚴被大量杀灭而释放异源蛋白所致。

急性淋巴结炎、淋巴管炎患者一般可皮下注射 1% 肾上腺素或口服消炎镇痛药减轻症状，缩短病程。对合并细菌感染者，应尽早抗生素治疗。鞘膜积液一般采用鞘膜外翻手术进行治疗。对于乳糜尿患者应长期坚持严格的低脂肪、高蛋白饮食，多饮水，并注意卧床休息，抬高骨盆部，避免负重。对乳糜血尿者，可服用维生素 C、维生素 K$_4$，或肌内注射肾上腺色腙、酚磺乙胺等。严重者以显微外科手术做淋巴管 – 血管吻合术治疗，疗效较好。

对象皮肿患者除给予枸橼酸乙胺嗪杀虫外，还可结合中医中药及桑叶注射液加绑扎疗法或烘绑疗法。此外，应注意对患者下肢皮肤的日常护理，防止皮肤感染。对于损害皮肤处要涂敷抗菌药膏，坚持患肢运动和抬高以助淋巴回流。阴囊和阴茎象皮肿可采用手术切除整形治疗。

二、旋盘尾线虫

旋盘尾线虫（*Onchocerca volvulus* Leuckart，1893；Railliet & Henry，1910）简称盘尾丝虫，主要寄生人体皮肤或皮下结缔组织引起盘尾丝虫病（onchocerciasis），由于本病主要流行于有蚋类滋生的河流附近地区，常表现为皮炎、囊肿和眼综合征，所以又称为河盲症（river blindness）。

（一）形态

成虫虫体丝线状，乳白色，略透明，两端细而钝圆，体表具明显横纹，外有螺旋状增厚部使横纹更为明显，雄虫长 19～42mm，宽 0.13～0.21mm，雌虫长 33.5～50mm，宽 0.27～0.40mm，常扭结成团寄生于人体皮下组织的纤维瘤中。微丝蚴在雌虫子宫内具鞘，产出时已脱鞘，微丝蚴为（220～360）μm ×（5～9）μm，头间隙长宽相等，尾端尖细，无尾核，尾部无核处长 10～15μm。

（二）生活史

成虫常成对寄生于人体皮下组织的纤维结节内，雌虫从皮肤结节壁上的小孔处产出微丝蚴。微丝蚴集中在成虫结节附近的结缔组织和皮肤淋巴管内，眼组织或尿内也可发现，当雌蚋叮人时，微丝蚴即随组织液进入蚋体内，6～8 天后发育为感染期幼虫，并移行至蚋的下唇，当蚋再叮人时，感染期幼虫即自蚋下唇逸出，进入人体皮肤使人感染。其中间宿主为蚋，终宿主为人。

（三）致病

成虫和微丝蚴对人均有致病作用，但微丝蚴致病较严重。皮炎、囊肿和眼综合征为主要的临床表现。

成虫寄生于皮下组织中的淋巴管汇合处，常发生于皮肤、淋巴结和眼组织，引起局部皮炎，可形成包绕虫体的纤维结节。结节直径为 2～25mm，无痛、较硬，其内含 2 条至数条成虫及许多微丝蚴。活虫的代谢产物及死亡后的虫体可引起皮严重皮炎。皮疹可发生于脸、颈、肩等部位，最初症状为剧痒，伴色素沉着区或色素消失的异常区，外观形似豹皮，故又称豹皮症。继之皮肤增厚、变色、裂口，失去弹性，皮肤皱缩、悬垂似老人。

淋巴结病变是盘尾丝虫病的典型体征。淋巴结肿大、无痛，内含微丝蚴，最后呈弥漫性纤维性变。淋巴结病变常见于腹股沟，也可出现于腋部和颈部。此外，亦可引起阴囊鞘膜积液、外生殖器象皮肿和股疝。下肢可肿胀，似象皮肿，可恢复。

眼部损害为盘尾丝虫病最严重的病损。虫体可从皮肤经结膜进入角膜，或经血流、睫状体血管和神经鞘进入眼部。微丝蚴侵犯角膜，导致角膜混浊。虫体亦可侵入眼球深部，或侵犯视神经。随着眼内微丝蚴死亡的增多，炎症反应加重，纤维组织增生，影响视力，并逐渐导致失明。眼部损害的发展需经过多年，成人患"河盲症"者可达 5%～20%。

除上述病损外，非洲地区某些患者可发生癫痫或侏儒症等表现，系由微丝蚴直接或间接损害中枢神经系统或垂体所造成。

（四）实验室检查

从肿物穿刺液或皮肤表皮进行活检，查见微丝蚴；或直接查见眼前房中的微丝蚴；或外科手术摘除皮下结节中查见成虫均可确诊。此外，偶可在患者尿、血液标本中发现微丝蚴。在盘尾丝虫基因组中有一段长为 150kb 基因序列具有虫种特异性，可用各种分子学检测方法检测此基因，具有重要价值。

（五）流行

盘尾丝虫病流行于非洲、拉丁美洲及阿拉伯半岛一些国家。由于盘尾丝虫病的传播媒介蚋的幼虫和蛹滋生在急流水体中，因此，邻近丘陵或山区的河流或溪水处常为疫源地。盘尾丝虫病传染源是人。传播媒介的种类因地区而异，在非洲主要为憎蚋群和洁蚋群。此外，不同地区的盘尾丝虫存在不同的生理株，这在流行病学及临床方面均有重要意义。

（六）防治

对传播媒介蚋的控制是预防盘尾丝虫病的主要措施。要清除有蚋幼虫滋生的灌木丛，以及消除蚋的野外栖息场所。

外科手术摘除结节已被广泛应用，但不适用于全身皮下组织有大量结节者。定期摘除结节可防止失明。伊维菌素是目前应用最广泛的盘尾丝虫病治疗药物。可杀灭皮肤内的微丝蚴，并能引起成虫子宫内微丝蚴的滞留和退变，但对成虫作用不明显。枸橼酸乙胺嗪副作用大，可作为不能使用伊维菌素治疗者的药物。

三、罗阿罗阿线虫

罗阿罗阿线虫（*Loa loa* Cobbold，1864；Castellani & Chalmers，1913）简称罗阿丝虫，流行区主要是非洲热带雨林地区，可寄生于人眼，以斑虻为中间宿主，引起罗阿丝虫病，亦称游走性肿块或卡拉巴肿块（Calabar swelling）。

（一）形态

成虫虫体为白色、线状，头端略细。雄虫长 $30 \sim 34$ mm，宽 $0.35 \sim 0.43$ mm，雌虫长 $50 \sim 70$ mm，宽 0.5 mm，除雌、雄虫头端和雄虫尾端外，均有小而圆顶状的角质突起，排列不规则。微丝蚴具有鞘膜，虫体大小 $(250 \sim 300)\mu m \times (6 \sim 8.5)\mu m$，体核分布至尾端，头间隙长宽相等，尾端钝圆，尾末端有一大核。

（二）生活史

罗阿丝虫成虫寄生于人体皮下组织，并可在皮下及深部组织内自由移行，常周期性地在眼结膜下爬动。雌虫移行过程中间歇地产出微丝蚴进入血液，当中间宿主斑虻吸血时，微丝蚴随血液进入斑虻中肠内脱去鞘膜，再移行至虻腹部脂肪体，7 天内蜕皮 2 次，发育成感染期幼虫，继而移行至斑虻头部。当斑虻再次吸血时，感染期幼虫经吸血伤口侵入人体。感染期幼虫在人体约需 1 年才能发育成熟，成虫可存活 15 年以上。

（三）致病

罗阿丝虫病常同时表现出多种症状与体征，仅个别患者表现为单一症状。

1. 皮肤症状 成虫移行于皮下结缔组织，由于其代谢产物所致的变态反应，可使局部形成硬结称为卡拉巴肿块（或称游走性肿块）。肿块直径 $5 \sim 10$ cm，常在 1 小时内快速出现，比一般水肿硬，且有弹性。肿块持续数小时或 $3 \sim 5$ 天后方消退，以腕部、膝部和踝部为最常见。患者可伴全身发热、局部剧痛、皮肤瘙痒、活动困难等。此外，成虫迅速移动，疏松的皮下组织如眼睑、乳房、阴茎包皮或阴囊等部位的皮肤肿块周围，常能扪到蠕动的条索状成虫。

2. 眼部症状 较常见。成虫常侵犯眼球前房，并在结膜下移行引起不同程度的丝虫性结膜炎。患者眼结膜充血水肿、畏光及流泪，并有疼痛及异物感。眼睑部皮肤可见转移性肿块，呈条索状。成虫亦可由一眼沿鼻根皮下快速移行至另一眼，仅需 $5 \sim 10$ 分钟。

3. 其他症状 部分患者可伴有肾小球损害、肺部损伤、静脉血栓、丝虫性心包炎、心肌炎及心内膜炎等。

（四）实验室检查

从患者游走性皮下肿块、眼结膜下取出成虫，或白天外周血检或皮下抽出液检获微丝蚴可确诊。由于与其他丝虫有交叉反应，免疫学和分子生物学检测方法特异性不高。

（五）流行

罗阿丝虫病流行于热带非洲，主要在适于其传播媒介斑虻滋生的热带雨林地区，我国从援外回国人员中已发现有患本病者。罗阿丝虫病感染者为罗阿丝虫病的唯一传染源。传播媒介为斑虻属，常滋生于阴暗的缓流池水或池塘，主要为分斑虻和静斑虻，俗称马蝇或红蝇，为日间吸血昆虫。

（六）防治

预防罗阿丝虫病主要从治疗入手，大规模日间普查，及时治疗患者和带虫者，控制传染源。消灭斑虻滋生地。进入流行区应加强个人防护，可在皮肤上涂驱避剂（如邻苯二甲酸二甲酯）以预防斑虻叮咬。乙胺嗪和呋喃嘧啶具有有效杀死微丝蚴的效果，对成虫也有一定效果。此外，伊维菌素也有杀灭罗阿丝虫微丝蚴的作用。

（黄慧聪）

第八节　旋毛形线虫 ℮ 微课4

PPT

【概要】

旋毛虫是寄生于多种动物及人体内的一种重要的人兽共患线虫。成虫寄生于宿主小肠，幼虫寄生在肌肉内，感染方式是生食含有旋毛虫幼虫囊包的动物肉类。其临床表现多种多样，重症患者可因并发症死亡。从患者肌肉组织中查出旋毛虫的幼虫可明确诊断。旋毛虫病为食源性寄生虫病，其防治应注意加强健康教育，防止病从口入。

旋毛形线虫（*Trichinella spiralis* Owen，1835；Railliet，1895）简称旋毛虫，可寄生于人体及猪、鼠、熊等多种动物体内，引起旋毛虫病（trichinellosis）。人体感染主要因生食、半生食含有旋毛虫幼虫囊包的猪肉或其他动物肉类所致，临床上主要表现为发热、眼睑水肿、皮疹、肌肉疼痛等症状，重症患者可因并发症死亡。旋毛虫病严重危害人体健康，其诊治费用高，造成巨大的公共卫生问题。

此外，目前已知猪、野猪、犬、鼠等多种动物可自然感染旋毛虫，因此该病是一种重要的食源性人兽共患寄生虫病。猪旋毛虫病分布于我国26个省（市、自治区），因其对人的潜在威胁，已成为肉制品卫生检验的主要项目。

（一）形态

1. 成虫　虫体微小如细线，乳白色，表皮光滑，头端较尾端稍细。消化道包括口、咽管、中肠、后肠和肛门。口圆形，咽管细长，占虫体的1/3～1/2，咽管后段背侧为由数十个排列成串的单层杆细胞（stichocyte）所组成杆状体（stichosome），杆细胞分泌物经小管排入咽管腔，具有消化功能和抗原性。雌雄异体，生殖器官均为单管型。雄虫（1.4～1.6）mm×0.04mm，虫体尾部有2个扁平叶状交配附器；雌虫（3.0～4.0）mm×0.06mm，尾部钝圆。管状的卵巢位于虫体后部，卵巢之后为短而窄的输卵管。在输卵管和子宫之间为受精囊。子宫较卵巢长，其中段含虫卵，近阴门段含幼虫。成熟幼虫自阴门排出，阴门开口于虫体前段1/5处（图14-11）。

2. 幼虫囊包 亦称感染性幼虫、成囊期或肌肉期幼虫（简称肌幼虫），具有感染性，大小为 1.0mm × 0.03mm。幼虫呈淡橙红色，虫体两端钝圆，无异常突起或附器。消化道完整，咽管结构与成虫相似，杆状体由 45 ~ 55 个杆细胞组成。生殖系统尚未分化，根据其解剖特点可区分雌、雄虫。幼虫蜷曲于横纹肌内的梭形囊包中（图 14 - 11）。囊包大小为 0.23mm × 0.42mm，呈纺锤形，其长轴与横纹肌纤维平行排列。一个囊包内通常含有 1 ~ 2 条幼虫，有时可多达 6 ~ 7 条。

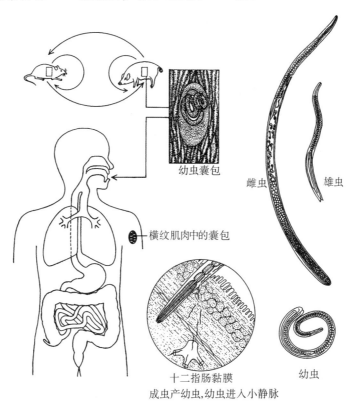

图 14 - 11 旋毛虫生活史和虫体形态

（二）生活史

旋毛虫生活史较特殊，可在同一宿主体内能完成发育过程，但必须转换宿主才能延续生活史。成虫主要寄生在宿主的十二指肠和空肠上段，幼虫囊包则寄生于该宿主的横纹肌细胞内，并具有感染性（图 14 - 11）。因此，被旋毛虫寄生的宿主既是终宿主，也是中间宿主。旋毛虫的宿主种类复杂，人、猪、犬、猫、熊、鼠、狐、野猪等多种野生动物和食草动物均是本虫的宿主。

当人或动物食入含有活幼虫囊包的肉类后，经消化液的作用，幼虫在数小时内自囊包逸出，侵入小肠黏膜，于感染后的 24 小时内返回肠腔，再经 4 次蜕皮发育为成虫，约需 48 小时。雄虫在交配后不久死亡，雌虫则继续发育并深入肠黏膜，有的还可到达腹膜与肠系膜淋巴结处寄生。至感染后第 5 天，卵内幼虫生长分化成熟，雌虫开始产出幼虫，此期将持续 4 ~ 16 周。每条雌虫可产幼虫 1000 ~ 2000 条，最多可达 10000 条。雌虫寿命一般为 1 个月，也可达 3 ~ 4 个月，雌虫死亡后随宿主粪便离开体外。

产出的新生幼虫可自肠腔排出，但绝大多数则经淋巴管和小静脉进入体循环，进入体循环的幼虫随血液到达全身器官、组织或体腔，但只有到达横纹肌的幼虫才能继续发育。活动较多、血液供应丰富的肌群是容易被侵犯的部位，如膈肌、舌肌、咬肌、咽喉肌、肱二头肌、胸肌、肋间肌及腓肠肌等处。血循环中幼虫数量在感染后 7 ~ 25 天达到高峰。感染后 1 周，幼虫到达横纹肌并穿破微血管进入肌纤维，导致肌纤维受损、炎症细胞浸润、纤维组织增生；约在感染后 1 个月内在幼虫周围形成梭形囊包。成熟囊包具有感染性，但必须更换宿主才可重复其生活史。半年后囊包两端开始钙化，幼虫逐渐丧失感染能力并随之死亡并完全钙化。钙化囊包内幼虫可持续存活数年至数十年。

（三）致病

旋毛虫的主要致病阶段为幼虫，其致病作用与囊包数量、幼虫发育阶段及其活力、幼虫侵入部位及宿主的免疫功能状态等多种因素相关。旋毛虫的致病过程可分为连续的 3 个时期：①侵入期（约 1 周），是脱囊幼虫和成虫侵入肠黏膜，导致十二指肠和空肠广泛炎症。病变局部充血、水肿、灶性出血、浅表溃疡；②幼虫移行期（2~3 周），是新生幼虫从肠黏膜侵入血循环中，并穿破各脏器的毛细血管，引起全身中毒症状及过敏反应，从而导致全身性血管炎和肌炎；③成囊期（4~16 周），是幼虫定居的肌细胞逐渐膨大形成梭形囊腔包围虫体，周围纤维结缔组织增生，最终形成囊包。

旋毛虫病的潜伏期短则数小时，长则可达 46 天，一般为 5~15 天，平均 10 天。典型临床表现常见于有食生肉习惯的西藏、云南等地以及严重感染者，而我国多数患者的临床表现不典型，多数为长期不明原因发热以及四肢、腰、背部肌肉酸痛，部分患者伴有早期眼睑和面部水肿。也有部分患者仅表现为四肢关节、颈及腰背部疼痛或仅有四肢酸困乏力。少数患者表现为眼眶肌肉疼痛、眼球突出、球结膜下出血、视网膜静脉曲张、视网膜出血、视物模糊、斜视、复视等。儿童患者的临床表现更不典型，潜伏期长，病情较轻，主要表现为长期发热和嗜酸性粒细胞增多。典型的临床表现可与致病过程相应地分为以下 3 期。

1. 肠道期　为幼虫侵入期。患者可出现恶心、呕吐、腹痛、腹泻或便秘等消化道症状。除少数严重感染者外，本期症状一般较轻微且非特异，容易被忽视。此期可伴有乏力、畏寒及低热等全身症状。也有报道有患者因广泛性肠炎和严重腹泻而死于此期，但该情况在临床上极为罕见。

2. 急性期　为幼虫移行期。典型表现为持续性高热、全身性肌肉酸痛、眼睑和面部水肿、过敏性皮疹、外周血中嗜酸性粒细胞增多等。持续性高热，体温常在 38~40℃之间，以弛张热为主（下午及夜晚高热，次晨热退），常持续 2~4 周。全身性肌痛是旋毛虫病最突出的症状，出现肌肉肿胀，有硬结感，压痛与触痛明显，尤以腓肠肌、肱二头肌及肱三头肌为甚。患者常呈强迫屈曲状，几乎呈瘫痪状态。部分患者可伴有咀嚼、吞咽和说话困难，甚至呼吸和动眼时均感到疼痛。多数患者可出现眼睑、眶周及面部水肿，重者可伴有下肢甚至全身水肿。水肿可遍及多个器官，如肺水肿、胸腔和心包腔积液等，水肿常在感染后第 7 天内出现并持续 1 周，可出现心脏与肺部并发症，重症患者因心力衰竭和（或）呼吸衰竭而死亡。此期持续 2 周~2 个月。

3. 恢复期　为幼虫囊包形成期。随着肌肉内幼虫囊包的形成，全身症状亦随之消失，但肌痛仍可持续数月之久，并有乏力、消瘦及肌肉硬结等。重症者可呈恶病质、虚脱，或因毒血症、心肌炎而死亡。此期可持续数月至数年之久。

（四）实验室检查

1. 病原学检查　从患者腓肠肌、肱二头肌或三角肌取样活检，经压片或切片镜检发现旋毛虫幼虫或幼虫囊包即可确诊。若患者尚有吃剩的肉，亦可用同法检查。在轻度感染或病程早期（感染后 10 天内）均不易检获虫体，可采用人工胃液消化分离法以提高检出率。对肌肉活检标本进行病理学检查，即便未发现旋毛虫幼虫，肌细胞的嗜碱性转变也是临床诊断旋毛虫感染的一条重要标准。

2. 免疫学检测　目前已建立多种免疫学方法用于旋毛虫病的辅助诊断和流行病学调查。包括酶联免疫吸附试验（ELISA）、间接荧光抗体试验（IFAT）以及 Western blot 等。其中 ELISA 法已在国内被广泛应用于人体旋毛虫病血清流行病学的调查，国外也将此法列为商品猪宰杀前常规检测方法之一。对临床疑似患者，可以同时应用两种免疫学试验方法，以提高其敏感性和特异性。

3. 血常规与生化学检查　急性期白细胞总数多在（10~20）×10⁹/L 之间，嗜酸性粒细胞明显升高，占 10%～40%，甚至高达 90%。但在发病早期、重症患者及激素治疗后可不典型，而应用抗旋毛虫药物治疗后又可明显升高。中枢神经系统症状患者的脑脊液标本中嗜酸性粒细胞增多，偶可发现旋毛虫幼虫。此外，患者血清中肌细胞特异的酶，如肌酸激酶、磷酸果糖醛缩酶、乳酸脱氢酶等活性明显增高。

（五）流行

旋毛虫病呈世界性分布，流行最严重的地区为俄罗斯、波罗的海地区、墨西哥、智利、阿根廷以及南亚等地。我国自 1964 年在西藏自治区首次发现人体旋毛虫病以来，云南、广东、广西、四川、内蒙古、辽宁、吉林、黑龙江、河北、香港等 17 个省、市、自治区均有旋毛虫病的散发或暴发流行的报道。

旋毛虫病有 2 个传播链，即家养动物链与野生动物链。即使无人类感染情况下，两链均能各自运转。

1. 传染源　现已发现有 150 多种家畜和野生动物可自然感染旋毛虫。动物之间吞食含旋毛虫活幼虫的动物肉类是旋毛虫得以传播的主要因素。人体感染与食入猪肉关系最密切，而猪的感染主要是由于吞食了含活幼虫囊包的肉屑或鼠类，猪与鼠的相互感染是人群旋毛虫病流行的重要来源。我国犬、羊的感染率也较高；某些野生动物，如野猪、狐、山猫、狼、熊以及一些海洋哺乳动物的旋毛虫感染率也非常高。随着人们饮食习惯的改变，野生动物肉类作为人体旋毛虫病传染源的重要性应引起重视。

2. 传播途径　人体感染主要取决于生食、半生食的不良饮食习惯，从而食入含活的旋毛虫囊包的猪肉及其他动物肉类。囊包内幼虫耐低温，如猪肉囊包内幼虫在 –15℃可存活近 20 天，–12℃时可存活 57 天，但在 70℃时可很快被杀死。故凉拌、腌制、熏烤及涮食等方法均不能杀死幼虫。此外，切生熟食的刀和砧板不分也是传播的方式之一。

3. 易感人群　人群对旋毛虫均易感，但一般男性患者较多。

（六）防治

加强食品卫生管理与健康宣传教育，不食生的或未熟的哺乳动物肉及肉制品，提倡切生、熟食品刀砧分开，加强肉类检疫，未经检疫的猪肉禁止上市销售，感染旋毛虫的猪肉要坚决销毁。提倡科学养猪，保持猪舍清洁，饲料宜加温至 55℃以上，消灭鼠及野犬等宿主以减少传染源。

阿苯达唑为目前国内治疗旋毛虫病的首选药物，该药既有驱除肠内早期脱囊幼虫和成虫、抑制雌虫产幼虫的作用，而且能杀死移行期幼虫和肌肉中的幼虫。

（黄慧聪）

第九节　广州管圆线虫 ⓔ微课 5

PPT

【概要】

广州管圆线虫是人兽共患寄生虫。成虫寄生于啮齿类动物肺动脉内，人是非适宜宿主，人因生食含有 3 期幼虫的淡水螺肉或被 3 期幼虫污染的食物而感染，幼虫可侵入人体中枢神经系统，导致嗜酸性粒细胞增多性脑膜炎或脑膜脑炎。诊断主要依据病史、临床症状并结合免疫学检测。治疗需要杀虫药联合激素使用。

广州管圆线虫（*Angiostrongylus cantonensis* Chen，1935；Dougherty，1946）是由我国学者陈心陶于 1935 在广州家鼠体内首先发现的人兽共患寄生虫。成虫寄生于啮齿类动物肺动脉内，幼虫偶可侵入人体中枢神经系统，导致嗜酸性粒细胞增多性脑膜炎或脑膜脑炎，简称"酸脑"，严重者可致瘫痪或死亡。该病在亚洲、非洲、北美等地均陆续报道，近年来我国至少有 10 个省、市、自治区发现有广州管圆线虫的分布，可引起突发性公共卫生事件，给民众带来巨大的肉体痛苦和精神恐慌，同时也给水产养殖业和饮食业带来经济损失。2003 年该病列为我国新发传染病。

> ⊕ **知识链接**
>
> 陈心陶
>
> 　　陈心陶（1904—1977 年），1925 年毕业于福建协和大学生物系，1928 年被选送赴美留学，获理学硕士学位。1929 年转入哈佛大学医学院，1931 年获博士学位后回国，任广州岭南大学医学院教授，生物系主任和理科研究所所长。战争岁月，他颠沛流离，但从未放下科研工作。1948 年，他再次赴美考察，完成了绦虫囊尾蚴免疫反应实验的重要研究。1949 年后，他毅然回到岭南大学医学院。陈心陶教授一生致力于寄生虫学研究，他在华南地区蠕虫区系进行生态实验研究，发现广州管圆线虫是嗜酸性粒细胞增多性脑膜炎的病原体，并对中国并殖吸虫的种别鉴定以及血吸虫病、恙螨的防治研究做出贡献。他将自己的毕生精力献给了科学，献给了能直接解除劳动人民疾苦的科学事业。

（一）形态

1. 成虫　虫体呈线状，角皮透明光滑，两端略细。头端钝圆，无明显口囊，肛孔开口于虫体末端。雄虫大小（11～26）mm ×（0.21～0.53）mm，尾端略向腹面弯曲，交合伞肾形，内具辐肋，2 根交合刺呈棕色。雌虫大小（21～45）mm ×（0.3～0.7）mm，尾端呈斜锥形。白色的子宫与充满血液的肠管缠绕，呈红（或黑褐）白相间结构颇为清晰。阴门开口于肛孔前方。

2. 虫卵　椭圆形，形似"初生鸡蛋"，卵壳薄而透明，新鲜虫卵多为单细胞期，常难以检获。

3. 幼虫　分为 5 期。第 1 期幼虫见于终宿主的粪便内，无色透明，体长（0.25～0.29）mm ×（0.014～0.018）mm。第 2 期幼虫较第 1 期幼虫略为粗大，体表具鞘，体内具折光颗粒。第 3 期幼虫为广州管圆线虫病的感染阶段，大小（0.462～0.525）mm ×（0.022～0.027）mm（图 14 – 12）。体表被覆两层鞘膜。头端稍圆，尾端变尖细，可见排泄孔、肛孔与生殖原基。第 4 期幼虫虫体雌雄区分明显，大小约为第 3 期幼虫的 2 倍，雌虫前端可见双管型子宫，阴道与肛孔位于虫体近末端。雄虫后端膨大，出现交合刺与交合刺囊。第 5 期幼虫体积较第 4 期增大。雄虫尾端已形成交合伞，与成虫相似，仅形态略小，其内可见辐肋，交合刺、交合刺囊清晰可见，雌虫阴门明显（图 14 – 12）。

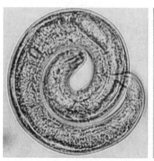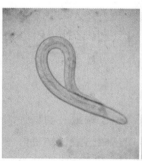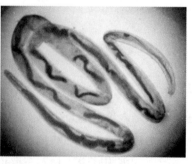

图 14 – 12　广州管圆线虫第 3 期幼虫和第 5 期幼虫雄虫（右）形态

（二）生活史

　　广州管圆线虫完成其生活史需在终宿主与中间宿主体内经历成虫、虫卵与 5 期幼虫等发育阶段。成虫寄生于黑家鼠、褐家鼠、黄毛鼠及多种野鼠的肺动脉内，雌、雄成虫交配产卵于肺动脉内，虫卵随血流至肺毛细血管，孵出第1期幼虫，穿过肺毛细血管进入肺泡，沿气管上行，经吞咽入消化道，再随粪便排出体外，故第1期幼虫可在终宿主粪便中检获。第1期幼虫在外界环境中不耐干燥，但在潮湿的环境中可存活3周。当被吞食或主动侵入中间宿主（如褐云玛瑙螺、福寿螺和蛞蝓）体内后，约经1周蜕皮发育为第2期幼虫，再1周后经第2次蜕皮发育成第3期幼虫，为感染期幼虫。终宿主常因生食或半生食含第3期幼虫的中间宿主、转续宿主，或摄入被第3期幼虫污染的食物或水而感染。进入体内的第3期幼虫脱去鞘膜侵入肠壁血管，随血流经肝、右心、肺、左心，由此至全身各处。部分幼虫沿颈总动脉到达脑部，经2次蜕皮发育为第5期幼虫，进入蛛网膜下腔发育一段时间后，再重新进入血管，随血流到达肺动脉定居并发育成熟。一般在感染后33~45天可在终宿主粪便内查到第1期幼虫（图14-13）。人是广州管圆线虫的非正常宿主，幼虫通常具有嗜神经性而滞留于中枢神经系统引起病变，如大脑髓质、脑桥、小脑和软脑膜等部位，且无法自主排出离开人体。偶有报道在脑脊液中检获发育期的雌性成虫。

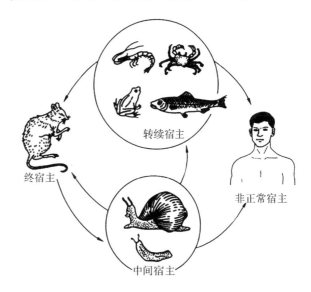

图14-13 广州管圆线虫生活史

（三）致病

广州管圆线虫的幼虫移行可致宿主各器官出现机械性损伤，继而出现血管炎症反应及以嗜酸性粒细胞浸润为主的炎性反应。此外，成虫、幼虫与虫卵均可引起宿主的肉芽肿反应，肉芽肿的形成又有利于破坏寄生虫，限制来自寄生虫的毒性物质，同时又损伤宿主组织器官的正常功能。

根据受损器官，临床上将广州管圆线虫病分为3型：①颅脑型，本型最为常见，危害严重，广州管圆线虫侵犯中枢神经系统，常在10~25天的潜伏期后，出现嗜酸性粒细胞增多性脑膜脑炎或脑膜炎的典型症状；②肺型，主要是幼虫在肺部移行所致；③眼型，广州管圆线虫幼虫若侵入眼部，可寄生于眼睛的各部位。在已报道的病例中，约16%的患者有不同程度的视觉损伤，严重的可致视力丧失或失明。

广州管圆线虫引起的嗜酸性粒细胞增多性脑膜炎或脑膜脑炎的典型临床表现为剧烈头痛、发热、颈项僵直感、皮肤痛觉异常等，可伴有肢体麻痹、瘫痪、畏光、复视等。重症患者可有持续性高颅压，甚至嗜睡、意识丧失、昏迷，严重者可致死。

（四）实验室检查

2010年颁布的《广州管圆线虫诊断标准》，为广州管圆线虫病的实验室检查提供了详细的规范。

1. 血常规检查 嗜酸性粒细胞的百分比和（或）绝对值增高。

2. 脑脊液检查 可有脑脊液压力增高、嗜酸性粒细胞增多，分类计数超过10%。

3. 免疫学检测 血清或脑脊液中广州管圆线虫抗体或循环抗原阳性，可作为辅助诊断方法。常用方法有双抗体夹心酶联免疫吸附试验、酶联免疫吸附试验、间接荧光抗体试验和免疫酶染色试验等。

4. 病原学检查 在脑脊液、眼等部位查见第4、5期幼虫，为广州管圆线虫病的确诊依据，但一般检出率较低。尸体解剖也能在脑组织或心、肺动脉中发现幼虫或成虫。

诊断中应注意与结核性脑膜炎、病毒性脑膜炎、流行性脑脊髓膜炎、神经性头痛以及其他脑型寄生虫病相鉴别。

（五）流行

广州管圆线虫主要分布于热带和亚热带地区，全世界已报告广州管圆线虫病例超过 3000 例，泰国、越南、马来西亚、日本、夏威夷、新赫布里底群岛、中国等国家和地区已有确诊病例报告。在我国，总病例数已超过 300 例，主要集中于广东、浙江、福建、北京、广西及云南等地，还有许多散在分布的病例。广州管圆线虫病曾有局部暴发流行报道，如浙江省温州市（1997 年）和北京市（2006 年）人群因食用凉拌福寿螺肉而出现局部暴发流行。广州管圆线虫可寄生几十种哺乳动物体内，鼠类为主要的终宿主，达 29 种之多，其中褐家鼠的自然感染最普遍。中间宿主为软体动物，包括螺、蜗牛、蛞蝓等，其中福寿螺逐渐取代褐云玛瑙螺成为我国主要的中间宿主。福寿螺不仅幼虫感染率高，而且分布十分广泛。蟾蜍、蛙、巨蜥、鱼、蟹等可作为广州管圆线虫的转续宿主。生食或半生食含幼虫的中间宿主或转续宿主为主要的感染方式，偶可由于误食或接触被幼虫污染的食物或水而引起。

（六）防治

广州管圆线虫病是一种食源性寄生虫病，其预防主要是加强卫生宣教，增强群众自我保护意识，不喝生水、不生吃食物，改变不良饮食习惯。开展群众性的灭鼠、灭螺工作。此外，健全卫生执法监督体系，加强对市面上出售的淡水螺类的监测与管理。

广州管圆线虫病的临床治疗策略是对症和支持疗法。病原治疗常用药为阿苯达唑，同时使用肾上腺皮质激素可缓解脑部炎症。

（黄慧聪）

第十节　其他人体寄生线虫

PPT

【概要】

除了一般常见的寄生于人体的线虫外，一些偶见或罕见的致病性线虫亦可寄生于人体并致病。东方毛圆线虫是一类动物消化道寄生虫，寄生于动物小肠内，人因食入受丝状蚴污染的蔬菜、水果而感染；美丽筒线虫和异尖线虫，人的感染均是通过食入含有幼虫的中间宿主（昆虫或海鱼类）所引起；结膜吸吮线虫由果蝇传播，幼虫可寄生于人体结膜及泪管；棘颚口线虫可通过鱼肉感染人；艾氏小杆线虫可能是幼虫经口进入消化道或经泌尿系统上行感染人；兽比翼线虫可引起肺部病变；麦地那龙线虫通过剑水蚤感染人；肾膨结线虫通过寡毛类环节动物而感染人；这些寄生虫均属于生物源性线虫。肝毛细线虫成虫寄生于肝，产卵于肝实质中，人因误食被虫卵污染的食物或水而感染。

一、东方毛圆线虫

东方毛圆线虫（*Trichostrongylus orientalis* Jimbo，1914）属于圆线目（Strongylada）、毛圆科（Trichostrongylidae），是一种寄生于绵羊、骆驼、马、牛及驴等草食类动物的胃和小肠内的寄生虫，偶然寄生于人体，引起毛圆线虫病（trichostrongyliasis）。

（一）形态与生活史

成虫无色透明，体纤细，口囊不明显，咽管呈圆柱形，为体长的 1/7～1/6。雄虫大小为（4.3～5.5）mm×（0.072～0.079）mm，尾端具有明显的交合伞，分两叶，有粗短的交合刺一对，末端有小钩。雌虫大小（5.5～6.5）mm×0.07mm，阴门位于体后 1/6 处，产卵能力不强，子宫内有卵 5～16 个。

虫卵呈长椭圆形，无色透明或淡黄色，大小为（80～100）μm×（40～47）μm，似钩虫卵，但略长，一端较圆，另一端较尖，壳薄，卵膜与卵壳间的空隙尤以两端比较明显，卵内细胞发育较早，新鲜粪便中的虫卵内含 10~20 个卵胚细胞，呈葡萄状（图 14-14）。

东方毛圆线虫为土源性线虫，成虫寄生于宿主的胃和小肠，体外发育过程与钩虫相似。虫卵随粪便排出后，在土壤中孵出杆状蚴，2 次蜕皮后发育为感染期幼虫，即丝状蚴。人常因生食蔬菜或含吮草叶、饮水等方式经口感染，感染期幼虫侵入小肠黏膜，生活数日自黏膜逸出，经历第 4 次蜕皮后，以头端插入肠黏膜，发育为成虫。

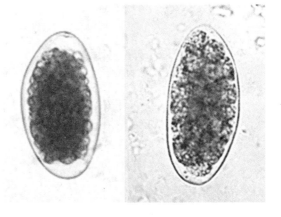

图 14-14 东方毛圆线虫卵形态

（二）致病

本虫的致病机制主要在于成虫寄生引起的机械性损伤及其分泌物的刺激。感染者常无明显临床症状，亦可表现为厌食、乏力、腹痛、腹泻和腹胀等一般的消化道症状，较钩虫感染所引起的腹痛稍重，但病理改变不明显。严重患者也可出现贫血及由虫体代谢产物所引起的毒性反应。但本虫常与钩虫混合感染，故临床上与钩虫感染较难区别。

（三）实验室检查

确诊毛圆线虫病的主要依据是病原学检查，即从粪便中查见虫卵为准。粪检方法常用饱和盐水浮聚法，亦可用培养法查丝状蚴。但应注意与钩虫和粪类圆线虫的丝状蚴鉴别诊断。

（四）流行与防治

毛圆线虫病呈世界性分布，在我国主要分布于农村和牧区，呈散在性分布，如四川潼南县感染率曾高达 50%。第二次全国寄生虫病流行病学调查报告表明，毛圆线虫病有 86 例明确报道，分布于 14 个省、自治区、直辖市；2018 年厦门市首次有明确详细的病例报道。毛圆线虫病传染源主要为患者和病畜，人体感染常因误食含有感染期幼虫的蔬菜或饮水而被感染。带虫者、患者和病畜是毛圆线虫病的传染源。

毛圆线虫病防治原则与钩虫相同，药物治疗可用伊维菌素等。

二、美丽筒线虫

美丽筒线虫（*Gongylonema pulchrum* Molin，1857）属分肠纲（Secernentea）、旋尾目（Spirurida）、筒线科（Gongylonentea），是一种寄生于哺乳动物（特别是牛、羊等反刍动物）口腔与食管的线虫，偶可寄生人体，引起筒线虫病（gongylonemiasis）。人体寄生病例最早分别由 Leidy 于 1850 年在美国费城及 Pane 于 1864 年在意大利发现，此后世界各地陆续有散在的病例报道。

（一）形态与生活史

美丽筒线虫成虫细长如线状，呈乳白色，体表有纤细横纹。寄生在反刍动物体内的虫体较大，雄虫长 21.5~62.0mm，宽 0.1~0.3mm；雌虫长可达 32~150mm，直径 0.2~0.5mm。寄生于人体虫体较小，雄虫长、宽平均 25.16mm×0.20mm，雌虫平均为 52.09mm×0.33mm。体前部表皮有许多大小和数目不等、形状各异、明显呈纵行排列的角质花缘状表皮突。近前端两侧各有一个颈乳突，其后为 1 对呈波浪状的侧翼。口小，位于体前端正中，呈漏斗形，周围有分叶状侧唇，有头乳突。雄虫尾部有较明显的膜状尾翼，两侧不对称，上有 13 对有柄乳突和 2 根大小不等、形状各异的交合刺。雌虫尾端呈钝锥状，不对称，略向腹面弯曲，阴门略隆起，位于肛门稍前方（图 14-15）。成熟雌虫子宫粗大，内有大量含幼虫的虫卵。

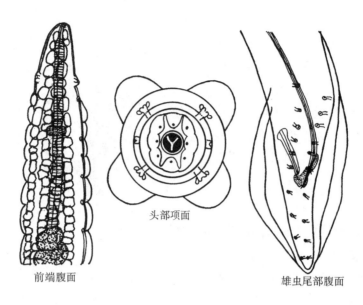

前端腹面　　　　　　　头部项面　　　　　　　雄虫尾部腹面

图 14 – 15　美丽筒线虫头端和尾端形态

虫卵呈椭圆形，两端较钝，表面光滑，卵壳厚而透明，卵内含幼虫；寄生于人体的美丽筒线虫的虫卵大小为（46~61）μm×（29~38）μm（图14–16）。

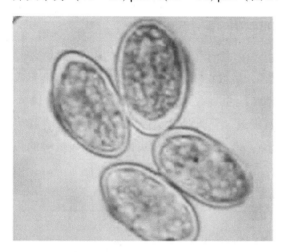

图 14 – 16　美丽筒线虫卵形态

美丽筒线虫成虫寄生在终宿主羊、牛、猪、熊、猴及人的口腔、咽和食管的黏膜或黏膜下层中。雌虫产出的虫卵可由黏膜破溃处进入消化道，随宿主粪便排出体外，被中间宿主粪甲虫、蜚蠊等吞食后，卵内幼虫在昆虫消化道内孵出。幼虫穿过肠壁进入中间宿主体腔，发育为囊状体（感染期幼虫）。终宿主吞食含囊状体的昆虫后，在胃内幼虫破囊而出，并侵入胃或十二指肠的黏膜内，再向上移行直至食管、咽或口腔等处黏膜内寄生，发育为成虫。自囊状体被终宿主吞食到发育为成虫约需2个月。在人体寄生的成虫通常不产卵。人体病例一般寄生虫数为1~3条，最多者可达16条。成虫在人体寄生期多为1年左右，长者可达10年。

（二）致病

美丽筒线虫对人体的损害主要是虫体移行及寄生时对局部的刺激所致。成虫在人口腔内的寄生部位依次为上下唇、颊部、舌部、硬软腭、齿龈、扁桃体、咽喉及食管等处的黏膜及黏膜下层。虫体可在黏膜及黏膜下层自由移动，寄生部位出现小疱和白色线状弯曲隆起。患者口腔有痒感、刺痛感、麻木感、虫样蠕动感、异物感或肿胀感以及黏膜粗糙、唾液增多等症状，重者舌颊麻木僵硬、活动不便，甚至说话也受到影响，声音嘶哑或吞咽困难等。在寄生局部黏膜可出现水疱或血疱，有的患者可表现精神不安、失眠、恐惧等精神症状。待虫体被取出后，症状可自行消失。

（三）实验室检查

虫卵一般不易查到。根据患者病史和口腔临床相关症状可做初步诊断；口腔黏膜病变和可疑处用消毒针挑破虫体移行处黏膜，取出虫体，镜检虫种鉴定可确诊。

（四）流行与防治

筒线虫病呈世界性分布，已报告人体病例的国家有意大利、俄罗斯、保加利亚、摩洛哥、新西兰、斯里兰卡及中国。中国自 1955 年在河南发现第一例患者后，迄今已报道百余例，主要散见于长江以北，江南偶见。其中山东报道病例最多。

人体感染主要与卫生条件差和不良饮食习惯有关，蜚蠊、天牛、蝈蝈、豆虫等为中间宿主，患者因喜烤食或炒食蝗虫、螳螂、甲虫等昆虫，或者误食感染性昆虫污染的水和食物而被感染。防治措施为开展健康宣教，注意个人、饮食、环境卫生，特别应强调改变不良饮食习惯。治疗可用针挑破寄生部位黏膜，取出虫体，或在寄生部位涂普鲁卡因，以刺激虫体从寄生部位退出。总体预后良好。

三、结膜吸吮线虫

结膜吸吮线虫（*Thelazia callipaeda* Railliet & Henry, 1910）属于分肠纲、旋尾目、吸吮科（Thelaziidae），是一种主要寄生于犬、猫、兔等动物眼结膜囊内部的线虫，也可寄生于人的眼部，引起结膜吸吮线虫病（thelaziasis）。因多流行于亚洲地区，人眼结膜吸吮线虫最早发现于我国北京和福州，故称华裔吸吮线虫病或东方眼虫病。

（一）形态与生活史

成虫虫体细长如线，圆柱形，在人眼结膜囊寄居时呈淡红色，离开人体为乳白色。虫体表面具有边缘锐利的环形皱褶，侧面观其上下排列呈锯齿状。雄虫大小一般为 (4.5 ~ 15.0)mm × (0.25 ~ 0.75)mm，尾端向腹面弯曲，由泄殖腔伸出 2 根交合刺，长短及形状各异。雌虫大小为 (6.2 ~ 20.0)mm × (0.30 ~ 0.85)mm，虫体腹面尾端有肛门，食管与肠结合处的腹面有阴门，雌虫生殖系统发达，为双管型，近阴门端子宫内的虫卵逐渐发育为盘曲的幼虫，雌虫直接产出幼虫，为卵胎生。雌、雄虫尾端肛门周围均有数对乳突（图 14 – 17）。

初产幼虫大小为 (350 ~ 414)μm × (13 ~ 19)μm，外被鞘膜，呈盘曲状，尾部连接一膨大气球状的鞘膜囊（图 14 – 18）。在眼分泌物中检出幼虫是病原诊断的依据。

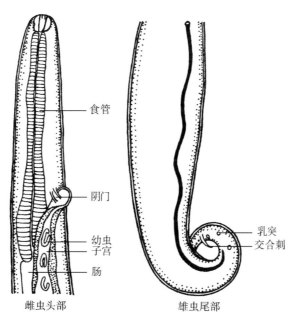

图 14 – 17　结膜吸吮线虫成虫头部和尾部形态

成虫主要寄生于终宿主犬、猫等动物的眼结膜囊及泪管内，偶寄生于人、兔等眼部。雌虫直接产幼

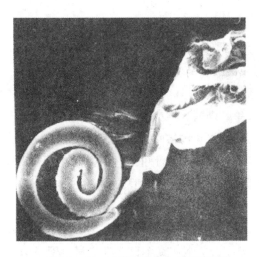

图 14-18　结膜吸吮线虫初产蚴形态

虫于终宿主结膜囊内，当中间宿主冈田绕眼果蝇舐吸终宿主眼部分泌物时，幼虫被蝇吸入体内，经 2 次蜕皮发育为感染期幼虫后进入蝇的头部口器。当蝇再舐吸人或其他动物眼部分泌物时，感染期幼虫剧烈运动，自蝇口器逸出并侵入终宿主眼部，经 15~20 天幼虫蜕皮 2 次后发育为成虫。从感染期幼虫发育至成虫产出幼虫，需 1~2 个月，寿命可达 2 年以上。

（二）致病

成虫多寄生于人眼结膜囊内，以上结膜囊外眦侧为多见，也可见于眼前房、泪小管、泪腺及眼睑、结膜下等处。多侵犯一侧眼，少数病例可发生双眼感染。寄生的成虫数一般为 1 条至数条，最多的可达 20 余条。成虫的致病机制主要是虫体表面锐利环形皱折的摩擦、头端口囊吸附作用等的机械性损伤，加上虫体分泌物、排泄物的刺激及继发细菌感染等，可引起眼结膜炎症反应及肉芽肿形成。轻者无明显症状，或伴有眼部异物感、痒感、刺痛、流泪、畏光、分泌物增多、眼痛等，但视力一般不下降。重度感染者可出现结膜充血，形成小溃疡面，角膜混浊、眼睑外翻等。若寄生在眼前房，可有丝状阴影飘动感，并有眼睑水肿、发炎、睫状体充血、房水混浊、眼压高、瞳孔散大、视力下降等症状，甚至可造成继发性青光眼。若泪小管受损，可出现泪点外翻。若虫体到达球结膜或睑结膜下可致肉芽肿。婴幼儿不敢睁眼，有手抓眼的动作，家长可发现患儿眼球有细小的白色虫体爬行。

（三）实验室检查

首先需详细询问病史，眼部不适达 40 日以上患者，诊断主要用镊子或棉签自眼部取出虫体，置于盛有生理盐水的平皿中，可见虫体蠕动，用显微镜检查虫体特征即可确诊。结膜吸吮线虫病应与眼蝇蛆病、眼曼氏裂头蚴病以及沙眼、眼内异物等鉴别诊断。

（四）流行与防治

结膜吸吮线虫病主要分布在亚洲，中国、印度、缅甸、菲律宾、泰国、日本、朝鲜及俄罗斯的远东地区。中国的病例报道始于 1917 年，为世界最早发现。迄今国内已报道病例约 400 例，分布于 26 个省、市、自治区，其中以江苏、湖北、安徽、河南、山东等地的病例较多。

传染源主要为家犬，其次是猫、兔等动物。冈田绕眼果蝇（*Amiotao kadai*）是我国结膜吸吮线虫的中间宿主，是结膜吸吮线虫病的传播媒介。感染季节以夏秋季为主，与蝇类的季节消长相吻合。感染者不分年龄和性别，最小 3 个月，最大者 88 岁，但以婴幼儿为主，农村多于城市。家犬的普遍存在，果蝇的广泛分布，再加上幼童不洁的眼部卫生习惯，是结膜吸吮线虫病流行的主要因素。

预防结膜吸吮线虫病的关键是防蝇、灭蝇；搞好环境卫生，清除果蝇滋生的果类垃圾；加强犬、猫等动物卫生管理，加强科普宣传，关注个人眼部卫生，特别是幼儿。治疗可用 1%~2% 丁卡因、4% 可卡因或 2% 普鲁卡因滴眼，虫体受滴眼液的刺激可从眼角爬出，也可用镊子或消毒棉签取出，再用 3% 硼砂水冲洗眼结膜囊，配合抗生素滴眼使用，治疗后应加强随访，确定虫体是否清除彻底。

四、棘颚口线虫

棘颚口线虫（*Gnathostoma spinigerum* Owen，1836）属旋尾目、鄂口科（Gnathostomatidae），是犬、猫的常见寄生线虫，也寄生于虎、狮、豹等食肉野生动物，偶尔可寄生于在人体，引起颚口线虫病

（Gnathostomiasis），为人兽共患寄生虫病。

（一）形态

1. 成虫　虫体粗大，圆柱形，两端略向腹面弯曲，活时呈微红色，略透明。体前端呈球形膨大，上有 4～8 圈尖锐的倒钩，口周围有一对明显而肥厚的唇，每个唇上有乳突一对。虫体前部和近尾端体表被有无数体棘，体棘的大小、形状和数目是虫种分类的依据之一。雄虫长 1～25mm，末端膨大成假交合伞，有 4 对有柄乳突，1 对不等长的交合刺，左刺长于右刺。雌虫长 11～54mm，阴门位于虫体中部偏后（图 14－19）。

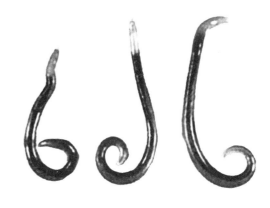

图 14－19　棘颚口线虫成虫形态

2. 虫卵　椭圆形，棕黄色，一端有一呈帽状突起的透明卵塞，卵壳表面粗糙呈颗粒状。虫卵大小为（65～70）μm×（38～40）μm，内含 1～2 个卵细胞（图 14－20）。

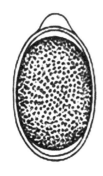

图 14－20　棘颚口线虫虫卵形态

3. 第三期幼虫　常盘曲呈"6"字形，长约 4mm，头顶部具唇，头球上有 4 环小钩，其数目和形状有重要的虫种鉴别意义；全身被有 200 列以上的单齿皮棘，体前部的棘长 10μm，往后逐渐变小，变稀，仅长 2μm；在体前 1/4 内部有 4 个肌质的管状颈囊，各自开口于球内的气室中，内含浆液，此构造对头球的膨胀和收缩有重要作用；食管棒状，分为肌性和腺性两部分（图 14－21）。

（二）生活史

棘颚口线虫成虫主要寄生于终宿主胃壁的瘤块中，一般为一条或数条虫体盘绕在一起。虫卵从瘤块中破溃而出，落入胃肠道后随宿主粪便排出体外，在 27～31℃ 水中经 1 周发育孵出第一期幼虫，幼虫被第一中间宿主剑水蚤吞食，在其体腔内经 7～10 天发育为第二期幼虫。当含第二期幼虫的剑水蚤被第二中间宿主淡水鱼类（黄鳝、泥鳅、乌鳢等）吞食后，幼虫经肠壁移行至肌肉，约 1 个月后发育为第三期幼虫，外有囊壁包裹，此为感染期幼虫。

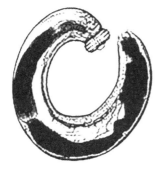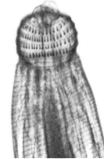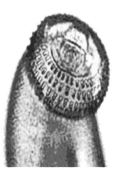

图 14－21　棘颚口线虫第三期幼虫形态

终宿主犬、猫等吞食含有感染期幼虫的鱼类后，感染期幼虫在胃中脱囊，幼虫穿过肠壁，经肝脏移行至肌肉或组织中，在近成熟时返回胃壁，形成肿块并逐渐发育为成虫。感染后约 100 天，卵开始在宿主粪便中出现。有些动物如蟹、蝲蛄、蛙、蛇、龟、鱼，鸟、鸡、鼠、猪及灵长类动物等吞食了含本虫感染期幼虫的第二中间宿主后，幼虫不能继续发育，仍停留在第三期幼虫状态，成为本虫的转续宿主。当终宿主吞食了上述转续宿主后，幼虫可继续发育为成虫。人不是本虫适宜的宿主，常通过生食或半生食含有第三期幼虫的鱼类或转续宿主而被感染。在人体组织内，棘颚口线虫保持在第三期幼虫阶段或者是发育为性未成熟的早期成虫阶段。幼虫在人体内可存活数年，长者可达 10 年以上。

（三）致病

棘颚口线虫的致病机制主要是棘颚口线虫幼虫的机械性刺激及其所分泌的毒素的化学性刺激，可引起皮肤幼虫移行症和内脏幼虫移行症。幼虫可移行于皮肤的表皮和真皮之间，引起匐行疹或间歇出现的皮下游走性包块，局部皮肤微红或有水肿、灼热感和痒感，疼痛不明显。幼虫也可在消化、呼吸、泌尿、神经等系统内移行，临床表现因寄生部位不同而异。若进入脊髓和脑，引起嗜酸性粒细胞性脑脊髓膜炎。也曾有报道在尿及痰中发现活虫。

（四）实验室检查

从病变组织中检获虫体是最可靠的诊断方法。对无明显体表损害的可疑患者可结合感染史，可用皮内试验及血清学试验等免疫学方法做辅助诊断。

（五）流行与防治

棘颚口线虫主要分布在亚洲，人体病例见于日本、泰国、柬埔寨、越南、马来西亚、印度尼西亚、菲律宾、印度、孟加拉、巴基斯坦和中国，其中以日本和泰国感染最为严重。棘颚口线虫在我国分布广泛，猫、犬的感染率很高，但人体病例较少。人体感染主要是由于食入含有感染期幼虫的第二中间宿主或转续宿主肉类而被感染。

防治的关键是加强卫生宣传教育，不吃生的或半生的鱼、鸡、猪等动物肉；此外，要加强猫、犬的普查与管理。皮肤型颚口线虫病可采用外科手术取出虫体，预后良好。治疗药物可选用阿苯达唑和伊维菌素。

五、艾氏小杆线虫

艾氏小杆线虫［*Rhabditis*（*Rhabditella*）*axei*（Cobbold，1884）Dougherty，1955］亦称艾氏同杆线虫，属尖尾目（Oxyurida）、小杆科（Rhabditidae）。本虫主要营自生生活，常出现于污水及腐败植物中，偶可寄生于人体，引起艾氏小杆线虫病（rhabditelliasis axei）。我国从 1950 首次报道以来，迄今已发现 165 例，分别从粪便和尿液中检出，以粪检者居多。

（一）形态与生活史

成虫虫体纤细，圆柱状，乳白色，半透明，体表光滑。食管呈杆棒状，前后各有 1 个膨大的咽管球。尾部极尖细而长，呈针状。雄虫长约 1.2mm。雌虫长约 1.5mm，生殖器官为双管型，子宫内含卵 4~6 个（图 14-22）。

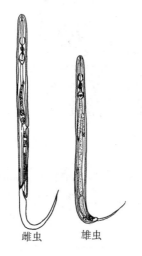

雌虫　　雄虫

图 14-22　艾氏小杆线虫成虫形态

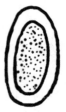

图 14-23　艾氏小杆线虫虫卵形态

虫卵呈长椭圆形，无色透明，大小（48～52）μm×（28～32）μm，壳薄而光滑，与卵细胞之间有透明间隙，与钩虫卵相似，略小，极易混淆（图14-23）。

艾氏小杆线虫生活史包括虫卵、杆状蚴和成虫3个阶段。常在腐败的有机物或污水中营自生生活，雌、雄虫在外界交配后产卵，卵孵化出杆状蚴。杆状蚴具有摄食能力，经过4次蜕皮发育为成虫，雌虫产卵后很快死亡。

（二）致病

人体感染途径可能是经口进入消化道或经泌尿道上行感染，在污水中游泳、捕捞水产品而接触污水或误饮污水均为幼虫侵入人体提供了机会。本虫侵入消化系统多无明显症状和体征，部分患者出现腹痛、腹泻、腹泻与便秘交替等症状；侵入泌尿系统可引起发热、腰痛、血尿、尿频、尿急或尿痛等泌尿系统感染症状；侵犯肾实质时可出现下肢水肿和阴囊水肿、乳糜尿，尿液检查有蛋白尿、脓尿、低比重尿和氮质血症。

（三）实验室检查

在粪便中或尿液的沉淀物发现虫体或虫卵是确诊艾氏小杆线虫病的依据。艾氏小杆线虫虫卵与钩虫卵相似，易混淆。成虫与粪类圆线虫极易混淆，可用小试管培养法镜检成虫，诊断时注意二者的形态学特征，鉴别要点见表14-4。

表14-4　艾氏小杆线虫与粪类圆线虫成虫形态鉴别

鉴别点	艾氏小杆线虫	粪类圆线虫
食管球	前后两个	仅后端一个
食管长度	占虫体长的1/5～1/4	占虫体长的1/3～2/5
雄虫末端	极尖细而长，呈针状	稍尖，呈圆锥状

（四）流行与防治

艾氏小杆线虫病在日本、墨西哥、以色列、伊朗等国均有病例报道。我国已报道的人体感染病例分布在湖南、湖北、贵州、云南、河南、广东、海南、新疆、西藏、浙江、上海、江西、福建、山东、陕西和天津等16个省、市、自治区。也曾在兔、犬、猴和鼠等动物粪便中检获本虫。

预防艾氏小杆线虫病的关键是注意个人卫生，避免饮用污水或接触污水及腐败植物。治疗药物可用阿苯达唑、甲苯达唑等。

六、兽比翼线虫

兽比翼线虫属（*Mammomonogamus* Railliet，1899；Ryjikov，1948）隶属于圆线目、比翼科（Syngamidae），是一类主要寄生于野生哺乳动物、家畜、家禽和鸟类的线虫，其中喉兽比翼线虫（*M. laryngeus*，Railliet，1899）和港归兽比翼线虫（*M. gangguiensis*，sp. nov Li，1998）偶可寄生在人体咽喉、气管、支气管等部位，引起人体兽比翼线虫病（human mammomonogamosis）或比翼线虫病（syngamiasis）。

（一）形态

喉兽比翼线虫雌虫活时呈鲜红色，前端有发达的口囊，口囊壁上有粗厚的角质环，底部有8个小齿，呈辐射状排列。口囊后部紧接食管前端，食管向后逐渐膨大，呈棒球棍状；尾部圆锥形，末端尖削。大多数雌雄虫交联呈"Y"字形，交联处有一杯状连接体（图14-24）。雄虫体长3.0～6.3mm，交合伞短而宽，呈半圆形；交合刺1根。雌虫体长8.7～23.5mm，子宫呈长管状；与喉兽比翼线虫相比，港归兽比翼线虫成虫前端具唇瓣6片；雄虫具交合伞外边缘带，缺交合刺。

两种比翼线虫卵均与钩虫相似，椭圆形，无色透明，大小为（75~80）μm×（45~60）μm，可见数个卵细胞或幼胚（图14-25）。

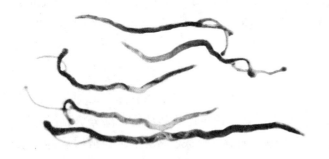

图14-24　兽比翼线虫成虫形态

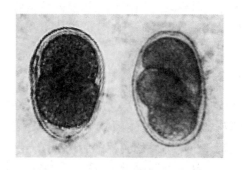

图14-25　兽比翼线虫虫卵形态

（二）生活史

人体比翼线虫病的主要病原体为喉兽比翼线虫，其生活史不详。根据已报道的临床病例，并结合同类寄生虫的生物学资料分析认为，喉兽比翼线虫寄生在终宿主如牛、羊、鹿等食草动物或鸟类等动物的喉头、气道，卵随口腔分泌物或粪便排出，在外界发育至感染阶段（可能是含第三期幼虫的虫卵）。当人或动物误食被感染期虫卵污染的食物或水源时被感染。幼虫在小肠内孵出，侵入肠黏膜，穿过肠壁，经血流到达肺，穿过肺泡上行至呼吸道，定居于咽喉、气管、支气管等部位发育为成虫。龟和鳖可能是喉兽比翼线虫的转续宿主或中间宿主，当人生食或半生食了龟、鳖的肝、胆、血时也可被感染。自人体感染至虫体发育成熟需70天左右。

（三）致病

本虫的致病机制在于幼虫侵入肺造成机械性损伤，导致肺出血、水肿或肺炎性病变；虫体附着在气管黏膜及分泌物的刺激，引起气管黏膜潮红及出血性卡他性炎症。临床表现最常见发热、咳嗽、哮喘及咯血等一系列的呼吸道症状。潜伏期6~11天，早期常严重干咳无痰，病程较长，伴有搔爬刺激感。嗜酸性粒细胞常明显增多。痰液中偶有虫体。抗生素治疗无明显效果。

（四）实验室检查

查见成虫或虫卵是确诊比翼线虫病的重要依据。除可以在痰液中检获成虫，粪便或痰液中检获虫卵外，还可伴有外周血嗜酸性粒细胞增多。气管镜检查亦可发现呼吸道壁附有虫体或囊包块，气管镜检冲洗液亦可检获成虫和虫卵。早期X线胸片可见短暂浸润性变化，提示病原体在体内移行时经过肺。需要与钩虫感染相鉴别。

（五）流行与防治

人体比翼线虫病流行有明显地区性。国外报道的病例超过100例，大多来自南美及加勒比地区，约半数在马提尼克岛。韩国、菲律宾、马来西亚等国家也有病例报道。我国从1975年起，迄今已报道13例，分布在广东、上海、江苏及吉林等地。人体比翼线虫病为人畜共患病，保虫宿主或传染源较多，以食草动物牛、羊、鹿较为常见。

预防人体比翼线虫病的关键为加强宣传教育，注意个人饮食卫生，不吃生冷的蔬菜及动物食品。治疗可用阿苯达唑、甲苯达唑和伊维菌素等抗线虫药物。

七、麦地那龙线虫

麦地那龙线虫（*Dracunculus medinensis* Linnaeus，1758；Gallandant，1773）属旋尾目、龙线虫科

（Dracunculidae）、龙线虫属（*Dracunculus*），又称几内亚线虫。成虫寄生在人和多种哺乳动物组织内，引起麦地那龙线虫病（dracunculiasis）。人或动物因误食含本虫感染期幼虫的剑水蚤而感染。

（一）形态与生活史

成虫细长，形似一根粗白线，体表光滑，镜下可见细密的环纹。雌虫长 60～120cm，宽 0.9～2mm，生殖系统为双管型，成熟雌虫子宫内充满大量的第一期幼虫（杆状蚴）。雄虫较少见，长 12～40mm，宽 0.4mm，末端向腹面卷曲，具交合刺 2 根（图 14 - 26）。

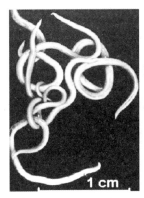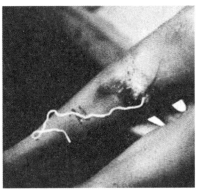

图 14 - 26 麦地那龙线虫成虫形态

杆状蚴长 550～760μm，宽 15～30μm，体表可见显著的纤细环纹，前端钝圆，尾尖细，尾长约占体长的 1/3，为鉴定本虫的一个重要形态特征（图 14 - 27）。

成虫寄生于终宿主（人或哺乳动物）腹股沟、腋窝等组织内。含感染期幼虫的剑水蚤随饮水被终宿主误食后，幼虫在十二指肠处从剑水蚤体内释出，钻入肠壁，经肠系膜、体腔移行至皮下结缔组织。虫体约经 3 个月发育至性成熟，雌、雄交配后，雄虫在 3～7 个月内死亡，雌虫于感染后 8～10 个月发育成熟后自寄生部位移行终末宿主（人或动物）的四肢、腹部、背部等部位的皮下组织，产出第一期幼虫，幼虫产出期间引起宿主强烈的超敏反应，可导致皮下形成肿块，皮肤表面形成水疱，继而皮肤破溃。当宿主肢体与水接触时，受到刺激

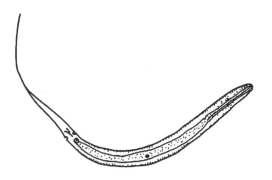

图 14 - 27 麦地那龙线虫第一期幼虫形态

的雌虫头端从破溃部位的皮肤伸出，子宫内含有成千上万的幼虫，由于内外压力致体壁和子宫破裂，释出大量的第一期幼虫，每次产出的幼虫可多达 50 万条。当破溃部位再次与水接触时，雌虫又重复这一产蚴过程，幼虫产尽后雌虫自然死亡，被组织吸收，伤口愈合。第一期幼虫在水中较为活跃，若被中间宿主剑水蚤吞食，在适宜温度下经 12～14 天，在其体内发育为感染期幼虫。

（二）致病

本虫致病主要是成熟雌虫移行至皮肤及皮下组织时，可出现条索状的硬结或肿块，同时释放的幼虫及大量代谢产物引起的宿主组织强烈的超敏反应，可致皮肤出现丘疹，并发展为水疱、脓疱、蜂窝组织炎、脓肿、皮肤溃疡等症状。水疱内为无菌黄色液体，镜下见大量巨噬细胞、嗜酸性粒细胞和淋巴细胞。溃疡如果继发感染可致脓肿，愈合后留下永久性疤痕或肌肉损伤。雌虫释放的代谢产物可导致患者出现荨麻疹、血管性水肿和腹泻、发热、头晕、恶心等全身症状。虫体还可侵及神经系统引起瘫痪，亦可引起眼、心脏及泌尿生殖系统病变和关节炎、滑膜炎、关节强直和患肢萎缩，导致患肢萎缩。在体内

深部组织内的雌虫死亡退化后钙化，导致邻近的关节发炎。变性的虫体也可释放出大量抗原，诱发无菌性囊液性脓肿（fluid‑filled abscess）。

（三）实验室检查

自伤口检获伸出的雌虫是最可靠的确诊依据。具体方法：当水疱破溃后，用少许冷水置于破溃处，取破溃表面液体涂片检查，低倍镜下见到运动活跃的幼虫便可确诊。深部脓肿可用手术自肿块内取成虫或抽取肿块内液体涂片，镜检幼虫。X线检查有助于宿主体内虫体钙化的诊断。免疫学试验，如皮内试验、IFA或ELISA可作为辅助诊断。血常规检查时常见嗜酸性粒细胞增高。诊断时应注意与皮下寄生的裂头蚴相鉴别。

（四）流行与防治

麦地那龙线虫病是一种人兽共患寄生虫病，曾广泛流行于印度、巴基斯坦、西南亚、非洲等许多热带和亚热带地区。在南美也有轻度流行，在日本、朝鲜和中国仅见个例报告。1986年，WHO制定了全球消灭麦地那龙线虫病的战略规划。经过防治后，至1998年，麦地那龙线虫病的流行仅限于非洲，患者不足8万。在我国，家畜（猫）等动物感染的报告较多，而人体病例至今仅有1995年1例儿童报告，在其左侧腹壁脓肿内检获一条雌性成虫。

人是主要传染源。保虫宿主有犬、猫、马、浣熊、牛、狼和猴等，但这些动物体内龙线虫属的虫种易于混淆。麦地那龙线虫病的最常见的中间宿主为广布中剑水蚤（Mesocyclopsleuckarti），分布于世界各地。本病的流行主要有两个环节：饮用含剑水蚤的生水及患者与水接触。亦有因生食泥鳅引起感染的报道。患者年龄多在14～40岁，以5～9月发病最多。麦地那龙线虫病在一些国家流行严重，对人体健康的危害，尤其是对青少年的危害很大。

麦地那龙线虫病防治的关键措施是注意饮水卫生，不饮生水，从自然界取回的水需经过滤。发现有虫体自皮肤暴露时，先用适量冷水置破溃处，使雌虫伸出产幼虫，此时用一根小棒慢慢卷出虫体，每日向外拉出约5cm长的虫体，每天一次，约需3周即可将虫体全部拖出。此过程操作必须谨慎，一旦虫体被拉断，幼虫逸出可致严重的炎症反应。也可手术取虫治疗。治疗药物有甲硝唑、硝咪唑或甲苯达唑等。

八、肾膨结线虫

肾膨结线虫（*Dioctophyma renale* Goeze，1782；Stiles，1901）属膨结目（Dioctophymatida）、膨结科（Dioctophymatidae）、膨结线虫属（*Dioctophyma*），是一种大型寄生线虫，俗称巨肾虫（The giant kidney worm）。本虫分布广泛在世界各地，寄生于犬、水貂、狼、褐家鼠等20多种动物的肾脏及腹腔内，偶可寄生于人体，引起肾膨结线虫病（dioctophymiasis renale）。

（一）形态与生活史

成虫呈圆柱形，体表具横纹，活时呈血红色，前细后圆；虫体两侧各有一行乳突；口孔位于虫体顶端，其周围有两圈乳突；雌虫长20～100cm，宽0.5～1.2cm，阴门开口于虫体前食管之后的腹面中线上，钝圆形肛门位于尾端；雄虫长14～45cm，宽0.4～0.6cm，尾端有钟形无肋的交合伞，又称为生殖盘或泄殖腔周围囊，具表面光滑的交合刺一根；寄生在人体的虫体发育较差，其大小，雄虫为（9.8～10.3）cm×（0.12～0.18）cm，雌虫为（16～22）cm×（0.21～0.28）cm（图14‑28）。

虫卵呈椭圆形，棕黄色，大小为（60～80）μm×（39～46）μm，卵壳厚，除两端外表面有许多明显的小凹陷（图14‑28）。

肾膨结线虫成虫主要寄生在终宿主的肾，虫卵随宿主的尿液排出体外进入水中，发育为含有第一期

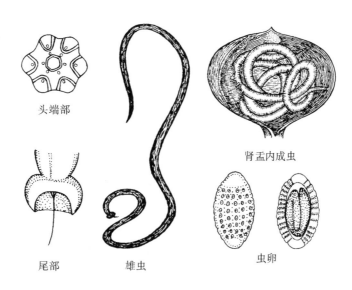

图 14-28 肾膨结线虫成虫和虫卵形态

幼虫的卵（含蚴卵）。含蚴卵被中间宿主寡毛类环节动物摄食后，在其体内继续发育。动物由于食入含有第二期肾膨结线虫幼虫的寡毛类环节动物而被感染。人的感染一般是由于生食或半生食含该虫第三期幼虫的蛙或鱼类而引起，亦可因吞食了生水中或水生植物上的寡毛类环节动物而获得感染。幼虫进入人体消化道后，穿过肠壁随血流移行至肾盂发育为成虫并产卵。虫体也可在膀胱、卵巢、子宫、肝脏、腹腔等部位寄生。

（二）致病

肾膨结线虫通常寄生于终宿主肾脏中，导致肾脏显著增大，约70%的感染者在肾盂背部有骨质板形成，骨质板边缘有透明软骨样物，大多数肾小球和肾盂黏膜乳头变性。肾盂腔中有大量的红细胞、白细胞或有脓液。病变后期，感染肾萎缩，未感染肾因代偿而肥大。由于虫卵表面的黏稠物易凝成块，加上虫体死亡后残存的表皮，可形成结石的核心。

患者临床表现主要有腰痛、肾绞痛、反复血尿、尿频，可并发肾盂肾炎、肾结石、肾功能障碍等。亦可见尿中排出活的或死的，甚至残缺不全的虫体。当虫自尿道逸出时可引起尿路阻塞，亦有急性尿中毒症状。

除肾脏外，本虫也可寄生于腹腔，偶可寄生于肝脏、卵巢、子宫、乳腺和膀胱。

（三）实验室检查

结合临床症状，有生食或者半生食鱼或蛙史要考虑人体肾膨结线虫病的可能。从尿液中发现虫体或查见虫卵是确诊人体肾膨结线虫病的依据。但若虫体寄生于泌尿系统以外的部位，输尿管堵塞或只有雄虫感染的病例则无法查出虫卵。尿道造影、B超或CT检查有助于诊断。

（四）流行与防治

人体肾膨结线虫病病例发现不多，迄今全世界报道30多例，中国报道20多例。患者尿中均有虫体排出，少者为1条，多者达11条，排出的虫体活、死和残缺不全者均有。预防人体肾膨结线虫病的关键措施是勿食生的或未煮熟的鱼、蛙、生水和生菜等。治疗可用阿苯达唑和噻嘧啶，但需反复多个疗程用药。虫体寄生在肾盂者，切开肾盂取虫为最可靠的治疗办法。

九、肝毛细线虫

肝毛细线虫（*Capillariahepatic* Bancroft，1893；Travassos，1919）是一种广泛寄生于啮齿类、食虫

类、犬、牛、兔等动物的寄生虫，偶尔感染人。成虫寄生于肝，引起肝毛细线虫病（hepatic capillariasis）。人的感染是由于食入被感染期卵污染的食物或水而引起。

（一）形态与生活史

肝毛细线虫成虫较鞭虫纤细，雌虫大小为（53~78）mm ×（0.11~0.20）mm，尾端呈钝锥形，雄虫大小为（24~37）mm ×（0.07~0.10）mm，尾端有1个突出的交合刺被鞘膜所包裹；食管占体长的1/2（雄虫）或1/3（雌虫）。

肝毛细线虫虫卵形态与鞭虫卵相似，但较大，椭圆形，卵壳厚，分两层，两层间有许多放射状纹。外层有明显的凹窝，两端各有黏液状透明塞状物，但不凸出于膜外。

肝毛细线虫成虫寄生于肝，在此受精、产卵。虫卵沉积在肝组织中不能发育，直至宿主死亡后尸体腐烂，虫卵释出后在土壤中发育。虫卵在潮湿的土壤中发育为含胚胎的卵，即感染性虫卵，宿主由于吞食被感染性虫卵污染的食物或水而被感染。感染后24小时内虫卵在盲肠孵化为第一期幼虫，在6小时内钻入肠黏膜，经过肠系膜静脉、门静脉，在感染后52小时内到达肝脏。感染后的3~4日开始在肝内蜕皮，经4次蜕皮后发育为成虫，寄生在肝。

（二）致病

肝毛细线虫成虫产卵于肝实质中，虫卵不能排出体外，虫卵沉积可导致肝实质肉芽肿反应和脓肿样病变，肉眼可见肝表面多发点状珍珠样白色颗粒，或灰色小结节，其大小为0.1~0.2cm。脓肿中心由成虫、虫卵和坏死组织组成，虫体可完整或崩解，虫体和虫卵周围围绕以嗜酸性粒细胞、浆细胞、巨噬细胞及嗜酸性物质。轻度感染者不出现明显的临床症状；中、重度感染者起病较急，临床表现严重，可出现发热、肝大、脾大、嗜酸性粒细胞显著增多、白细胞增多及高丙种球蛋白血症，低血红蛋白性贫血颇为常见，严重者可表现为嗜睡、脱水等，甚至死亡。若肝毛细线虫侵袭肝以外的其他器官，如肺和肠道，患者则表现为咳嗽及少量的痰，或便秘或腹泻、粪便带血等。肺部X线显示支气管和肺门阴影增加及肺炎病灶。

（三）实验室检查

诊断肝毛细线虫病相当困难。确诊依据主要为肝组织活检见肝内寄生的大量虫卵。肝病患者伴有嗜酸性粒细胞显著增多者，可考虑用免疫学方法，如早期患者可采用间接免疫荧光法（IIF）、晚期患者可采用酶联免疫吸附试验（ELISA）等进一步检测。需注意与血吸虫病相鉴别。

（四）流行与防治

肝毛细线虫病广泛流行于世界各地，目前已有报道的国家包括美国、墨西哥、加拿大、捷克、德国、意大利、南非、西非、巴西、印度、土耳其及中国等国家和地区。迄今全世界确诊为肝毛细线虫病的患者72例。目前，该虫在我国的福建、广东、广西、海南、四川、云南、江苏、浙江、上海、甘肃、河南、湖北、湖南、山东、吉林、内蒙古、辽宁等省、直辖市、自治区均有分布，长江以南地区感染较为普遍，如海南、云南、福建和湖北省的感染率均较高。我国仅发现3例人体感染。尽管报道的病例不多，但大多数引起死亡，故应予以注意。另外，还发现肝毛细线虫假性感染病例16例。假性感染的出现是由于食入含肝毛细线虫卵的生鼠肝或兔肝而引起，虫卵仅通过人体消化道随粪排出，但人并未获得感染，即所谓假性感染（spurious infection）。真性感染（genuine infection）在人粪中无此虫卵排出。

肝毛细线虫病是一种人兽共患寄生虫病。已知鼠类、河狸、犬、猴、黑猩猩、野猪、猫、欧洲野兔等40多种动物均可感染，特别是啮齿类动物，如褐家鼠、黄胸鼠、北社鼠、黄毛鼠和斯氏家鼠等感染最为多见。患病动物是人类感染的自然疫源。人类感染以儿童为多见，患儿多有异嗜症，成人感染者则多为精神失常者。感染与社会经济状况、个人卫生及饮食卫生差、居住条件简陋、屋内有鼠类活动等有关。

预防人体感染要做好防鼠灭鼠工作。治疗药物首选阿苯达唑、甲苯达唑抗虫治疗。

十、异尖线虫

异尖线虫（*Anisakis*）属于蛔线虫目、异尖科（Anisakidae），成虫寄生在海栖哺乳动物如鲸、海豚、海豹等的胃部，而幼虫寄生在某些海栖鱼类的体内。人是异尖线虫的非适宜宿主，但幼虫可寄生于人体消化道各部位，引起内脏幼虫移行症，即人体异尖线虫病（anisakiasis），这是一种由于人食用生的或者未煮熟的含有异尖线虫Ⅲ期幼虫的海鱼所感染的一种鱼源性寄生虫病。可引起人体异尖线虫病的虫种主要有5属：异尖线虫属、海豹线虫属、钻线虫属、对盲囊线虫属和鲔蛔线虫属。中国报道的主要为异尖线虫属和鲔蛔线虫属的虫种。

（一）形态与生活史

异尖线虫在人体寄生的阶段均为第三期幼虫，呈圆柱形，乳白色半透明。体12.5～30mm，中肠部体宽为430～550mm，无侧翼，胃部呈白色；头部为融合的唇块，唇瓣尚未分化；腹侧有一明显的钻齿，排泄管开口与腹侧稍后两亚腹唇之间；尾部短而圆，正中有一尾突。幼虫在水中蠕动如蚯蚓状。

成虫寄生在终宿主海栖哺乳动物如鲸、海豚、海狮、海豹等的胃部，虫卵随宿主粪便排入海水中，脱皮2次发育成第一期幼虫，第一期幼虫被第一中间宿主浮游类和甲壳纲动物如磷虾等吞食在其体内进一步发育为第三期幼虫，即感染期幼虫。当甲壳纲动物被第二中间宿主海鱼或软体动物如鲱鱼、鳕鱼、鱿鱼及日本七鳃鳗、鲐鱼、鳓鱼、乌贼等吞食后，感染期幼虫寄居在其肌肉或腹腔中，虫体盘曲于白色半透明或不透明的纤维囊内。继而被终宿主鲸等捕食后，幼虫即钻入其胃壁，在其胃内经过2次脱皮继续发育为成虫。

人的感染主要是食入了含活异尖线虫幼虫的海鱼，如大马哈鱼、鳕鱼、大比目鱼、鲱鱼、鲭鱼等和海产软体动物，如乌贼等而引起。虫体幼虫可寄生于人体消化道各部位，但主要寄生于胃肠壁（图14-29），可引起内脏幼虫移行症。

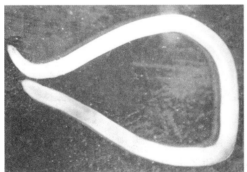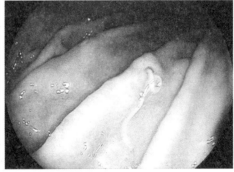

图14-29 人体内异尖线虫形态

（二）致病

人体感染幼虫后，轻者仅有胃肠不适，重者表现为在进食后数小时上腹部突发剧痛伴恶心、呕吐，或数天后下腹部疼痛、腹胀和腹泻等症状。纤维胃镜可见胃黏膜水肿、出血、糜烂、溃疡。晚期患者可见胃肠壁上有肿瘤样物。病理特点是以黏膜下层为中心，伴有大量嗜酸性粒细胞浸润的脓肿或瘤样肿物，肿物内可见虫体或其断片、角皮或肠管等。除在胃肠外，虫体也可在腹腔、泌尿系统、皮下组织等处形成肿物。根据病变损害程度，可将其分为异物性蜂窝组织炎型、脓肿型、肉芽肿型和脓肿肉芽肿型4类。患者发病急骤，酷似外科急腹症，常致临床误诊，需与急性阑尾炎和十二指肠溃疡等病鉴别诊断。

（三）实验室检查

确诊人体异尖线虫病主要依据从胃内检获幼虫。多在胃大弯侧发现虫体。患者有生食海鱼的病史及典型的临床症状也是诊断的主要依据。纤维内镜检查是胃异尖线虫并最有效的诊断方法。X 线检查胃部异尖线虫的特征为纵向胃壁褶皱肿胀，有时可见幼虫本身呈线性的阴影。用体外培养的幼虫排泄分泌产物做抗原检测患者血清中特异性抗体，是人体异尖线虫病的重要辅助诊断方法。

（四）流行与防治

在日本、韩国、荷兰、英国、法国、德国以及太平洋地区等 30 多个国家有人体异尖线虫病病例报告。其中日本已报道 3 万多病例。主要是因为这些国家的居民喜吃腌海鱼，或生拌海鱼片、鱼肝、鱼子或乌贼，由此获得感染，使人体异尖线虫病成为一种海洋自然疫源性疾病。2013 年，崔昱等报告我国首例异尖线虫感染病例。国内市售海鱼中，发现鲐鱼、小黄鱼、带鱼等小型鱼体肌肉或器官组织内的异尖线虫幼虫感染率高达 100%；从东海和黄海获得的 30 种鱼和两种软体动物发现带幼虫率可达 85% 以上。另外，三文鱼中也的确存在异尖线虫，可见在我国人群有很大感染异尖线虫的潜在危险性。

胃肠道异尖线虫病目前尚无特效治疗药物，可用纤维胃镜检查并将虫体取出。异位病变者可服阿苯达唑，一天 3 次，连服 3 天。必要时可手术治疗。人体异尖线虫病防重于治，不生食或半生食鱼是最有效的预防措施。

（佘俊萍）

目标检测

答案解析

1. 下列人体寄生线虫中，属于生物源性线虫的是（　　）

  A. 似蚓蛔线虫　　　　　　B. 蠕形住肠线虫　　　　　C. 旋毛形线虫

  D. 毛首鞭形线虫　　　　　E. 十二指肠钩口线虫

2. 广谱驱肠道寄生线虫的药物是（　　）

  A. 伊维菌素　　　　　　　B. 槟榔和南瓜子　　　　　C. 甲硝唑

  D. 吡喹酮　　　　　　　　E. 阿苯哒唑

3. 患儿，女，4 岁。因反复外阴瘙痒入院治疗，经详细询问病史发现该患儿的外阴瘙痒有夜间加剧的特点，在夜间幼儿睡熟时，在其肛门周围检获两条乳白色线头虫，长约 1cm，尾端尖直似针尖，根据幼儿的临床表现和检获虫体的形态特征，该患儿可能感染了（　　）

  A. 粪类圆线虫　　　　　　B. 蠕形住肠线虫　　　　　C. 十二指肠钩口线虫

  D. 毛首鞭形线虫　　　　　E. 美洲板口线虫

4. 蛔虫对人体最严重的危害是由成虫引起的并发症，在临床上蛔虫引起的最常见的并发症是（　　）

  A. 蛔虫性阑尾炎　　　　　B. 蛔虫性胰腺炎　　　　　C. 蛔虫性肠梗阻

  D. 胆道蛔虫症　　　　　　E. 肠穿孔

5. 人体感染鞭虫后，通常不会引起的临床表现是（　　）

  A. 呼吸道症状，如咳嗽、咳痰等临床表现

  B. 贫血

  C. 消化道出血

D. 直肠脱垂

E. 恶心呕吐、腹痛腹泻

6. 关于结膜吸吮线虫的描述，错误的是（　　）

A. 主要寄生于犬、猫等动物眼结膜囊内，偶尔寄生于人眼

B. 成虫细长、圆柱形，乳白色、半透明，体表具有明显的环纹

C. 在眼分泌物中发现初产幼虫是病原诊断的依据

D. 多侵犯双侧眼，少数病例可单侧眼感染

E. 感染方式主要是中间宿主冈田绕眼果蝇舔吸终宿主眼部分泌物时而被吸入蝇体内传播

7. 钩虫所致贫血为（　　）

A. 巨幼红细胞贫血　　　　　　B. 溶血性贫血　　　　　　C. 低色素小细胞型贫血

D. 正常细胞性贫血　　　　　　E. 镰状细胞贫血

8. 下列有关粪类圆线虫的说法，错误的是（　　）

A. 粪类圆线虫是兼性寄生虫

B. 粪类圆线虫是一种机会致病寄生虫

C. 粪类圆线虫成虫主要寄生在肺部

D. 粪类圆线虫可引起宿主皮肤损伤

E. 在患者免疫力下降时，可引起播散性重度感染

9. 旋毛虫幼虫移行寄生期最典型的临床表现为（　　）

A. 恶心、呕吐、腹痛、腹泻等急性胃肠道症状

B. 厌食、乏力、畏寒、低热等全身性反应

C. 发热、眼睑或颜面部水肿、全身肌肉酸痛、压痛

D. 肺炎、胸膜炎、胸腔积液

E. 心肌炎、心力衰竭、颅内高压

10. 在流行病学上有意义而又易被忽视的丝虫病传染源是（　　）

A. 象皮肿患者　　　　　　　　B. 乳糜尿患者　　　　　　C. 微丝蚴血症者

D. 鞘膜积液患者　　　　　　　E. 有输血史者

书网融合……

本章小结

微课1

微课2

微课3

微课4

微课5

题库

第十五章 猪巨吻棘头虫

PPT

📖 学习目标

1. **掌握** 猪巨吻棘头虫成虫、虫卵的形态特征及常用诊断方法。
2. **熟悉** 猪巨吻棘头虫的生活史要点。
3. **了解** 猪巨吻棘头虫的流行因素及防治原则。
4. 学会巨吻棘头虫病的实验诊断技术，具备临床诊断和治疗巨吻棘头虫病的能力。

【概要】

猪巨吻棘头虫（*Macracanthorhynchus hirudinaceus* Pallas，1781；Travassos，1916）属于棘头动物门（Acanthocephala）、后棘头虫纲（Metacathocephala）、原棘头虫目（Archiacanthocephala）、稀棘棘头虫科（Oligacanthorhynchidae）、巨吻棘头虫属（*Genus Macracanthorhynchus*）。猪巨吻棘头虫是一种寄生在猪肠道内的大型寄生虫，偶尔寄生于人体，人因生食或误食含活感染性棘头体的甲虫而感染，引发以急腹症为主要临床表现的猪巨吻棘头虫病（macracanthorhynchosis）。粪便镜检虫卵、诊断性驱虫治疗或经手术发现虫体是猪巨吻棘头虫病确诊的依据。我国自1964年首次报告人体感染以来，目前人体猪巨吻棘头虫病病例分布在国内10多个省，共报道380多例。

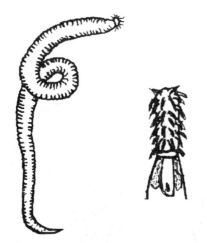

图 15-1　猪巨吻棘头虫成虫外形及吻突结构

（一）形态

1. 成虫 虫体呈乳白色或淡红色，体表有明显的横纹；活体时背、腹面略扁平，固定后为圆柱形；一条完整的虫体由吻突、颈部和躯干3部分组成；吻突可伸缩，呈类球形，其周围有5~6排尖锐透明的吻钩（rostellar hook），每排5~6个，呈螺旋形排列。颈部短，呈圆柱形，与吻鞘（sheath）相连，吻突可伸缩入鞘内。无口及消化道，由体表吸收营养。雄虫体长5~10cm，尾端有一钟形交合伞；雌虫长20~65cm，尾端钝圆（图15-1）。

2. 虫卵 椭圆形，棕褐色，大小为（67~110）μm×（40~65）μm，卵壳厚，由3层组成：外层薄而透明，中层厚，呈隆脊的嵌接处，呈透明状，易从此处破裂，卵内幼虫由此逸出；内层光滑而薄。成熟卵内含1个具有小钩的幼虫，称为棘头蚴（acanthor）。

（二）生活史

猪巨吻棘头虫的生活史阶段包括虫卵、棘头蚴、棘头体（acanthella）、感染性棘头体（cystacanth）和成虫。猪和野猪是本虫的主要终宿主，偶尔可寄生于人、猫、犬体内。中间宿主为鞘翅目昆虫（甲虫），包括多种天牛和金龟子。成虫寄生在终宿主小肠内，虫卵随宿主粪便排出体外，散落在土壤中，可存活数月至数年。当虫卵被甲虫的幼虫吞食后，卵壳破裂，棘头蚴逸出，穿破甲虫肠壁进入其血腔，在血腔中经棘头体发育至感染性棘头体，此过程需要3~5个月。感染性虫体在甲虫的整个变态过程中可存活2~3年，并保持对终宿主的感染力。当猪等动物吞食含有感染性棘头虫的甲虫（幼虫、蛹或成虫）后，在其小肠需经 1~3 个月才能发育为成虫（图 15-2）。

人因误食含活感染性棘头体的甲虫而被感染，但人不是猪巨吻棘头虫的适宜宿主，因此本虫在人体内极少能发育成熟和产卵。

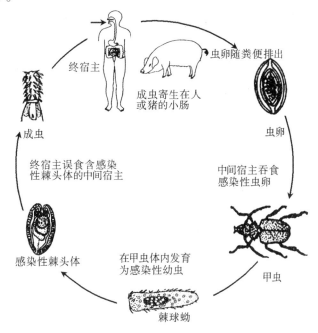

图 15-2 猪巨吻棘头虫生活史

（三）致病

猪巨吻棘头虫多在人体回肠的中、下段寄生，一般为 1~3 条，最多 21 条。虫体以吻突上的吻钩固着于肠黏膜，造成黏膜组织机械性损伤，同时在吻腺所分泌的毒素的作用下可使肠黏膜局部发生充血、水肿、肌层出血、中性粒细胞和嗜酸性粒细胞浸润、坏死与发炎，甚至形成溃疡，继而出现结缔组织增生，形成 0.1~1.0cm 的棘头虫结节。结节质硬并突向浆膜面，常与大网膜组织粘连后形成包块。虫体常更换固着部位，造成肠壁多处受累，常可引起肠壁深层受损，甚至穿破肠壁造成肠穿孔，引起局限性腹膜炎及腹腔脓肿，亦可因肠粘连出现肠梗阻，部分患者可发生浆液性腹水或长期的腹胀，儿童患者可出现"大肚子"体征。

患者早期症状不明显，多在感染后 1~3 个月发病，可有消化不良、食欲减退、乏力、消瘦、贫血、腹泻和黑便等症状。右下腹或脐周常可出现阵发性或持续性疼痛，在腹部明显压痛处常可触及单个或多个、大小不一的圆形或卵圆形包块。患者亦可出现恶心、呕吐、失眠、夜惊等症状和嗜酸性粒细胞增多。少数感染者可不出现任何症状和体征，自动排虫后而自愈。猪巨吻棘头虫病对人体主要危害是引起外科并发症，如肠穿孔、肠梗阻、腹膜炎、腹腔脓肿等，有些患者还可出现浆液性腹水，严重者出现休克，国内临床报告半数以上病例发生肠穿孔。

（四）实验室检查

诊断猪巨吻棘头虫病主要根据流行病学史及临床症状，因人不是本虫的适宜宿主，故患者粪便很少能查见虫卵。做诊断性驱虫或经急腹症手术发现虫体是确诊的依据。免疫诊断，如采用虫卵抗原做皮试，对诊断猪巨吻棘头虫病有一定价值。外周血嗜酸性粒细胞增多、粪便隐血试验阳性和腹腔影像学检查异常等也有助于诊断。

（五）流行与防治

猪巨吻棘头虫病分布广，呈世界性流行，其中在北美、南美、匈牙利、罗马里亚、印度、日本等国猪感染较为普遍。国内共报道 380 多例，分布于辽宁、山东、河南、河北、广东、山西、北京、天津、湖北、江苏、吉林、安徽、云南、海南、四川和内蒙古等 16 个省、市、自治区，其中在山东和辽宁部分地区呈地方性流行。

人作为猪巨吻棘头虫病传染源意义不大。猪是猪巨吻棘头虫病的主要传染源，在猪群中分布广。鞘翅目昆虫在我国有 9 科 42 种鞘翅目昆虫可作为本虫中间宿主，其中以大牙锯天牛（*Doryethenesparadoxns*）、曲牙锯天牛（*D. hydropicus*）和棕色鳃金龟子（*Holotrichiatitanus*）的感染率最高。

人感染棘头虫主要与生食或半生食甲虫的习惯有密切关系。在流行区，儿童有捕捉天牛和金龟子生食或烤食习惯。故患者以学龄前儿童和青少年为主。

预防猪巨吻棘头虫病首先要加强卫生知识宣传教育，尤其要教育儿童不捕食甲虫；加强猪的饲养管理、提倡圈养；及时发现感染者早期治疗。目前尚无特效药物治疗，服用阿苯达唑和甲苯达唑、三苯双脒有一定疗效；出现并发症者，应及时手术治疗。

答案解析

目标检测

1. 关于猪巨吻棘头虫形态的描述，正确的是（　　）

    A. 成熟虫卵内含 1 个具小钩的幼虫，称原头蚴

    B. 一条完整的猪巨吻棘头成虫由吻突、颈部和躯干 3 部分组成

    C. 虫卵卵壳厚，由外层和内层 2 层组成

    D. 成虫的吻突可伸缩，呈类球形，其周围有 1～2 排尖锐透明的吻钩

    E. 虫体颈部短，呈圆柱形，有口及消化道

2. 以下不属于防治猪巨吻棘头虫病的方法有（　　）

    A. 加强卫生知识宣传，尤其要教育流行区人群不捕食甲虫

    B. 加强猪的饲养管理、提倡圈养

    C. 患者以老人和成人为主

    D. 出现并发症者，应及时手术治疗

    E. 目前尚无特效药，服用阿苯达唑和甲苯达唑、三苯双脒等有一定疗效

3. 关于猪巨吻棘头虫的描述，错误的是（　　）

    A. 人感染棘头虫主要与生食或半生食甲虫的习惯有密切关系

    B. 生活史阶段包括虫卵、棘头蚴、棘头体、感染性棘头体和成虫

    C. 猪和野猪是本虫的主要终宿主，偶尔可寄生于人、猫、犬体内

    D. 粪便镜检虫卵、诊断性驱虫治疗或经手术发现虫体是猪巨吻棘头虫病确诊的依据

    E. 人是猪巨吻棘头虫的适宜宿主，本虫在人体内多数能发育成熟和产卵

（余俊萍）

书网融合……

本章小结

第四篇 医学节肢动物学

第十六章 医学节肢动物概述

PPT

📖 学习目标

1. 掌握　医学节肢动物的概念与特征、主要类群与危害。
2. 熟悉　病媒节肢动物的判定；医学节肢动物的防制方法。
3. 了解　我国主要虫媒病与主要病媒节肢动物。
4. 学会识别医学节肢动物主要类群，具备判定病媒节肢动物的初步能力。

节肢动物（arthropod）是无脊椎动物，种类繁多，占动物界种类的 2/3 以上（占全世界 100 多万现存动物的 80% 左右）。除自生生活外，也有少数为寄生种类。

医学节肢动物（medical arthropod）是指与医学有关，即可以通过骚扰、蜇刺、毒害、寄生及传播病原体等方式危害人畜健康的节肢动物。医学节肢动物学（medical arthropodology）是研究医学节肢动物的形态、分类、生活史、生态、地理分布、致病及防制措施的科学。由于昆虫纲在节肢动物中占绝大多数，所以通常又称为医学昆虫学（medical entomology）。它是医学寄生虫学、流行病学和公共卫生学的重要组成部分，但其本身也是一门独立的学科。

一、医学节肢动物的主要特征

医学节肢动物的主要特征：①虫体左右对称，躯体和附肢（如足、触角、触须等）分节，结构对称；②体表骨骼化，由几丁质及醌单宁蛋白（quinone tanned protein）组成，亦称外骨骼；③循环系统开放式，体腔称为血腔（haemocoele），含有无色或不同颜色的血淋巴；④发育过程多数具有蜕皮（ecdysis）和变态（metamorphosis）现象。

二、医学节肢动物的主要类群

节肢动物门通常分为 13 个纲，其中与医学有关的节肢动物主要有以下 5 个纲，最重要的是蛛形纲和昆虫纲。

1. 蛛形纲（Arachnida）　虫体分头胸部和腹部，或头胸腹愈合成躯体。无触角，有足 4 对。能传播疾病或直接致病的种类有软蜱、硬蜱、革螨、恙螨、尘螨、粉螨、疥螨、蠕形螨、蜘蛛和蝎子等。

2. 昆虫纲（Inasecta）　虫体分头、胸、腹 3 部。头部有触角 1 对，胸部有足 3 对。能传播疾病或直接致病的种类有蚊、蝇、白蛉、蠓、蚋、虻、虱、蚤、臭虫、蜚蠊、锥蝽、桑毛虫、松毛虫、毒隐翅虫等。

3. 甲壳纲（Crustacea） 虫体分头胸部和腹部。有触角 2 对，步足 5 对。与医学有关的常见种类有淡水蟹、蝲蛄、淡水虾、剑水蚤等。

4. 唇足纲（Chilopoda） 虫体窄长，背腹扁平，多节，由头及若干形状相似的体节组成。头部有触角 1 对，每节有步足 1 对。第一体节的步足转化成 1 对毒爪，螫人时，毒腺排出有毒物质伤害人体。与医学有关的常见种类有蜈蚣、蚰蜒等。

5. 倍足纲（Diplopoda） 虫体呈长管形，多节，由头及若干形状相似的体节组成。头部有触角 1 对，除第一体节外，每节有足 2 对，体节内腺体分泌物可引起皮肤过敏。与医学有关的常见种类有马陆等。

三、医学节肢动物对人体的危害

医学节肢动物对人体的危害包括两方面，即直接危害和间接危害。所谓直接危害是指由节肢动物对人体直接骚扰、吸血、螫刺、毒害、寄生和由其引发的超敏反应等所导致的节肢动物源性疾病；间接危害是指节肢动物作为媒介传播病原体导致的虫媒病。

（一）直接危害

1. 骚扰和吸血 多种节肢动物，如蚊、白蛉、蚋、蠓、虻、臭虫、虱、蜱、螨等均能叮刺吸血，尤其在其种群数量高峰季节，常常侵袭骚扰人体。被叮咬处有痒感，重者出现丘疹样荨麻疹，影响工作和睡眠。如人头虱，主要寄生在人头上毛发部位，其若虫和雌、雄成虫均嗜吸人血。虱叮咬后，人体局部皮肤可出现瘙痒和丘疹，常瘙痒难耐，被搔破后可继发感染。

2. 螫刺和毒害 某些节肢动物有毒腺、毒毛或有毒体液，螫刺时可将毒液注入人体而使人受害。轻者螫刺局部出现短暂的红、肿、痛等；重者可引起全身症状，甚至休克死亡。如桑毛虫、松毛虫的毒毛及毒液，可触刺皮肤，毒液外溢引起局部刺痒、水肿、斑丘疹等。有些毒蜘蛛在受惊扰时可出现防卫螫刺反应，毒液注入人体后，局部可出现疼痛、烧灼感或坏死，严重时可引起人体全身神经麻痹、心律不齐，甚至出现多器官充血及血管内血栓的形成，严重者可致死。某些蜱类分泌的毒素可引起宿主运动神经元麻痹、肌肉无力、运动失调，最后导致患者吞咽困难、延髓麻痹、呼吸衰竭而死亡。

3. 超敏反应 节肢动物的涎腺、分泌物、排泄物和脱落的表皮均是异源性蛋白，可引起过敏体质人群的超敏反应。如尘螨可引起哮喘、鼻炎；革螨和恙螨可引起螨性皮炎等。

4. 寄生 某些节肢动物可以直接寄生于人畜体内或体表引发疾病。如有些蝇类幼虫侵入宿主体内器官或体表可引起蝇蛆病（myiasis）；疥螨寄生在宿主表皮角质层可引起疥疮（scabies）；蠕形螨寄生于毛囊引起蠕形螨病（demodicidosis）；某些仓储螨类如粗脚粉螨、腐酪食螨、粉尘螨、屋尘螨等经呼吸道吸入可引起肺螨症（pulmonary acariasis）等。

（二）间接危害

医学节肢动物可携带病原体（微生物或寄生虫），引起疾病在人和人之间或人和动物之间传播，这种由节肢动物传播病原体而造成的疾病称为虫媒病（arbo - disease），在传染病中具有重要地位。此类医学节肢动物称为媒介节肢动物（entomophilous arthropod），也称虫媒（insect vector）。依据节肢动物媒介与病原体在传播过程中的关系，可分为机械性传播和生物性传播两种类型。

1. 机械性传播（mechanical transmission） 节肢动物对病原体的传播方式仅起着携带、输送的作用。病原体可以附着在节肢动物的体表、口器或经节肢动物的消化道散播，通过污染食物、餐具等方式，机械性地由一个宿主传播到另一个宿主，但病原体的形态和数量均不发生变化。如蝇机械性传播伤寒、细菌性痢疾、霍乱等疾病。

2. 生物性传播（biological transmission） 病原体在节肢动物体内经历发育和（或）繁殖后再被

传播到新的宿主。根据病原体在节肢动物体内的发育与繁殖的情况，将此种传播方式分为以下 4 类。

（1）发育式 病原体在节肢动物体内只有发育而无繁殖过程，即病原体在节肢动物体内仅有形态结构及生理特性的变化，没有数量的增加。如丝虫幼虫在蚊体内的发育。

（2）繁殖式 病原体在节肢动物体内只有繁殖，数量增多，但无形态变化，节肢动物为病原体繁殖的场所。例如黄热病毒、登革病毒在蚊虫体内，恙虫病立克次体在恙螨体内，鼠疫杆菌在蚤体内的繁殖等。

（3）发育繁殖式 病原体在节肢动物体内不仅发育而且繁殖，病原体既有形态上的变化，也有数量上增加。此类病原体只有在虫媒体内完成发育和繁殖过程后才能传染给人。如杜氏利什曼原虫在白蛉体内、疟原虫在按蚊体内的发育和繁殖。

（4）经卵传递式 某些病原体在节肢动物体内不仅繁殖，而且能侵入卵巢，经卵传递到下一代，产生众多的具有感染性的后代，引起病原体的广泛播散。如恙螨幼虫叮刺宿主感染了恙虫立克次体后，病原体可经成虫产卵传递给下一代幼虫并使之具有感染性。硬蜱体内的森林脑炎病毒、蚊体内的乙型脑炎病毒、软蜱体内的回归热螺旋体等都可以经卵传递。

（三）病媒节肢动物的判定

虫媒病的流行病学调查和防制工作中，传播媒介的判定是一项非常重要的工作。一般情况下，病媒节肢动物的判定主要依据以下 4 个方面的证据。

1. 生物学证据

（1）与人关系密切 吸血节肢动物嗜吸人血；非吸血种类则其活动必须与人生活有密切关系，如舐吸入的食物或在食物上排泄等造成人体感染。

（2）种群数量较大 往往是当地的优势种类或常见种类。

（3）寿命较长 以保证病原体在该节肢动物体内完成发育和增殖的过程。

2. 流行病学证据 媒介节肢动物的地理分布和季节消长，应与虫媒病的流行地区及流行季节相一致或基本一致。

3. 自然感染证据 在流行区和流行季节采集的可疑病媒节肢动物，经实验室检测可分离到自然感染的病原体，尤其是查到感染阶段的虫体。如按蚊涎腺中的子孢子、库蚊或按蚊体内的丝虫感染期丝状蚴等。

4. 实验室证据 在实验室，应用人工感染的方法可证明某病原体能够在某种节肢动物体内发育和（或）增殖并能感染易感的实验动物。

符合上述条件的，可以初步判定某种节肢动物为某种疾病在某一地区的传播媒介。值得注意的是，一种虫媒病的传播媒介，在不同的流行区及不同的时间，可以相同也可以不同；在一个地区的某种虫媒病的传播媒介可能只有一种，也可以多种。多种媒介时，应区分主要媒介和次要媒介。

四、医学节肢动物的防制

大多数医学节肢动物，其繁殖力和对外界环境适应力强、生态习性复杂、种群数量大，对其防制仅依赖单一措施很难奏效，往往需要采取多种措施综合防制。医学节肢动物的防制是从医学节肢动物与生态环境、社会条件的整体观点出发，采取综合性防制措施，降低节肢动物的种群数量或缩短其寿命，将节肢动物的种群数量控制在不足以传播疾病的程度。

医学节肢动物的综合防制方法主要包括环境防制、物理防制、化学防制、生物防制、遗传防制和法规防制等 6 方面。

（一）环境防制

环境防制是根据媒介节肢动物的滋生、栖息、行为等习性及其他生态学特点，通过合理的环境治理减少或清除虫媒的滋生，从而达到预防和控制虫媒病的目的。同时要注意益虫和天敌生存环境的保护。

1. 环境改造与治理 如基础卫生设施的改造和修建；排水、翻缸倒罐、沟渠修整、填堵洞穴，消除媒介动物滋生地；粪便无害化处理等措施。

2. 改善人群居住条件 搞好环境卫生，养成个人良好的生活卫生习惯，以减少或避免人、媒介、病原体三者的接触机会，防止虫媒病的传播。

（二）物理防制

物理防制是利用各种机械、热、光、声、电、放射线等方法，以捕杀、隔离或驱赶节肢动物。使用方便、无污染、无抗药性。如安装纱窗、纱门以防昆虫进入室内；挂蚊帐防止蚊虫叮咬；采用捕蝇笼、捕蝇纸诱捕蝇类；利用灯光、声波和紫外线等诱杀、诱捕或驱避医学节肢动物；高温灭虱、灭臭虫等。

（三）化学防制

化学防制是指使用天然或合成的、对节肢动物有害的化学物质，毒杀、诱杀或驱避节肢动物。化学防制虽然存在环境污染和抗药性等问题，但其普遍具有使用方便、见效快、适宜大面积使用等优势，所以仍然是目前病媒节肢动物综合防制的常用方法。常用的化学杀虫剂主要有以下几类。

1. 有机氯类 通常称为第一代杀虫剂，包括 DDT、六六六等。这类杀虫剂结构简单、易合成、价格低廉、广谱，曾在全世界的疟疾防治中发挥重要作用。但由于其化学性质稳定，在自然界和人、动物体内容易累积，并且污染环境，因而在世界范围内已经被禁止或限制使用。

2. 有机磷类和氨基甲酸酯类 第二代杀虫剂，也是目前使用较多的杀虫剂。一般具有快速触杀和胃毒作用，有的兼具空气触杀或内吸等熏杀作用。主要用于疫区、垃圾处理场及公共场所等地方。代表品种有敌敌畏、马拉硫磷、美曲膦酯、倍硫磷、辛硫磷等。

3. 拟除虫菊酯类 第三代杀虫剂，大多数产品对病媒节肢动物有强烈的触杀、快速击倒、熏蒸和驱赶作用，而且具有高效广谱、低毒、易降解、不污染环境等优势，所以是目前防治家庭、畜舍及仓储害虫的理想药剂，适用于多种公共卫生场所。常用产品有胺菊酯（tetramethrin）、丙烯菊酯（allethrin）、二氯苯醚菊酯（permethrin）、苄呋菊酯（resmethrin）、溴氰菊酯（deltamethrin）等。

4. 昆虫生长调节剂 生长调节剂通过干扰或阻碍节肢动物的正常发育而致其死亡。调节剂的优点是生物活性高、特异性强、对非靶标生物无毒或毒性小。代表产品有甲氧保幼激素和灭幼脲等。

（四）生物防制

生物防制是指利用其他生物（如捕食性天敌、致病性微生物或寄生虫等）或生物的代谢产物来控制医学节肢动物的方法。因特异性强、对病媒节肢动物有长期抑制作用、对非靶标生物无害、无环境污染等，目前已成为医学节肢动物防制的发展方向之一。主要有捕食性生物，如养鱼以捕食蚊幼虫；致病性微生物，如真菌（绿僵菌）、细菌（苏云金杆菌）；致病性原虫（微孢子虫）、线虫（索虫）、寄生蜂等。

（五）遗传防制

遗传防制是通过改变或移换节肢动物的遗传物质，以降低其繁殖势能或生存竞争力，从而达到控制或消灭某个种群的目的。如释放大量经射线照射、化学剂、杂交等方法处理后的绝育雄虫或转基因雄虫，使之与目标种群中的自然雄虫竞争并与雌虫交配，产出未受精卵，阻断种群自然发育。另外，也可以尝试通过释放遗传变异的病媒物种，与目标种群交配，使种群自然递减。目前遗传防制主要处于实验阶段。

（六）法规防制

法规防制是指利用法律、法规或条例，防止病媒节肢动物传入本国或携带至其他国家或地区。对某些重要节肢动物实行监管，或采取强制性消灭等措施。通常包括卫生监督、检疫和强制防制等方面。

目标检测

答案解析

1. 下列不属于生物性传病方式的是（ ）

    A. 病原体在节肢动物体内发育，但不繁殖，可传播疾病

    B. 病原体在节肢动物体内不发育，可繁殖，并可传播疾病

    C. 病原体在节肢动物体内经发育、繁殖后，即可传播疾病

    D. 病原体在节肢动物体内增殖，经卵传代，并能传播疾病

    E. 病原体在节肢动物体表或体内，病原体数量、形态不发生变化，但可借以传播疾病

2. 下列不属于节肢动物特征的是（ ）

    A. 虫体左右对称   B. 体表骨骼化   C. 原体腔

    D. 循环系统开放式   E. 发育过程多数具有蜕皮和变态现象

3. 下列不属于蛛形纲的节肢动物的是（ ）

    A. 螨   B. 蜱   C. 蚤   D. 蜘蛛   E. 蝎子

4. 淡水蟹属于（ ）

    A. 昆虫纲   B. 蛛形纲   C. 甲壳纲   D. 唇足纲   E. 倍足纲

5. 我国广大平原地区的传疟媒介是（ ）

    A. 中华按蚊   B. 微小按蚊   C. 淡色库蚊   D. 三带喙库蚊   E. 埃及伊蚊

6. 下列疾病中不是由蚊子传播的是（ ）

    A. 丝虫病   B. 疟疾   C. 乙型脑炎   D. 流行性脑膜炎   E. 登革热

7. 我国登革热的主要传病媒介是（ ）

    A. 中华按蚊   B. 微小按蚊   C. 淡色库蚊   D. 三带喙库蚊   E. 埃及伊蚊

8. 我国班氏丝虫病的主要传病媒介是（ ）

    A. 中华按蚊   B. 微小按蚊   C. 淡色库蚊   D. 三带喙库蚊   E. 埃及伊蚊

9. 下列不属于昆虫纲的节肢动物是（ ）

    A. 蚊   B. 白蛉   C. 虱   D. 蝇   E. 硬蜱

10. 下列不属于昆虫纲特征的是（ ）

    A. 头、胸、腹区分明显   B. 有触角 1 对

    C. 成虫有 3 对足   D. 均为刺吸式口器

（蔡 茹）

书网融合……

本章小结   微课   题库

第十七章　昆虫纲

📖 学习目标

1. **掌握**　与医学有关的昆虫，包括蚊、白蛉、蝇、蠓、蚋、虻、蚤、虱、臭虫、蜚蠊、毒隐翅虫等昆虫与疾病的关系。

2. **熟悉**　蚊、蝇、白蛉等医学昆虫的生活史。

3. **了解**　常见医学昆虫的形态、生态与防制等。

4. 学会判定重要病媒昆虫的形态特征、发育、生态及疾病传播的相关知识，具备识别重要病媒昆虫类群的初步能力。

第一节　概　述

PPT

【概要】

昆虫纲成虫虫体分头、胸、腹三部分，头部有触角 1 对，胸部有足 3 对。昆虫的发育要经历变态过程，可分为完全变态和不完全变态。昆虫的发育与变态受内分泌激素的控制。与医学有关的昆虫种类涉及 9 个目，以双翅目、蚤目、蜚蠊目最为重要，尤其是双翅目。

昆虫纲是医学节肢动物中最重要的一个组成部分，也是动物界种类最多（75 万种以上）、数量最大的一类动物，与人类经济和健康关系密切。昆虫纲的主要特征：成虫体分头、胸、腹三部分，头部有触角 1 对，胸部有足 3 对。

🌐 知识链接

媒介昆虫的控制

医学节肢动物可以在人与人之间、动物与动物之间和动物与人之间传播和储存某些病原体。自 20 世纪 70 年代以来的新发和再现传染病（emerging and re-emerging infectious disease）中，虫媒传染病占很大比例。我国地域辽阔，生境复杂，昆虫分布广泛，种类极为丰富，对媒介昆虫的精准监测和控制是控制虫媒病的重要途径。在我国军事医学科学院，拥有一幢亚洲最大的昆虫标本馆，收藏医学昆虫标本 4500 余种、200 多万件，包括蚊 300 余种、蚤 400 余种、蝇 800 余种、蠓 900 余种等。文件柜里竖立着的原木色标本盒就像一本本厚重的大书，默默讲述着物种进化的奥秘。

（一）形态

1. 头部　是感觉和摄食的中心，有触角（antenna）1 对，司嗅觉和触觉；复眼（compound eye）1 对，由许多蜂房状小眼面（facet）组成，某些昆虫还有单眼若干个。头部前方或腹面有取食器官，称口器（mouthpart），由上唇（labrum）、上颚（mandible）、舌（hypopharynx）、下颚（maxilla）及下唇

（labium）所组成。上颚有小齿，为咀嚼或穿刺的利器。舌有唾液管的开口。下颚及下唇各具分节的附肢，分别称为下颚须（maxillary palp）和下唇须（labial palp）。医学昆虫口器主要有 3 种类型，即咀嚼式口器（biting mouthparts）、刺吸式口器（piercing-sucking mouthparts）和舐吸式口器（lapping mouthparts）。咀嚼式口器是咬、嚼的利器，如蜚蠊的口器。刺吸式口器适应刺入宿主皮肤吸取体液，如蚊的口器。舐吸式口器适于吸取液态食物，如绝大部分蝇类的口器。

2. 胸部　分前胸（prothorax）、中胸（mesothorax）与后胸（metathorax），各胸节腹面分别有足 1 对，即前足、中足和后足。足分节，由基部向端部依次称基节、转节、股节、胫节和跗节，跗节有 1 ~ 5 分节，跗节末端为爪（claw）。多数昆虫的中胸及后胸的背侧各有翅 1 对，分别称前翅和后翅。翅具翅脉（vein）和翅室（cell）。双翅目昆虫仅有前翅，后翅退化成棒状的平衡棒（halter）。

3. 腹部　分节，一般由 11 节组成，但很多昆虫的体节常有愈合变形，所以各类昆虫外表可见的腹节数目差异很大。通常第一腹节多已退化，甚至消失，最后数节形成外生殖器。外生殖器（尾器）的形态构造因种而异，是鉴定昆虫种类的重要依据。

（二）生活史

昆虫的个体发育经历胚胎发育和胚后发育两个阶段，前者在卵内完成，后者即从幼虫到成虫性成熟为止。从幼虫发育到成虫要经历外部形态、内部结构、生理功能、生活习性及行为上的一系列变化，此变化过程的总和称为变态。

变态分为两类。

1. 全变态（complete metamorphosis）　生活史过程经历卵、幼虫、蛹和成虫四期，其特点是需经历蛹期，各期之间在外部形态、生活习性等方面差别显著，如蚊、蝇、白蛉、蚋等。

2. 不完全变态（incomplete metamorphosis）　生活史过程缺少蛹期，成虫前的发育期称为若虫（nymph）。医学昆虫中，其若虫的形态特征和生活习性与成虫相似，但体积小，性器官尚未发育或未发育成熟，经历数次蜕皮后，性器官逐渐发育成熟变为成虫，如臭虫、虱、蜚蠊等。

昆虫的幼虫或若虫破卵而出的过程称为孵化（hatching），其发育过程中需要蜕皮数次，2 次蜕皮之间的虫态称为龄（instar），所对应的发育时间称为龄期（stadium）。如蚊幼虫共分为 4 个龄期，自卵孵出后为 1 龄幼虫，蜕皮 1 次后为 2 龄幼虫，依次类推，蜕皮 3 次后即为 4 龄幼虫。幼虫发育为蛹的过程称为化蛹（pupation）；蛹自蛹皮脱出成为成虫的过程，称为羽化（emergence）。

与医学有关的昆虫纲分属于 9 个目，本章按照蚊、白蛉、蠓、蚋、虻、蝇、蚤、虱、臭虫、蜚蠊分节介绍。

第二节　蚊

PPT

【概要】

蚊是小型昆虫，体分头、胸、腹 3 部分。口器（喙）刺吸式，雌蚊喙可穿刺吸血。蚊的发育为全变态。按蚊、库蚊、伊蚊 3 属蚊种数量最多，3 属蚊生活史各期形态各有特点，滋生与栖息习性、季节消长和越冬等也有不同。重要传病蚊种有中华按蚊、嗜人按蚊、微小按蚊、大劣按蚊、淡色库蚊、致倦库蚊、三带喙库蚊与白纹伊蚊等，可传播疟疾、丝虫病、乙型脑炎、登革热等疾病。蚊虫防制采用综合治理措施。

蚊（mosquito）属于双翅目（Diptera）、蚊科（Culicidae），是一类最重要的医学昆虫。蚊类分布广、种类多，几乎有人类的地方即有蚊的存在。迄今为止全世界已记录蚊类有 3 个亚科，38 个属，3350 多个种和亚种。我国的蚊类目前业已发现 18 属近 400 种，其中按蚊、库蚊、伊蚊 3 个属的蚊种约占半数以上，它们与人类疾病关系也最密切。

蚊与其他双翅目昆虫的主要区别：①喙细长，数倍于头部；②翅脉特殊，被有鳞片；③足细长，覆有鳞片。

（一）形态与结构

1. 形态　蚊是小型昆虫，成蚊体长 1.6 ~ 12.6mm。呈灰褐色、棕褐色或黑色。分头、胸、腹 3 部分（图 17 - 1）。

（1）头部　似半球形，有复眼、触角和触须各 1 对，喙 1 支。触角（antenna）有 15 节：第 1 节称柄节（scape），第 2 节称梗节（torus），第 3 节以后各节均称鞭节（flagellum）。各鞭节生有轮毛，雌蚊的轮毛短而稀疏，雄蚊的轮毛长而密。在雌蚊触角上，除轮毛外，还生有另一类短毛，分布在每一鞭节上。这些短毛对空气中化学物质的变化发生反应，对二氧化碳和湿度尤其敏感，在雌蚊寻找吸血对象时起重要作用。

蚊的口器称为喙（proboscis），属刺吸式口器，是传播病原体的重要构造。喙由上内唇与舌各 1 个，上、下颚各 1 对，共同组成细长的针状结构，包藏在鞘状下唇之内。上内唇细长，腹面凹陷构成食管的内壁，舌位于上内唇之下，和上颚共同把开放的底面封闭起来，组成食管，以吸取血液等液体成分。舌的中央有一条唾液管。上颚末端较宽如刀状，其内侧具细锯齿，是蚊吸血时切割皮肤的工具。下颚末端较窄呈细刀状，其末端有粗锯齿，起锯刺皮肤作用。下唇末端裂为二片，称唇瓣（labella）。当雌蚊吸血时，针状结构刺入皮肤，而唇瓣在皮肤外挟住所有刺吸器官，下唇则向后弯曲而留在皮外，起着保护与支持刺吸器的作用。雄蚊的上、下颚已经退化或消失，不能刺入皮肤，因而不适于吸血。在喙的两旁有触须（或称下颚须）1 对，为下颚的附肢，是刺吸时的感觉器官。按蚊雌、雄蚊的触须与喙等长，但雄蚊触须的末两节膨大而向外弯曲。库蚊、伊蚊的雌蚊触须比喙短，雄蚊触须则较喙长或等长（图 17 - 2）。

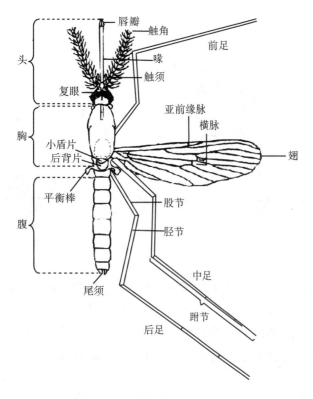

图 17 - 1　雌库蚊模式图（仿）

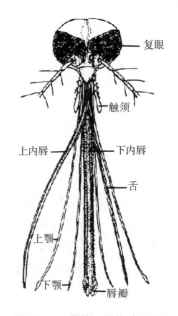

图 17 - 2　雌蚊口器构造（仿）

（2）胸部　分前胸、中胸和后胸。每胸节各有足1对，中胸有翅1对，后胸有平衡棒1对。中胸特别发达，由前而后依次为盾片、小盾片及后背片。库蚊和伊蚊的小盾片呈叶状，缘毛分布在凸叶上，按蚊的小盾片后缘呈弧形，缘毛分布均匀。蚊翅窄长，膜质。翅脉简单，上覆鳞片，翅后缘鳞片较长。翅鳞可形成麻点、斑点或条纹状，是蚊分类的重要依据。足细长，有前足、中足和后足。足上常有鳞片形成的黑白斑点和环蚊，为蚊种的鉴别特征之一。

（3）腹部　分11节，第1节不易查见，2~8节明显可见。在其背面，有的蚊种具有淡色鳞片组成的横带、纵条或斑点。最末3节特化成形态各异的外生殖器，雌蚊腹部末端有尾须一对，雄蚊则为钳状抱器，构造复杂，是鉴别蚊种的重要依据。

2. 内部结构　蚊具有消化、生殖、呼吸、排泄、循环等系统（图17-3）。

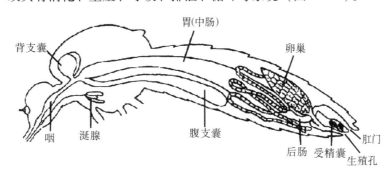

图17-3　成蚊的内部解剖（雌）（仿Marshall）

（1）消化系统　包括口腔、咽、食管、胃、肠及肛门。胃是消化道的主要部分，食物的消化与吸收均在胃内进行。在前胸内有1对唾液腺，分泌和储存涎液，通入舌内。涎液中含有多种酶，包括能阻止人或动物血液凝固的抗血凝素（anticoagulin）、破坏红细胞的溶血素（haemolysin）和使破坏的红细胞凝集的凝集素（agglutinin）等。

（2）生殖系统　雄蚊具有睾丸1对，自每一睾丸发出的输精管在远端膨大为储精囊，两者再会合成射精管。射精管远端为阴茎，阴茎两侧有抱器。雌蚊有卵巢1对。两输卵管汇成总输卵管与阴道相连。每个卵巢由多个卵巢小管组成，每个卵巢小管包括3个发育程度不同的卵泡囊（follicle）。卵泡囊依次逐个发育成熟，当成卵卵泡囊中的卵成熟排出后，幼小卵泡囊，接续发育为成卵卵泡囊，每排出一次卵，在卵巢小管上就留有1个膨大部。另外，微气管（属呼吸系统）呈细密的卷曲丝状分布在卵巢上，卵巢在妊娠后膨大，微气管也因而伸直，由此可鉴别雌蚊是否经产。

（二）生活史

蚊的发育为全变态，生活史包括4个时期，即卵、幼虫（孑孓）、蛹和成虫（图17-4，图17-5）。前3个时期生活于水中，而成虫生活在陆地。

1. 卵　雌蚊产卵于积水中。蚊卵小，长不足1mm。按蚊卵呈舟形，两侧有浮囊，产出后浮在水面。库蚊卵呈圆锥形，无浮囊，产出后黏集成筏块漂浮于水面。伊蚊卵多呈橄榄形，无浮囊，产出后单个沉于水底。蚊卵必须在水中才能孵化，在夏天通常经2~3天孵化出幼虫。

2. 幼虫　俗称"孑孓"。幼虫经历3次蜕皮，共分四龄。幼虫体分头、胸、腹3部，各部均着生毛或毛丛。头部有触角、复眼、单眼各1对，咀嚼式口器，口器两侧为细毛密集的口刷，迅速摆动以摄取水中食物。胸部略呈方形，无分节。腹部细长，分9节。在第8节背面有气孔器与气门或细长的呼吸管，是蚊的重要分类依据。按蚊缺呼吸管，有气门；各腹节背面有背板和掌状毛（float hair），起漂浮作用。库蚊呼吸管细长，伊蚊呼吸管粗短。幼虫期的长短因水温与食物不同而异。在气温30℃和食物充足的条件下，幼虫需5~8天，经历4次蜕皮而化蛹（pupa）。

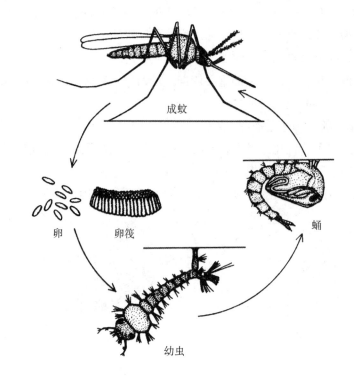

图 17 - 4　蚊生活史

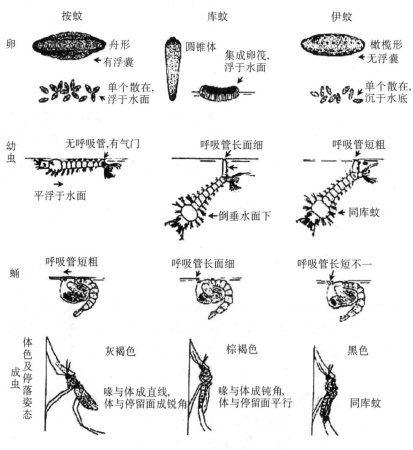

图 17 - 5　三属蚊种生活史各期的形态（仿）

3. 蛹　侧面观呈逗点状，胸背两侧有 1 对呼吸管是分属的依据。蛹不食可运动，常停息在水面，如遇惊扰，则迅速潜入水中。蛹的抵抗力强，在无水情况下，只要保持一定的湿润，即能羽化为成蚊。夏季通常羽化时间为 2~3 天。

4. 成蚊　新羽化的成蚊经 1~2 天发育，即进行交配、吸血、产卵。由卵发育至成蚊所需时间取决于温度、食物及环境等诸多因素，在适宜条件下需 9~15 天。蚊一年通常繁殖 7~8 代。

按蚊、库蚊、伊蚊的生活史各发育阶段主要特征见表 17-1。

表 17-1　按蚊、库蚊、伊蚊生活史各发育阶段的主要鉴别特征

	按蚊	库蚊	伊蚊
卵	舟形，有浮囊，单个散在，浮于水面	圆柱形，无浮囊，集成卵筏，浮于水面	橄榄形，无浮囊，单个散在，沉于水底
幼虫	无呼吸管，有气门和掌状毛，静止时平浮于水面	呼吸管细长，无掌状毛，静止时，头倒垂，与水面成角度	呼吸管粗短，无掌状毛，静止时状态同库蚊
蛹	多灰褐色。呼吸管短粗，漏斗形，口阔，有深裂隙	多棕褐色。呼吸管细长，管状，口小，无裂隙	多黑色。呼吸管长短不一，口斜向或三角形，无裂隙
成蚊	雌、雄蚊触须与喙等长，雄蚊触须末端膨大呈棒状。翅多具黑白斑。停落时，体与喙成一直线，体与停落面成一角度	雌蚊触须甚短，短于喙之半，雄蚊触须比喙长。翅多无黑白斑。停落时，体与喙有角度，体与停落面平行	雌蚊触须同库蚊，雄蚊触须与喙等长。翅无黑白斑。足有白环。停落姿态同库蚊

（三）生理与生态

1. 滋生习性　成蚊产卵的地点即幼虫的滋生地，蚊滋生地的不同在防制上有重要的意义。各种蚊虫的滋生环境可分为 5 种类型。

（1）稻田型　主要包括滋生在稻田、沼泽、芦苇塘、池塘、沟渠、草塘、人工湖等大面积清洁静水中生长的蚊类，如嗜人按蚊、中华按蚊和三带喙库蚊等。

（2）缓流型　主要包括滋生在清洁的小溪、灌溉沟渠、积水梯田、溪床、渗水坑等岸边草丛缓流中的蚊类，如微小按蚊等。

（3）丛林型　主要包括滋生在丛林浓荫下的山溪、庇荫的山涧溪床、泉潭、石穴等小型清洁积水中的蚊类，如大劣按蚊等。

（4）污水型　主要包括滋生在洼地积水、阴沟、下水道、污水坑、沙井、浅潭、积肥坑、污水池等污染积水中的蚊类，如淡色库蚊和致倦库蚊等。

（5）容器型　主要包括滋生在人工容器（如缸、坛、罐、桶、盆、瓶、碗、盒、废旧轮胎、石穴等）和植物容器（如树洞、竹筒、椰子壳等）积水里的蚊类，如埃及伊蚊和白纹伊蚊等。

2. 交配与产卵　蚊羽化后 1~2 天便可交配，常发生在未吸血之前。交配是在群舞时完成。群舞是数个乃至数百、数千个雄蚊成群地在屋檐下、草地上空或人畜上空飞舞的一种性行为。少数雌蚊飞入舞群即与雄蚊进行交配，然后离去。通常雌蚊交配一次即可接受一生够用的精子，个别蚊种一生需交配数次。雌蚊交配后多需吸血以促进卵巢发育，之后才可产卵。雌蚊一般在傍晚或清晨飞到其滋生地产卵。蚊一生中可产卵多次，产卵量因种而异，通常数十个至数百个不等。

3. 吸血习性　雄蚊不吸血，只吸食植物汁液及花蜜。雌蚊可吸食植物汁液以保持个体生存，但必须吸食人或动物的血液卵巢才能发育、产卵。雌蚊的吸血行为一般包括 4 个阶段。①起飞：当环境中 CO_2 浓度增高时，通过触角短毛上的化学感受器感知而刺激蚊起飞，飞行无目的性。②迂回盘绕：蚊通过短毛上的湿度感受器感知到人体体表周围的湿温对流气流层后，自然地飞向这种气流，经过盘旋一直跟踪到该气流的发源地，即人或动物的皮肤。③降落：选择薄嫩且血管丰富的皮肤部位着落。④吸血：停稳后，口器刺入皮肤刺探、血管定位、吸食血液。

雌蚊多在羽化后 2~3 天开始吸血。吸血对象,随蚊种而异。偏嗜人血的蚊种,如大劣按蚊、白纹伊蚊、嗜人按蚊、埃及伊蚊、致倦库蚊、淡色库蚊等;偏嗜家畜血的蚊种,如中华按蚊、三带喙库蚊等。偏嗜人血的蚊可兼吸动物血,嗜吸动物血的也可兼吸人血。同一蚊种,其吸血习性也可发生变化,如微小按蚊在海南岛地区主要嗜吸人血,而在长江流域则偏嗜动物血。

蚊的嗜血性与疾病的传播和流行密切相关。偏嗜人血的蚊,传播人体疾病的机会较多,往往是蚊媒疾病的主要媒介。因蚊能兼吸人与动物的血,故可传播人兽共患疾病,如流行性乙型脑炎和黄热病。蚊的吸血习性是判断蚊与疾病关系的一项重要内容。

4. 生殖营养周期和生理龄期 蚊每次从吸血到产卵的周期,称为生殖营养周期(gonotrophic cycle)。周期分三个阶段:第一阶段是寻找宿主吸血;第二阶段是胃血消化和卵巢发育;第三阶段是寻找滋生地产卵。三个阶段所需的时间主要决定于胃血消化和卵巢发育的速度,并受栖息场所的温度和湿度影响。一般情况下,两次吸血的间隔时间与其卵巢周期发育相一致,约 2 天,但个别蚊种需吸血 2 次以上才能使卵巢发育成熟。不同蚊种一生中生殖营养周期有不同,平均 3~7 次。雌蚊生殖营养周期的次数称为生理龄期(physiological age),也是蚊虫存活时间的一个度量指标。雌蚊每排卵 1 次,即在卵巢小管上留有 1 个膨大部,所以依据卵巢小管上膨大部的数目多少,可判断雌蚊的生理龄期,生理龄期的次数越多,蚊虫传播疾病的机会也越多,故生理龄期的判断在流行病学上具有重要意义。

5. 栖息习性 雌蚊吸血后即寻找比较阴暗、潮湿、避风的场所栖息。在室内多栖息于蚊帐内、屋角、床下、门后、墙面及杂物上等。在室外多栖息于草丛、洞穴、树下及人畜房舍附近的农作物中,栖性大致可分为 3 个类型。

(1)家栖型 蚊虫吸饱血后仍停留室内,待胃血消化、卵巢成熟后才飞离房舍,寻找产卵场所。如淡色库蚊、嗜人按蚊。

(2)半家栖型 蚊吸血后稍在室内停留,然后飞出室外栖息。如中华按蚊、日月潭按蚊。

(3)野栖型 由吸血至产卵完全在野外完成,如大劣按蚊。

蚊栖息习性分型并非绝对,即使同一蚊种,因季节、地区或环境的不同,其栖性也会变化。了解蚊的栖息习性,与制定灭蚊措施、考核灭蚊效果等均密切相关,例如采用杀虫剂对家栖型的蚊种滞留喷洒有效,而对野栖型蚊类却无效。

6. 季节消长和越冬 蚊的季节消长和温度、湿度及雨量等密切相关。我国气候南北悬殊,不同蚊种季节消长也各异。在同一地区的不同蚊种,或不同地区的同一蚊种,因蚊本身的习性和环境因素,尤其是农作物及耕作制度的影响,可有不同的季节消长现象。如中华按蚊,在长江中下游一带,每年 3 月初出现第一代幼虫,成蚊密度在 5 月开始上升,7 月达高峰,9 月以后下降;但在台湾省,成蚊密度在每年 4~9 月期间有两个高峰。了解各地区不同蚊种的季节消长情况,对控制蚊媒疾病有重要意义。

越冬(冬眠)是蚊虫对冬季气候季节性变化的一种生理适应现象,蚊本身规律性的生理状态受到阻抑,进入休眠或滞育状态。以成蚊越冬时,雌蚊则表现为不吸血,卵巢停止发育,脂肪体增大,隐匿于山洞、地窖、暖房、地下室、墙缝等阴暗、潮湿、温暖、通风较少的场所,不食不动,新陈代谢降至最低点。至次年春暖时,蚊复苏,飞出吸血产卵。蚊以何发育阶段越冬因种而异。以卵越冬的有伊蚊(如白纹伊蚊)和嗜人按蚊,以成蚊越冬的多为库蚊(如淡色库蚊、致倦库蚊、三带喙库蚊等)及中华按蚊,以幼虫越冬的有微小按蚊和骚扰阿蚊等。在热带及亚热带地区,全年各月平均温度均达 10℃ 以上,适宜蚊的发育,蚊则无越冬现象。蚊越冬机制复杂,受外界因素(温度、光照等)、蚊虫内分泌调节以及种的遗传性等综合因素影响。

7. 活动时间与寿命 蚊的活动与环境温度、湿度、光照及风力等有关,一般都在清晨、黄昏或黑夜活动,伊蚊多在白天活动。偏嗜人血的按蚊多在午夜前后为活动高峰,如微小按蚊、嗜人按蚊、大劣按蚊等。嗜吸人畜血的蚊种则多在上半夜活动，如中华按蚊。

雄蚊寿命 1 ~ 3 周，雌蚊寿命 1 ~ 2 月，越冬雌蚊寿命可长达数月。蚊虫寿命越长，其体内病原体发育成熟的可能性越大。因此，了解蚊虫寿命对防治蚊媒病有一定意义。

（四）我国重要种类及与疾病的关系

蚊虫不仅刺叮吸血、骚扰睡眠，而且能传播人类多种疾病。在我国，重要的传病蚊种如下。

1. 中华按蚊（*Anophelessinensis*） 灰褐色，中型蚊种。触须具 4 个白环，顶端 2 个宽，末端 2 个窄。翅前缘具 2 个白斑，尖端白斑大，腹侧膜上有"T"形暗斑。后足 1 ~ 4 跗节有窄端白环。卵的船面宽，约占卵宽 1/3 以上。中华按蚊分布于除青海和新疆以外的全国各地区，是我国最常见的按蚊种。幼虫主要滋生在阳光充足、水温较暖、面积较大的静水中，如稻田、缓流、灌溉沟、塘等处。成蚊偏嗜畜血，兼吸人血。该蚊是我国平原地区特别是水稻种植区疟疾和马来丝虫病的主要传播媒介，也是班氏丝虫病的次要媒介。

2. 嗜人按蚊（*An. anthropophagus*） 成蚊与中华按蚊相似，但触须较细。翅前缘基部暗色，尖端白斑小。腹侧膜上无"T"形暗斑。卵的船面窄，约占卵宽的 1/10。该蚊为我国独有蚊种，分布在北纬 34°以南，东经 100°以东的山区和丘陵地带。幼虫主要滋生于有遮荫、多草、水质清凉、面积较大的积水中，如有高棵稻遮荫的稻田、灌溉沟、苇塘等处。嗜吸人血，多栖息于人房。该蚊是我国最重要的疟疾媒介，也是马来丝虫病的主要传播媒介。

3. 微小按蚊（*An. minimus*） 棕褐色，小、中型蚊种。雌蚊触须有 3 个白环，末端两个白环等长并夹一个约等长的黑环，其他 1 个白环较窄，位于触须后半部，上述黑、白环亦可有变化。喙暗棕色或在前段下面有一小的淡黄斑。翅前缘具 4 个白斑。各足跗节一致暗色。幼虫滋生于清洁的缓流，如山溪、灌溉沟等处。我国的微小按蚊分布在北纬 33°以南的山地和丘陵地区。栖性与嗜血性可因地区不同而异，如海南的微小按蚊多栖息在人房，嗜吸人血；长江流域的微小按蚊多栖牛房，偏嗜牛血。微小按蚊是我国南方山区、丘陵地区疟疾的重要传播媒介。

4. 大劣按蚊（*An. dirus*） 灰褐色，中、大型蚊种。雌蚊触须具 4 个白环，顶端白环最宽。翅前缘脉有 6 个白斑，第 6 纵脉具 6 个以上黑斑。各足股节和胫节均有白斑，后足胫节和第 1 跗节关节处有一个明显的宽白环。大劣按蚊是热带丛林型按蚊，主要滋生在丛林边缘荫蔽的溪床积水、浅潭、小池等处。大劣按蚊通常具有较高的自然感染率，是我国海南山林和山麓地区疟疾的重要媒介。

5. 淡色库蚊（*Culex pipiens pallens*）**与致倦库蚊**（*Cx. P. quinquefasciatus*） 褐色、红棕或淡褐色，中型蚊种。成蚊的共同特征：喙无白环；各足跗节无淡色环；腹部背面有基白带，淡色库蚊基白带下缘平整，而致倦库蚊基白带的下缘呈弧状（半圆形）。两者的形态、生态习性相似。在我国，淡色库蚊最南端的分布是北纬 33°，主要分布在长江流域及以北地区；致倦库蚊最北端的分布是北纬 33°（秦岭以东），主要分布在南方广大地区。在分界区可有它们的中间型。幼虫均滋生于污染的小型水体中，如污水坑、污水沟、清水粪坑及容器、洼地积水等处。两者都是所谓的"家蚊"，是城市灭蚊的主要蚊种，也是我国班氏丝虫病的主要传播媒介。

6. 三带喙库蚊（*Cx tritaeniorhynchus*） 棕褐色，小型蚊种。喙中段有一宽阔白环，触须尖端为白色。各足跗节基部有一细窄的白环，第 II ~ VII 腹节背面基部均有淡黄色狭带。主要滋生于沼泽、池塘、灌溉沟、稻田、洼地积水等处。除新疆、西藏以外，遍布全国各地区。该蚊种是流行性乙型脑炎的重要传播媒介。

7. 白纹伊蚊（*Aedes albopictus*） 中、小型黑色蚊种，有银白色斑纹。在中胸盾片正中有一白色纵纹，自盾片前缘向后延伸至盾片的 2/3 处。后足跗 1 ~ 4 节有基白环，末节全白。腹部背面 2 ~ 6 节有基白带。幼虫滋生于住宅及其附近的容器（如缸、罐、盆、钵、假山盆景、石窝及废弃轮胎等）和植物容器（如树洞、竹筒等）等小型积水中。在我国分布广泛，以北纬 34°以南最为常见。白纹伊蚊是我国登革热的重要传播媒介，也能传播乙型脑炎。

⇒ 案例引导

　　案例　患者，男，30 岁，安徽地区农民。因畏寒、肌肉酸痛、发热、头痛 2 小时入院。病史：入院当日上午 11 时，患者骤感畏寒，四肢末端发凉，后感觉全身发冷，伴全身肌肉关节酸痛，继而全身发抖，牙齿打颤。虽 8 月炎热夏季，患者卧床盖厚棉被仍感觉寒冷。寒战持续约 1 小时后自行停止，患者出现体温上升、头痛症状，于下午 4 时许患者开始微出汗渐至大汗，6 时许体温降至 35.5℃，后倦乏入睡。患者夏季常有夜间野外露宿看护稻田史，常被周围蚊虫叮咬。体检：T 40.5℃，心肺（－）。腹平软，无压痛。肝、脾未扪及。实验室检查：血常规 WBC 6.8 × 10^9/L，RBC 3.2 × 10^{12}/L，Hb 98g/L，EOS 1.02，N 1.62，MON 1.32。血液涂片染色查见：红细胞变大、色淡，胞内含有蓝色环状围绕 1 个红点的似宝石戒指样成分。给予氯喹口服与对症处理后，患者未再发病。

　　讨论　1. 根据上述病史，患者症状、体征及实验室检查结果，你认为该患者可能感染什么疾病？

　　　　　2. 如果血液涂片法未能查获病原体，还可以采用哪些方法提高检出率？

（五）防制原则 📱 微课 1

为降低蚊虫对杀虫剂产生抗药性减少杀虫剂对环境的污染、生态平衡的影响，目前多采用综合治理的方法进行蚊虫防制。

1. 环境治理　通过环境改造与环境治理改变蚊的滋生环境，减少人蚊的接触机会。

对稻田型滋生地可采用间歇灌溉（如"干干湿湿"或湿润灌溉，以阻挠雌蚊产卵和幼虫发育）、铲除岸边杂草和稻田养鱼等措施；对沼泽、池塘、沟渠、人工湖、清水坑等大、中型静水体可采用养鱼，也可种植浮萍或水葫芦等；自然界小溪流，可以采用灭成蚊方法；对丛林型滋生地的处理，可开挖清除村庄周围灌木林，种植经济作物，也可用药帐防蚊、灭蚊；对污水型滋生地，可疏通下水道、污水沟，阳沟改暗沟并封闭；对污水池、污水坑及清水粪坑、积肥坑等可使用化学杀幼剂；对容器型滋生地，可平洼填坑、堵塞树洞、翻缸倒罐及清除废弃器皿、加强轮胎堆放的管理等以达到减少幼虫滋生地的目的。

2. 化学防制　双硫磷、倍硫磷、毒死蜱、杀螟松、辛硫磷等都是灭杀蚊类幼虫的主要药物。灭杀成蚊常用方法如下。

（1）室内速杀　通常采用化学药物复配合剂，用喷雾器、气雾罐等将杀虫剂喷洒在室内或蚊虫栖息场所。

气雾罐的配方通常包括击倒剂，如胺菊酯（0.15% ~ 0.20%）；致死剂，如二氯苯醚菊酯（0.15%）、溴氰菊酯（0.05%）；另外再添加增效剂（如增效胺）、香精、去臭煤油和抛射剂等组成。

（2）室内滞留喷洒灭蚊　主要用于媒介按蚊的防制，是防疟的主要措施之一，对家栖蚊类有明显效果。常用的喷洒剂有马拉硫磷（2g/m²）、甲嘧硫磷（2g/m²）和拟除虫菊酯类等。可湿性粉剂配制水悬剂适于喷洒吸水性强的泥墙、砖墙，乳剂适用于木板、水泥等表面光滑的墙面。为防制稻田型蚊虫，采用拟除虫菊酯类处理的药帐，同时对厩舍进行杀虫剂室内滞留喷洒。

（3）室外灭蚊　一般用于某些蚊媒病，如乙型脑炎或登革热疾病流行时，对病患家舍内外及其周围区域性处理。如在居民点采用辛硫磷及马拉硫磷合剂、村庄周围采用马拉硫磷乳油，疫区大面积超低容量喷洒快速灭蚊等。

3. 生物防制 包括放养食蚊鱼类和施放生物杀虫剂。例如在普通的水沟、水池、河溪可放养柳条鱼；在荷花缸、消防缸及宾馆公园内的小型水池放养金鱼或其他观赏鱼类；在饮用水缸放养罗非鱼、中华斗鱼等；在稻田内放养鲤鱼、非洲鲫鱼及灌溉沟内放养草鱼等。对暂时不能改造的污水池、蓄水池等可投入化学杀虫剂，或生物杀虫剂，如苏云金杆菌等制剂。

4. 法规防制 利用法律或条例规定防止媒介蚊虫的传入、强制性灭蚊及对蚊虫防制进行监督等。如加强机场和港口检疫，防止媒介蚊虫入境等。

第三节 白 蛉

PPT

【概要】

白蛉是一类体小多毛的双翅目吸血昆虫，生活史包括卵、幼虫、蛹和成虫四期（全变态）。各期幼虫均生活在土壤中，成虫多栖息于室内外阴暗、潮湿与无风的场所。雌蛉吸血。白蛉除叮吸人血外，能传播多种疾病，在我国可传播杜氏利什曼原虫，引起内脏利什曼病。国内主要传播媒介为中华白蛉，其次为长管白蛉、亚历山大白蛉与吴氏白蛉等。白蛉防制采取以药物灭杀成蛉为主，辅以环境治理以清除幼虫滋生地及做好个人防护的综合措施。

白蛉（sand fly）属双翅目、长角亚目（Nematocera）、白蛉科（Phlebotomidae），是一类体小多毛的吸血昆虫。全世界已知700余种，我国已报告40余种（亚种）。

（一）形态

成虫体长 1.5～4mm，多呈灰黄或灰褐色，全身密被细毛（图 17－6）。头部球形，复眼大而黑。触角细长，分16节。触须分5节，向下后方弯曲。口器为刺吸式，喙长略短于头长，基本构造似蚊。口腔形似烧瓶，其内大多有口甲和色板，咽内有咽甲，这些形态均是白蛉分类的重要依据。胸背隆起呈驼背状。翅狭长，末端尖，备有许多长毛。停息时两翅向背面竖立，与躯体约呈45°角"V"字形。足3对，细长，多毛。腹部分10节，背板第1节的长毛竖立，第2～6节的长毛在不同蛉种或竖立或平卧或两者交杂。腹部最末两节特化为外生殖器。雄蛉外生殖器与雌蛉受精囊的形态是分类的重要依据。

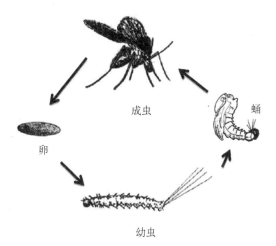

图 17－6 白蛉生活史（仿）

（二）生活史

白蛉是全变态昆虫，生活史包括卵、幼虫、蛹和成虫四期（图 17－6）。卵呈棕褐或灰白色，椭圆形，大小约 0.38mm×0.12mm，存在于地面泥土里以及墙缝、洞穴内。条件适宜下，6～12 天孵化。幼虫白色，呈小毛虫状，分4龄。1 龄幼虫长 1.0～1.5mm，四龄幼虫长约3mm。幼虫尾端具尾鬃，1 龄幼虫有 1 对，2～4 龄幼虫有 2 对。幼虫以土壤中有机物为食，25～30 天化蛹。蛹体外无茧，尾端附着 4 龄幼虫蜕下的淡黄色皮，长约4mm。蛹不食不动，6～10 天后羽化为成虫。成虫羽化后 1～2 天内即可交配。雌蛉一生仅交配 1 次，多在吸血前进行，吸血后 3～10 天产卵，可产卵多次，一次产卵 60～80 粒。21～28℃是白蛉发育的最适温度，从卵至成虫需6～8 周。雄蛉交配后不久死亡，雌蛉可存活 2～3 周，一般不超过 1 个月。

（三）生态

1. 滋生地 白蛉各期幼虫均生活在土壤中，深度以地面下 10～12cm 处多见。在隐蔽、温湿度适宜、土质疏松且富含有机物的场所，如人房、畜舍、厕所、洞穴、墙缝等，均适于幼虫滋生。

2. 食性 仅雌蛉吸血，雄蛉以植物汁液为食。雌蛉羽化 24 小时后吸血，多在黄昏与黎明前进行。通常腹部背板竖立毛类蛉种嗜吸人与哺乳动物血，平卧毛类蛉种嗜吸鸟类、两栖类与爬行类动物血。

3. 栖息与活动 成虫通常栖息于室内外阴暗、潮湿、无风的场所，如屋角、墙缝、畜舍、地窖、窑洞、桥洞、石缝等处。家栖型蛉种主要栖息于人房和畜舍内，如中华白蛉、长管白蛉。野栖型蛉种主要栖息于野外或荒漠地带的洞穴、枯井等处，如四川白蛉、吴氏白蛉。同一蛉种可因环境不同而表现出不同的栖息性。如中华白蛉指名亚种在平原地区为家栖型，在西北高原则为野栖型。白蛉的飞翔能力较弱，一般做跳跃式短距离飞翔，其活动范围较小，一般在 30m 内，野栖型蛉种活动范围较广。

4. 季节消长与越冬 白蛉通常一年出现 3～5 个月。如中华白蛉家栖型的活动季节多在 5～8 月，6 月达高峰。野栖型的活动季节多在 5～9 月，7 月达高峰。多数蛉种一年繁殖 1 代，以四龄幼虫于 10cm 以内的地表浅土内越冬。

（四）我国重要种类及与疾病的关系

中华白蛉（*Phlebotomus chinensis*）成虫体长 3.0～3.5mm，淡黄色，竖立毛类。口甲不发达，无色板。咽甲的前、中部有众多尖齿，基部有若干横脊。受精囊纺锤状，分节，但不完全。囊管长度是囊体长度的 2.5 倍。雄蛉上抱器第 II 节有长毫 5 根，2 根位于顶端，3 根位于近中部，生殖丝长度约为注精器的 5 倍。广泛分布于北纬 18°～42°，东经 102°～124°之间。

白蛉除叮吸人血外，能传播多种疾病。在我国可传播杜氏利什曼原虫，引起内脏利什曼病（黑热病）。国内主要传播媒介如下：①中华白蛉，是除新疆、内蒙古和甘肃西部以外地区的主要传播媒介；②长管白蛉（*P. longiductus*），是新疆南部老居民区的主要传播媒介；③亚历山大白蛉（*P. alexandri*），是新疆吐鲁番和甘肃西部的主要传播媒介；④吴氏白蛉（*P. wui*），是新疆塔里木和内蒙古额济纳旗等荒漠地带的主要传播媒介。

（五）防制原则

因白蛉飞行力弱，活动范围小，故采用以药物灭杀成蛉为主，结合环境治理和做好个人防护的综合防制措施。杀灭成蛉的药剂有马拉硫磷、溴氰菊酯、杀螟松等，通常进行室内滞留喷洒。环境治理措施包括整顿人房、畜舍及禽圈卫生，使其保持清洁干燥，并清除周围环境垃圾，以清除幼虫滋生地。个人防护可使用细孔蚊帐，安装纱门纱窗，涂擦驱避剂或使用艾蒿烟熏等。

第四节　蠓

PPT

【概要】

蠓为完全变态昆虫，我国报告 400 余种。嗜吸人畜血液的吸血蠓种，主要包括库蠓、细蠓和铗蠓等属。蠓除叮吸人血，引起过敏反应外，可传播 20 余种与人畜有关的病原体。防制蠓可采用个人防护和环境防制等措施。

蠓（midge）属双翅目、长角亚目、蠓科（Ceratopogonidae），是一类小型昆虫，俗称"小咬"。全世界已知 4000 多种，我国报告 400 余种。嗜吸人畜血液的吸血蠓种，主要包括库蠓（*Culicoides*）、细蠓（*Leptoconops*）和铗蠓（*Forcipomyia*）等属。

成虫黑色或深褐色，长 1～3mm，头部近球形。复眼肾形。雄蠓两眼相邻接，雌蠓两眼距离较远。

触角丝状，分 15 节，各节上均有轮毛。口器为刺吸式。在触角基部之后有单眼 1 对。中胸发达，胸部背面呈圆形隆起。翅短宽，翅上常有斑和微毛，为分类依据。腹部 10 节，腹部末端雌蠓有尾须 1 对、雄蠓特化为外生殖器。足细长（图 17-7）。蠓是全变态昆虫，生活史包括卵、幼虫、蛹和成虫 4 个阶段（图 17-7）。卵呈长纺锤形，长约 0.5mm，灰白色，在适宜的温度下，约经 5 天孵化。幼虫蠕虫状，分为 4 龄，生活于水中、湿土或沙土中，经 22~38 天化蛹。蛹 5~7 天羽化。雌蠓寿命约 1 个月。仅雌蠓吸血，吸血范围较广，不同的种类有一定的倾向性，可嗜吸人血、禽类或畜类血，吸血活动多在白天、黎明或黄昏进行。成虫多栖息于树丛、杂草、竹林、洞穴等避光、避风处。蠓的飞行能力弱，一般限于栖息地周围

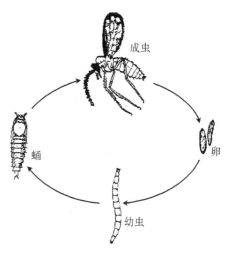

图 17-7　蠓生活史（仿）

200~500m 为半径的范围内。吸血蠓类常在群舞时交配。交配后吸血。雌蠓一生产卵 2~3 次，一次产卵量 50~150 粒。雄蠓交配后 1~2 天便死亡。一般以幼虫或卵越冬。蠓叮吸人血可引起局部或全身性的过敏性皮炎和奇痒；蠓可作为多种人畜寄生虫的媒介和携带多种与人畜有关的病毒，如我国广东和福建地区从台湾蠛蠓体内曾分离出乙型脑炎病毒，在内蒙古分离到土拉热杆菌。但蠓与人类疾病的关系，在我国尚不清楚。

　　蠓的种类多，数量大，滋生范围广泛，必须结合实际情况采取综合性防治措施。在有吸血蠓类地区野外作业的人员，可涂擦桉树油驱避剂或燃点艾草、树枝，以烟驱蠓，做好个人防护。在人群聚居区，应搞好环境卫生，填平洼地，消灭滋生场所。对成蠓出入的人畜房舍和幼虫滋生地的沟、塘、水坑等环境，采用马拉硫磷或溴氰菊酯等进行滞留喷洒。

（蔡　茹）

PPT

第五节　蚋

　　蚋为完全变态昆虫，我国报告 300 余种，主要蚋种有斑布蚋、北蚋和毛足原蚋等。蚋叮吸人血时可产生皮肤或全身反应，可传播旋盘尾丝虫和欧氏曼森丝虫病等。防制蚋可采用个人防护和环境防制等措施。

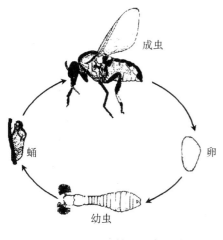

图 17-8　蚋生活史（仿）

　　蚋（black fly）属双翅目、蚋科（Simuliidae），俗称"黑蝇"或"驼背"。全世界已知 1600 多种，我国报告 300 余种。我国主要蚋种有斑布蚋（*Simulium maculatum*）、黄足纺蚋（*S. aureohirtum*）、双齿蚋（*S. bidentatum*）、北蚋（*Simulium subvariegatum*）和毛足原蚋（*Prosimulium hirtipes*）等。

　　成虫黑色或深褐色，体长 1~5mm。头部复眼明显，雄蚋复眼较大，与胸背约等宽；雌蚋复眼略窄于胸部，两眼被额分开。触角如牛角状，具 9~12 节；口器为刺吸式；胸部背面隆起；翅宽阔，纵脉发达；足短；腹部 11 节，末端数节演化为外生殖器，其为分类的重要依据。蚋的发育过程为全变态（图 17-8）。卵略呈圆三角形，长 0.1~0.2mm，淡黄色，鳞状成堆排列，附

着于清净流水中的水草与树枝叶上，在20~25℃的水中，约5天孵化。幼虫圆柱形，后端膨大，有6~9龄，成熟幼虫4~15mm，3~10周化蛹。成熟幼虫在茧内化蛹，1~4周羽化为成虫，仅雌蚋吸血。雌蚋可嗜吸畜、禽及人血。成虫栖息于野草上及河边灌木丛，飞行距离达2~10km。蚋以6~7月为活动高峰。雌蚋寿命4~6周。以卵或幼虫在水下越冬。

蚋叮刺吸血，可引起皮炎，继发感染淋巴腺炎、淋巴管炎及"蚋热"等。蚋可传播盘尾丝虫病（主要分布于非洲、拉丁美洲和亚洲西部）和奥氏丝虫病（主要分布于拉丁美洲和西印度群岛）。

灭杀成虫可采用药物喷洒畜禽圈舍。野外工作人员可使用避蚊胺等驱避剂进行个人防护。

PPT

第六节　虻

虻为完全变态昆虫，我国已知有400余种，常见种类有四裂斑虻、华广原虻和华虻等。虻叮吸人血时可引起疼痛和损伤，可继发感染，还可传播炭疽病、罗阿丝虫病等。防制虻可采用个人防护和环境防制等措施。

虻（tabanidae fly）属双翅目、虻科（Tabanidae）。全世界已知4000余种，我国已知有400余种，常见种类有四裂斑虻（*Chrysops vanderwulpi*）、华广原虻（*Tabanus signatipennis*）、骚扰黄虻（*Atylotus miser*）、中华麻虻（*Haematopoatasinesis*）和华虻（*Tabanus mandarmus*）等。

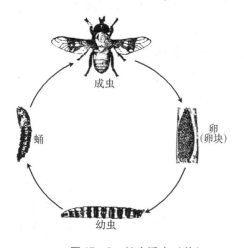

图17-9　虻生活史（仿）

虻是一类中、大型昆虫，俗称"牛虻"。成虫呈棕褐色或黑色，粗壮，体长6~30mm，体表多细毛，多有鲜艳色斑和光泽。头部宽大，宽度等于或大于胸部。复眼多具金属光泽。雄虻两眼相接，雌虻两眼分离，触角短，多为3节；口器为舐吸式；翅宽，透明或具色斑；足粗短；腹部颜色和斑纹是分类依据，腹节8~11特化为外生殖器（图17-9）。虻发育过程为全变态。雌虻交配吸血后产卵于稻田、沼泽、池塘边的草叶或小枝上，聚集成堆。卵多呈纺锤形，长1.5~2.5mm，黄白色，约1周孵化为幼虫。幼虫为细长纺锤状，有4~13龄，约经数月至1年成熟，移至干土中化蛹。蛹为裸蛹，经1~3周羽化。雌虻寿命2~3个月。雌虻吸血，主要刺吸牛、马、驴、骆驼等大型家畜的血，有时也侵袭其他动物和人。虻白天活动，在阳光强烈的中午吸血最活跃。有时可在数个动物体表连续叮刺吸血，该习性在疾病的传播上有重要意义。成虫栖息于草丛树木中，多见于河边植被上。虻的飞翔能力很强，可达45~60km/h。虻的活动季节以7月为高峰。虻以幼虫越冬，常见于堤岸22~25cm深的土层中。

虻叮刺人体可引起荨麻疹样皮炎，某些虻类是我国畜牧业的重要害虫，能传播罗阿丝虫病，也是牲畜锥虫病的传播媒介。

虻滋生地分散、类型多样，防制比较困难。防制主要针对成虫，以个人防护为主，药物灭杀为辅。

PPT

第七节　蝇

【概要】

蝇属双翅目昆虫，种类多，分布广。非吸血蝇类为舐吸式口器，多数为杂食性；吸血蝇类为刺吸式口器。生活史有卵、幼虫、蛹和成虫4期（全变态）。蝇幼虫分自生和寄生两类。我国常见蝇种包括家蝇、丝光绿蝇、大头金蝇、巨尾阿丽蝇、黑尾黑麻蝇、厩腐蝇、夏厕蝇、厩螫蝇等。蝇除骚扰吸血、污染食物外，最重要的是以机械性传播和生物性传播两种方式传播多种疾病和引起蝇蛆病。灭蝇的基本环节是搞好环境卫生，清除蝇的滋生场所。

蝇（fly）属双翅目、环裂亚目（Cyclorrhapha），全世界已知34000余种，我国记录有4200余种。在我国，与人体疾病有关的蝇类多属蝇科（Muscidae）、丽蝇科（Calliphoridae）、麻蝇科（Sarcophagidae）、厕蝇科（Fanniidae）等。幼虫营专性寄生的有狂蝇科（Oestridae）、皮蝇科（Hypodermatidae）等。

（一）形态

成虫呈暗灰、黑灰、黄褐、暗褐等色，或有蓝绿、青、紫等金属光泽。体长4～14mm，全身被有鬃毛。

1. 头部　球形或半球形。一对复眼大，通常雄蝇两眼间距窄或相接，雌蝇较宽；单眼3个呈三角形排列；触角1对，各分3节，第3节最长，其基部前外侧具1根触角芒。非吸血蝇类的口器为舐吸式，由基喙、中喙和口盘（含1对唇瓣）组成。口器可伸缩折叠，以口盘直接舐吸食物。吸血蝇类的口器为刺吸式，中喙细长而坚硬，唇瓣退化，喙齿发达。

2. 胸部　前、后胸退化，中胸发达。中胸背板上鬃毛的排列、斑、纹等特征是分类的依据。有膜质翅1对，除短的前缘脉和亚前缘脉外，有6条不分支的纵脉和1条腋脉，其中第4纵脉末端的弯曲形状为重要的分类鉴别特征。翅基部有翅瓣和上、下腋瓣，部分种类下腋瓣不发达或退化。在后胸侧板的上方有平衡棒1对。足多毛，末端具爪、爪垫各1对和1个爪间突。爪垫发达，密布纤毛，可分泌黏液，具黏附作用并可携带病原体。

3. 腹部　圆筒形，末端尖圆，末端数节形成外生殖器。卵生雌蝇常形成产卵器，产卵时伸出。雄蝇外生殖器是蝇种鉴定的重要依据。

（二）生活史

蝇为完全变态昆虫。生活史有卵、幼虫、蛹和成虫4期（图17-10）。多数种类产卵，少数蝇种（如狂蝇、舌蝇、多数麻蝇等）为卵胎生，直接产幼虫。

1. 卵　乳白色，椭圆或香蕉形，长约1mm，常数十至数百粒堆积成块。在夏季，约经1天孵化为幼虫。

2. 幼虫　又称为蛆，乳白色，多为圆柱形，前尖后钝，无足无眼。幼虫分3龄，长1～13mm。第1头节尖小，有1对口钩外露。胸3节，2～3龄幼虫的第1节两侧有前气门1对；腹部第8节后侧有后气门1对，由气门环、气门裂和气门钮孔组成。气门裂数，1～2龄幼虫有2个，3龄幼虫为3个。第10节变为肛板，中间有肛孔。幼虫的口钩、前气门、后气门及肛板的形状是分类的重要依据（图17-11）。幼虫在滋生场所经2次蜕皮发育为成熟的3龄幼虫，随后即爬到滋生物周围疏松的土层内，虫体缩短、表皮变硬而化蛹。在夏秋季，家蝇幼虫期为4～7天，而专性寄生的蝇种幼虫期可达9～11个月。

3. 蛹　棕褐色至黑色，圆筒状，长5～8mm。不食不动。一般经3～17天羽化。蛹内成虫借其额囊的膨胀和收缩顶破蛹壳前端，形成一环状裂缝钻出。

4. 成虫　羽化1～3天后进行交配，通常一生交配1次，数日后雌蝇产卵。一生产卵4～8次或更多，每次数十粒至二百粒不等。在适宜条件下，完成生活史所需时间需8～30天。成蝇寿命一般1～2个月。

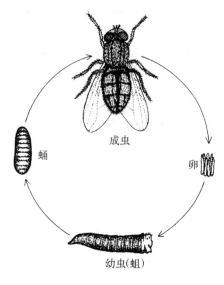

图 17 – 10　蝇生活史

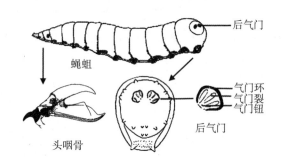

图 17 – 11　蝇蛆（上）、口钩（左下）和后气门（右下）

（三）生态

1. 幼虫滋生习性　蝇幼虫分自生和寄生两类。营自生生活的幼虫发育过程以滋生物为营养来源和栖息场所。依据滋生物（地）性质的不同分为 5 类，即人粪类、畜禽粪类、腐败的动物质类、腐败的植物质类和垃圾类。蝇种不同，其滋生场所不同。人畜住区的蝇种对滋生物的要求不严格，如家蝇幼虫多为杂食性，几乎在上述各类型滋生物种均能生存。

根据寄生特性，将寄生于人和脊椎动物的幼虫分类如下。

（1）专性寄生　幼虫必须在活组织中才能完成生活史。如羊狂蝇寄生于羊的鼻腔和鼻窦；纹皮蝇寄生于牛的皮下；肠胃蝇寄生于马的消化道等。

（2）兼性寄生　幼虫多寄生于坏死的组织内。如丽蝇科和麻蝇科的蝇种。

（3）偶然性寄生　蝇卵或幼虫被误食入消化道或幼虫侵入泌尿生殖道寄生。如住区蝇类及果蝇、酪蝇等。

2. 食性　成蝇的食性分3类。不食蝇类口器退化，不能摄食，如狂蝇、皮蝇和胃蝇科蝇类。吸血蝇类以动物和人的血液为食，雌、雄蝇均吸血，如螫蝇属和舌蝇属的蝇种。非吸血蝇类多数为杂食性，尤以住区蝇类较多，以腐败的动植物、人和动物的食物、排泄物、分泌物和脓血等为食。蝇取食频繁，且边食、边吐、边排泄，该习性在蝇类机械性传播疾病方面具有重要意义。

3. 活动与栖息　蝇类的活动、栖息场所因种类而异。蝇类的活动受到多种因素影响，尤以受温度和光照的影响较大，如家蝇在 4~7℃ 仅能爬动，20℃ 以上比较活跃，在 30~35℃ 时最为活跃。大多数蝇类在白天活动，夜间则常栖息在白天活动的场所，如室内的天花板、电线或悬空的绳索上，室外的树枝、树叶等处。蝇善飞翔，如家蝇每小时飞行可达 6~8km，通常在以滋生为中心的 1~2km 内活动觅食，也可随车、船、飞机等交通工具远距离扩散。

4. 季节消长　不同蝇种在同一地区和同一蝇种在不同地区表现有不同的季节分布。一般将我国蝇类分为春秋型（如巨尾阿丽蝇和夏厕蝇）、夏秋型（如大头金蝇和丝光绿蝇）、夏型（如厕螫蝇和厕腐蝇）和秋型（主要为家蝇），其中以夏秋型、秋型蝇类与夏秋季肠道传染病的关系最为密切。

5. 越冬　除卵外，蝇的各期均可越冬，越冬虫期因虫种或地区不同而异。以蛹越冬者居多，如金蝇、丽蝇、麻蝇等；以成虫期越冬的有厕腐蝇、红头丽蝇等；以幼虫越冬的有厕蝇、绿蝇等。家蝇在不同地区可以不同虫期越冬。以蛹越冬者多数在滋生地附近的表层土壤中；成虫越冬者多数在暖室、地窖、地下室等温暖隐蔽处。

（四）我国重要种类

1. 家蝇（*Musca domestica*） 体长 5 ~ 8mm，灰褐色。胸部背面具 4 条黑色纵纹；翅第 4 纵脉末端向上急弯成折角；腹部橙黄色，有黑色纵条。幼虫主要滋生于腐败的植物类、畜粪和垃圾中，成虫在温暖季节一般栖息室外，秋凉季节则入侵室内。全国分布。

2. 丝光绿蝇（*Lucilia sericata*） 体长 5 ~ 10mm，呈绿色金属光泽，胸背部的鬃毛发达，腋瓣上无毛。幼虫主要滋生于腐败的动物质中，成蝇喜在腥臭腐烂的动物质及垃圾等处活动，在繁殖盛期常飞入居室或食品店与菜市场。全国分布。

3. 大头金蝇（*Chrysomyia megacephala*） 体长 8 ~ 11mm，躯体肥大，头宽于胸，体呈青绿色金属光泽。复眼深红色，颊部杏黄或橙黄色，腋瓣棕色有毛。幼虫多滋生在人畜粪便、禽粪、垃圾和腐肉中。成虫活动于腐烂的瓜果、蔬菜及粪便周围，在繁殖盛期也入侵室内。近全国性分布，但以长江以南分布最多。

4. 巨尾阿丽蝇（*Aldrichina grahami*） 体长 5 ~ 12mm，颊部黑色，胸部暗青灰色，下腋瓣上具长细毛。中胸背板前部中央有 3 条短黑色纵纹，腹部背面有深蓝色金属光泽。幼虫主要滋生在半稀人粪尿中，也可在腐败的动物质和垃圾中。成蝇主要在室外活动，出现在垃圾、厕所及人的食物等处。除新疆外，其他地区均有分布。

5. 黑尾黑麻蝇（*Helicophagella melanura*） 体长 6 ~ 12mm，暗灰色，胸背面具 3 条黑色纵纹，腹部背面有黑白相间的棋盘状斑。幼虫滋生在人畜粪便中。成虫活动于室外，也可飞入室内。全国均有分布，以东部地区为多。

6. 厩腐蝇（*Muscina stabulans*） 体长 6 ~ 9mm，胸部背面有 4 条暗黑色条纹，中央 2 条较明显。腹部具或浓或淡的斑。幼虫滋生于人畜粪便、腐败植物及垃圾中。成虫活动于室内外，春夏季常入侵室内。国内分布广泛，以东北、华北和西北为多。

7. 夏厕蝇（*Fannia canicularis*） 体长 5 ~ 7mm，灰色。翅第 4 纵脉直，末端与第 3 纵脉有相当距离。腹部第 Ⅰ、Ⅱ 合背板，第 Ⅲ、Ⅳ 背板有倒 "T" 形暗斑。幼虫滋生于人、畜粪便以及腐烂植物质中。成虫喜入室内盘旋飞翔。主要分布于西北、华北和东北地区。

8. 厩螫蝇（*Stomoxys calcitrans*） 体长 5 ~ 8mm，暗灰色，胸部背面有 4 条不清晰的黑色纵纹，翅第 4 纵脉末端呈弧形弯曲。幼虫主要滋生在禽、畜粪或腐败的植物质中，成虫主要在室外活动，刺吸人畜血液。除青藏高原外的其他地区均有分布，以东北、华北和西北地区为主。

（五）与疾病的关系 [e]微课2

蝇除骚扰吸血、污染食物外，最重要的是传播多种疾病和引起蝇蛆病。

1. 传播疾病 包括机械性传播和生物性传播两种方式。

（1）机械性传播 蝇类特有的食性使非吸血蝇类通过体内外机械性携带病原体，将病原体传播扩散。蝇可传播痢疾、伤寒、副伤寒、霍乱、结核病、脊髓灰质炎、病毒性肝炎、肠道原虫病与蠕虫病、沙眼和结膜炎、炭疽、螺旋体病及皮肤利什曼病等。

（2）生物性传播 舌蝇（*Glossina spp.*）可传播流行于非洲的人体锥虫病。冈田绕眼果蝇（*Amiotaokadai*）是结膜吸吮线虫的中间宿主。

2. 蝇蛆病（myiasis） 是由双翅目昆虫的幼虫寄生于人与脊椎动物造成的病害。本节仅限蝇类幼虫寄生导致的疾病，依据寄生部位分为以下类型。

（1）皮肤蝇蛆病 以纹皮蝇和牛皮蝇幼虫引发的病例最多，多发生于牧区。当雌蝇产卵于人的衣服或毛发上，孵出的幼虫钻入皮下移动，形成间歇性、游走性皮下疖样肿块，最终幼虫向表皮移动并开孔逸出。侵犯部位以头、胸部最多。个别病例，幼虫可移行到深部组织器官如胸腔、腹腔等。胃蝇1龄幼虫可钻入人体皮内移行，凿成一条曲折的隧道，呈现出血性条纹状匐形疹。

（2）眼蝇蛆病　以狂蝇属和鼻狂蝇属的1龄幼虫所致病例最多。蝇在飞行过程中直接冲撞人或动物的眼部，将幼虫产于眼结膜和角膜上导致急性结膜炎或角膜溃疡。国内报道致人体眼部感染的蝇类有羊狂蝇、宽额鼻狂蝇、紫鼻狂蝇等。

（3）胃肠道蝇蛆病　通常因人误食被蝇卵或幼虫污染的食物或饮水所致。患者可有恶心、呕吐、腹痛等消化道症状，可在呕吐物或粪便中发现蝇蛆。国内报道的致病蝇种有家蝇、厩腐蝇、夏厕蝇及麻蝇科、丽蝇科和胃蝇科的一些蝇种等。

（4）耳、鼻、咽和口腔蝇蛆病　常因患病器官有臭味分泌物，引诱蝇类产卵或幼虫而致病。国内报道的致病蝇种有家蝇、厩腐蝇、大头金蝇、丝光绿蝇、叉丽蝇、铜绿蝇、黑尾黑麻蝇、羊狂蝇、黑须污蝇和蛆症金蝇等。

（5）泌尿生殖道蝇蛆病　可因尿道或阴道分泌物的臭味诱蝇产卵或幼虫而致病。国内报道的致病蝇种有家蝇、夏厕蝇、元厕蝇、丝光绿蝇、大头金蝇、铜绿蝇和棕尾别麻蝇等。

（6）创伤蝇蛆病　由于创伤出血、伤口化脓所发出的异味诱蝇产卵或幼虫而致病。国内报道的致病蝇种以蛆症金蝇的病例较多，另外还有家蝇、黑须污蝇、陈氏污蝇、丝光绿蝇、红头丽蝇和肥须亚麻蝇等。

（六）防制原则

灭蝇的基本环节是搞好环境卫生，清除蝇的滋生场所。根据蝇的生态及生活习性，杀灭越冬虫期和早春第1代及秋末最后1代成蝇可收到良好效果。

1. 环境防制　采取多种方法，限制蝇的滋生，如及时清除垃圾、粪便，生活垃圾装袋，堆肥和沼气发酵等。

2. 物理防制　用淹杀、闷杀、煮烫、堆肥等方法杀灭幼虫及蛹。用直接拍打、捕蝇笼诱捕和粘蝇纸粘捕等方法杀灭成蝇。安装纱门、纱窗防蝇入侵室内。

3. 化学防制　灭蝇常用药物有溴氰菊酯、氯氰菊酯、二氯苯醚菊酯、马拉硫磷和残杀威等。在蝇滋生场所喷洒杀虫剂杀灭幼虫，在成虫栖息场所可用滞留喷洒或空间喷雾，必要时几类药剂混合使用，或合并使用增效剂以取得更好的灭蝇效果。

4. 生物防制　应用蝇类天敌和致病生物灭蝇，如寄生蜂寄生于蝇蛹。苏云金杆菌H-9可杀灭蝇幼虫。

第八节　蚤

PPT

【概要】

蚤为完全变态昆虫，我国已知有650余种（亚种）。重要媒介蚤多属于蚤科、角叶蚤科、多毛蚤科和细蚤科等。蚤除叮刺骚扰外，其主要危害是传播鼠疫、地方性斑疹伤寒等。防制蚤可采用防鼠、灭鼠，处理滋生地和个人防护等措施。

蚤（flea）属于蚤目（Siphonaptera），是哺乳动物和鸟类的体外寄生虫。全世界已知2500余种（亚种），我国已知有650余种（亚种）。重要媒介蚤多属于蚤科（Pulicidae）、角叶蚤科（Ceratophyllidae）、多毛蚤科（Hystrichopsyllidae）和细蚤科（Leptop - syllidae）等。

（一）形态

成虫两侧扁平，棕黄至深褐色，体长一般为3mm左右。体表有许多向后方生长的鬃（bristle）、刺及栉（comb），以适于毛间潜行（图17-12）。头部略似三角形。头部中央有触角窝，触角藏于触角窝内，分3节，末节膨大；眼位于触角窝前方，发育程度因种而异，有的种类完全退化。刺吸式口器。触须通常为4节。头部有许多鬃，根据生长部位称眼鬃、颊鬃、后头鬃等。胸部分3节，每节由背板、腹板各一块及侧板2块构成。有的种类前胸背板后缘具有前胸栉（pronotal comb）。无翅。足长而发达，适于跳跃。跗节有5节，末节有爪1对。腹部的前7节为正常腹节，雄蚤8、9腹节，雌蚤7~9腹节特化为外生殖器。第7节背板后缘两侧各有一组臀前鬃，保护其后的臀板（pygidium）。臀板略呈圆形，为感觉器官。雌蚤腹部末端钝圆，在7~8腹板的位置具骨化较厚的受精囊。雄蚤第9背板和腹板分别形成上抱器和下抱器。

（二）生活史

蚤发育过程为全变态。生活史有卵、幼虫、蛹和成虫4期（图17-13）。卵椭圆形，长0.4~2.0mm，暗黄色，表面光滑。卵在适宜的温湿度条件下，经3~7天孵出幼虫。幼虫分3龄，似蛆形，体白色或淡黄色，头部有咀嚼式口器和触角1对，无眼。胸部3节，无足。腹部分10节，各节有稀疏长鬃1~2列，末节端部有1对肛柱。在适宜条件下，经2~3周发育，蜕皮2次，发育为成熟幼虫。成熟幼虫吐丝作茧，在茧内第3次蜕皮化蛹。茧呈黄白色，体外常黏附一些灰尘或碎屑。蛹具成虫雏形，头、胸、腹及足均已形成，并渐变为淡棕色。蛹期通常1~2周，有时长达1年，主要受温度和湿度影响。蛹的羽化需外界的刺激，如空气震动、动物走近、接触压力及温度升高等，均可诱使成虫破茧而出。由卵发育为成虫需3~8周。在自然条件下，我国北方地区多数蚤种1年1代，少数2代；南方地区1年可繁殖数代。成虫通常在吸血后交配，1~2天后产卵。雌蚤一生一般产卵数百粒。蚤的寿命短者2~3个月，长者可达1~2年。

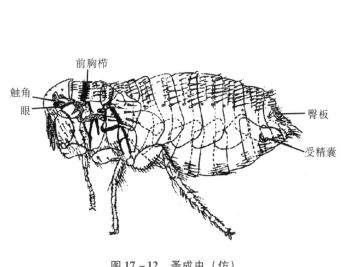

图17-12　蚤成虫（仿）

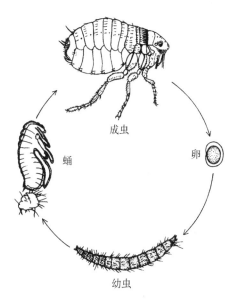

图17-13　蚤生活史

（三）生态

1. 滋生地　雌蚤通常在宿主皮毛上和窝巢中产卵。由于卵壳缺乏黏性，宿主身上的卵最终都散落到其窝巢及其活动场所，这些地方为幼虫的滋生地，如鼠洞、畜禽舍、屋角、床下、墙缝及土坑等，幼虫以尘土中宿主脱落的皮屑、成虫粪便及粪便中未消化的血块等有机物为食；阴暗、温湿的周围环境是幼虫和蛹发育的适宜条件。

2. 宿主　蚤两性都吸血，通常1天需吸血数次，每次吸血2~10分钟。在低温条件下，有些蚤类耐饥能力长达 3 ~ 9 个月。蚤的宿主范围较广，包括哺乳类和鸟类，但主要是小型哺乳动物，尤以啮齿类为多。蚤善跳跃，如人蚤跳高可达 70cm，跳远可达 31cm。蚤对宿主的选择性可分 3 种类型：多宿主型（如人蚤）、寡宿主型（如缓慢细蚤）和单宿主型（如松鼠蚶蚤）。对宿主选择性不严格的种类，在传播疾病上意义更大。蚤对宿主的寄生时间可分 3 种类型：①游离型，分为巢蚤（如人蚤）和毛蚤（如印鼠客蚤）两型，雌蚤吸血时间均较短，毛蚤在传播虫媒病上有重要意义；②半固定型，雌蚤吸血时间较长（1 ~ 2 周），如蠕形蚤；③固定型，雌蚤终身营寄生生活，如潜蚤。

蚤成虫对宿主体温反应敏感，当宿主体温升高或在死亡后体温下降时，蚤会很快离开，去寻找新的宿主。这一习性对蚤疾病传播方面具有重要意义。

3. 季节消长与越冬 蚤类季节消长大致可分为 5 型：春季型（如斧形盖蚤）、夏季型（如北方的人蚤）、秋季型（如谢氏山蚤）、冬季型（如缓慢细蚤）、春秋型（如方形黄鼠蚤松江亚种）。同一蚤种在不同分布区，季节消长可有不同。蚤类的越冬，宿主不冬眠，蚤可继续发育和繁殖；宿主冬眠，蚤则以成虫和蛹越冬。

（四）我国重要种类

1. 印鼠客蚤（*Xenopsylla cheopis*） 眼鬃 1 根，位于眼的前方。雄蚤上抱器第 1 突略呈三角形，第 2 突呈细指形。雌蚤受精囊尾部基段扩大，微宽或等宽于头部。主要宿主为褐家鼠、黄胸鼠和小家鼠。除宁夏、新疆、西藏无记录外，在国内广泛分布。

2. 谢氏山蚤（*Oropsylla silantiewi*） 眼较小，眼鬃 3 根，前胸栉刺的长度短于其前背板的宽度。雄蚤上抱器不动突较宽短，可动突棒状，后缘呈弧形。雌蚤受精囊略呈球形，尾部末端具发达的乳突。主要宿主为旱獭。分布于新疆、青海、甘肃、内蒙古、西藏、四川西部和云南西北部等地区。

3. 方形黄鼠蚤松江亚种（*Citellophilus tesquorum sungaris*） 额鬃 1 根，眼鬃 3 根，具前胸栉。雄蚤上抱器可动突略呈三角形，后缘有 2 根短刺鬃。雌蚤受精囊头部呈椭圆形，尾部呈纺锤形。主要宿主为黄鼠。分布于东北、内蒙古和河北。

4. 人蚤（*Pullex irritans*） 在眼下方有眼鬃 1 根。雄蚤上抱器突起宽大呈半圆形，围绕着 2 个钳状突起。雌蚤受精囊的头部圆形，尾部细长弯曲。宿主主要是犬、猫、猪、人和野生动物等。在国内分布广泛。

（五）与疾病的关系

蚤的危害包括骚扰吸血、寄生和传播疾病。蚤叮咬人后，局部皮肤可出现红斑或丘疹，重者可出现丘疹样荨麻疹。雌性潜蚤（*Tungaspp.*）可寄生于动物和人体皮下，引起潜蚤病。该病主要发生于中南美洲和热带非洲。传播的疾病如下。

1. 鼠疫（plague） 病原体是鼠疫耶尔森菌（*Yersinia pestis*），由蚤类在啮齿动物之间传播。人类接触带菌动物或经蚤类叮咬而感染。当蚤吸入病鼠血后，该菌在蚤前胃的刺间增殖形成菌栓，引起前胃不完全栓塞或栓塞。当栓塞时，蚤再次吸血时血液不能进入胃内，反而携带病菌回流到宿主体内，使其感染。受染蚤因饥饿而吸血频繁，使更多宿主感染。黄鼠、旱獭、长爪沙鼠和黄胸鼠等约 13 种动物为主要保虫宿主。印鼠客蚤、谢氏山蚤和人蚤等约 18 种（亚种）为主要媒介。目前，偶有人体感染报道。

2. 地方性斑疹伤寒（endemic typhus） 又称鼠型斑疹伤寒。病原体是莫氏立克次体（*R. mooseri*）。主要在鼠类与寄生蚤类之间循环。目前该病在国内已基本控制。

3. 绦虫病 印鼠客蚤、犬栉首蚤、猫栉首蚤和人蚤等可作为微小膜壳绦虫的中间宿主；具带病蚤、缓慢细蚤、犬栉首蚤、人蚤等可作为缩小膜壳绦虫的中间宿主；犬栉首蚤、猫栉首蚤等可作为犬复孔绦虫的中间宿主。人可因误食蚤类而感染。

（六）防制原则

堵塞鼠洞，清扫禽畜棚圈，保持室内地面、墙角光洁以清除蚤的滋生地。定期给狗、猫药浴。敌敌畏、溴氰菊酯、二氯苯醚菊酯等药物喷洒室内及禽畜棚圈的地面以杀灭蚤及其幼虫。在鼠疫流行时应采取紧急灭蚤措施，加强个人防护。捕杀或毒杀室内外的鼠类。

第九节　虱

PPT

【概要】

虱为不完全变态昆虫，寄生于人体的虱有人虱和耻阴虱两种。人虱又分为人头虱和人体虱 2 个亚种。虱寄生人体可叮咬皮肤，引起继发感染。体虱可传播流行性斑疹伤寒等疾病。防制虱以个人防护为主，辅以化学及物理防制等措施。

虱（louse）属吸虱亚目（Anoplura），是鸟类和哺乳动物的体外永久性寄生昆虫。虱的发育各期都不离开宿主。虱体小、无翅、背腹扁平，足末端具有特殊的攫握器。寄生于人体的虱有两种，即人虱（*Pediculus humanus*）和耻阴虱（*Pthirus pubis*）。人虱又分为两个亚种，即人头虱（*P. h. capitis*）和人体虱（*P. h. humanus*）。

（一）形态

1. 人虱　灰白色，体狭长，雌虫可达 4.4mm，雄虫稍小（图 17－14）。

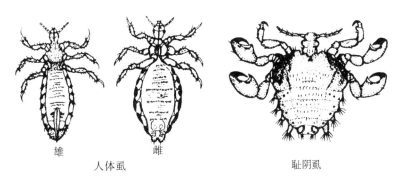

雄　　　　　　雌
人体虱　　　　　　　　　　耻阴虱

图 17－14　人虱成虫

（1）头部　略呈菱形，触角约与头等长，分 5 节，向头两侧伸出。眼明显，位于触角后方。口器为刺吸式，除短小带齿的吸喙凸于头端外，口器主要部分缩在头内，由 3 根口针组成，平时储在咽部近腹面的口针囊内。吸血时以吸喙固着皮肤，口针刺入，靠咽和食窦泵的收缩将血吸入消化道。

（2）胸部　3 节融合，有 1 对胸气门，位于中胸侧面，无翅及翅痕，3 对足均粗壮，长度大致相等。各足胫节远端内侧具指状胫突，跗节仅 1 节，其末端有一弯曲的爪，爪与胫突配合形成强有力的攫握器，因而虱能紧握宿主的毛发或内衣的纤维不致脱落。

（3）腹部　分节明显，外观可见 8 节。第 3~8 节两侧有骨化的侧背片，每片上均有气门，共 6 对。雌虱腹部末端呈"W"形，第 8 节腹面有一生殖腹片和 1 对生殖肢。雄虱腹部末端呈"V"字形，3~7 节背面各有两片小背板，靠后 3 个腹部节内可见缩于体内的外生殖器。

人头虱和人体虱形态区别甚微。仅在于人头虱体略小、体色稍深、触角较粗短。

2. 耻阴虱　灰白色，体形宽短似蟹。雌虱体长为 1.5~2.0mm，雄性稍小。胸部甚宽，故左右足的基节相距较远。前足及爪均较细小，中、后足胫节和爪明显粗大（图 17－14，彩图 61），腹部宽短，由于前4节融合，前3对气门排成斜列。第5~8节侧缘各具锥形突起，上有刚毛。

（二）生活史

人虱和耻阴虱都寄生于人体。人头虱寄生在人头上有头发的部分，产卵于发根，以耳后较多。人体虱主要生活在贴身衣裤上，以衣缝、皱褶、衣领和裤腰等处较多，产卵于衣裤的织物纤维上。耻阴虱寄生在体毛较粗、较稀之处，主要在阴部及肛门周围的毛上，其他部位以睫毛较多见，产卵于毛的基部。

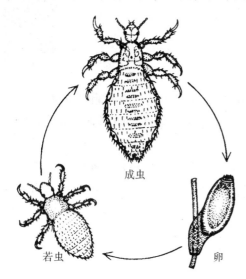

图 17-15　人虱生活史

虱生活史为不完全变态，生活史中有卵、若虫和成虫三期（图17-15）。卵椭圆形，约0.8mm×0.3mm，白色，俗称虮子。卵黏附在毛发或纤维上，其游离端有盖，上有气孔和小室。若虫就从卵盖处孵出，其外形与成虫相似，但较小，尤以腹部较短，生殖器官尚未发育成熟。若虫经3次蜕皮长为成虫。

人虱产卵量可达300枚，耻阴虱约为30枚。在最适的温度（29~32℃）、湿度（76%）下，人虱由卵发育到成虫需23~30天，耻阴虱需34~41天。雌性人虱寿命为30~60天，耻阴虱寿命不到30天；雄虱的寿命较短。

若虫和雌、雄成虫都嗜吸人血。虱不耐饥饿，若虫每日至少需吸血1次，成虫则需数次，常边吸血边排粪。虱对温度和湿度都极其敏感，既怕热怕湿，又怕冷。由于正常人体表的温、湿度正是虱的最适温湿度，虱一般情况下不会离开人体。当宿主患病或剧烈运动后体温升高、汗湿衣服，或病死后尸体变冷，虱即爬离原来的宿主。以上习性对于虱的散布和传播疾病都有重要作用。

人虱的散播是由于人与人之间的直接和间接接触引起。耻阴虱的传播主要是通过性接触。WHO已将耻阴虱感染列为性传播疾病之一。

（三）与疾病的关系

1. 叮刺　虱吸血后，在叮刺部位可出现丘疹，产生剧痒，由于搔抓可继发感染。耻阴虱病患者多有不洁性接触史，初发症状常为阴部皮肤瘙痒，有虫爬感，遇热更甚。由于虱体紧附在皮肤和毛根上，肉眼不易察见，唯见红斑、丘疹等，严重者因抓搔引起脓疱、溃疡。寄生在睫毛上的耻阴虱多见于婴幼儿，引起眼睑奇痒、睑缘充血等，耻阴虱病的确诊在于从患部找到虫体。

2. 传播疾病　主要由人虱，特别是人体虱传播流行性斑疹伤寒、战壕热和虱传回归热。此外，地方性斑疹伤寒由蚤传到人后，也能由人虱传播。

（1）流行性斑疹伤寒　是由普氏立克次体（*Rickettsia prowazekii*）引起、主要通过人体虱传播的急性传染病。患者自潜伏期末1~2天直至退热后数天均有传染性。虱吸食患者血后立克次体侵入虱胃上皮细胞并大量增殖，数天后上皮细胞破裂，病原即随同虱粪一同排出。当虱再吸他人血时，虱粪污染皮肤伤口，或由于虱体被压破后立克次体经伤口侵入体内而致感染，普氏立克次体在虱粪中可存活60天以上，因此亦有可能借呼吸或手污染眼结膜而受染。

（2）战壕热　又称五日热，是由人虱传播五日热罗卡里马体引起的急性发热性疾病。本病症状与流行性斑疹伤寒相似而较轻，但病程较长。人体感染方式也与流行性斑疹伤寒相似，只是立克次体只能在胃内或上皮细胞表面繁殖，不侵入细胞内。

（3）虱传回归热　是一种周期性发作的急性发热传染病。虱传回归热病原是回归热疏螺旋体（*Borrelia recurrentis*）。病原体随患者血液被虱吸入后5~6天即穿过胃壁进入血腔，并大量繁殖。不进入组织亦不从粪便排出。故其传染是由于虱体被碾破后体液中的病原经伤口进入人体而致。

（四）防制原则

首先是预防，注意个人卫生，如勤更衣、勤洗澡、勤洗发和勤换洗被褥等，以防生虱。预防耻阴虱更应洁身自好。灭虱主要采用物理方法和药物方法。对衣物最简便的方法是蒸煮、干热、熨烫等，不耐高温的衣物可用冷冻法。药物灭虱，如使用倍硫磷粉剂或水剂喷洒、浸泡。对人头虱和耻阴虱可将毛发剪去，再加用药物，如使用灭虱灵、二氯苯醚菊酯或氯菊酯醇剂清洗涂擦。也可用百部酊涂擦以杀灭耻阴虱。

第十节　臭　虫

PPT

【概要】

臭虫为不完全变态昆虫，目前已知80余种，嗜吸人血的臭虫有温带臭虫和热带臭虫2种。臭虫的危害主要是吸血骚扰，影响睡眠，并可能是人类疾病的传播媒介。防制措施主要有搞好环境卫生，消除臭虫栖息场所，用杀虫剂或开水灭臭虫。

臭虫俗称壁虱，属半翅目、臭虫科。虫体呈宽扁的卵圆形、红褐色，无翅，但有明显的翅基。生长繁殖在人居室、床榻，目前已知80余种，嗜吸人血的臭虫有2种，即臭虫属的温带臭虫（*Cimex lectularius*）和热带臭虫（*C. hemipterus*）。两者形态和生活史均相似。前者分布广泛，后者仅分布在热带和亚热带。

（一）形态

成虫背腹扁平，卵圆形，红褐色，大小为（4~5）mm×3mm，遍体生有细毛（图17-16）。头部两侧有1对突出的复眼，各由约30个小眼组成。触角1对，分4节，能弯曲，末2节细长。喙较粗，分3节，由头部前下端发出，内含刺吸式口器，不吸血时向后弯折在头、胸部腹面的纵沟内，吸血时向前伸与体约成直角。胸部最显著的是前胸，其背板中部隆起，前缘有不同程度的凹陷，头部即嵌在凹陷内，侧缘弧形，后缘向内微凹。中胸小，其背板呈倒三角形，后部附着1对较大的椭圆形翅基。后胸背面大部分被翅基遮盖。足3对，在中、后足基节间有新月形的臭腺孔。各足跗节分3节，末端具爪1对。腹部宽阔，因第1节消失、第10节缩小，故外观只可见8节。雌虫腹部后端钝圆，有角质的生殖孔，第5节腹面后缘右侧有一三角形凹陷，称柏氏器（Berlese's organ），是精子的入口。雄虫腹部后端窄而尖，端部有一镰刀形的阳茎，向左侧弯曲，储于阳茎槽中。

温带臭虫卵圆形，前胸背板前缘凹陷较深，两侧缘向外延伸成翼状薄边，柏氏器管状；热带臭虫长椭圆形，前胸背板前缘的凹陷较浅，两侧缘不外延，柏氏器块状。

（二）生活史

臭虫生活在人居室及床榻的各种缝隙中，白天藏匿，夜晚活动吸血，行动敏捷，不易捕捉。其发育为不完全变态，生活史有卵、若虫和成虫3期（图17-17），若虫和成虫都嗜吸人血。雌虫饱血后产卵，每次产卵数个，一生可产卵75~200个，最多达540个。卵白色，长圆形，大小为（0.8~1.3）mm×（0.4~0.6）mm，常黏附在成虫活动和隐匿处，如床板、蚊帐、家具、墙壁、地板和天花板的缝隙里，在18~25℃条件下经1周即可孵出若虫。若虫与成虫外形相似，只是体小而色白，体内生殖器官尚未成熟，缺翅基。若虫分5龄，在末次蜕皮后翅基出现，变为成虫。整个生活史需6~8周。在温暖地区适宜条件下臭虫每年可繁殖5~6代，成虫寿命可达9~18个月。

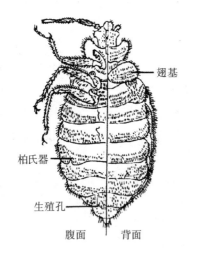

图 17 - 16　臭虫成虫（示背腹面，仿）

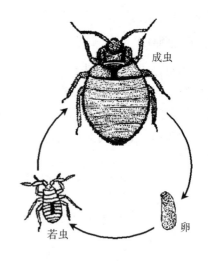

图 17 - 17　臭虫生活史（仿）

臭虫分泌的聚集信息素，使其有群居习性，在隐匿处常可见许多臭虫聚集；分泌警戒信息素，有激动和驱赶作用。臭虫对宿主无严格的选择性，吸血时通常停留在紧靠人体皮肤的衣被或家具上，成虫每次饱血需 10 ~ 15 分钟；若虫需 6 ~ 9 分钟。成虫耐饥饿力很强，一般可耐饥 6 ~ 7 个月，甚至可长达 1 年，若虫耐饥力不如成虫。在饥饿时臭虫白天亦可吸血，或者吸鼠类、蝙蝠或家畜的血。因此，在长期无人居住的房屋里仍可有臭虫生存。温带臭虫和热带臭虫对温度的适应性有差异，其分布地区有所不同。温带臭虫的最适温度是 28 ~ 29℃，至 36℃ 时即不能繁殖，但对寒冷有较强的抵抗力，能蛰伏度过严冬，故其分布最南至北纬 23°23′，以长江以北地区为主。热带臭虫的最适温度为 32 ~ 33℃，到 36℃ 时亦能产卵和孵化，但抗寒性差，分布最北至北纬 30°44′ 的热带和亚热带地区。

（三）与疾病的关系

臭虫夜晚吸血骚扰，使人不能安眠。由于叮刺时将唾液注入人体，可使皮肤敏感性较高的人群局部出现红肿，痛痒难忍。在非洲，有因臭虫大量吸血引起贫血，或诱发心脏病及感冒的报道。臭虫长期被疑为有传播疾病的可能。虽然用实验方法可使臭虫感染多种病原，但至今尚未能证实在自然条件下臭虫能够传播疾病。

（四）防制原则

搞好居室卫生，堵塞家具、墙壁、地板，特别是床椅的缝隙以治理臭虫的栖息场所。同时要经常灭杀臭虫，最简单的方法是用开水烫杀，也可使用各种杀虫剂。旅行或搬迁时，要仔细检查行李及旧家具，避免臭虫的播散。

第十一节　蜚　蠊

PPT

【概要】

蜚蠊俗称蟑螂，为不完全变态昆虫，属蜚蠊亚目（Blattaria），全世界有 5000 余种，我国记录 250余种。蜚蠊能携带结核、伤寒、霍乱等多种病原体，可作为美丽筒线虫等寄生虫的中间宿主。蜚蠊的体液和粪便可作为致敏原，引起过敏反应性哮喘。防制蜚蠊以搞好环境卫生、消除蜚蠊的栖息场所为主，辅以化学及物理防制措施。

（一）形态

蜚蠊成虫椭圆形，背腹扁平，体长者可达100mm，小者仅2mm，一般为10～30mm，体呈黄褐色或深褐色，因种而异，体表具油亮光泽。

1. 头部　小且向下弯曲，活动自如，"Y"字形头盖缝明显，大部分为前胸覆盖。复眼大，围绕触角基部；有单眼2个或退化；触角细长呈鞭状，可达100余节；口器为咀嚼式。

2. 胸部　前胸发达，背板椭圆形或略呈圆形，有的种类表面具有斑纹；中、后胸较小，不能明显区分。前翅革质，左翅在上，右翅在下，相互覆盖；后翅膜质，少数种类无翅。翅的有无和大小、形状是蜚蠊分类依据之一。足粗大多毛，基节扁平而阔大，几乎覆盖腹板全部，适于疾走。

3. 腹部　扁阔，分10节。第6～7节背面有臭腺开口；第10节背板上着生1对分节的尾须。尾须的节数、长短及形状亦为分类的依据（图17－18）。雄虫的最末腹板着生1对腹刺，雌虫无腹刺，据此可分别雌雄。雌虫的最末腹板为分叶状构造，具有夹持卵鞘的作用。

（二）生活史

蜚蠊为不完全变态昆虫，生活史有卵、若虫和成虫3个发育阶段（图17－18）。

雌虫产卵前先排泄一种物质形成卵鞘（卵荚）。其鞘坚硬、暗褐色，长约1cm，形似钱袋状。卵成对排列储列其内。雌虫排出卵荚后常夹于腹部末端，少数种类直至孵化，大多数种类而后分泌黏性物质使卵鞘黏附于物体上。每个卵鞘含卵16～48粒。卵鞘形态及其内含卵数为蜚蠊分类的重要依据。卵鞘内的卵通常1～2个月后孵化。蜚蠊有一个预若虫期，即在刚孵出时，触角、口器及足均结集在腹面不动，需经1次蜕皮才成为普通活动态的若虫。若虫较小，色淡无翅，生殖器官尚未成熟，

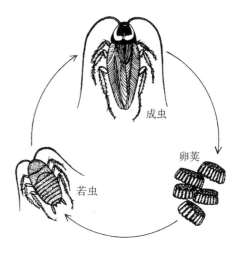

图17－18　蜚蠊生活史

生活习性与成虫相似。若虫经5～7个龄期发育才羽化为成虫。每个龄期约为1个月。成虫羽化后即可交配，约交配后10天开始产卵。一只雌虫一生可产卵鞘数个或数十个不等。整个生活史所需时间因虫种、温度、营养等不同而异，一般需数月或1年以上。雌虫寿命约半年至1年多，雄虫寿命较短。

（三）生态

1. 食性　蜚蠊为杂食性昆虫，人和动物的各种食物、排泄物和分泌物以及垃圾均可为食，尤嗜食糖类和肉食类，并需经常饮水。蜚蠊吃食时边吃、边吐、边排便，该习性可传播多种疾病。蜚蠊的耐饥力较强，德国小蠊在有水无食时可存活10～14天，在无水有食时存活9～11天，在无水无食的条件下仍可存活1周。在过度饥饿下，有时可见蜚蠊蚕食其同类及卵鞘。

2. 栖息与活动　大多数种类蜚蠊栖居野外，仅少数种类栖息室内。后者与人类的关系密切。这些种类尤其喜栖息于室内温暖，且与食物、水源靠近的场所，如厨房的碗橱、食堂的食品柜、灶墙等处的隙缝中和下水道沟槽内。蜚蠊昼伏夜行，白天隐匿在黑暗而隐蔽处；夜间四处活动，夜晚9时至翌晨2时为其活动高峰。蜚蠊主要用足行走，每分钟可达21m。有翅种类的飞翔力甚差，飞行距离一般仅限于室内。蜚蠊活动的适宜温度为20～30℃。低于15℃时，绝大多数不动或微动；高于37℃时呈兴奋状，超过50℃时死亡。蜚蠊的臭腺能分泌一种气味特殊的棕黄色油状物质，是其驱避敌害的一种天然防御功能。该分泌物留于所经过之处，通常称"蟑螂臭"。

3. 季节消长与越冬　蜚蠊的季节消长受温度的影响较大，同一虫种在不同地区可表现不同的季节

分布。在我国的大部分地区，蜚蠊通常始见于4月，7~9月达高峰，10月以后逐渐减少，直至消失。当温度低于12℃时，便以成虫、若虫或卵在黑暗、无风的隐蔽场所越冬。

（四）我国重要种类

室内优势种：①德国小蠊（*Blattella germanica*），体长1.2~1.4cm，呈淡褐色。前胸背板上有两条黑色纵纹。卵鞘小而扁薄，内含卵20~40粒。是我国的广布优势种，多见于车、船、飞机等交通工具内。②美洲大蠊（*Periplaneta americana*），体长3.5~4.0cm，呈暗褐色。触角甚长，前胸背板边缘有淡黄色带纹，中间有褐色蝶形斑。卵鞘内含卵16粒。亦为我国广布优势种。多见于厨房、贮物间和卫生间等处。

（五）与疾病的关系

蜚蠊能通过体表或体内（以肠道为主）携带多种病原体而机械性地传播疾病。近年来，国内报告从蜚蠊体内分离到痢疾杆菌5株，沙门副伤寒甲、乙菌5株，绿脓杆菌43株，变形杆菌8株，青霉、黄曲霉等多种霉菌，腺病毒60株，肠道病毒血清型15株，脊髓灰质炎病毒8株和肝炎表面抗原，还检出蠕虫（蛔虫、钩虫、鞭虫、蛲虫、绦虫等）卵和阿米巴、贾第虫包囊。蜚蠊还可作为美丽筒线虫、东方筒线虫、念珠棘头虫和缩小膜壳绦虫的中间宿主。此外，国外报告蜚蠊的分泌物和粪便可成为变应原，引起变态反应。

（六）防制原则

保持室内清洁卫生，妥善储藏食品，及时清除垃圾，清除柜、箱、橱等缝隙内的卵鞘，予以焚烧或烫杀。对于成虫，除用诱捕器或诱捕盒捕杀外，可采用溴氰菊酯、二氯苯醚菊酯、顺式氯氰菊酯等拟除虫菊酯类杀虫剂灭杀。

（王小莉）

答案解析

目标检测

1. 下列昆虫属于不完全变态的是（　　）

    A. 蚊　　　　　　　　　B. 蝇　　　　　　　　　C. 蚤

    D. 虱　　　　　　　　　E. 白蛉

2. 关于蚊生活史的描述，错误的是（　　）

    A. 属于全变态　　　　　　　　B. 卵、幼虫、蛹生活于水中，成虫生活于陆地

    C. 幼虫、蛹、成虫均需采食　　D. 蚊的胃血消化与卵巢发育有关

    E. 传播疾病方式为生物性传播

3. 下列可传播人体疾病的病媒昆虫有（　　）

    A. 蚊、蚤、虱、白蛉　　　　　B. 蚊、蝉、虱、白蛉

    C. 白蛉、蚋、臭虫、蝲蛄　　　D. 蚤、臭虫、蜚蠊、恙螨

    E. 蚊、蚤、淡水蟹、白蛉

4. 在我国可传播杜氏利什曼原虫，引起内脏利什曼病（黑热病）的节肢动物是（　　）

    A. 蚊　　　　　　　　　B. 虱　　　　　　　　　C. 白蛉

    D. 臭虫　　　　　　　　E. 蚤

5. 关于我国重要的病媒蚊种与疾病的传播关系，下列描述错误的是（　　）

    A. 中华按蚊是我国平原地区疟疾和马来丝虫病的传播媒介

    B. 嗜人按蚊是我国鼠疫的传播媒介

    C. 淡色库蚊是我国班氏丝虫病的主要传播媒介

    D. 三带喙库蚊是流行性乙型脑炎的重要传播媒介

    E. 白纹伊蚊是我国登革热的重要传播媒介

6. 昆虫的全变态生活史共经历的变化阶段是（　　）

    A. 卵、幼虫、成虫　　　　　　　　B. 卵、蛹、成虫

    C. 卵、若虫、成虫　　　　　　　　D. 卵、若虫、蛹、成虫

    E. 卵、幼虫、蛹、成虫

书网融合……

本章小结　　　　　　微课1　　　　　　微课2　　　　　　题库

第十八章　蛛形纲

📖 学习目标

1. **掌握**　蜱的形态，我国重要的病媒节肢动物种类及其与疾病的关系；恙螨生活史与传病的关系。

2. **熟悉**　硬蜱与软蜱外部形态及生活习性的异同点；恙螨幼虫的形态特征；蠕形螨生活史及其防制。

3. **了解**　蜱、恙螨的防制原则；蠕形螨的种类、诊断方法和防制原则。

4. 学会常见蜱螨的采集方法，具备鉴别各种常见蜱螨的能力。

第一节　概　述

PPT

【概要】

蛛形纲的特征是虫体分头胸部及腹部或头胸腹愈合为一体，成虫有足4对，无触角，无翅。与医学有关的有蝎亚纲、蜘蛛亚纲和蜱螨亚纲。其中的许多种类可传播疾病，某些种类可通过刺蜇、寄生或致敏方式危害人体。

蛛形纲（Arachnida）的特征是虫体分头胸部及腹部或头胸腹愈合为一体，成虫有足4对，无触角，无翅。蛛形纲至少可分为9个亚纲，与医学有关的有蝎亚纲（Scorpiones）、蜘蛛亚纲（Araneae）和蜱螨亚纲（Acari）。蜱螨亚纲是蛛形纲中的重要类群，其中的许多种类可传播疾病，某些种类可危害人体。

蜱螨类属于小型节肢动物，小者体长仅0.1mm左右，大者可达10mm以上（最大不超过30~40mm）。虫体外形有圆形、卵圆形或长形等不同形状。虫体由颚体（gnathosoma）与躯体（idiosoma）组成。颚体多位于躯体前端。颚体中央的下方有口下板，其背面有一对螯肢，口下板和螯肢组成刺吸式口器。须肢1对，位于螯肢外侧，为感觉器官，其基节愈合为颚基。躯体呈囊状，表皮有的较柔软，有的形成不同程度的骨化板。此外，在表皮上还有各种条纹、刚毛等。躯体腹面前半部有生殖孔，后半部有肛门。腹面有足4对，气门有或无，其位置和数目各类群不同。

蜱螨类生活史可分为卵、幼虫、若虫和成虫。幼虫有足3对，若虫与成虫有足4对。若虫与成虫形态相似，但生殖器官尚未成熟。成熟雌虫可产卵、产幼虫，有的可产若虫，有些种类行孤雌生殖（parthenogenesis）。

蜱螨亚纲现已知种类大约有5万种，很多种类可吸血、毒蜇、叮刺、致敏或寄生，也可贮存和传播病原体。其中具重要医学意义的种类有蜱、革螨、恙螨、疥螨、蠕形螨和尘螨等。

第二节　蜱

PPT

【概要】

蜱虫体分颚体和躯体两部分，全世界近900种（亚种），我国已记录的硬蜱科有100余种（亚种），软蜱科 10 余种。蜱除叮咬骚扰人外，还储存和传播多种病原体，是一类传播疾病最多的节肢动物。其主要传播森林脑炎、克里木－刚果出血热、北亚蜱媒斑疹伤寒、Q 热、埃立克体病、莱姆病和蜱传回归热等疾病。病原体经蜱叮咬传播并经卵传递。

蜱（tick）属于蜱螨亚纲的寄螨总目（Parasitiformes）、蜱目（Ixodida）、蜱总科（Ixodoidea）。成蜱在躯体背面有盾板的，称硬蜱（hard tick），属硬蜱科（Ixodidae）；背面无盾板的，称软蜱（soft tick），属软蜱科（Argasidae）。我国已记录的硬蜱科有 100 余种（亚种），软蜱科 10 余种。

一、硬蜱

硬蜱属硬蜱科，虫体分颚体和躯体两部分，躯体背面有甲壳质盾板。生活史过程有卵、幼虫、若虫和成虫 4 期。其幼虫、若虫、成虫都吸血。硬蜱除叮刺人体皮肤引起蜱瘫痪外还可传播森林脑炎、克里木－刚果出血热、发热伴血小板减少综合征、人巴贝虫病等疾病。其防制原则包括环境防制、化学防制和个人防护。

（一）形态

硬蜱呈圆形或长圆形，体长 2～10mm，表皮革质，背面有甲壳质盾板。虫体分颚体和躯体两部分。颚体位于躯体前端，从背面可见。颚基背面形状呈矩形、三角形、六角形或梯形，因属而异。雌蜱的颚基背面有 1 对孔区（porose area），有感觉及分泌体液帮助产卵的功能；螯肢长杆状，末端有齿状趾。口下板腹面有纵列的逆齿。须肢分 4 节，第 1 节很短，第 2、3 节较长，末节短小，嵌生于第 3 节腹面亚前端的小凹陷内（图 18－1）。

躯体两侧对称。雄蜱背面的盾板覆盖着整个背面，雌蜱以及幼蜱和若蜱的盾板仅占背面的前部。有的蜱在盾板后缘具方形的缘垛（festoon）。足分基节、转节、股节、胫节、后跗节和跗节，跗节末端具爪 1 对及爪垫（pulvillus）1 个。第 1 对足跗节背缘近端部具哈氏器（Haller's organ），有嗅觉功能。气门 1 对，位于足基节Ⅳ的后外侧，有气门板围绕，气门板宽阔。雄蜱腹面有几块骨化板，其数目因属而异。生殖孔位于腹面的前半，肛门位于躯体的后部，常有肛沟（图 18－2）。

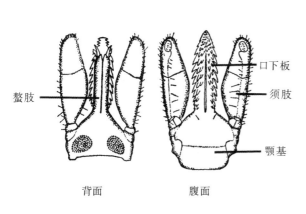

图 18－1　雌全沟硬蜱颚体

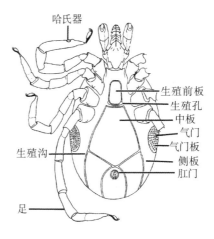

图 18－2　雄全沟硬蜱腹面

常见的几种硬蜱成虫见图 18－3。

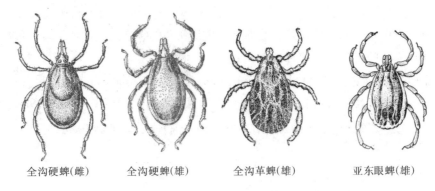

全沟硬蜱(雌)　　　全沟硬蜱(雄)　　　全沟革蜱(雄)　　　亚东眼蜱(雄)

图18-3　几种硬蜱成虫

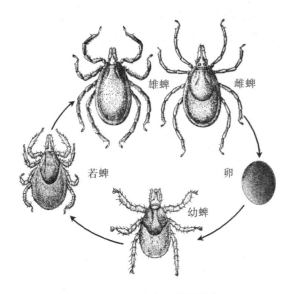

雄蜱　　雌蜱

若蜱　　卵

幼蜱

图18-4　全沟硬蜱生活史

(二) 生活史

硬蜱生活史过程有卵、幼虫、若虫和成虫4期 (图18-4)。在适宜条件下卵可在2~4周内孵出幼虫。幼虫饱食后经1~4周蜕变为若虫。硬蜱若虫只1期,若虫饱食后经1~4周蜕变为成虫。在自然条件下,硬蜱完成生活史所需时间为2个月~3年,因蜱种而异。饥饿时硬蜱寿命几个月至1年。吸血后寿命较短,雄蜱活1月余,雌蜱产卵后1~2周内死亡。

(三) 生态

1. 吸血习性与宿主　硬蜱的幼虫、若虫、成虫都吸血。硬蜱各活动期仅吸血1次,多在白天侵袭宿主,吸血时间较长,一般需要数天。吸血量很大,各发育期饱血后可胀大几倍至几十倍,雌蜱甚至可达100多倍。蜱吸血一般在皮肤较薄,不易被搔到的部位。例如全沟硬蜱寄生在动物或人的颈部、耳后、腋窝、大腿内侧、阴部和腹股沟等处。

硬蜱完成一代生活史需要1个以上宿主,宿主包括爬行类、鸟类、哺乳类和两栖类,其中有些种类侵袭人体。蜱在生活史中有更换宿主的现象,根据其更换宿主的次数可分为3种类型。①单宿主蜱:各活动期都寄生在同一宿主体上,雌蜱饱血后落地产卵,如微小牛蜱。②二宿主蜱:幼虫与若虫寄生于同一宿主,而成虫寄生于另一宿主,如残缘璃眼蜱。③三宿主蜱:幼虫、若虫、成虫分别寄生于3个宿主体上,如全沟硬蜱、草原革蜱,90%以上的硬蜱为三宿主蜱。蜱媒疾病的重要媒介大多也是三宿主蜱。

2. 栖息地与产卵　硬蜱栖息于森林、草原、灌木丛等处。雌蜱一生产卵一次,饱血后在4~40天内全部产出,一般产卵数千粒,有些可产卵2万粒以上。

3. 寻觅宿主　蜱的嗅觉很敏锐,通过感知动物的汗臭和二氧化碳主动寻觅宿主。如栖息在森林地带的全沟硬蜱,成蜱寻觅宿主时,多聚集在小路两旁的草尖及灌木枝叶的顶端等候,当宿主经过并与之接触时即爬附宿主体上。

4. 季节消长与越冬　蜱在不同季节的活动,取决于其种类以及自然条件,影响蜱季节消长的因素较多,如温度、湿度、土壤、植被、宿主等都可影响蜱类的季节消长及活动。在温暖地区多数蜱种在春、夏、秋季活动;在炎热地区有些种类在秋、冬、春季活动。同一种类的季节消长也因其分布的地理纬度不同而有差异。硬蜱可在土块下、动物的洞穴、宿主体表或枯枝落叶层中越冬。

（四）重要种类

1. 全沟硬蜱（*Ixodes persulcatus*）　须肢为细长圆筒状，颚基的耳状突钝齿状。盾板褐色。肛沟在肛门之前呈倒"U"字形，雌蜱足Ⅰ基节具1细长内距，末端达到基节Ⅱ前部1/3（图18-3）。三宿主蜱，3年完成一代。以各活动期越冬。成虫寄生于大型哺乳动物，经常侵袭人；幼虫和若虫寄生于小型哺乳动物及鸟类。多见于针阔混交林带。分布于东北、华北、西北、西南等地。

2. 草原革蜱（*Dermacentor nuttalli*）　须肢宽短，颚基矩形，足Ⅰ转节的背距短钝。盾板有珐琅样斑，有眼和缘垛；雌蜱足Ⅳ基节外距末端不超出该节后缘（图18-3）。三宿主蜱，1年完成一代，以成蜱越冬。成虫寄生于大型哺乳类动物，有时侵袭人；幼虫和若虫寄生于各种啮齿动物。多见于半荒漠草原地带。分布于东北、华北和西北等地区。

3. 亚东璃眼蜱（*Hyalomma asiaticum kozlovi*）　须肢为长圆筒状，第2节显著伸长；体型较大，盾板红褐色，有眼和缘垛，足淡黄色，各关节的淡色环带及背缘淡色纵带较宽而明显；雄蜱盾板的颈沟较深，后中沟与后侧沟之间的刻点稠密而明显。气门板呈烟斗状（图18-3）。三宿主蜱，1年完成一代，以成蜱越冬。成虫主要寄生于骆驼和其他牲畜，也侵袭人，幼虫和若虫寄生于小型野生动物。生活于荒漠或半荒漠地区。分布于吉林、内蒙古、山西和西北地区。

（五）与疾病的关系　📱微课1

1. 直接危害　硬蜱在叮咬吸血时多无痛感，但是由于其螯肢和口下板均刺入了宿主皮肤内，因而可造成局部的充血、水肿、急性炎症反应，也可引起继发性感染。某些蜱种在吸血过程中涎液分泌的神经毒素可导致宿主运动性纤维的传导阻滞，引起上行性肌肉麻痹，可导致呼吸衰竭而死亡，称蜱瘫痪（tick paralysis）。

2. 传播疾病　蜱的医学重要性主要在于作为传播媒介传播疾病，称之为蜱媒病。传播的主要疾病如下。

（1）森林脑炎（forest encephalitis）　又称苏联春夏脑炎。病原体是森林脑炎病毒（virus of forest encephalitis）。该病分布于黑龙江、吉林、内蒙古、新疆和云南等地的林区。本病主要流行于春、夏季节，患者常为森林作业人员。许多种哺乳动物和鸟类是保虫宿主。硬蜱为传播媒介。可经变态、经卵和经精细胞传递，人、兽经感染性蜱叮刺而感染，也可通过食用染毒的羊、牛奶及未消毒的乳制品感染。传播媒介主要是全沟硬蜱，其次是嗜群血蜱、日本血蜱、森林革蜱和边缘革蜱，云南传播媒介为卵形硬蜱。

（2）克里米亚-刚果出血热（Crimean-Congo hemorrhagic fever）　又称新疆出血热。病原体是克里米亚-刚果出血热病毒。该病分布于新疆。此外，在云南、青海、内蒙古、四川等地的家畜血清中也曾检出抗体。患者主要是牧民。疫区牧场的家畜及塔里木兔为保虫宿主，硬蜱为传播媒介。在新疆流行区从亚东璃眼蜱多次分离出病毒，带毒率也较高。实验观察该蜱种可经变态和经卵传递病原体，该蜱种是主要传播媒介。经叮刺宿主传播本病。此外，接触患者的血液、分泌物、排泄物也可感染。

（3）Q热（Q fever）　病原体是Q热立克次体（Rickettsia burneti）。我国有十几个省、市、自治区证实有Q热存在，在内蒙古、四川、云南、新疆及西藏等地曾发生过暴发流行。牛、羊为主要传染源。硬蜱和软蜱为传播媒介。在我国曾发现铃头血蜱、亚东璃眼蜱和微小牛蜱自然感染柯克斯体。人被感染性蜱叮刺、蜱粪便、基节腺污染损伤皮肤以及吸入蜱粪而感染。本病临床特点为起病急骤，有畏寒、发热、剧烈头痛、肌肉疼痛，可发生肺炎及胸膜炎等。

（4）北亚蜱传斑疹伤寒（North-Asian tick-borne typhus）　病原体是西伯利亚立克次体（Rickettsia sibirica）。此病分布于黑龙江、内蒙古、新疆、福建、广东和海南等地。小型啮齿动物为主要保虫宿主。硬蜱和软蜱为传播媒介。已从14种蜱分离出该病原体。立克次体在媒介蜱肠细胞及其他器官组织包括唾液腺、基节腺和卵巢内繁殖，并能经变态、经卵和经精细胞传递病原体。人被感染的蜱叮刺或蜱粪便、基节液污染皮肤伤口以及吸入蜱粪而感染。草原革蜱是内蒙古和新疆地区的主要传播媒介。临床上以发热、局部淋巴结肿大及皮疹为主要特征。

（5）莱姆病（Lyme disease）　病原体是伯氏疏螺旋体（*Borrelia burgdorferi*）。国内在 29 个省、市、自治区有本病发生和流行。黑线姬鼠等十余种啮齿动物及牛、羊、狗、兔等为保虫宿主，硬蜱为传播媒介。当蜱叮刺宿主血液时传播螺旋体，也可经变态和经卵传递。在北方林区全沟硬蜱为主要传播媒介，粒形硬蜱、中华硬蜱、长角血蜱等为南方的传播媒介。莱姆病是多器官、多系统受累的炎性综合征，症状早期以慢性游走性红斑为主，中期表现神经系统及心脏异常，晚期主要是关节炎和慢性神经系统综合征。

（6）发热伴血小板减少综合征　俗称"蜱咬病"，病原体为发热伴血小板减少综合征布尼亚病毒（severe fever with thrombocytopenia syndrome bunya virus，SFTSV），主要通过蜱叮刺吸血传播，人传人的现象极少见，但接触急性期患者或患者尸体血液也可能被传染。近年来，在我国湖北、山东、河南、江苏、安徽和辽宁等地相继发现病例。在丘陵、森林、山地等地区生活的居民以及赴该类地区户外活动的旅游者感染风险较高。

⊕ **知识链接**

发热伴血小板减少综合征的发现

发热伴血小板减少综合征是中国疾病预防控制中心在我国发现的新发传染病。河南、湖北、山东、安徽等省近年相继发现并报告一些以发热伴血小板减少为主要表现的感染性疾病病例，其中少数重症患者可因多脏器损害，救治无效死亡。为确定该类患者的致病原因，中国疾病预防控制中心与有关省市开展了流行病学调查与病原学研究。2010 年 5 月，中国疾病预防控制中心在湖北、河南两省的部分地区启动了发热伴血小板减少综合征病例监测工作。经检测，发现两省报告的大部分病例标本中存在一种属于布尼亚病毒科的新病毒感染，并初步认定检测发现的发热伴血小板减少病例与该新病毒感染有关。

（7）人巴贝虫病（Babesiasis）　病原体为巴贝虫（*Babesia*），主要寄生在牛、羊、马等哺乳动物的红细胞内，通过硬蜱叮刺吸血传播。也可感染人，我国云南和内蒙古有报道。

（8）细菌性疾病　硬蜱可传播鼠疫、布鲁菌病、土拉菌病（兔热病）等疾病。蜱可长期保存病原体，并能经变态或经卵传递。鼠疫耶尔森菌在草原硬蜱体内可保存 509 天，并能经变态及经卵传递。土拉热杆菌在边缘革蜱体内可保存 710 天，草原革蜱能经变态期传递。故蜱在这些病的自然疫源地参与病原体的循环和保存。

⇨ **案例引导**

案例　患者，男，45 岁，农民，既往体健。以"蜱咬伤 20 日，呕吐、发热、头痛及周身酸痛、双下肢无力 2 日"于 2022 年 5 月 20 日入院。20 日前在森林地区劳动时不慎被蜱叮咬颈后部，当日自行将蜱碾死后拔出，无不适情况。近两日无明显诱因出现发热、双下肢无力症状，且不能直立，未行治疗。入院时查体：T 38.3℃，神志清，发育正常，营养中等。心、肺、腹检查未见异常。颈后部可见一直径约 1cm 圆形凹陷性溃疡伤口，已结痂。双上肢肌力 5 级，左下肢肌力 2 级，右下肢肌力 2 级，深浅感觉正常，巴宾斯基征阴性。入院 6 小时后患者病情加重，出现呼吸肌麻痹，给予呼吸机辅助呼吸。5月21日行腰穿。脑脊液检查：蛋白定性（＋＋），森林脑炎脑脊液抗体 IgM 1∶20 阳性，IgG 1∶20 阳性。白细胞计数 $540×10^6$/L，中性粒细胞5%，淋巴细胞95%；给予降温、抗感染、抗病毒、降颅压、改善脑血流、营养神经及保护脑细胞等综合治疗。5月28日患者死亡。

　　　　讨论　1. 根据上述病历、症状、体征及辅助检查，患者可诊断为何种疾病？

　　　　　　　2. 传播疾病的蜱的种类是什么？

（六）防制原则

1. 环境防制　草原地带采用牧场轮换和牧场隔离，清理禽畜圈舍，堵洞嵌缝以防蜱类滋生，捕杀啮齿动物。

2. 化学防制　蜱类栖息及越冬场所可喷洒倍硫磷、毒死蜱和溴氰菊酯等，对家畜进行定期药浴杀蜱。在林区使用烟雾剂灭蜱。杀虫剂中加入蜱的性信息素与聚集信息素可诱蜱而提高杀灭效果。

3. 个人防护　避免蜱的叮咬是降低感染的主要措施。进入有蜱地区要穿防护服，扎紧裤脚、袖口和领口。避免在蜱类栖息地，如草地、树林等环境中长时坐卧。外露部位要涂擦驱避剂（驱蚊胺、邻苯二甲酸二甲酯、前胡挥发油），或将衣服用驱避剂浸泡。离开时应相互检查，勿将蜱带出疫区。

二、软蜱

（一）形态

软蜱颚体位于躯体腹面前部，从背面看不见。颚基较小，方形，其上无孔区。口下板的逆齿小而稀疏。须肢各节均为长圆柱形，向下后方弯曲。躯体背面无骨板。体表有乳突、颗粒、皱纹或圆陷窝。气门板小，位于足基节Ⅳ的前外侧。雌、雄蜱外观相似。雄蜱生殖孔为半月形，雌蜱呈横沟状。有些软蜱有肛前沟、肛后中沟及肛后横沟，分别位于肛门的前后方。足基节无距刺，跗节爪垫退化或缺。成蜱和若蜱的足Ⅰ～Ⅱ基节之间有基节腺的开口。基节液的分泌有调节血淋巴水分和电解质的作用（图18-5）。

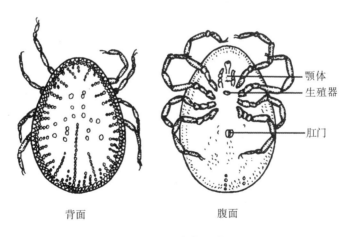

背面　　　　　　　　腹面

颚体

生殖器

肛门

图 18-5　软蜱形态

（二）生活史

软蜱生活史过程有卵、幼虫、若虫和成虫4期。在适宜条件下卵可在2～4周内孵出幼虫。幼虫饱食后经1～4周蜕变为若虫。软蜱若虫通常为3～4期或更多，因种类或生活条件而异。多数软蜱完成生活史需1个月～1年。软蜱成虫一般可活5～6年，有些种类可活十几年甚至20年以上。

（三）生态

软蜱幼虫和各龄若虫均吸血1次，而成虫多次吸血，多在夜间侵袭宿主，吸血时间较短，一般数分钟，吸血量是其体重的几倍至十几倍。软蜱属于多宿主蜱，幼虫和各龄若虫寄生在不同宿主体上，而成虫需多次更换宿主吸血。软蜱多栖息于中小型兽类的洞穴、岩窟内、禽舍鸟巢、人房的缝隙等处。软蜱一生可产卵多次，一次产卵50~200粒，总数可达千粒。有些硬蜱和软蜱可进行孤雌生殖。软蜱因多在宿主的洞巢内，终年都可活动。软蜱主要在宿主动物住处越冬。越冬虫期因种类而异。

（四）重要种类

乳突钝缘蜱（*Ornithodoros papillipes*）躯体椭圆形，前端逐渐细窄，体缘圆钝，背面边缘有缘褶。体表颗粒状。肛后横沟较直，与肛后纵沟相交处几乎成直角。多宿主蜱。生活于荒漠或半荒漠地区。栖息于畜棚的墙缝中和中小型兽类的洞穴、岩窟及住房的缝隙中。寄生在狐狸、野兔、野鼠、刺猬等兽类，常侵袭人。分布于新疆。

（五）与疾病的关系

1. 蜱传回归热（tick-borne relapsing fever） 又称地方性回归热（endemic relapsing fever），是由钝缘蜱传播的自然疫源性螺旋体病，不规则间歇发热为其主要临床特征。我国新疆有该病流行，病原体可经卵传递。主要传播媒介是乳突钝缘蜱和特突钝缘蜱，动物传染源主要是鼠类，患者也可作为本病的传染源。病原体可以通过唾液腺或基节腺排出体外，经叮刺吸血或基节腺分泌物污染皮肤伤口传播。发病多在4~8月，人群普遍易感。

2. 其他疾病 土拉热杆菌在拉哈尔钝缘蜱（*O. ldhorensis*）体内可存活200~700天，故软蜱在该病的自然疫源地参与细菌的循环和保存。软蜱还是北亚蜱媒斑疹热和Q热的传播媒介。

（六）防制原则

软蜱滋生在禽舍、马厩和牛栏内的洞缝内，应定期清理和喷洒杀虫剂。进入有蜱地区应做好个人防护，如穿防护服、长袜长靴及防护帽等。皮肤外露部位可涂驱避剂，尽量避免长时间停留。

第三节　革　螨

PPT

【概要】

革螨（gamasid mites）属于寄螨目、革螨亚目（Gamasida），其中皮刺螨总科（Dermanyssoidea）中的多数种类营寄生生活，全世界已知革螨800余种，我国记录600余种。与医学有关的种类主要属厉螨科（Laelaptidae）、巨刺螨科（Macronyssidae）和皮刺螨科（Dermanyssidae）。革螨虫体分颚体和躯体两部分，表皮膜质，具骨化的板。生活史过程有卵、幼虫、第一若虫、第二若虫和成虫5个时期。革螨有专性吸血者和兼性吸血者两种。革螨叮咬人体引起革螨性皮炎；寄生肺部可引起肺螨病。可传播肾综合征出血热、立克次体痘等疾病。经叮咬传播，并经卵传递。其防制原则包括环境防制、化学防制和个人防护。

（一）形态

成虫呈卵圆形，黄色或褐色，表皮膜质，具骨化的板。体长一般为0.2~0.5mm，大者可达3.0mm（图18-6）。虫体分颚体和躯体两部分。颚基背壁向前延伸的部分称颚盖，其前缘形状具有分类意义。螯肢由螯杆和螯钳组成，雄螨螯钳演变为导精趾。口下板1对，呈三角形。须肢呈长棒状，仅见5节，末节内侧通常具一叉毛。躯体背面的背板整块或分2块。背板上的刚毛数目和排列的毛序，因种而异。

躯体腹面前缘的正中通常有一个叉形的胸叉。雌螨腹面有多块骨化的板，由前而后分别为胸板、生殖板、腹板、肛板及足后板等，有些板愈合，因虫种而异；雄螨通常愈合为 1 块全腹板。雌虫生殖孔位于胸板之后，被生殖板遮盖；雄虫生殖孔位于全腹板前缘。气门位于足基节Ⅲ、Ⅳ间的外侧，与向前延伸至足基节Ⅱ的气门沟连接，气门及气门沟由气门板围绕。足跗节Ⅰ背面亚末端有一个跗感器，司嗅觉。足跗节末端一般具 1 对爪和 1 个叶状爪垫。

（二）生活史

革螨发育过程有卵、幼虫、第一若虫、第二若虫和成虫五个时期（图 18 - 7）。卵椭圆形，乳白或淡黄色，直径 0.1 ~ 0.35mm。一般在 1 ~ 2 天孵出幼虫。幼虫无气门，口器不发达，不摄食，在 24 小时内蜕皮为第一若虫。第一若虫气门沟很短，胸毛 3 对，多数种类此期均摄食，经 2 ~ 6 天蜕皮为第二若虫。第二若虫气门板及附属结构与成虫相似，胸毛 4 对。多数种类第二若虫摄食，经 2 ~ 5 天蜕皮为成虫。革螨完成生活史一般需要 1 ~ 2 周。交配时雄螨用导精趾将精囊置于雌螨生殖孔内而受精。革螨有卵生或卵胎生，有些种类可进行孤雌生殖。寄生型革螨一生产卵或子代几个、几十个，最多百余个。巢穴寄生型革螨寿命最长，如柏氏禽刺螨在 20 ~ 25℃，大部分可活 5 ~ 6 个月；体表寄生型革螨寿命较短，仅几天或几十天。

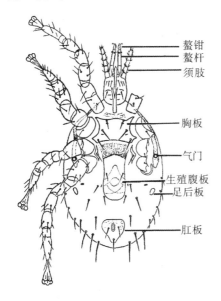

图 18 - 6　格氏血厉螨雌虫腹面

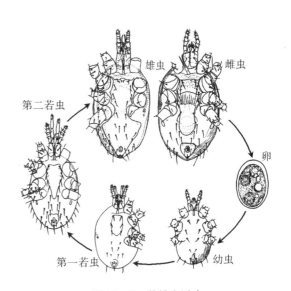

图 18 - 7　革螨生活史

（三）生态

营自生生活的革螨栖息于枯枝烂叶下、草丛、土壤、巢穴和仓库贮品中。寄生性革螨的宿主包括小型哺乳类、鸟类和爬行类，其中以啮齿动物为常见，也可侵袭人。按寄生特性分为以下几类。

1. 体表寄生型　长期寄生在宿主体表，较少离开宿主，对宿主有明显的选择性。兼性血食者如厉螨属的一些种类；专性血食者如赫刺螨属的种类。

2. 巢穴寄生型　整个发育和繁殖过程都在宿主巢穴中进行，仅在吸血时才与宿主接触，宿主广泛。兼性血食者如血厉螨属、真厉螨属、血革螨属的一些种类，可刺吸血液或食游离血，又可捕食小节肢动物及其他有机物；专性血食者如皮刺螨属、禽刺螨属。

3. 腔道寄生型　寄生于宿主鼻腔、呼吸道、肺、外耳道，对宿主选择严格，专性吸食者如鼻刺螨属、内刺螨属、肺刺螨属，以血液和体液等为食。

大多数革螨整年活动，但有明显的繁殖高峰。其季节消长取决于宿主活动的季节变化，宿主巢穴内微小气候条件及宿主居留在巢穴的久暂等。一般在9月以后数量逐渐增多，10~11月可出现高峰，入冬后渐降，春夏季最少。如格氏血厉螨在秋冬季繁殖；柏氏禽刺螨在夏秋季大量繁殖。

自生生活的革螨主要捕食小型节肢动物，也可以腐败的有机物质为食。寄生性革螨以刺吸宿主的血液和组织液为食。雌、雄虫及若虫均吸血，并可多次吸血。巢穴寄生型革螨的吸血量较多，耐饥力较强；体表寄生型革螨一般吸血量较少，耐饥力差；腔道寄生型革螨耐饥力最差。

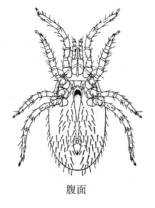

腹面

图18-8　柏氏禽刺螨雌虫腹面

（四）重要种类

1. 格氏血厉螨（*Haemolaelaps glasgowi*）　　雌螨背板几乎覆盖整个背部；胸板宽度大于长度，后缘内凹；生殖腹板较短；钳齿毛中部膨大，末端细长而弯曲（图18-6）。属巢穴寄生型兼性血食螨类。宿主为多种啮齿类，以黑线姬鼠为主。也能刺吸人血，广布于全国各地。

2. 柏氏禽刺螨（*Ornithonyssus bacoti*）　　雌螨背板狭长，在足Ⅱ水平处最宽，以后逐渐狭窄，末端稍尖；背板中部刚毛较长，其末端达到下一刚毛的基部。胸板宽大于长。生殖板狭长，后端尖细（图18-8）。属巢穴寄生型专性血食螨类。其宿主为褐家鼠、黄胸鼠、小家鼠等，也侵袭人。大多数省、区均有发现。

（五）与疾病的关系　 微课2

1. 直接危害

（1）革螨性皮炎　人被革螨叮咬后局部皮肤出现红色小丘疹或风团样损害，中央有针尖大的"咬痕"，奇痒，这种皮肤的炎症性损害，称为革螨性皮炎。

（2）螨病　少数体内寄生的革螨如肺刺螨属（*Pneumonyssus*）的革螨寄生肺部可引起肺螨病等。

2. 传播疾病

（1）肾综合征出血热（hemorrhagic fever with renal syndrome，HFRS）　亦称流行性出血热（epidemic hemorrhagic fever，EHF），病原体为汉坦病毒（Hantaan virus）。传染源主要是小型啮齿动物，病毒能通过动物宿主的唾液、尿、便排出，污染尘埃、食物或水源后经呼吸道、消化道传播，也可接触破损皮肤或黏膜传播，还可通过革螨叮刺传播。国内已证实多种革螨可作为本病的传播媒介，病毒在革螨体内可经卵传递。我国绝大多数地方都有流行，人群普遍易感，青壮年发病率高，一年四季均可发病。临床上以发热、出血和肾损害为三大主症，此病死亡率高，患者可死于休克、肾功能衰竭及肺水肿等并发症。

（2）立克次体痘（rickettsia pox）　又称水疱性立克次体病。病原体为小蛛立克次体（*Ricttsiakeakari*），传染源主要是鼠类，主要媒介是血异刺皮螨（*Allodermanyssus sanguineus*），通过叮刺吸血传播，患者出现发热并伴原发性局部损伤和全身性丘状水疱疹。本病主要流行于美国东北部，近年来我国也有发现。

（3）其他　革螨在森林脑炎、Q热、土拉菌病等的疫源地，参与病原体的循环和保存。

（六）防制原则

1. 环境防制　保持室内清洁，清理禽舍和鸽巢，清除杂草，灭鼠。

2. 化学防制　用马拉硫磷、倍硫磷、杀螟松、溴氰菊酯和混灭威等喷洒。用敌敌畏熏杀鼠洞螨类。

3. 个人防护　涂擦避蚊胺于裸露部位，有数小时驱避效果；野外工作时衣裤口要扎紧，可用浸泡驱避剂的布带系于手腕、脚腕，防止革螨侵袭。

PPT

第四节　恙　螨

【概要】

恙螨成虫和若虫营自生生活，仅幼虫营寄生生活，全世界已知 3000 余种，我国有 500 余种（亚种）。可寄生在家畜、其他动物和人体表，吸取宿主组织液，并能传播恙虫病、肾综合征出血热，经叮咬传播，并经变态和经卵传递。

恙螨的成虫和若虫全身密布绒毛，外形呈葫芦形。恙螨幼虫分颚体和躯体两部分，椭圆形。生活史过程有卵、前幼虫、幼虫、若蛹、若虫、成蛹和成虫等 7 期。幼虫以宿主组织和淋巴液为食。恙螨幼虫引起恙螨皮炎；恙螨传播恙虫病及肾综合征出血热等疾病。其防制原则包括环境防制、化学防制和个人防护。

恙螨（chigger mite）属于真螨目（Acariformes），前气门亚目（Prostigmata），恙螨总科（Trombiculoidea）中的恙螨科（Trombiculidae）、列螨科（Leeuwenhoekiidae）和无前螨科（Walchiidae）。恙螨成虫和若虫营自生生活，仅幼虫营寄生生活，可寄生在家畜和其他动物体表，吸取宿主组织液，并能传播恙虫病。全世界有 3000 余种（亚种），我国有 500 余种（亚种）。

（一）形态

恙螨的成虫和若虫全身密布绒毛，外形呈葫芦形。足 I 特别长，主要起触角作用。由于对多数恙螨种类的若虫和成虫的了解不多，目前恙螨的分类仍以幼虫为依据。

恙螨幼虫体大多椭圆形，体色为橘红、淡黄或乳白色。初孵出时体长约 0.2mm，饱食后体长达 0.5～1.0mm 以上（图 18-9）。螯肢的基节呈三角形，端节称螯肢爪，呈弯刀状。须肢圆锥形，分 5 节，第 1 节较小，第 2 节最大，第 4节末端有爪，第 5 节着生在第 4 节腹面内侧缘如拇指状。颚基在腹面向前延伸，其外侧形成一对螯盔（galea）。躯体背面的前部有盾板，呈长方形、梯形、五角形或舌形。盾板上通常有毛 5 根，中部有 2 个圆形的感器基（sensillary base）由此生出呈丝状、棒状或球杆状的感器（sensillum）。有 2 对眼，常位于盾板两侧的眼板上，少数种类 1 对或无眼。盾板后方的躯体上有横列的背毛，其排列的行数和数目等因种类而异。足分为 6 或 7 节，如为 7 节则股节又分为基股节和端股节，跗节末端有爪 1 对和爪状爪间突 1 个，足上多羽状毛。

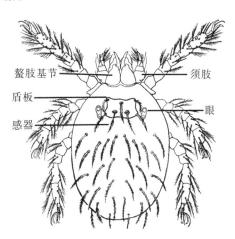

螯肢基节　　须肢
盾板　　　　眼
感器

图 18-9　地里纤恙螨幼虫

（二）生活史

恙螨生活史过程有卵、前幼虫、幼虫、若蛹、若虫、成蛹和成虫等 7 期（图 18-10）。卵呈球形，淡黄色，直径约 0.2mm。经 2～8 天卵内幼虫发育成熟，卵壳破裂，逸出包有薄膜的前幼虫（prelarva）。经 7～14 天的发育，幼虫破膜而出，遇宿主即攀附寄生，经 3～5 天饱食后，坠落地面缝隙中，3～7 天后静止不动形成若蛹（nymphochrysalis），蛹内若虫经 10～16 天发育成熟后，从蛹背逸出。若虫形态与成虫相似，经 10～35 天发育为成蛹（imagochrysalis），经 7～15 天蜕皮为成虫。雄虫性成熟后，产精包以细丝黏于地表，雌螨通过生殖吸盘摄取精包并在体内受精，经 18～25 天开始产卵于泥土表层缝隙中，一生可产卵数百粒，产卵后可活 1 个月左右。地里纤恙螨完成一代约需 3 个月，温带地区每年多为一

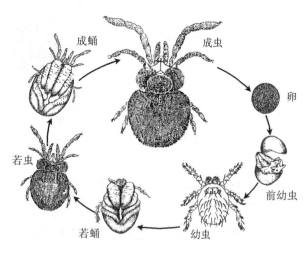

图 18-10　恙螨生活史

代，少数为二代。小盾纤恙螨完成一代需 9 个月以上，每年繁殖一代。少数恙螨能兼孤雌生殖。成虫寿命一般为 3 个月至 2 年。

（三）生态

1. 活动　恙螨幼虫活动以早晚较多，其活动范围很小，其半径一般不超过 3m，垂直距离 10～20cm，常聚集在一起呈点状分布，称为螨岛（mite island）。幼虫对宿主的呼吸、气味、体温和颜色等很敏感。幼虫喜群集于草树叶、石头或地面物体尖端，有利于攀登宿主。幼虫在水中能生活 10 日以上，因此，洪水及河水泛滥等可促使恙螨扩散。幼虫也可随宿主动物而扩散。多数恙螨幼虫有向光性，但光线太强时幼虫反而停止活动。

2. 分布与滋生地　恙螨分布于世界各地温暖潮湿的地区，尤其热带雨林中更多，地形有海岛、平原、丘陵和山区。滋生在隐蔽、潮湿、多草、多鼠等场所，以江河沿岸、溪边、山坡、山谷、森林边缘及荒芜田园等杂草丛生的地区为最多；也可见于村镇附近的农作物区、菜园、瓦砾堆、墙角等处。在气候恶劣的干寒地带，也有适合某些螨种生存的微环境。

3. 宿主与食性　恙螨幼虫的宿主范围很广泛，包括哺乳类、鸟类、爬行类和两栖类，有些种类也可侵袭人。大多数恙螨幼虫喜寄生在宿主体上阴暗、潮湿、皮薄有皱褶且分泌物多的地方，如鼠的耳窝与会阴部、鸟类的腹股沟与翼腋下，在人体寄生在头后发缘、颈和肩部，少量寄生在前臂、乳房、腋下、腹股沟等处。成虫和若虫主要以土壤中的小节肢动物和昆虫卵为食，幼虫在宿主皮肤叮刺吸吮时，其螯肢刺入皮肤，分泌含多种溶组织酶的唾液，溶解皮下组织，使宿主组织出现凝固性坏死，并形成一条小吸管（称为茎口）通到幼虫口中，被分解的组织和淋巴液，通过茎口进入幼虫消化道。幼虫只饱食 1 次，在刺吸过程中，一般不更换部位或转换宿主。

4. 季节消长　恙螨季节消长可受其本身的生物学特点、温度、湿度、雨量等因素影响，因而各地恙螨幼虫季节消长有一定规律，一般可分为 3 型：①夏季型，如地里纤恙螨；②春秋型，如大多数纤恙螨；③秋冬型，如小盾纤恙螨。夏季型和春秋型的恙螨多以若虫和成虫越冬，秋冬型无越冬现象。

（四）重要种类

1. 地里纤恙螨（*Leptotrombidium deliense*）　幼虫躯体卵圆形，橘红色。两对眼红色，明显。盾板近似长方形，前缘和两侧缘微内凹，后缘微凸出而其中部微内凹。盾板上有羽状毛 5 根，包括前中毛 1 根，前侧毛和后侧毛各 1 对。感器丝状，近基部无棘，后半部有 17～19 个分支。感器基位于后侧毛孔的水平线略前方。以黄毛鼠、褐家鼠、黄胸鼠、社鼠、黑线姬鼠为主要宿主。分布广泛，其中广东和福建分布最广。

2. 小盾纤恙螨（*L. scutellare*）　幼虫橘红色，眼红色，明显。盾板长方形，前缘稍内凹，后缘弧形并明显向后凸出。盾板刚毛 5 根，后侧毛孔的水平线与感器基在同一水平线上。感器丝状，近基部有小棘，端部分支较多。以黄毛鼠、黑线姬鼠、社鼠、大麝鼩等为主要宿主。小盾纤恙螨除西北、西藏外，全国各地都有分布，以东北、华北为主。

（五）与疾病的关系　🔊微课 3

1. 恙螨皮炎（trombiculosis）　由于恙螨幼虫的唾液能够溶解宿主皮下组织，被叮刺处有痒感并出现红色丘疹，继而形成水疱，之后形成黑褐色焦痂。有时可发生继发感染。

2. 恙虫病（tsutsugamushi disease） 病原体是恙虫东方体（*Orientia tsutsugamushi*）。恙虫病是典型的自然疫源性疾病，临床表现以发热、头痛，皮肤溃疡，焦痂，浅表淋巴结及肝、脾、淋巴结肿大为主。在我国黑线姬鼠、黄毛鼠、黄胸鼠等是主要保虫宿主。多种恙螨证实能经叮咬传播、经变态和经卵传递，地里纤恙螨可经精包传递。地里纤恙螨是南方诸省区的主要媒介；小盾纤恙螨是江苏、山东、福建的媒介；东方纤恙螨、微红纤恙螨、吉首纤恙螨、海岛纤恙螨和温州纤恙螨为局部地区的传播媒介。

3. 肾综合征出血热（HFRS） 病原体属于汉坦病毒（Hantavirus）。在我国以黑线姬鼠为主要保虫宿主，小盾纤恙螨有自然感染，并可经叮咬传播和经卵传递，为陕西疫区野鼠型 HFRS 传播媒介。

（六）防制原则

1. 环境防制 灭鼠，堵塞鼠洞，填平坑洼，保持干燥，定期铲除住地杂草与灌丛。

2. 化学防制 在人、鼠经常活动的地方及恙螨滋生地，可喷洒敌敌畏、倍硫磷、氯氰菊酯、溴氰菊酯和残杀威等。

3. 个人防护 不要在溪沟边草地上坐卧休息。野外工作时要扎紧衣裤口，外露皮肤可涂避蚊胺、避蚊酮、香茅油、玉桂油等，或将衣服用驱避剂浸泡。

第五节　蠕形螨

PPT

【概要】

蠕形螨（demodicid mite）俗称毛囊虫，属真螨目、前气门亚目、擒螨总科（Cheyletoidea）、蠕形螨科（Demodicidae）、蠕形螨属（*Demodex*），是一类永久性寄生螨，寄生于多种哺乳动物的毛囊、皮脂腺，也可寄生在腔道和组织内，对宿主的特异性很强。已知有 140 余种（亚种）。寄生于人体的有毛囊蠕形螨（*Demodex folliculorum*）和皮脂蠕形螨（*D. brevis*）。主要寄生于人体的鼻、鼻沟、额、下颌、颊部、眼睑周围和外耳道，重者可引起蠕形螨病。

寄生人体的蠕形螨有两种，即毛囊蠕形螨和皮脂蠕形螨。成虫体细长呈蠕虫状。人体蠕形螨生活史可分卵、幼虫、前若虫、若虫和成虫 5 期。蠕形螨是一种专性寄生虫，人是人体蠕形螨唯一的宿主。虫体的机械刺激和其化学刺激可引起皮肤组织的炎症反应，并发细菌感染可引起毛囊炎、皮脂腺炎、疖肿等。实验诊断可采用透明胶纸粘贴法等。人体蠕形螨可通过直接或间接接触而传播。治疗蠕形螨病可口服甲硝唑、伊维菌素、维生素 B_6 及复合维生素 B，兼外用甲硝唑霜等药物。

（一）形态

寄生于人体的两种蠕形螨形态基本相似，成虫体细长呈蠕虫状，半透明，乳白色，体长 $0.1 \sim 0.4mm$，雌螨略大于雄螨。颚体宽短呈梯形，其腹面内部有咽泡。螯肢针状。须肢分 3 节，端节腹面有 5 个刺形须爪。躯体分为足体和末体。足粗短呈芽突状，足基节与躯体愈合成基节板，其余各节均很短，呈套筒状。跗节上有锚叉形爪 1 对，每爪分 3 叉。雄螨的生殖孔位于足体背面前半部第 1、2 对背毛之间。雌螨的生殖孔位于腹面第 4 对足基节板之间的后方。末体细长如指状，体表有环形皮纹。毛囊蠕形螨较狭长（0.29mm），咽泡马蹄形，较细长，开口较窄。雄性生殖孔位于第 2 对背毛中间。雌螨有肛道。足第 4 基节板在中线处相接近。末体约占虫体全长的 2/3 以上，末端较钝圆；皮脂蠕形螨较粗短（0.20mm），咽泡倒圆酒杯状。雄性生殖孔位于足 II 水平上。雌、雄螨均无肛道。足第 4 基节板左右愈合，末体约占虫体全长的 1/2，末端略尖，呈锥状（图 18-11，彩图 63~64）。

（二）生活史

人体蠕形螨生活史可分 5 期，即卵、幼虫、前若虫、若虫和成虫（图 18－12）。雌螨产卵于毛囊或皮脂腺内，毛囊蠕形螨卵呈小蘑菇状，长约 0.1mm，皮脂蠕形螨卵呈椭圆形，长约 0.06mm。经 2～3 天孵出幼虫，幼虫约经 1 天蜕皮为前若虫，幼虫和前若虫有足 3 对，二者足间基节骨突分别为 2、3 对，经 3 天发育蜕皮为若虫。若虫不食不动，经 2～3 天发育蜕皮为成虫。约经 5 天发育成熟，于毛囊口处交配后，雌螨即进入毛囊或皮脂腺内产卵，雄螨在交配后即死亡。完成一代生活史约需半个月。雌螨寿命 2 个月左右。

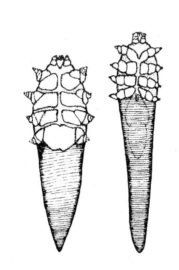

图 18－11　蠕形螨成虫

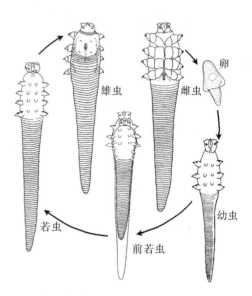

图 18－12　毛囊蠕形螨生活史

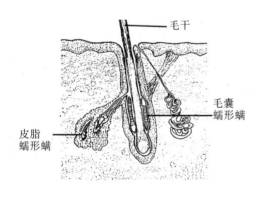

图 18－13　蠕形螨寄生在毛囊、皮脂腺中

（三）生态

蠕形螨是一种专性寄生虫，对宿主有严格的选择性。人是人体蠕形螨唯一的宿主。人体蠕形螨寄生于面部、头皮、颈、胸、肩背、乳头、外阴部和肛周等处，其中以面部感染率最高，在面部感染率依次为颊、颏、额、鼻、鼻沟、耳旁等处。刺吸毛囊上皮细胞和腺细胞的内容物，也可取食皮脂腺分泌物、角质蛋白和细胞代谢物等。毛囊蠕形螨寄生于毛囊，以其颚体朝向毛囊底部，一个毛囊内一般为 3～6 个。皮脂蠕形螨常单个寄生于皮脂腺和毛囊中。其颚体朝向腺体基底（图 18－13）。蠕形螨属于负趋光性，多在夜间爬出，在皮肤表面求偶。蠕形螨在外界喜潮湿，对酸性环境的耐受力强于碱性环境，尤以皮脂蠕形螨为明显。75% 乙醇和 3% 甲酚皂溶液 15 分钟可杀死蠕形螨，日常用的肥皂不能杀死蠕形螨。蠕形螨发育最适宜的温度为 37℃，其活动力可随温度上升而增强，45℃ 最活跃，54℃ 可致死。

（四）与疾病的关系 　微课 4

人体蠕形螨的致病性与虫种、感染度、人体的免疫力和并发细菌感染等因素有关。通常人群感染率很高，但绝大多数为无症状的带虫者。

虫体的机械刺激和其分泌物、排泄物的化学刺激可引起皮肤组织的炎症反应。蠕形螨破坏上皮细胞和腺细胞，引起毛囊扩张，上皮变性。寄生的螨量多时可引起角化过度或角化不全，棘细胞增生，真皮层毛细血管增生并扩张。角化过度可填塞囊口妨碍皮脂外溢，并发细菌感染时，引起毛囊周围细胞浸润，纤维组织增生。寄生在皮脂腺可影响其正常分泌。皮损的表现为局部皮肤弥漫性潮红、充血、散在的针尖至粟粒大的红色丘疹、小结节、脓疱、结痂、脱屑、皮脂异常渗出、毛囊口显著扩大，表面粗糙，甚至凸凹不平。毛囊炎、脂溢性皮炎、脂溢性脱发、痤疮、酒渣鼻、眼睑缘炎和外耳道瘙痒等疾病，已有研究表明亦与蠕形螨的寄生有关。

（五）实验室检查

检出蠕形螨虫体即可确诊。常用的实验室检查方法有 3 种。

1. 透明胶纸粘贴法　用透明胶纸于晚上睡前，粘贴于受检部位皮肤上，至次晨取下贴于载玻片上镜检，检出率与胶纸的黏性，粘贴的部位、面积和时间有关。

2. 挤粘结合法　在检查部位粘贴透明胶纸后，再用拇指挤压胶纸粘贴部位，取下胶带镜检。

3. 挤刮涂片法　用蘸水笔尖后端或用特制的镊式、刮片式取螨器刮取受检部位皮肤，或用双手拇指挤压后，再刮取，将刮出物置于载玻片上，加 1 滴 70% 甘油涂开，加盖玻片镜检。

（六）流行与防制

人体蠕形螨呈世界性分布，国内人群感染率一般在 20% 以上。成年男性感染率高于女性，且感染率随年龄增长而增高。感染以毛囊蠕形螨多见，皮脂蠕形螨次之，部分患者存在双重感染。人体蠕形螨可通过直接或间接接触而传播。预防感染，要尽量避免与患者接触，不用公共盥洗器具，毛巾、枕巾、被褥等物要勤洗勤晒。治疗蠕形螨病可口服甲硝唑、伊维菌素、维生素 B_6 及复合维生素 B，兼外用甲硝唑霜、苯甲酸苄酯乳剂、二氯苯醚菊酯霜剂、硫磺软膏，也有报道中西医美容治疗方法具有安全、有效、疗效持久等优点。

第六节　疥　螨

PPT

【概要】

疥螨是一种永久性寄生螨。寄生于人和哺乳动物的皮肤表皮角质层内。寄生于人体的疥螨为人疥螨，可引起剧烈瘙痒的顽固性皮肤病，称为疥疮。感染方式主要通过直接接触，传染性很强。检获疥螨即可确诊。

人疥螨成虫体小，体近圆形，乳白色。生活史过程有卵、幼虫、前若虫、后若虫和成虫 5 期。疥螨寄生在宿主表皮角质层的深处，以角质组织和淋巴液为食。人疥螨对人体主要引起超敏反应。实验诊断方法有寻找隧道的方法、针挑方法等。疥疮流行呈周期性。防制原则为治疗疥疮患者的同时坚决做好预防工作。

疥螨（scab mites）属真螨目、无气门亚目（Astigmata）、疥螨总科（Sarcoptoidea）、疥螨科（Sarcoptidae）、疥螨属（*Sarcoptes*），是一种永久性寄生螨，已记载的疥螨有 28 种（亚种）。寄生于人和哺乳动物的皮肤表皮角质层内。寄生于人体的疥螨为人疥螨（*Sarcoptes scabiei*），可引起剧烈瘙痒的顽固性皮肤病，称之为疥疮（scabies），传染性很强。

（一）形态

人疥螨成虫体小，体近圆形，背面隆起，乳白色（图 18-14，彩图 62）。雌螨体长为 0.3 ~ 0.5mm，雄螨略小。颚体短小，位于前端。螯肢钳状，其内缘有锯齿。须肢分 3 节。体表遍布波状皮纹。躯体背面有许多圆锥形皮棘及数对锥状、杆状毛和长鬃，其前部有盾板，雄螨背面后半部有 1 对后侧盾板。腹面光滑，仅有少数刚毛。足短圆锥形，分前后两组。足的基节与腹壁融合成基节内突。前 2 对足跗节上有爪突 1 对，末端均有具长柄的吸垫（ambulacra）；后 2 对足的末端雌雄不同，雌螨均为长鬃，而雄螨的第 4 对足末端具长柄的吸垫。雄螨的生殖区位于第 4 对足之间略后处。肛门位于躯体后缘正中，半背半腹。雌螨产卵孔呈横裂状，位于腹面足体的中央，在躯体背面末端有交合孔。

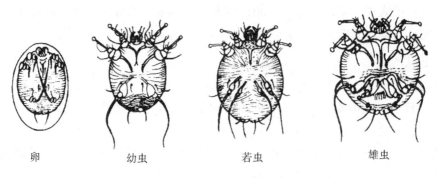

| 卵 | 幼虫 | 若虫 | 雄虫 |

图 18 - 14　疥螨各期的形态

（二）生活史

人疥螨生活史过程有卵、幼虫、前若虫、后若虫和成虫 5 期（图 18 - 15）。卵呈椭圆形，淡黄色，壳薄，大小约 0.08mm × 0.18mm。产出后经 3 ~ 7 天孵出幼虫。幼虫前 2 对足有吸垫，后 1 对足具长鬃。幼虫生活在原隧道中，经 3 ~ 4 天蜕皮为前若虫。雄性若虫只有 1 期，经 2 ~ 3 天蜕皮为雄螨。雌性有 2 个若虫期，前若虫经 2 ~ 3 天蜕皮为后若虫（后若虫足 IV 间有生殖毛 2 对，足 I ~ III 转节毛 1 根），再经 3 ~ 4 天蜕皮为雌螨。生活史一般需 10 ~ 14 天。雄螨和雌性后若虫多于夜间在人体皮肤表面进行交配。雌性后若虫在交配后钻入宿主皮内，蜕皮为雌螨，2 ~ 3 天后即在隧道内产卵。每次可产卵 2 ~ 3 粒，一生共可产卵 40 ~ 50 粒，雌螨寿命 6 ~ 8 周；雄螨大多在交配后不久即死亡。

（三）生态

疥螨常寄生于人体皮肤较柔软嫩薄之处，常见于指（趾）间、手背、腕屈侧、肘窝、腋窝、脐周、腹股沟、外生殖器、股内侧、女性乳房下等处，儿童全身均可被侵犯。

疥螨寄生在宿主表皮角质层的深处（图 18 - 16），以角质组织和淋巴液为食，并以螯肢和前两足跗节爪突挖掘，逐渐形成一条与皮肤平行的蜿蜒隧道，隧道长 2 ~ 16mm。雌螨挖掘隧道的能力强，每天挖 0.5 ~ 5mm；雄螨与后若虫亦可单独挖掘，但能力较弱。前若虫与幼虫不能挖掘隧道，生活在雌螨所挖隧道中。交配受精后的雌螨最为活跃，每分钟可爬行 2.5cm，此时最易感染新宿主。

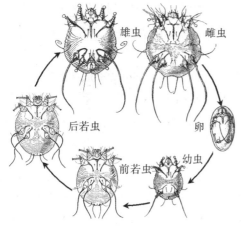

图 18 - 15　人疥螨生活史

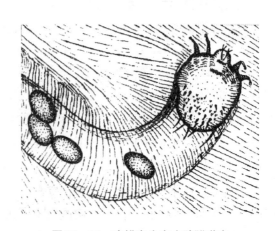

图 18 - 16　疥螨寄生在皮肤隧道中

疥螨有较强烈的热趋向性，能感受到宿主体温、气味的刺激，当脱离宿主后，在一定范围内可再次移向宿主。疥螨离开宿主后在高湿低温的环境中更易存活；温度较低，湿度较高时寿命较长，而高温低湿则对其生存很不利。最适宜扩散的温度为 15～35℃，有效扩散时限为 1～6 天，在此时间内活动正常并具感染能力。离体雌螨在 20℃潮湿环境可存活 6～7 天，在干燥环境可活 3 天，在中性及弱碱性条件下对生存有利。

（四）与疾病的关系 📱微课5

人疥螨对人体的损害主要是挖掘隧道时对角皮层的机械性刺激及生活中产生的排泄物、分泌物以及死亡虫体的崩解物引起的超敏反应。皮损的表现为局部皮肤出现丘疹、水疱、脓疱、结节及隧道，多呈散在分布。少数患者发生结痂型疥疮，皮损表现为红斑、过度角化、鳞样、结痂和角化赘疣。疥螨寄生引起的主要症状为皮肤奇痒，白天较轻，夜晚加剧，影响睡眠。由于剧痒、搔抓，可引起出血或继发感染，引起脓疱、毛囊炎等并发症。

（五）实验室检查

根据疥疮的好发部位、接触史及临床症状，特别是典型的"隧道"可做出初步诊断，检出疥螨则可确诊。常用的检查方法：①用蓝墨水滴在可疑隧道皮损上，再用棉签揉擦 30 秒至 1 分钟，然后用酒精棉球清除表面黑迹，可见染成淡蓝色的"隧道"痕迹；②选用消毒针头在"隧道"末端挑破皮肤，挤出疥螨镜检；③解剖镜直接检查皮损部位，发现有隧道和其盲端的疥螨轮廓，用手术刀尖端挑出疥螨，即可确诊，阳性率可达 97.5%；④用消毒外科手术刀片蘸少许矿物油，寻找新发的炎性丘疹，平刮数次以刮取丘疹顶部的角质部分，至油滴内有细小血点为度，连刮 6～7 个丘疹后，将刮取物移至载玻片，镜下可发现各期螨体、虫卵及虫粪等。

（六）流行与防制

疥疮流行呈周期性，以 15～20 年为一周期，发生周期性的原因可能与人群对疥螨的免疫水平出现周期性下降有关。疥疮较多发生于学龄前儿童及卫生条件较差的家庭和集体住宿的人群中。人与人的密切直接接触是疥疮传播的主要途径，如与患者握手、同床睡眠等。特别是在夜间睡眠时，疥螨活动十分活跃，常在宿主皮肤表面爬行和交配，增加了传播机会。雌螨离开宿主后尚能生存数天，因此，可通过患者的衣被、手套、鞋袜等间接传播。公共浴室的休息室床位是重要的传播场所。

许多寄生于哺乳动物的疥螨，偶然也可感染人体，但寄生时间较短且危害较轻。

应坚决贯彻"预防为主"的方针，广泛开展卫生宣传教育，普及疥疮的防治知识。避免与患者接触及使用患者的衣被。发现患者应及时治疗，患者的衣服应煮沸或蒸汽处理。治疗疥疮的常用药物有外用硫磺软膏、苄氯菊酯、甲硝唑等及口服伊维菌素。

第七节　尘　螨

PPT

【概要】

尘螨与人类过敏性疾病有密切关系，主要有埋内欧尘螨、屋尘螨和粉尘螨。尘螨分布广泛，营自生生活，尘螨的分泌物、排泄物和死亡虫体的分解产物等是强烈的变应原，尘螨性过敏属于外源性超敏反应，其临床表现有过敏性哮喘、过敏性鼻炎和过敏性皮炎等。

尘螨（dust mites）属于真螨目、无气门亚目、粉螨总科（Acaroidea）、蚍螨科（Pyroglyphidae），约 40 种。与人类过敏性疾病有密切关系的主要是埋内欧尘螨、屋尘螨和粉尘螨。

（一）形态

成虫长椭卵圆形，乳黄色，体长 0.17 ~ 0.50mm（图 18 - 17）。螯肢钳状，躯体表面有细密或粗皱的皮纹和少量刚毛，躯体背面前端有狭长的前盾板。雄螨背面后部有一块后盾板，其两侧有 1 对臀盾。肩部有 1 对长鬃，尾端有 2 对长鬃。外生殖器位于腹面正中，雌螨为产卵孔，雄螨为阳茎，其两侧有 2 对生殖乳突，雌螨具交合囊位于躯体后端。肛门靠近后端，呈纵行裂孔，雄螨菱形肛区两侧有一对肛吸盘。足 4 对，基节形成基节内突，跗节末端具爪和钟罩形爪垫各 1 个。

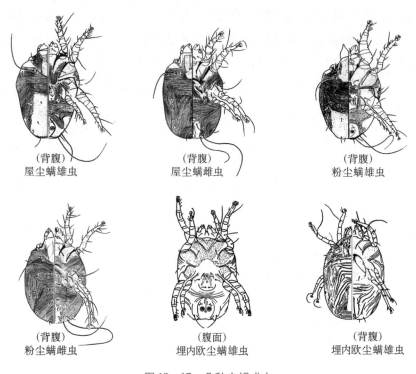

（背腹）
屋尘螨雄虫

（背腹）
屋尘螨雌虫

（背腹）
粉尘螨雄虫

（背腹）
粉尘螨雌虫

（腹面）
埋内欧尘螨雄虫

（背腹）
埋内欧尘螨雄虫

图 18 - 17　几种尘螨成虫

（二）生活史

发育过程有卵、幼虫、第一若虫、第三若虫和成虫 5 期，无第二若虫。卵长椭圆形，乳白色。卵经 8 天孵出幼虫。幼虫、第一若虫和第三若虫在发育过程中各经 5 ~ 12 天静息期和 2 ~ 3 天蜕皮期。蜕变的成虫 1 ~ 3 天内进行交配。雌虫每天产卵 1 ~ 2 个，一生产卵 20 ~ 40 个，多的可达 200 ~ 300 个。产卵期为 1 个月左右。在适宜条件下完成一代生活史需 20 ~ 30 天。雌螨存活 100 ~ 150 天，雄螨存活 60 ~ 80 天。

（三）生态

尘螨分布广泛，营自生生活，以人和动物皮屑、面粉、棉籽饼、霉菌等粉末性食物为食。屋尘螨主要滋生于卧室内的枕芯、被褥、软垫、地毯和家具中；粉尘螨在面粉厂、棉纺厂及食品、中药、动物饲料等仓库的地面大量滋生，居室内较少；埋内欧尘螨普遍存在于卧室、被褥、羊毛衣物等中。尘螨生长繁殖的适宜温度为 17 ~ 30℃，相对湿度 80% 左右，10℃ 以下发育和活动停止，相对湿度低于 33% 可导致成螨死亡。因此，尘螨早春的密度最低，以后随气温的上升而繁殖，至夏末初秋时密度达到最高峰，秋后尘螨数量下降，由于各地的气温不同，因而尘螨的季节消长亦各不相同。尘螨主要通过携带散布。

（四）重要种类

1. 屋尘螨（*Dermatophagoides pteronyssinus*）　体长圆形。雌螨体长 0.29 ~ 0.38mm，雄螨稍小。雌螨背部中央有纵行皮纹，足Ⅲ较粗长，足Ⅳ短小。雄螨后盾板长大于宽，足Ⅰ、足Ⅱ等粗，基节Ⅰ内突不相接（图 18 - 17）。屋尘螨是家庭螨类的主要成员，是人类过敏性哮喘的重要变应原。

2. 粉尘螨（*Dermatophagoides farinae*）　体椭圆形。雌螨体长 0.37 ~ 0.44mm，雄螨稍小。雌螨背部中央有横行皮纹，末端拱形。足Ⅲ、足Ⅳ等粗。雄螨后盾板短宽，足Ⅰ粗壮，基节Ⅰ内突相接（图 18 - 17）。粉尘螨也是人类过敏性哮喘的重要变应原。

3. 埋内欧尘螨（*Euroglyphus maynei*）　体长 0.20 ~ 0.29mm。后缘近方形，中央有凹陷，皮纹较粗，体毛较短小，仅雄螨末端有一对中等长鬃。雌螨背面后部有一长方形角化区。雄螨后盾板卵圆形（图 18 - 17）。

（五）与疾病的关系

尘螨的代谢产物和死亡虫体的分解产物等是变应原，引起人体超敏反应。常有家族过敏史或个人过敏史。

1. 螨性哮喘　是尘螨过敏性疾病中危害最大的一种。患者往往在幼年时期有婴儿湿疹史或兼有慢性支气管炎史，常突然、反复发作。开始时干咳或连续打喷嚏，随后出现胸闷气急，不能平卧，严重时因缺氧而口唇、指端出现发绀。发作时往往症状较重而持续时间较短，症状亦可突然消失。春秋季好发，少数病例可终年发病。

2. 过敏性鼻炎　表现为鼻塞、清水鼻涕、连续喷嚏和鼻内奇痒，有的患者兼有流泪、头痛。检查时可见鼻黏膜苍白水肿，鼻涕中有较多嗜酸性粒细胞。接触变应原可突然发作，离开变应原后症状消失也快。

3. 特应性皮炎及慢性荨麻疹　多见于婴儿，表现为面部湿疹。成人多见于肘窝、腋窝、腘窝等皮肤细嫩处，表现为湿疹和苔藓样变。慢性荨麻疹表现为一过性风团，时发时愈。

（六）实验室检查

可以通过详细询问病史和尘螨抗原皮试确诊。询问病史如过敏史、发病季节、典型症状及生活在潮湿多尘的环境等。实验诊断常用的免疫诊断方法有皮内试验、黏膜激发试验、皮肤挑刺试验、酶联免疫吸附试验等。

（七）流行与防制

尘螨呈世界性分布，在温暖潮湿的温带、亚热带沿海地区特别多。近年来过敏性疾病的发生率急剧上升，而其中螨性占80%，WHO认为这是一个世界性的重大卫生问题。在国内分布极为广泛。以温暖潮湿的地区为多。尘螨性过敏发病因素较多，通常与地区、职业、接触和遗传因素有关。儿童发病高于成人。

防制原则主要是注意清洁卫生，经常清除室内尘埃，勤洗衣物，勤晒被褥床垫；卧室、仓库要保持通风、干燥、少尘。也可使用杀螨剂，如尼帕净、虫螨磷和苯甲酸苄脂等灭螨。治疗主要用尘螨浸液的脱敏疗法，从小剂量开始多次注射，逐渐增加浓度，使机体产生免疫耐受性，从而减轻症状，控制发作。发作时也可用抗过敏药物及其他药物进行对症处理和治疗。

第八节　粉　螨

PPT

【概要】

粉螨属真螨目、粉螨总科（Acaroidea），与人类健康有关的粉螨种类，主要是粗脚粉螨、腐食酪螨，可滋生于食糖、桂圆肉、腊肉、中草药等储藏食品中，人因接触或误食后可引起过敏反应性疾病。故粉螨是严重危害储藏的粮食及其他储藏物的螨类，又是危害人类健康的病原体。

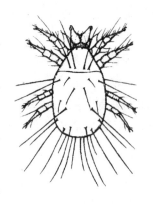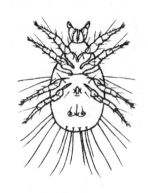

图 18 - 18 粉螨形态

（一）形态

粉螨虫体呈长椭圆形，通常呈白色粉末状，大小120～500μm，体表有很多长毛，螨体柔软，角皮薄，半透明，背前部有一盾板，具鬃毛，背后体之间有一明显的凹陷。足4对。跗节末端有一爪。由颚体和躯体构成，由关节膜相连。雌雄生殖孔均位于躯体的腹面（图18 - 18）。雌螨有一产卵孔，中央纵裂状，外覆生殖瓣，在躯体后缘有一交合囊，无肛吸盘及跗吸盘。雄螨有阴茎和肛吸盘，且跗节Ⅳ背面有1对跗吸盘，肛门位于后端。

（二）生活史

粉螨生活史包括卵、幼虫、第一若虫（前若虫）、第二若虫、第三若虫（后若虫）和成虫等期，其中第二若虫往往在环境不利时静止不动，成为休眠体或第二若虫可消失，生活史只具两期若虫。大多营自生生活的粉螨为卵生，即卵孵化出幼虫，经过一段活动时期，便开始进入24小时静息期，然后蜕皮为第一若虫，再经过24小时蜕皮为第三若虫，再经24小时蜕皮为成虫。在适宜条件下，完成一代发育约需25天。

（三）生态

粉螨可滋生在饲料厂、中药厂、棉纺厂和食品仓库等处，常以粮食、花粉、霉菌孢子和植物纤维等为食。粉螨怕光，畏热，喜阴暗、潮湿、温暖有机物丰富的环境，最适温度为25℃左右，相对湿度80%左右，故粉螨的密度以春秋季最高，多以雌虫越冬。

（四）重要种类

1. 腐食酪螨（*Tyrophagus putrescentiae*） 属于粉螨科、食酪螨属。腐食酪螨是一种常见的储藏物害螨，大量滋生于脂肪和蛋白质含量高的储藏食品中，如鱼干、火腿、干酪等，也可在烟草、小麦、大麦等中发现。

2. 害嗜鳞螨（*Lepidoglyphus destructor*） 属于食甜螨科、嗜鳞螨属。害嗜鳞螨是最常见的储藏物害螨类之一。在土壤、谷物、草地、潮湿床垫中均可发现此螨。

3. 扎氏脂螨（*Lepidoglyphus zacheri*） 属于脂螨科、脂螨属。扎氏脂螨主要滋生于蛋白质含量高的储藏食物中，如在皮革、碎肉、肠衣、骨头等中发现。

4. 拱殖嗜渣螨（*Chortoglyphus arcuatus*） 属于嗜渣螨科、嗜渣螨属。拱殖嗜渣螨常在面粉、麦子、稻子、大米等粮食以及动物饲料中发现，也可在面粉厂、仓库、纺织厂及房屋的尘埃中发现。

（五）与疾病的关系

粉螨引起螨性皮炎，即俗称的"谷痒症"。患者表现为皮肤发痒或持续性奇痒，夜间更甚，若螨体随食物进入消化系统，可寄生在肠腔，也可侵犯肠壁，导致炎症、坏死和溃疡，称肠螨症，患者出现消化道症状，如恶心、腹痛、腹泻、嗳气、肛门灼感、乏力、消瘦、精神不振等症状。粉螨分泌物、排泄物、死亡虫体裂解物等可作为变应原使人致敏，可引起过敏性鼻炎、过敏性哮喘、过敏性皮炎等。螨体小而轻，常悬浮于尘埃中，随尘埃一起被吸入呼吸系统，可致肺螨症，患者胸痛、咳嗽，表现为慢性支气管炎症状。此外，粉螨还可侵入泌尿生殖道引起尿螨症。

（六）实验室检查

对粉螨病的诊断应从病原学、临床学、流行病学以及免疫学等方面进行综合分析。从患者粪便、痰液和尿液中分离螨体并鉴定即可确诊。

（七）流行与防制

粉螨呈世界性分布，我国感染率较高。其感染率与职业有密切关系，在面粉厂、中药厂、药材库烟厂、毛纺厂等职业人群感染率较高。

粉螨防制最主要是保持仓库等储藏场所干燥和通风，降低湿度。必要时可用一些相对低毒的杀螨剂，如倍硫磷、尼帕净等。对于储藏的食品要密封，也可冷冻或高温处理。临床上尚无特效治疗药物，一般可使用卡巴肿、甲硝唑和伊维菌素等，同时需进行对症治疗。螨性皮炎的治疗可用10%的硫磺软膏或抗敏药物。

目标检测

答案解析

1. 硬蜱的吸血习性是（　　）

　　A. 仅雌性吸血

　　B. 仅幼虫吸血

　　C. 仅若虫吸血

　　D. 雌虫、雄虫、若虫、幼虫都吸血

　　E. 雌虫、若虫及幼虫吸血，雄虫不吸血

2. 导致人体肠螨症和肺螨症的螨类是（　　）

　　A. 尘螨　　　　　　　　　B. 恙螨　　　　　　　　　C. 疥螨

　　D. 蠕形螨　　　　　　　　E. 粉螨

3. 硬蜱与软蜱最主要的区别是（　　）

　　A. 虫体的颜色不同　　　　B. 虫体的大小、形态不同　　C. 颚体的构造不同

　　D. 盾板的有无　　　　　　E. 盾板的大小

4. 传播克里木－刚果出血热的主要媒介是（　　）

　　A. 全沟硬蜱　　　　　　　B. 亚东璃眼蜱　　　　　　C. 森林革蜱

　　D. 嗜群血蜱　　　　　　　E. 乳突钝缘蜱

5. 引起过敏性鼻炎、过敏性哮喘等的主要螨类是（　　）

　　A. 革螨　　　　　　　　　B. 尘螨　　　　　　　　　C. 疥螨

　　D. 恙螨　　　　　　　　　E. 蠕形螨

6. 恙虫病的传播媒介是（　　）

　　A. 革螨幼虫　　　　　　　B. 尘螨幼虫　　　　　　　C. 恙螨幼虫

　　D. 疥螨幼虫　　　　　　　E. 蠕形螨幼虫

7. 蠕形螨是（　　）

　　A. 无致病作用的寄生虫　　B. 致病力较弱的寄生虫　　C. 致病力较强的寄生虫

　　D. 条件致病寄生虫　　　　E. 偶然寄生虫

8. 疥疮常用的实验诊断方法是（　　）

　　A. 血液涂片法

　　B. 透明胶纸法

　　　C. 免疫学诊断

　　　D. 解剖镜直接检查皮损部位并用手术刀尖端挑出疥螨

　　　E. 皮肤分泌物培养

9. 生活史中多次更换宿主的蜱是（　　）

　　　A. 乳突钝缘蜱　　　　　　B. 微小牛蜱　　　　　　C. 全沟硬蜱

　　　D. 草原革蜱　　　　　　E. 亚东璃眼蜱

10. 能引起酒渣鼻的是（　　）

　　　A. 人疥螨　　　　　　　B. 恙螨　　　　　　　　C. 粉螨

　　　D. 蠕形螨　　　　　　　E. 尘螨

（木　兰）

书网融合……

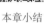
本章小结

微课1

微课2

微课3

微课4

微课5

题库

附录

附录 1　寄生虫病实验诊断技术

一、病原学诊断方法

（一）粪便检查

粪便检查是寄生虫病原学诊断方法的重要组成部分。肠道寄生原虫、蠕虫及部分非肠道寄生蠕虫均可从粪便排出病原体。

1. 直接涂片法（direct saline smear）　又称湿涂片法（wet mount），是粪便检查的常规方法。用生理盐水稀释粪便，病原体在等渗状态下保持原有形状及活力，便于观察。此法适用于蠕虫卵、原虫滋养体和包囊的检查。是适用范围最广的方法。对活的虫期更是不可缺少的检查手段，但由于取粪量少，易漏诊。每份粪便不同部位一次涂片 3 张，可提高检出率。

（1）查蠕虫卵　滴 1 滴生理盐水于洁净的载玻片中央，用竹签挑取米粒大小的粪便，在生理盐水中调匀，剔除粗大的颗粒和纤维，然后涂抹成椭圆形的粪膜。粪膜的大小为玻片长、宽的 1/2～2/3，其厚度以透过涂片可辨认印刷体字符为宜。粪膜过厚光线不宜透过，粪膜过薄则检出率降低。在低倍镜（物镜 10 倍）按顺序检查，用高倍镜（物镜 40 倍）观察时需加盖玻片。

（2）查原虫　滋养体方法同上，涂片应薄而均匀，在高倍镜下观察。粪便要新鲜，取黏液、脓血部位检查。气温低时应保温观察，以保持滋养体的活力。

（3）碘液染色法查原虫包囊碘　液染色法（iodine stain）主要用于粪便原虫包囊的检查。生理盐水直接涂片中无法分辩包囊的核、拟染色体、糖原泡等，用碘液染色才能显示。方法基本同直接涂片法，以 1 滴碘液（碘化钾 4g，碘 2g，蒸馏水 100ml）代替生理盐水，加盖玻片后在高倍镜下观察或在生理盐水直接涂片上加盖玻片，然后从盖玻片一侧滴加 1 滴碘液，待碘液渗入后观察。所用碘液不宜太多、太浓，否则粪便凝成团块，包囊折光性降低，不利于观察。

检查原虫滋养体和包囊时，通常推荐在一张载玻片上，一侧做生理盐水直接涂片，一侧做碘液染色涂片，分别检查原虫的滋养体和包囊。稀便或水样便无须生理盐水稀释，直接取粪便涂片镜检。

2. 定量透明厚涂片法　又称改良加藤法（Kato – Katz technique）。本法以聚苯乙烯板为定量板（大小为 40mm×30mm×1.37mm，膜孔为 8mm 为 ×30），适用于各种蠕虫卵的检查和计数，具有简单、方便的优点。

取定量板置于洁净载玻片上，将经 100 目/吋尼龙绢或金属筛滤去粗渣的粪便（41.7mg）刮放至定量板膜孔中，填平，刮去多余粪便。然后移去定量板，在粪便上覆盖浸透甘油 – 孔雀绿溶液的玻璃纸，均匀铺开，在 20～25℃下，1～2 小时后粪膜透明即可计数全片虫卵。

将所得虫卵数乘以 24，再乘以粪便性状系数（成形粪为 1，软粪为 2，粥样粪为 3，水样粪为 4）可得每克粪便虫卵数（egg per gram，EPG）。保留患者 24 小时内全部粪量并记录重量，根据每条雌虫每日排卵数，可计算出患者一天内排出虫卵的总数，并推算出寄生的成虫数（感染度）。定量板清洗后可在来苏水中消毒，不可煮、烫，其余注意事项同厚涂片透明法。

3. 浓集法 为提高检出率，可用浓集法浓集粪便中的蠕虫卵和原虫包囊。常用方法有沉淀法、浮聚法和尼龙绢袋集卵法等。

（1）沉淀法（sedimentation method） 蠕虫卵和原虫包囊的比重大于水，在水中易于下沉，沉淀所需的时间与虫卵和包囊的比重及粪便的浓度有关。但对比重较小的钩虫卵和包囊检出效果较差。

1）自然沉淀法 亦称水洗沉淀法或静置沉淀法。适用于各种蠕虫卵和幼虫、原虫包囊的检查，尤其适用于血吸虫卵等无盖虫卵。本法是传统的集卵方法，优点在于粪便经筛滤除了较大粗渣，又经过几次水洗沉淀，洗去了悬浮的碎屑和细菌，视野清晰，虫卵和包囊仍可保持活力；可浓集较多的粪便标本，提高检出率。其不足在于操作烦琐、费时、费水，浓集包囊和虫卵的效果一般不如浮聚法。浓集效果受调粪浆、过滤的质量、倾倒上层粪液的技巧，以及每次沉淀时间是否适当等因素的影响。对于比重较小的包囊和钩虫卵等，浓集效果较差。

取粪便 20～30g，在搪瓷杯内加水调成糊状，再加水稀释，经 40～60 目/吋金属筛过滤至 500ml 锥形量杯中，用水清洗粪渣，量杯中加满水。静置 25～30 分钟，倒去上液，重新加满清水，每隔 15～20 分钟换水一次，如此沉淀 3～4 次，直至上液清晰为止。然后倾去上清液，取沉渣涂片镜检。如查钩虫卵，换水时间应适当延长；查原虫包囊时，换水时间需延长至 6 小时。

2）离心沉淀法 取粪便 5g 左右，加水 10ml 捣碎、调匀，经过两层湿纱布滤入离心管中，离心（1500～2000 转/分钟）1～2 分钟，倒去上液，注入清水，再离心沉淀，如此反复 3～4 次，直至上液澄清为止，倒去上液，取沉渣镜检。此法可查蠕虫卵和原虫包囊。本法与自然沉淀法相似，因费时较少，适用于临床检查。

3）醛醚沉淀法 本法用福尔马林固定虫卵和包囊，用乙醚除去粪便中的脂肪，吸附轻的上浮粪渣，使虫卵和包囊沉入管底以利于检查。本法浓集效果好，可提高 20～30 倍。不损伤包囊及虫卵形态，易于鉴别。对于含较多脂肪的粪便，浓集效果比硫酸锌浮聚法好。对于微小膜壳绦虫卵、蓝氏贾第鞭毛虫包囊和布氏嗜碘阿米巴包囊的浓集效果不好。本法破坏滋养体。

取粪便 1g，加水 10～15ml 捣碎调匀，经 2 层湿纱布过滤于 15ml 离心管中，2000 转/分钟离心 2 分钟；倾去上层粪液，沉渣加水 10ml 调匀，离心 2 分钟。倾去上层液，加 10% 甲醛 10ml，搅匀沉淀，静置 5～10 分钟。加乙醚 3ml，用橡皮塞紧塞瓶口，充分摇匀，取下瓶塞离心 2 分钟，即可见管内自上而下分 4 层，取管底沉渣涂片镜检。如查原虫包囊，可加碘液染色，加盖玻片镜检。

（2）浮聚法（flotation method） 利用比重较大的液体使蠕虫卵或原虫包囊上浮，集中于液体表面，以提高检出率，且效果优于沉淀法。常用的浮聚法有以下 2 种。

1）饱和盐水浮聚法 用竹签取黄豆大小的粪便置于浮聚瓶（高 3.5cm，直径 2cm 的圆形直筒；或用青霉素瓶代替）中，加入少量饱和盐水（将食盐徐徐加入盛有沸水的容器中，不断搅动，直至食盐不再溶解为止，100ml 沸水需 38～40g 食盐，饱和盐水的比重约为 1.20）调匀，挑去上浮粪渣。再加饱和盐水至瓶口，滴加饱和盐水至液面略高于瓶口但不溢出为止。取一洁净的载玻片轻轻置于液面上，静置 15 分钟后，将载玻片提起并迅速翻转，镜检。本法适用于检查线虫卵及微小膜壳绦虫卵，以检查钩虫卵效果最好。不适用于吸虫卵及原虫包囊的检查，故应用范围不够广。操作时瓶口与载玻片间不能存留气泡与粪渣，静置时间不宜太长或过短；载玻片翻转要平稳、迅速，以防液体甩落。

2）硫酸锌离心浮聚法 取粪便约 1g，加 10～15 倍水，充分搅碎，经 2 层湿纱布滤入离心管内，2500 转/分钟离心 1 分钟，倾去上液，反复数次，直至离心管中水清澈为止。弃去上清液，加入 33% 硫酸锌（硫酸锌 40g，加水 100ml，充分溶解，用密度计测定其比重，如高于 1.18，则加水；如低于 1.18，则加硫酸锌，务必矫正至比重为 1.18）至距瓶口 1cm 处，离心 1 分钟。立即用金属环轻轻接触液面（注意勿搅动液面）取表面液膜置载玻片上于高倍镜下镜检。若放置时间超过 1 小时，包囊和虫卵均会变形或下沉，影响检查结果。本法主要检查原虫包囊和蠕虫卵，原虫包囊可用碘液染色法检查。

（3）尼龙绢袋集卵法 本法主要用于浓集血吸虫卵，集卵速度较快，用水少，虫卵损失少，尼龙绢袋便于携带，适合于大规模普查。以孔径略大于和略小于日本血吸虫卵的 2 个尼龙绢袋滤除粪便中的粪渣，能较快、较好地收集血吸虫卵。

将 120 目/吋和 260 目/吋的尼龙绢袋（尼龙绢剪成圆片，周边缝于带柄的铁丝圆圈上，制成圆底形尼龙绢袋。内袋为 120 目/吋，直径 8cm，深约 8cm。外袋为 260 目/吋，直径 10cm，深约 10cm）内外套在一起，取粪便 30g 放入搪瓷杯内加水捣碎调匀，经 60 目/吋铜筛滤入内层的尼龙绢袋内。将内、外2 个尼龙绢袋一起在清水桶内缓慢上下提动滤洗袋内粪液，亦可在自来水莲蓬状喷头下缓慢冲洗，至水澄清为止。弃去 120 目/吋袋内粪便，将外层袋中粪便全部洗入锥形量杯内，静置 15 分钟，倾去上层滤液，吸沉渣镜检，或进行血吸虫毛蚴孵化。

操作时用水缓洗，不可用竹片、玻棒等在尼龙袋内搅拌或挤压。尼龙袋使用后，先放入甲酚皂溶液中浸泡消毒 30 分钟，然后用清水冲洗，不能刷洗或搓洗，忌用热水烫洗，以防袋的孔径扩大或缩小。清水洗净后，晾干保存。

4. 肛门拭子法 雌蛲虫可从肛门爬出并在肛门周围产卵，某些带绦虫孕节可从肛门逸出，并有虫卵污染肛门周围，故均可用肛门拭子法检查虫卵。常用的方法有透明胶纸法和棉签拭子法。

（1）透明胶纸法 将宽 2cm，长 6cm 的透明胶纸贴于载玻片（右端粘贴标签，供编号）上备用。检查时将胶纸一端掀起 3/4，用胶面粘贴受检者肛门周围皮肤，可用手指或棉签按压无胶面，使胶面与皮肤充分粘贴，然后将胶纸贴回载玻片上镜检。低倍镜检查虫卵时，如气泡过多，妨碍镜检时，可揭起胶带，加 1~2 滴二甲苯，使胶带平展后再镜检。

（2）棉签拭子法 用生理盐水浸湿的棉签（挤去多余的液体）擦拭受检者肛周皮肤，然后将棉签上的拭取物涂于载玻片上的生理盐水中，加盖玻片镜检；也可将含拭取物的棉签放入盛有生理盐水的试管中荡洗，离心沉淀后取沉渣镜检；或将此棉签在盛饱和盐水的浮聚瓶（或青霉素瓶）中荡洗，加饱和盐水至满，覆以载玻片，15 分钟后翻转载玻片镜检。

肛门拭子法适用于检查蛲虫卵、带绦虫卵。检查时，要充分暴露受检者会阴部皮肤皱褶。检查蛲虫卵应在清晨解便前进行。检查者要注意防止被感染，用具要消毒。

5. 淘虫检查法 肠道蠕虫有时可自然排出，亦可在药物驱虫后排出。粪便中常见蠕虫有蛔虫、鞭虫、钩虫、蛲虫、姜片虫、微小膜壳绦虫和缩小膜壳绦虫等成虫，猪带绦虫和牛带绦虫的成虫、孕节等。根据虫体的大小，常用拣虫法、水洗沉淀法或冲洗过筛法收集粪便中的虫体。获得的虫体依据大小、形状、颜色及活动情况等进行鉴别。

（1）拣虫法 用镊子或竹签挑出粪便中的虫体。主要用于肉眼可见的大型蠕虫，如蛔虫、姜片虫成虫、带绦虫成虫或孕节等。取虫时动作要轻巧，挑出的虫体置大玻璃平皿内，清洗后置生理盐水中检查。细长的虫体，要特别小心，勿使头颈断落丢失。过硬的粪块，可用生理盐水融化后再拣虫。

（2）水洗沉淀法 将收集的粪便加水搅拌成糊状，转置于容量较大的玻璃缸或量杯内，加水至满。静置 20 分钟后倾去上层粪水，再加水至满，如此反复数次，直至上层液体澄清为止，弃上清液，将沉渣倒入大玻皿内，下衬黑纸检查。本法用于收集小型蠕虫，如钩虫、蛲虫、鞭虫、微小膜壳绦虫等。水洗的时间不宜太长，以防虫体胀裂。

（3）冲洗过筛法 将调成糊状的粪便倒入 40~60 目铜筛中，用清水反复冲洗筛上的粪渣，直至冲出清水为止。取筛内粪渣置大玻璃皿内，加少许生理盐水，下衬黑纸检查。本法适用于收集小型蠕虫，也可用于收集带绦虫头节和孕节。水冲不能过猛，时间不宜过长。

6. 带绦虫孕节检查法 本法适用于检查猪、牛带绦虫孕节。将检出的孕节用清水洗净后置两张载玻片之间，轻压。玻片两端用橡皮筋绕紧，然后对光观察子宫分支数目，鉴定虫种。也可在洗净节片后，用结核菌素注射器抽取墨汁或卡红液，从孕节子宫主干处后端徐徐注入，待侧枝充满墨汁或染液后，以清水冲去多余染液再做压片检查。

本法操作时应戴乳胶手套，以免虫卵污染。送检的节片若已干，可用清水疱软后检查。使用过的玻璃器皿必须放入甲酚皂溶液中浸泡 30 分钟后，再煮沸消毒。手套应焚烧。

7. 毛蚴孵化法 本法适用于日本血吸虫卵的检查。成熟血吸虫卵内毛蚴在适宜的温度（25 ~ 30℃）、pH（7.5 ~ 7.8）及一定的光线下，在清水中很快孵出，并在水面下游动。用肉眼或放大镜观察，检出率明显高于粪便检查血吸虫卵的各种方法。但操作较烦琐、费时，且需有观察和鉴别毛蚴的经验，对于粪便中虫卵较少的患者，有时需多次检查才能查见毛蚴；或者收集所有粪便集卵处理后孵化毛蚴检查。

现场常采用尼龙绢袋集卵法，将沉渣倒入三角烧瓶内，加清水至瓶口下 1cm 处，置 25 ~ 30℃室温或孵箱内孵化，经 4 ~ 6 小时毛蚴可孵出。观察时应在瓶后衬以黑纸，对光用肉眼或放大镜检查。毛蚴为针尖大小、折光、灰白色、半透明，在水面下 1 ~ 4cm 处做直线运动，遇到障碍物折回再做直线运动，可用吸管吸出毛蚴镜检鉴定，注意与水中原生动物的区别。

8. 钩蚴培养法 较常用的是试管滤纸培养法。钩虫卵在适宜的温、湿度和氧气充足的条件下很快发育并孵出幼虫。此法检出率高出粪便直接涂片法 7.2 倍，也高于饱和盐水浮聚法，但操作较烦琐。本法可鉴别虫种，为研究药物对各种钩虫的驱虫效果、指导治疗及流行病学调查提供依据。

取口径为 1cm×10cm 的洁净试管，加入冷开水 1 ~ 2ml，将滤纸剪成 1.4cm 成加入冷开水的"T"字形纸条，对折，上端标注受检者姓名或编号及检查日期。取混匀的粪便 0.2 ~ 0.4g（约黄豆粒大小），涂于纸条中上部 2/3 处。将滤纸条插入试管中，下端浸入水内，但不接触管底，也不使粪便浸到水，然后置 25 ~ 30℃孵箱内培养。注意每天补充蒸发的水分。3 天后用放大镜检查管底水中有无做蛇形运动、透明的钩蚴。如为阴性，或需要鉴定虫种，应继续培养至第 5 天。检查时应将滤纸条取出，摇动管中液体。虫种鉴定时，需吸出置于载玻片上镜检。

9. 改良抗酸染色法 适用于隐孢子虫卵囊的染色。粪便标本中的隐孢子虫卵囊经苯酚复红和孔雀绿染色后，囊壁不着色，囊内子孢子排列不规则、多形态呈玫瑰红色，标本背景为蓝绿色，可与粪便中的其他染成玫瑰红色的杂质相鉴别。

常规制作粪便涂片，染色时，滴加苯酚复红染色液（先在少量蒸馏水中加入碱性复红 4g 和 95% 乙醇 20ml，搅拌充分混匀后加入 80ml 蒸馏水，再加入苯酚 8ml，继续搅拌直至碱性复红完全溶解，最后定容至 100ml，如果溶解困难可加热助溶）10 分钟后水洗，滴加 10% 硫酸溶液（90ml 蒸馏水中徐徐加入纯硫酸 10ml，并且边加边搅拌防止硫酸爆沸）5 分钟后水洗，滴加 0.2% 孔雀绿工作液（100ml 蒸馏水中加入孔雀绿 0.2g，加热溶解）1 分钟后水洗，干后置油镜下检查。本法操作简单，但粪便中非特异性杂质可被染成致密的红色颗粒，注意鉴别。硫酸脱色应充分，孔雀绿染色时间不宜过长。

（二）体液检查

体液中查见的寄生虫常见的有血液中的疟原虫和丝虫，以及脑脊液中的阿米巴滋养体、肺吸虫卵等。

1. 血液检查

（1）疟原虫检查 常用厚血膜法和薄血膜法检查疟原虫。

临床上，对现症患者一般可随时采血，但为了提高检出率，应当考虑采血的适宜时间。对典型发作的间日疟原虫及三日疟原虫患者，应在发作后数小时至 10 余小时采血。此时疟原虫发育至环状体乃至晚期滋养体，虫体大，疟色素已形成，受染红细胞也出现变化，有利于原虫的检出，对诊断和鉴别诊断均有益处。恶性疟原虫晚期滋养体和裂殖体常在皮下、脂肪和内脏微血管中发育，外周血液不易查到；配子体出现在外周血中较晚，常在环状体出现1周后方能见到，故恶性疟原虫在发作时采血可查到环状体，1周后采血可查见配子体。

1）血膜制作

①薄血膜制作：取一张载玻片作血涂片，用左手拇指和中指夹持其两端（手指不可接触载玻片表面）或平置桌上。再选一张端缘平整、光滑的载玻片作推片，以其端缘中点接触刺血点上的血滴。取血1滴（1~2μl血量，相当于1/4火柴头大小），使血滴与作为血涂片的载玻片接触，并与载玻片成30°~45°夹角，待血滴沿推片边缘向两侧展开后，立即由右向左迅速推成薄血膜。也可用作血涂片的载玻片表面接触刺血点血滴，取血1小滴，然后用推片一端置于血滴左方，慢慢向右移动推片，接触血滴，待血沿推片边缘展开后，再向左推去。晾干后染色。

理想的薄血膜要求红细胞均匀地铺成一层，无裂痕，其末端凸出呈舌尖形。推片时用力和速度要均匀，不能中途停顿或重复推片，以免造成血膜断裂或厚薄不匀。如取血量多，夹角宜小；取血量少，则夹角可大些。

②厚血膜制作：用推片的一角接触刺血点上的血滴，取血3~4μl（约火柴头大小），置载玻片上，并从里向外做旋转涂布，使成直径为0.8cm大小的圆形血膜。厚薄应均匀，然后平置桌上，待自然干燥或冷风吹干后染色。厚血膜涂片较厚，如血膜太厚，则制备过程中容易脱落，血膜太薄，起不到浓集虫体的作用，从而降低检出率。

通常将厚血膜和薄血膜同时制作于一张玻片上（厚薄血膜同片制作法），这样便于较快地在厚血膜中查到疟原虫，如鉴定虫种有困难时，再查薄血膜，以进一步确定虫种。操作如下：用目测法将载玻片从右到左等分成6格，厚血膜涂在第3格中央，薄血膜涂在第4格前缘至第6格中部，第1、2格用于贴标签。其余操作同薄血膜制作和厚血膜制作。

2）染色　常用染色方法有吉姆萨染色法和瑞氏染色法。吉姆萨染色法染色后，虫体结构清晰、红蓝分明，很少出现沉淀，对厚血膜尤佳；不易褪色，标本可长期保存；但染色需时较长，不适于临床常规染色。瑞氏染色法操作简单、快速，适合临床使用；但因甲醇易于蒸发，如掌握不当可能在血膜上产生沉淀，妨碍观察；同时染色结果也不一致，在较热的环境中标本较易褪色，保存时间较短。结合2种染色法的瑞氏-吉姆萨染色法，染色效果更好，临床应用较多。

①吉姆萨染色法：薄血膜先用甲醇固定，厚血膜不固定或先溶血（滴加自来水待血膜呈灰白色时，将水倒去，晾干）。取吉姆萨染液原液（吉姆萨染剂粉1g，甘油50ml，甲醇50ml。将染剂粉置研钵中，加少量甘油，充分研磨，再边加甘油边研磨，直至甘油用完。然后加少量甲醇，研磨后倒入棕色瓶中，剩余的甲醇分几次冲洗研钵中的染液，全部倒入瓶内，塞紧瓶塞充分摇匀，置65℃温箱内24小时或室温下1周后过滤，即成原液。原液可存放较长时间），用pH 7.0~7.2磷酸盐缓冲液（6.3ml 1/15mol磷酸氢二钠原液，3.7ml 1/15mol/L磷酸二氢钾原液，蒸馏水90ml）稀释10~20倍。滴加稀释的吉姆萨染液，布满厚薄血膜（如大批染片，可置入染色缸），染20~30分钟，缓冲液、蒸馏水或自来水冲洗后晾干。

②瑞氏染色法：厚血膜先溶血（见吉姆萨染色法），薄血膜不需固定。滴加瑞氏染液（瑞氏染剂粉0.2~0.5g，甘油3ml，甲醇97ml。将染剂粉置研钵中，加甘油充分研磨，然后加少量甲醇，研磨后倒入棕色玻璃瓶内，余下的甲醇再分几次冲洗研钵中的染液，倒入瓶内，塞紧瓶口，充分摇匀，置室温下1~2周后过滤使用，或放入37℃温箱24小时后过滤备用）使其布满厚薄血膜，染液中含甲醇，0.5~1分钟将血膜固定，然后加等量缓冲液或蒸馏水，轻摇载玻片，使之与染液混匀，很快液面出现灿铜色膜，经3~5分钟染色后，用缓冲液、蒸馏水或自来水冲洗后晾干。

厚、薄血膜间要用蜡笔划线分开，防止薄血膜固定或厚血膜溶血时出现液体扩散。厚血膜切不可加热干燥，否则易导致血红蛋白变性，溶血不彻底。染色时染液量稍多些，防止因染色时间长，血膜上有染液颗粒沉积。染液的 pH 影响染色效果，如染液偏酸性，则血膜及虫体偏红色；如染液偏碱性，则血膜及虫体偏蓝色。

3）镜检　应先检查厚血膜上的疟原虫，如鉴定虫种有困难，可再仔细观察薄血膜，以提高镜检效果。厚血膜中疟原虫比较集中（一个视野可见到的细胞数约相当于 20 个薄血膜视野），但厚血膜经溶血后，红细胞轮廓消失，原虫皱缩变形，虫体比薄血膜中的略小，有的原虫胞质着色很深，胞核模糊不清，注意鉴别。在已染色的薄血膜中，判定疟原虫主要依据下列 3 个特征：①寄生于红细胞内，但少数成熟裂殖体寄生的红细胞已破裂除外；②有紫红色的胞核和浅蓝色的胞质；③晚期滋养体以后各期疟原虫出现棕褐色的疟色素颗粒。

镜检时，厚血膜由于红细胞溶解，虫体形态改变（皱缩或变小），有些虫体染色较浅淡，结构不太清楚，难以识别。勿将成簇的血小板误认为是间日疟原虫裂殖体，单个血小板附着于红细胞膜上，要注意与疟原虫滋养体鉴别，有时需要与染液颗粒沉淀、白细胞碎片等鉴别。

（2）微丝蚴检查　检查血液中微丝蚴是确诊丝虫病的主要方法，采血时间应在夜间 9 时至翌晨 2 时为宜，采血量多则检获率也高。常用方法有厚血膜法。

夜间从耳垂或指间取血 3 大滴（约 60μl），滴在干净的载玻片中央，用另一载玻片一角将血液涂成 1.5cm 的载玻片中央长方形或直径 1.5～2.0cm 的圆形厚血膜，边缘整齐，厚薄均匀。自然晾干，注意防止落上灰尘或被昆虫舔食。加水溶血，即可镜检。低倍镜下微丝蚴为细长、无色透明、头端钝圆、尾端尖细的呈不同形状弯曲的虫体，其粗细、大小相似。应与棉纤维区别，棉纤维长短粗细长不等，两端呈折断状，内部常有纵形条纹。如需鉴定虫种，血片应经染色后镜检，常用的染色方法有瑞氏或吉姆萨染色法（见疟原虫检查）。

2. 脑脊液检查　虽然多种寄生虫可寄生于脑组织内，但只有当虫体进入脑室系统或蛛网膜下腔时，才能出现于脑脊液内。可在脑脊液中查见的寄生虫有溶组织内阿米巴和致病性自生生活阿米巴滋养体、肺吸虫卵、棘球蚴原头节，也可查获血吸虫卵、弓形虫滋养体以及广州管圆线虫和粪类圆线虫的幼虫，但一般检出率很低。

可做直接涂片法或涂片染色镜检。通常取抽出的脑脊液 2～3ml，置离心管内，以 2000 转/分离心 5～10 分钟，吸沉渣镜检。含自生生活阿米巴和弓形虫滋养体的涂片干后可经瑞氏或吉姆萨染色，然后根据其形态特点加以确诊。

（三）排泄物与分泌物的检查

1. 痰液检查　痰中可能查见肺吸虫卵、溶组织内阿米巴滋养体、细粒棘球蚴的原头节、粪类圆线虫幼虫、蛔蚴、钩蚴、尘螨和粉螨及其虫卵等。

嘱患者早上起床后，用力咳出气管深部的痰液，不应混有唾液，置于洁净的容器内送检。如痰不易咳出，让患者吸入水蒸气数分钟，以利咳出痰液。

（1）肺吸虫卵检查　常用方法有直接涂片法和消化沉淀法。

1）直接涂片法　滴 1～2 滴生理盐水于洁净的载玻片上，挑取少许痰液，选带脓血的部分，涂匀后加盖玻片镜检。如未发现肺吸虫卵时，但在痰液中见到较多的嗜酸性粒细胞和夏科－莱登结晶，提示可能有肺吸虫感染，应再多次涂片，仔细查找虫卵；或改用浓集法，以提高检出率。

2）消化沉淀法　嘱患者留取清晨或 24 小时痰液于清洁容器中，加等量 10% 氢氧化钠，充分搅拌后置 37℃ 温箱或水浴箱内，经 2 小时消化成稀液状，分装于离心管中，以 1500 转/分离心 5～10 分钟，吸沉渣做涂片检查，此法检出率较高。

（2）溶组织内阿米巴滋养体检查   用生理盐水直接涂片法。检查时盛痰容器应干燥、洁净；痰液要新鲜，最好立即检查；室温低时，注意保温，使用有恒温装置的显微镜效果更好。高倍镜下可见滋养体做伪足运动，容易与痰中上皮细胞、白细胞、脓细胞等鉴别。

（3）棘球蚴原头节、钩蚴、蛔蚴、粪类圆线虫幼虫检查   一般用消化沉淀法检查，方法与肺吸虫卵检查法相同。

2. 尿液检查   尿液中的寄生虫有阴道毛滴虫和丝虫的微丝蚴；较少见的有螨类、棘球蚴原头节、弓形虫等。常用的检查方法为离心沉淀法。取尿液 3 ~ 5ml，置于离心管内，以 2000 转/分钟离心 3 ~ 5 分钟，吸沉渣涂片检查。从乳糜尿中检查微丝蚴时，在离心管中加入与乳糜尿等量的乙醚，用力振荡使脂肪溶解，吸去上层脂肪，再加 10 倍水，以 2000 转/分钟离心 3 ~ 5 分钟，取沉渣镜检。如乳糜尿中蛋白质含量高，不易沉淀，可先加抗凝剂，再加水稀释，经离心沉淀后，取沉渣镜检。检查弓形虫时，以 2500 转/分钟离心 10 分钟，取沉渣涂片，干后甲醇固定，再用瑞氏或吉姆萨染色，镜检。

3. 十二指肠液检查   用于检查十二指肠引流液和肝、胆系统内的寄生虫，如蓝氏贾第鞭毛虫、华支睾吸虫卵、肝片形吸虫卵等；有时也可见蛔虫卵、姜片虫卵、粪类圆线虫成虫和幼虫。在急性阿米巴肝脓肿患者的胆汁中可发现溶组织内阿米巴滋养体。本法一般在经多次粪检阴性，而临床症状可疑时采用。

从送检的十二指肠引流液的瓶中，用吸管从底部吸出少许引流液，滴于载玻片上，加盖玻片后镜检。或将引流液加生理盐水稀释，充分搅拌后，分装离心管内，以 2000 转/分钟离心 5 ~ 10 分钟，吸沉渣涂片镜检。如果引流液过于黏稠，可加 10% 氢氧化钠消化后离心。

4. 阴道分泌物检查   主要用于检查阴道毛滴虫，偶尔可查到雌蛲虫或蛲虫卵。

滴 1 ~ 2 滴生理盐水于洁净的载玻片上，用棉拭子取分泌物在生理盐水中涂抹制成涂片。室温低时，可将载玻片在酒精灯火焰上迅速来回数次略加温后镜下观察滴虫活动力，有助于与其他杂质鉴别。

将拭取阴道分泌物的棉拭子，在载玻片上向同一方向涂片，注意不要来回或重叠涂抹。亦可将拭取阴道分泌物的棉拭子，在盛有生理盐水的离心管中荡洗，经 2000 转/分钟离心 2 ~ 3 分钟，吸沉渣做涂片，瑞氏或吉姆萨染色。

5. 鞘膜积液检查   鞘膜积液主要检查班氏微丝蚴。阴囊皮肤经消毒及局部麻醉后，用注射器抽取积液。如抽出乳糜液，参照乳糜尿检查方法处理；若抽出液呈胶状，可加抗凝剂后加水稀释，离心沉淀，取沉渣涂片镜检。

（四）活体组织检查

1. 骨髓穿刺   杜氏利什曼原虫的无鞭毛体检查多在脾、骨髓、肝或淋巴结内穿刺取材，制成涂片经瑞氏或吉姆萨染色后用油镜检查，这是确诊黑热病的可靠方法。从穿刺安全和操作简便出发，临床多采用骨髓穿刺法。通常选取髂骨和椎骨棘突作为穿刺部位。

用穿刺法取得的材料少，且较血稠，不易制成标准的厚涂片，只能用穿刺针尽量在载玻片上涂抹。同时，涂制后的标本必须自然干燥，或用电扇吹干，或人工扇干；否则气候潮湿时细胞易起浸渍现象，难于染色。切不可采取加温、日晒等方法促使干燥，并防止灰尘及蝇类等昆虫舔舐。

（1）髂骨穿刺法   患者侧卧，暴露髂骨部位，选髂前上棘后 1cm 处为穿刺点。用碘酊、乙醇局部消毒，局麻（或不局麻）；根据患者年龄大小，选用 17 ~ 20 号带针芯的干燥无菌穿刺针，消毒皮肤后刺入皮下，针尖触及骨面后，再缓缓垂直刺入骨内 0.5 ~ 1cm 深度。当针进入骨髓腔内即有阻力突然消失的轻微感觉，接上干燥无菌的 2ml 注射器，抽取少许骨髓液，立即涂片，干后染色镜检。

（2）棘突穿刺法   是一种安全、简便的穿刺方法。患者面朝椅背跨坐在椅上，弓腰露出椎骨棘突，选取最明显的棘突穿刺。通常以第 11、12 胸椎或第 1、2 腰椎棘突最为适宜。消毒皮肤后以左手拇指固定穿刺部位，将针由棘突尖垂直刺入棘突，针刺深度因年龄而异，5岁以下者0.3~1.0cm，5岁以上者1.0~1.5cm。与上法同样，抽取骨髓液少许，涂片、干燥、固定、染色、镜检。

杜氏利什曼原虫的无鞭毛体主要见于巨噬细胞内，常数十个虫体聚集一起，也可散见于细胞外。骨髓涂片中的无鞭毛体的胞质有时着色过浅，只见到胞核和动基体，应注意与血小板相鉴别。

2. 淋巴结活检

（1）查丝虫

1）抽取法　消毒患处皮肤，用10ml灭菌注射器刺入可疑的淋巴结深部，抽吸或边退针边吸，抽出的成虫放入固定透明液（10%福尔马林15ml、甘油20ml、冰乙酸5ml、95%乙醇24ml、蒸馏水36ml）中保存，以备镜检。

2）解剖法　手术摘除病变的淋巴结及淋巴管，放入装有生理盐水的平皿中，肉眼或解剖镜下用解剖针小心剥离撕碎组织，即可检获成虫。将检获的虫体于上述方法的保存液中观察、鉴定。

3）切片法　将手术摘除的可疑结节做组织切片镜检。丝虫结节可见中心为已钙化或新鲜成虫，其周围为典型的丝虫性病变。

（2）查杜氏利什曼原虫和弓形虫

1）穿刺法　消毒皮肤，用干燥灭菌的注射器刺入淋巴结，抽取淋巴组织液做涂片，经瑞氏或吉姆萨染色，镜检。但阳性率仅为46%~87%。

2）涂片法　将手术摘除的淋巴结，用刀切开，以切面在干净的载玻片上涂成薄膜，涂抹时向一个方向，不要重叠，经瑞氏或吉姆萨染液染色，镜检。

3）切片法　将手术摘除的淋巴结做组织切片检查。

3. 肌肉活检　肌内可查见猪囊尾蚴、裂头蚴、并殖吸虫，手术摘除肌内肿物后，处理方法同皮肤组织检查法。肌组织中还可检获旋毛虫囊包幼虫，其检查方法如下。

（1）压片法　通过手术在腓肠肌、肱二头肌或肱三头肌近肌腱处取米粒大小肌组织1块，置于载玻片上，加50%甘油1滴，盖上另一载玻片，用力压紧或边压边用橡皮筋缠紧载玻片两端，镜检。如是刚形成的囊包，此时囊包内幼虫不易看清，需经亚甲蓝溶液（0.5ml饱和亚甲蓝乙醇溶液，加10ml蒸馏水）染色后镜检。取下的肌肉必须立即检查，否则，幼虫变得模糊不清，不易观察。

（2）人工消化法　将摘取的肌组织剪碎，加入人工消化液（胃蛋白酶2.5g、盐酸0.4ml、蒸馏水100ml），置37℃温箱内不时搅拌，取沉渣镜检。

（3）切片法　取肌组织直接做组织切片检查。

4. 皮肤及皮下组织活检

（1）皮下包块或结节

1）查囊尾蚴、裂头蚴和并殖吸虫　通过手术取出结节或包块，剥去虫体外的纤维被膜，根据虫体形态特征鉴定。必要时可经压片、固定、染色后镜检。也可做切片检查。

2）查皮肤型黑热病　选择皮肤结节或丘疹等皮损部位，局部消毒，用干燥灭菌的注射器，刺破皮损处，抽取组织液做涂片；或用无菌手术刀将皮肤切一小口，刮取皮肤组织作涂片。用瑞氏或吉姆萨染色镜检。还可手术切除小丘疹或结节，做切片染色镜检。

（2）疥螨

1）针挑法　用消毒注射器针头，沿隧道从外向内挑破皮肤，隧道中可发现疥螨卵，隧道的末端可查获疥螨，用针挑出，置载玻片上，加1滴甘油，盖上盖玻片镜检。或用解剖镜直接检查皮损部位，用手术刀尖挑出疥螨镜检。

2）刮片法　用消毒刀片刮破血痂或丘疹，将刮出物按上法处理，可查到疥螨和卵。刮检的丘疹须是新发的未经搔抓的无结痂的炎性丘疹。

（3）蠕形螨

1）挤压涂片法　用痤疮压迫器或用手挤压皮损部位，将挤出物用消毒刀片轻轻刮下，涂于载玻片上，加1滴甘油，再加盖玻片后轻压，使挤出物均匀摊平，置镜下检查。

2）透明胶纸粘贴法　取长约5cm的透明胶纸，睡前贴于患处皮肤，次日早晨揭下胶纸贴在载玻片上，镜检。此法无痛、简便，易被患者接受，检出率高，并可定量计数。

5. 直肠黏膜活检

（1）查血吸虫卵　从病变部位钳取米粒大小的肠黏膜1块，水洗后置2张载玻片间，做压片检查。肠黏膜内虫卵死活及变性程度的鉴别，可作为粪便检查和体检的辅助诊断，提高阳性检出率。如有活卵或近期变性卵，表明受检者体内有血吸虫；若是远期变性卵或死卵（钙化卵），则提示受检者曾有血吸虫感染，但现在可能已无成虫寄生。在新鲜肠黏膜压片中，血吸虫活卵呈淡黄色，卵壳薄，卵内含卵黄细胞、胚团或毛蚴；近期变性卵呈黄色，壳薄或不均匀，内含浅灰色或黑色小点或折光均匀的颗粒或萎缩的毛蚴；死卵呈灰褐或黄褐色，壳厚而不均匀，卵内含网状结构或块状物，其两极可有密集的黑点。

（2）查溶组织内阿米巴滋养体　从直肠及其临近结肠的病变处，在溃疡边缘或深层刮取病变组织制成生理盐水涂片或压片镜检，必要时可将活组织做切片检查。阳性时可查见溶组织内阿米巴滋养体，应注意有些组织细胞与滋养体相似，故最好在保温条件下以见到活动滋养体方能确认。

（陈盛霞）

二、免疫学诊断方法

病原学检测技术是确诊寄生虫病的诊断方法，但对于早期、隐性感染、晚期和未治愈的患者却常出现漏诊，免疫学诊断技术则可弥补这方面的不足，是寄生虫病的重要辅助诊断方法；由于其具有快速、简便、敏感性高等优点，已被广泛应用于寄生虫病疫情监测及流行病学调查等防治工作中。鉴于各种免疫学检测技术在相应的免疫学书籍中均有介绍，本书重点介绍与寄生虫病诊断有关的免疫学诊断技术。

（一）常见免疫学诊断技术

1. 皮内试验（intradermal test，ID）　属速发型超敏反应，是一种抗原抗体反应，但仅表现于感染宿主的局部皮肤，如受试者曾感染某种寄生虫，则其体内会存在相应抗体，当受试者皮内注射少量该种寄生虫抗原后，抗原即与皮内肥大细胞表面上的相应受体结合，致使肥大细胞脱颗粒，释放出组织胺、五羟色胺和激肽等生物活性物质，引起注射抗原的局部皮肤出现红肿现象，即阳性反应。如受试者未感染某种寄生虫，则在注射该种寄生虫抗原后不会引起局部红肿，即阴性反应。

皮内试验可用于多种蠕虫病，如布氏姜片吸虫病、血吸虫病、猪囊尾蚴病以及棘球蚴病等的辅助诊断和流行病学调查。该法简单、快速，尤其适用于现场应用，但假阳性率较高。

2. 免疫扩散和免疫电泳

（1）免疫扩散（immunodiffusion）　在一定条件下，抗原与抗体在琼脂凝胶中相遇，在两者含量比例合适时形成肉眼可看见的白色沉淀。本方法包括单相免疫扩散和双相免疫扩散，两者可自由扩散并在中间形成沉淀线。用双相免疫扩散法既可用已知抗体检测未知抗原，也可用已知抗原检测未知抗体。

（2）免疫电泳（immunoelectrophoresis）　是将免疫扩散与蛋白质凝胶电泳相结合的一项免疫检测技术，先将抗原在凝胶板中电泳，之后在凝胶槽中加入相应抗体，抗原和抗体双相扩散后，在比例合适的位置产生肉眼可见的弧形沉淀线。

免疫扩散法和免疫电泳法既可用于某些寄生虫病的免疫诊断，也可用于寄生虫抗原鉴定和检测免疫血清的滴度。

3. 间接血凝试验（indirect haemagglutination，IHA）　是以红细胞作为可溶性抗原的载体并使其致敏，致敏的红细胞与特异性抗体结合而产生凝集的现象，为一种定性检测方法。常用的红细胞为绵羊或 O 型人红细胞。

IHA 操作简便，特异性及敏感性均较理想，适用于寄生虫病的辅助诊断及现场流行病学调查。

4. 间接荧光抗体试验　又称荧光抗体技术，是用荧光素标记一抗或二抗，检测特异性抗体或抗原的方法。间接荧光抗体试验（indirect fluorescent antibody test，IFA）是用荧光素（异硫氰基荧光素）标记第二抗体，用于进行多种特异性抗原抗体反应，既可检测抗原也可检测抗体，具有较高的特异性、敏感性及重现性，除可用于寄生虫病的诊断、疫情监测和流行病学调查外，还可用于组织切片中的抗原定位以及在细胞和亚细胞水平观察和鉴定抗原、抗体及免疫复合物。该法已用于疟疾、血吸虫病、卫氏并殖吸虫病、丝虫病、肝吸虫病、包虫病及弓形虫病的辅助诊断。

5. 对流免疫电泳试验（counter immunoelectrophoresis，CIE）　是以琼脂或者琼脂糖凝胶为基质的一种快速敏感的电泳技术。既可用已知抗原检测未知抗体，也可用已知抗体检测未知抗原。反应结果可信度高，适用范围广。以本方法为基础改进的技术还有酶标记抗原对流免疫电泳及放射对流免疫电泳自显影等技术。两者克服了电泳技术本身不够灵敏的弱点。本法可用于阿米巴病、锥虫病、贾第虫病、旋毛虫病、卫氏并殖吸虫病、血吸虫病及棘球蚴病等的血清学诊断和流行病学调查。

6. 酶联免疫吸附试验（enzyme linked immunosorbent assay，ELISA）　是免疫酶测定法（enzyme immunoassay，ELA）的一种方法，其原理是将抗原或抗体与底物酶结合，使其保持免疫反应和酶的活性，把标记的抗体或抗原与包被于固体载体上的配体结合，再使其与相应的无色底物作用而显示出颜色，根据显色深浅目测或用酶标仪测定 OD 值判定结果。本法简单、特异性强，是酶免疫技术中应用最广泛的方法，可用于宿主体液、分泌物及排泄物内特异性抗体或抗原的检测，目前已用于多种寄生虫感染的诊断和流行病学调查中。

7. 免疫酶染色试验（immunoenzyme staining test，IEST）　是以含寄生虫病原的组织切片、印片或者培养物涂片为固相抗原，当其与待测样本中的特异性抗体结合后，可再与酶标记的第二抗体作用形成酶标记免疫复合物，后者可与酶的相应底物反应而出现肉眼或光镜下可见的显色反应。本法适用于肝吸虫病、血吸虫病、卫氏并殖吸虫病、弓形虫病、猪囊尾蚴病和丝虫病等的诊断和流行病学调查。

8. 免疫印迹试验（immunoblotting test，IBT）　亦称酶联免疫电转移印斑法（enzyme linked immunoelectrotransfer biot，EIBT），因与 Southern 早先建立的检测核酸的印迹方法 Southern blot 相类似，亦被称为 Western - blot。该法是将十二烷基硫酸钠 - 聚丙烯酰胺凝胶电泳（SDS - PAGE）分离得到的按分子量大小排列的蛋白质转移到固相载体膜上，再用标记的特异性抗体或者单克隆抗体对蛋白质进行定性及定量分析的方法，具有高度的特异性和敏感性，可用于寄生虫抗原分析及寄生虫病的诊断。

（二）诊断寄生虫病特殊的免疫学诊断技术

1. 诊断弓形虫感染的染色试验　染色试验（dye test，DT）是用活的弓形虫滋养体，虫体经抗体和补体作用后胞质溶解，不能被亚甲蓝染色，若有 50% 的虫体不被染色则为阳性，因试验需要活的虫体和新鲜的补体系统，因此其应用受到限制。但该法是一种标准的参考试验，其具有高度的特异性和敏感性。

（1）原理　当将活弓形虫滋养体与正常血清混合后，在 37℃ 作用 1 小时或室温下数小时后，大多数虫体失去原有的新月形特征而变为椭圆形或圆形，此时若用碱性的亚甲蓝染色则胞质会被深染，相反，当将虫体与免疫血清和补体（辅助因子）混合时，则仍能保持原有形态，碱性亚甲蓝无法对其着色。

（2）材料和试剂

1）辅助因子　取正常人血清与弓形虫速殖子混合，于 37℃ 作用 1 小时，有 90% 以上的虫体被亚甲蓝染色，该血清方可使用，分装后置于 –20℃ 保存备用。

2）抗原制备　用弓形虫速殖子经腹腔感染小鼠，3 日后抽取腹腔液以生理盐水离心（3000 转/分钟 × 10 分钟）3 次后，收集纯净的虫体，用含补体的血清稀释后将虫液调至约 50 个虫体/高倍视野。

3）碱性亚甲蓝溶液　将亚甲蓝 10g 溶于 100ml 浓度为 95% 乙醇内，制备成饱和酒精浓度，过滤后取 3ml，再与 10ml 临时配制的碱性缓冲液（pH 11.0）混合。

4）待检血清　经 56℃ 30 分钟灭活后，4℃ 保存备用。

5）检测　取经生理盐水倍比稀释的待检血清，每管 0.1ml 加抗原液 0.1ml 置于 37℃ 水浴 1 小时，加碱性亚甲蓝溶液 0.02ml/管，继续水浴 15 分钟后从每管取悬液 1 滴镜检。

6）结果判断　镜下记数 100 个弓形虫速殖子，分别统计着色和不着色的速殖子数，以 50% 虫体不着色的血清稀释度为该份受检血清的最高稀释度。以血清稀释度 1∶8 阳性者判断为隐性感染，1∶125 阳性者判断为活动性感染，1∶1024 及以上者判断为急性感染。

2. 环卵沉淀试验（circumoval precipitin test，COPT）　是血吸虫病免疫学检测的常用方法，其原理为成熟血吸虫虫卵内毛蚴分泌的抗原物质经卵壳微孔渗出后与待检血清中的相应抗体结合，在虫卵周围形成光镜下可见的特异性沉淀物，即阳性反应。典型的阳性反应为卵壳周围出现指状、泡状、细长卷曲状或片状的折光性沉淀物。观察 100 个虫卵计算环沉率。环沉率 ≥5% 者为阳性，1%~4% 者为弱阳性。如待检血清中无相应的抗体存在，则虫卵周围不出现特异的免疫复合物沉淀，即阴性反应。

（1）蜡封片法 COPT　在洁净的载玻片上滴加待检血清 2~3 滴，用细针挑取适量血吸虫鲜卵或干卵（100~150 个），与血清混匀后，加 24mm×24mm 盖片，四周用石蜡密封，37℃ 温箱 48 小时，必要时可至 72 小时，低倍镜下观察结果。

（2）双面胶纸条法 COPT（DGS – COPT）　操作过程是先制作双面胶纸条：取国产双面胶纸条（厚约 300μm）一块，裁剪成 50mm×23mm 的长条，用打孔器打两个相距大约 8mm 的圆孔（直径 16mm）。双面胶纸条的一面有覆盖纸，将含有 50 个圆孔的胶纸条卷成一卷备用。取双面胶纸卷剪下含有 2 个圆孔的胶纸条，将粘胶面紧贴在洁净的载玻片上使它与玻片紧密粘牢。揭去双面胶纸条上的覆盖纸，在圆孔内加入血吸虫干卵 100~150 个，然后用定量移液器加入待检血清 50μl，将血清与干卵混匀。用镊子将 22mm×22mm 的盖玻片覆盖在圆孔上，并在盖玻片的四周稍加用力使它与胶纸粘牢。将玻片标本置于 37℃ 温箱经 48~72 小时后观察反应结果。

3. 旋毛虫环蚴沉淀试验　取 50~100 条脱囊的旋毛虫活幼虫（空气干燥幼虫或冻干幼虫也可），放入待检血清中，37℃ 温育 24 小时，如果 1 条以上幼虫体表出现袋状或泡状沉淀物附着，即阳性反应。

旋毛虫环蚴沉淀试验具有较高的特异性和敏感性，阳性率可高达 97% 以上，与常见的线虫（蛔虫、鞭虫、钩虫、丝虫）无交叉反应。一般在感染后的第 3 周末或临床症状出现后 10~20 天即可呈现阳性反应。环蚴沉淀试验操作简单，无须任何特殊设备且有较高的特异性和敏感性，非常适合基层卫生单位应用。

（王新彩）

三、分子生物学诊断技术

分子生物学诊断技术即基因和核酸诊断技术，因其高度的特异性和敏感性，同时具有早期诊断和确定现症感染等特点，已经在寄生虫病的诊断中显示出巨大的优越性。

（一）DNA 探针技术

DNA 探针（DNA probe）技术是指利用放射性核素、生物素、酶或其他半抗原标记的特定 DNA 片段，在其与 DNA 样本杂交的过程中，借助上述标记物探查出特异性或差异性 DNA。双链 DNA 的变性和复性特点是该技术的基础。经加热或在强酸、强碱作用下，双链 DNA 氢键被破坏，双链分离变成单链（变性），而当条件缓慢变为中性或温度下降（50℃左右）时氢键恢复，分开的两股单链又会重新合为互补的双链结构（复性）。DNA 探针分子杂交就是将样本中的 DNA 分子经上述条件处理后，使其变性为单链状态并固定在载体硝酸纤维膜上，再与经标记的 DNA 探针单链分子混合，在一定的条件下使它们互补杂交结合，将未杂交的成分洗脱后，标记物显色，即可观察结果。

DNA 探针的种类包括寄生虫全基因组 DNA 探针、重组 DNA 探针、动基体 DNA（kDNA）探针和寡核苷酸探针等。

DNA 探针技术已在寄生虫病的诊断、寄生虫虫种的鉴定及分类等方面显示出潜在的良好应用前景。

（二）PCR 技术

PCR 即聚合酶链反应（polymerase chain reaction，PCR），是一种体外 DNA 扩增技术。

聚合酶链反应同生物体内的 DNA 复制合成反应相同，以 DNA 为模板，4 种核苷酸（dNTP）为原料，引物为向导，变温为前提和无机离子存在条件下，在 DNA 聚合酶的作用下，通过变性、退火与延伸 3 个步骤的循环过程来扩增目标 DNA 分子。经过 20 ~ 30 个循环反应，可使引物特定区段的 DNA 量增加至少 10^5 倍。

PCR 技术是低度感染患者或隐性感染者的敏感检测工具，优于病原学检查和血清学检查。PCR 技术还具有操作简便、快捷、样品处理简单等特点，目前 PCR 技术多应用于寄生虫病的基因诊断、分子流行病学研究及种株鉴定、分析等领域。已有包括疟原虫、弓形虫、利什曼原虫、阿米巴、巴贝虫、锥虫、贾第虫、隐孢子虫、猪带绦虫、旋毛虫、丝虫和血吸虫等多种寄生虫诊断的研究报道，具有潜在的应用前景。

（三）环介导的核酸恒温扩增法

环介导的核酸恒温扩增（loop–mediated isothermal amplification，LAMP）是一种新型核酸扩增技术，该法不需要长时间的温度扩增，只需在恒温条件下作用 1 小时，即可将极微量的核酸物质扩增至 10^9 的拷贝数，是一种经济、简便、灵敏、特异的核酸扩增方法。

1. LAMP 法的引物设计原理　引物设计是实现 LAMP 扩增的关键。LAMP 包括两条内引物：正向内引物（forward inner primer，FIP）、反向内引物（backward inner primer，BIP），以及两条外引物：正向外引物（forward outer primer，F3）、反向外引物（backward outer primer，B3）。FIP 包括 F1c 区段（与靶基因 3′末端 F1c 区段相同），TTTT 间隔和 F2 区段（与靶基因 3′末端 F2c 区段完全互补）；BIP 包括 B1c 区段（与靶基因 3′末端 B1c 区段相同），TTTT 间隔和 B2 区段（与靶基因 3′末端 B2c 区段完全互补）；F3、B3 分别与靶基因 3′末端 F3c 和 B3c 区段完全互补。在反应的初始阶段，4 条引物均在链置换酶的作用下参与核酸扩增反应，而在后续的反应过程中仅需两条内引物 FIP 与 BIP 即可完成扩增反应。

2. LAMP 法的反应原理　LAMP 法针对靶基因（DNA 或 cDNA）的 6 个区域，设计 4 种特异引物，利用一种链置换 DNA 聚合酶（Bst DNA polymerase）在恒温（65℃左右）中作用 1 小时，完成核酸扩增反应，反应结果可直接靠扩增副产物焦磷酸镁的沉淀浊度进行判断，亦可通过加入荧光染料，肉眼观察荧光的强弱来判断扩增结果。而对 LAMP 扩增产物进行琼脂糖凝胶电泳分析时，在紫外灯下可观察到典型的梯状条带，可通过不同梯形来区分特异性扩增与非特异性扩增。此外，扩增产物还可利用限制性内切酶进行消化来鉴定产物的结构和大小。

（王新彩）

附录 2　常用抗寄生虫药物

药物	用途	用法	不良反应
氯喹 chloroquine （氯化喹啉）	对各种疟原虫的红内期裂殖体均有较强的杀灭作用，能迅速有效地控制疟疾临床发作，但对子孢子、休眠子及配子体无效，不能阻止复发。治疗阿米巴性肝脓肿	口服：采用 3 日疗法，首次剂量 1.0g，8 小时后再服 0.5g；第 2、3 日各服 0.5g 静脉滴注：2～3mg/kg 置于 500ml 5% 的葡萄糖注射液中混匀，4 小时滴完 治疗阿米巴性肝脓肿：0.5g，一日 2 次；2 日后 0.25g，一日 2 次，连用 2～3 周	常规剂量下不良反应较为少见，主要有轻度头痛、头晕、胃肠道不适等症状，停药后自行消失。恶性疟患者长期使用可产生抗药性
奎宁 quinine （金鸡纳霜）	对各种疟原虫的红内期裂殖体均有杀灭作用，能有效控制临床症状，但对红外期疟原虫和恶性疟配子体无明显作用	静脉滴注：500mg 置于 500ml 5% 的葡萄糖注射液中	常见的不良反应有头晕、耳鸣、恶心、呕吐、视力障碍等。严重的心脏病患者应慎用，孕妇及对本品过敏者禁用
伯氨喹 primaquine （伯氨喹啉）	作用于疟原虫的红细胞外期和配子体，根治间日疟疾复发和阻断疟疾的传播	根治：每次 13.2mg，一日 3 次，连服 7 日	毒性比其他抗疟药大：葡萄糖－6－磷酸脱氢酶缺乏及蚕豆病等溶血性贫血的患者禁用；红斑狼疮、活动性类风湿关节炎患者禁用
咯萘啶 pyronaridine	主要作用于各种疟原虫红内期，控制疟疾临床症状及用于治疗脑型疟等凶险型疟疾	口服：首日剂量 300～400mg，一日 2 次，间隔 6 小时；第 2、3 日，每次 300～400mg，一日 1 次 臀部肌内注射：3mg/kg×2 次，间隔 4～6 小时 静脉滴注：3～6mg/kg，置于 500ml 5% 的葡萄糖注射液中，2～3 小时滴完，间隔 4～6 小时重复 1 次	口服可有头痛、头晕、恶心、呕吐等症状；注射给药时不良反应较少，少数患者可有头晕、恶心、心悸等。有严重心、肝、肾疾病患者应慎用
甲氟喹 mefloquine	作用于各种类型疟原虫的红细胞内期裂殖体，控制疟疾临床发作。对抗氯喹恶性疟原虫具有较强的作用	1～1.5g 顿服，儿童用量为 15～20mg/kg	不良反应少见，偶有头痛、头晕、恶心、呕吐等，有的可出现幻觉等神经精神症状
乙胺嘧啶 pyrimethamine （息疟定）	作用于疟原虫红外期，用于传播阻断及预防，对控制临床症状起效缓慢。作用于弓形虫速殖子，用于治疗急性弓形虫病	预防疟疾：成人每次口服 25mg，每周 1 次，小儿酌减 抗复发治疗：成人每日口服 25～50mg，连服 2 日，小儿酌减（与伯氨喹合用） 治疗弓形虫病：50mg/d×30 日	长期大剂量服用会引起急性中毒，表现为恶心、呕吐、头晕、头痛等不良反应。严重肝肾功能损伤患者应慎用，孕妇及哺乳期妇女禁用
青蒿素 artemisinin	对各种疟原虫红内期裂殖体有快速杀灭作用，48 小时内疟原虫从血中消失，对红外期疟原虫无效。对抗氯喹的恶性疟有较强作用，对脑型疟的抢救有较好效果	口服：首次剂量 1.0g，6～8 小时后 0.5g；第 2、3 日每日每次 0.5g 儿童 15mg/kg，按上述方法 3 日内服完 深部肌内注射：第 1 次 200mg，6～8 小时后再给 100mg；第 2、3 日各 100mg，总剂量 500mg	不良反应较小，个别患者有食欲减退等胃肠道症状。注射部位较浅时易引起局部疼痛和硬块
蒿甲醚 artemether	同青蒿素	肌内注射：首次剂量 160mg；第 2 日起每日 1 次，1 次 80mg，连用 5 日	同青蒿素

药物	用途	用法	不良反应
青蒿琥酯 artesunate （青蒿酯）	同青蒿素	口服：首次剂量100mg；第2日起每日2次，每次50mg，连服5日 静脉滴注：每次60mg用5%碳酸氢钠注射液溶解后加5%葡萄糖注射液稀释到10mg/ml，以每分钟3~4ml的速度滴注，隔4、24、48小时各重复滴注1次	有明显的胚胎毒作用，孕妇应慎用。注射用时应于溶解后及时注射，如出现混浊现象则不可使用
甲硝唑 metronidazole （灭滴灵，甲硝基羟乙唑）	对肠内外阿米巴滋养体有强大的杀灭作用，治疗急性阿米巴痢疾和肠外阿米巴感染效果显著。并可用于治疗贾第虫、阴道毛滴虫、结肠小袋纤毛虫和隐孢子虫的感染	治疗阿米巴病：每次400~800mg，一日3次。肠道感染用药时间为5~10日，肠外感染用药时间为21日 治疗滴虫病：每次200~250mg，一日3次，用药1周，4~6周后进行第2疗程，另外每晚以200mg栓剂放入阴道内，连用7~10日 治疗贾第虫病：每次400~800mg，一日3次×5日 治疗结肠小袋纤毛虫病：每次100~200mg，一日3次×（5~10）日	常见不良反应为胃肠道反应，有厌食、口干、头痛、眩晕、瘙痒、皮疹等。服药期间和停药后不久，应严格禁止饮酒。孕妇、哺乳期妇女、中枢神经系统疾病及血液系统病患者忌用
葡萄糖酸锑钠 sodium stibogluconate（斯锑黑克）	治疗黑热病	肌内注射或静脉滴注：总量90~130mg/kg，分6日注射，每日1次	有恶心、呕吐、腹泻、咳嗽、鼻出血、脾区痛等不良反应，如若出现白细胞突然减少、大出血倾向、体温突然上升或者剧烈咳嗽、腹水等现象应暂停给药。严重心、肝、肾疾病患者禁用
戊烷脒 pentamidine （喷他脒）	治疗抗锑剂或对锑剂过敏的黑热病患者	肌内注射：3~5mg/kg，每日1次，连用15日为一个疗程	常可引起恶心、呕吐、腹痛、低血压及低血糖等。心脏病、糖尿病、肝肾功能不全、肺结核患者及妊娠妇女忌用
吡喹酮 praziquantel （环吡异喹酮）	广谱抗吸虫和绦虫药	治疗血吸虫病：急性期每次10mg/kg，1日3次×4日；慢性期总剂量60mg/kg，分2日服用；晚期剂量酌减，疗程延长 治疗肺吸虫病：每次25mg/kg，1日3次×3日 治疗肝吸虫病：每次15~25mg/kg，1日3次×2日 治疗姜片虫病：10mg/kg，顿服 治疗猪囊尾蚴病：每次20mg/kg，1日3次×3日 治疗棘球蚴病：每日30mg/kg×5日	不良反应较少，偶有头晕、头痛、乏力、腹痛、关节酸痛、腰酸、腹泻、恶心、失眠多汗、肌束震颤、期前收缩等症。偶见血清谷丙转氨酶升高、心电图改变，并可诱发精神失常。服药期间应避免驾车、高空作业及饮酒。有急性疾病、发烧、慢性心肝肾功能不全、癫痫及精神病患者慎用
硫氯酚 bithionol （硫双二氯酚，别丁）	治疗吸虫和绦虫病	治疗肺吸虫病：每次1g，1日3次×（10~15）日 治疗姜片虫病：3g，晚间顿服 治疗绦虫病：3g，空腹顿服，3~4小时后服泻药	常见有恶心、呕吐、腹泻、胃肠道不适、头痛、头晕、皮疹等不良反应。若有肠道线虫感染则应先驱线虫，再用本药
甲苯达唑 mebendazole （安乐士）	广谱驱肠道线虫药	治疗蛔虫病、蛲虫病：200mg，1日2次×3日 治疗钩虫病、鞭虫病、粪类圆线虫病：100~200mg，1日2次×3日	不良反应较少，偶有恶心、呕吐、腹泻、上腹部疼痛等症状。孕妇禁用

续表

药物	用途	用法	不良反应
阿苯达唑 albendazole（丙硫咪唑、肠虫清）	主要用于肠道蠕虫、组织内线虫感染，也可用于猪囊尾蚴病、包虫病、华支睾吸虫病、肺吸虫病等	治疗蛔虫病、蛲虫病：400mg 顿服，儿童减半 治疗钩虫病、鞭虫病：400mg，1 日 2 次 ×3 日 治疗旋毛虫病、肝吸虫病：10mg/kg，1 日 2 次 ×7 日 治疗囊虫病：15～20mg/kg，1 日 2 次 ×10 日 治疗棘球蚴病：10mg/kg，1 日 2 次 ×30 日	不良反应有头痛、恶心、呕吐、腹痛、腹泻等，也可引起消化系统、心血管系统及神经系统等的严重并发症。严重肝肾功能不全患者慎用，孕妇、哺乳期妇女及 2 岁以下儿童禁用
左旋咪唑 levamisole	可用来驱蛔虫，蛲虫次之，对钩虫效果较差，对丝虫及微丝蚴有一定的驱虫作用	治疗蛔虫病：1.5～2.5mg/kg，睡前顿服。 治疗钩虫病：1.5～3.5mg/kg，睡前顿服 ×（2～3）日 治疗蛲虫：0.1g，睡前顿服 ×7 日 治疗丝虫病：2～2.5mg/kg，1 日 2 次 ×5 日	偶尔有眩晕、头痛、恶心呕吐、腹痛、失眠或引起轻度肝功能变化。妊娠早期忌用
伊维菌素 ivermectin	在我国目前主要用于治疗丝虫病	丝虫病：0.1～0.2mg/kg，顿服 ×2 日	可出现无力、虚弱、腹痛、发热等全身性反应以及胃肠道、神经系统的不良反应。孕妇禁用
枸橼酸乙胺嗪 diethylcarbamazine（益群生，海群生）	乙胺嗪对班氏丝虫及马来丝虫均有杀灭作用，对马来丝虫的作用优于班氏丝虫，对微丝蚴的作用又优于成虫，是治疗和预防丝虫病的首选药	普治：1mg～1.5mg/kg，顿服或 0.75g，1 日 2 次 ×1 日 治疗重度感染：0.2g，1 日 3 次 ×7 日 间歇疗法：每周 0.5g×7 周	药物本身引起的不良反应轻微，常见厌食、恶心、呕吐、头痛乏力等，通常在几天内消失；但死亡虫体引起的过敏反应则较明显，表现为皮疹、血管神经性水肿、淋巴结肿大、畏寒发热、肌肉酸痛、哮喘、心率加快及胃肠功能紊乱等。严重肝肾功能不全者及孕妇、哺乳期妇女应暂缓治疗
哌嗪 piperazine（驱蛔灵，胡椒嗪）	主要用于驱蛔虫、蛲虫	治疗蛔虫病：3～3.5g，睡前顿服 ×2 日 治疗蛲虫病：1g～1.2g，1 日 2 次 ×（7～10）日	大剂量使用可有恶心、呕吐、腹泻、头疼、偶有荨麻疹，停药后消失，甚至可见神经症状如嗜睡、眩晕、共济失调、肌肉痉挛、眼球震颤等。孕妇、癫痫患者、肝肾功能不良及神经系统疾病患者禁用
噻嘧啶（pyrantel）（驱虫灵、抗虫灵、双羟萘酸嘧啶）	广谱抗肠蠕虫药	治疗蛔虫病：500mg 顿服 治疗钩虫病：500mg 顿服，连服 3 日 治疗蛲虫病：5～10mg/kg，睡前顿服，连服 1 周	不良反应较少，偶有头痛、恶心、呕吐、发热、皮疹和腹部不适等。少数患者出现血清转氨酶升高。肝功能不良者、严重心脏病患者、孕妇及 2 岁以下儿童禁用
三苯双脒 tribendimidine（力卓）	广谱驱线虫药，用于治疗蛔虫病、钩虫病、蛲虫病、鞭虫病等	治疗钩虫病：成人 0.4g 顿服 治疗蛔虫病：成人 0.3g 顿服	可有恶心、腹泻、腹痛、头痛、头晕等不良反应，程度一般较轻。严重肝肾功能不全者、心脏病患者慎用。本药对儿童、孕妇及哺乳期妇女的影响尚无临床资料

（王新彩）

附录3　寄生虫网络学习资源

1. 寄生虫或寄生虫病英文网站

（1）https：//www. diplectanum. dsl. pipex. com/purls

（2）https：//bioweb. uwlax. edu/GenWeb/Microbiology/Parasitology/parasitology. html

（3）https：//www. cdc. gov/dpdx/（美国 CDC 寄生虫病网站）

（4）https：//www. who. int/tdr/about/products/parasite_ genome/en（TDR - parasite genome）

（5）https：//www. who. int/en（WHO homepage）

（6）https：//www. lshtm. ac. uk（英国伦敦热带医学卫生院网站）

（7）https：//eupathdb. org/eupathdb（真核病原基因组数据库）

（8）https：//www. helmith. net/HN_ frontpage. cgi（蠕虫网站）

2. 国外寄生虫学会网站

（1）https：//amsocparasit. org/（美国寄生虫学家学会网站）

（2）https：//biology. ualberta. ca/parasites/ParSec/indexen/indexeni. html（加拿大寄生虫学会网站）

（3）https：//parasite. org. au（澳大利亚寄生虫学会网站）

（4）https：//www. bsp. uk. net/home/（英国寄生虫学会网站）

（5）https：//www. zin. ru/societies/parsoc/eng/index. html（俄罗斯寄生虫学家学会网站）

（6）https：//www. parasitol. or. kr（韩国寄生虫学会网站）

（7）https：//www. sstmp. ch（瑞士寄生虫学会网站）

3. 网上课程

（1）https：//course. jingpinke. com（国家精品课程资源网）

（2）https：//www. icourse. cn/jpk/searchCoursesbyMulti. action（资源共享课——人体寄生虫学）

参考文献

［1］吴观陵．人体寄生虫学［M］．4 版．北京：人民卫生出版社，2013．

［2］张兆松．医学寄生虫学［M］．北京：高等教育出版社，2009．

［3］李雍龙．人体寄生虫学［M］．7 版．北京：人民卫生出版社，2008．

［4］汪世平．医学寄生虫学［M］．3 版．北京：高等教育出版社，2014．

［5］卢思奇．医学寄生虫学［M］．2 版．北京：北京大学医学出版社，2009．

［6］陈兴保．现代寄生虫病学［M］．北京：人民军医出版社，2002．

［7］孙新．实用医学寄生虫学［M］．北京：人民卫生出版社，2005．

［8］雷正龙，周晓农．消除血吸虫病——我国血吸虫病防治工作的新目标与任务［J］．中国血吸虫病
防治杂志，2015，27（1）：1－4．

［9］张利娟，徐志敏，党辉，等．2019 年全国血吸虫病疫情通报［J］．中国血吸虫病防治杂志，2020，
32（6）：551－558．

［10］吴忠道，汪世平．临床寄生虫学检验［M］．4 版．北京：中国医药科技出版社，2020．

［11］吴忠道，诸欣平．人体寄生虫学［M］．3 版．北京：人民卫生出版社，2015．

［12］殷国荣．医学寄生虫学［M］．4 版．北京：科学出版社，2014．

［13］汪世平．医学寄生虫学［M］．3 版．北京：高等教育出版社，2014．

［14］诸欣平，苏川．人体寄生虫学［M］．9 版．北京：人民卫生出版社，2018．

［15］周述龙，林建银，蒋明森．血吸虫学［M］．2 版．北京：科学出版社，2001．

［16］邓国藩，姜在阶．中国经济昆虫志［M］．北京：科学出版社，1991．

［17］李朝品．医学蜱螨学［M］．北京：人民卫生出版社，2006．

［18］汤林华，许隆棋，陈颖丹．中国寄生虫病防治与研究［M］．北京：北京科学技术出版社，2012．

［19］于恩庶，林继煌，陈观今．中国人畜共患病学［M］．2 版．福州：福建科学技术出版社，1996．

［20］曹雪涛．医学免疫学［M］．9 版．北京：人民卫生出版社，2018．

［21］杨宝峰，陈建国．药理学［M］．9 版．北京：人民卫生出版社，2018．

［22］郭晓奎，潘卫庆．病原生物学－医学寄生虫学［M］．2 版．北京：科学出版社，2012．

［23］沈继龙，张进顺．临床寄生虫学检验［M］．4 版．北京：人民卫生出版社，2012．

［24］周晓农．2015 年全国重要寄生虫病现状调查报告［M］．北京：人民卫生出版社，2015．

彩 图

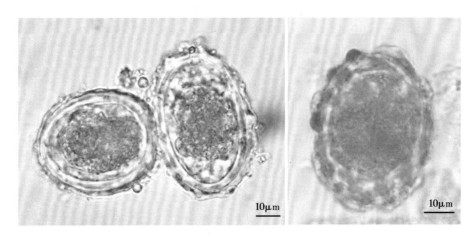

彩图1

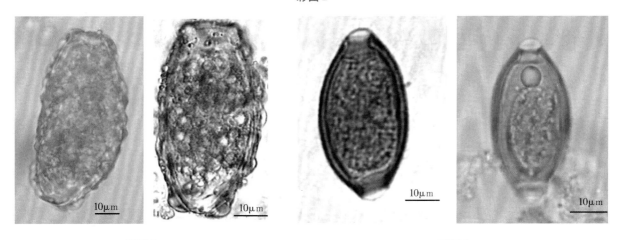

彩图2   彩图3

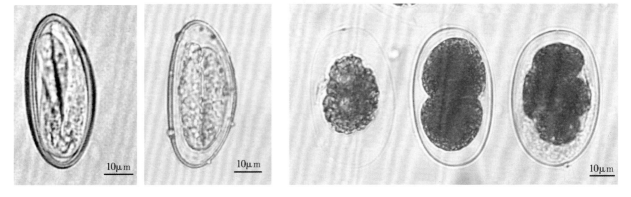

彩图4   彩图5

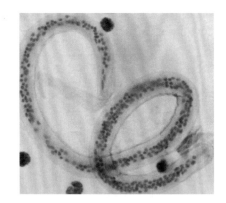

彩图 6

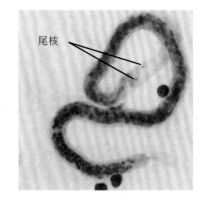

尾核

彩图 7

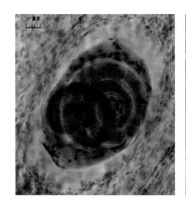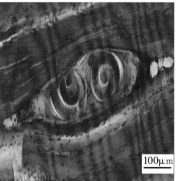

100μm

彩图 8

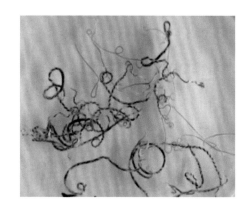

彩图 9

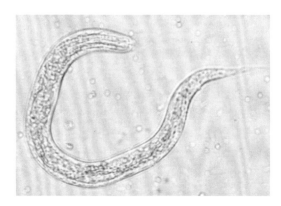

彩图 10

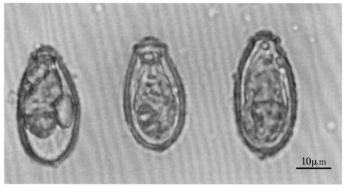

10μm

彩图 11

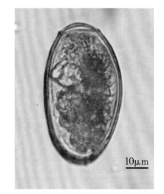

10μm

彩图 12

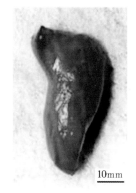

10mm

彩图 13

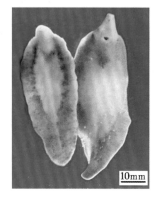

10mm

彩图 14

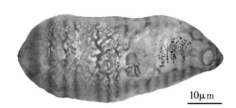

彩图 15

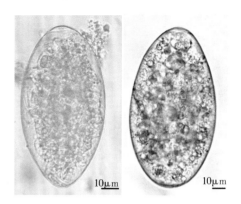

彩图 16

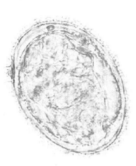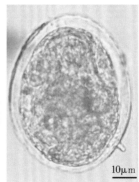

彩图 17

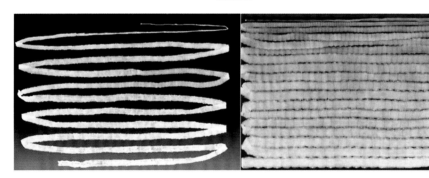

猪带绦虫　　　　　　　　　　　　牛带绦虫

彩图 18

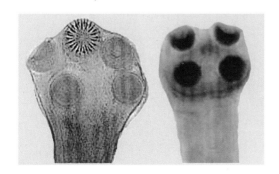

彩图 19

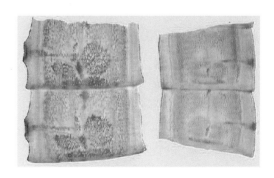

彩图 20

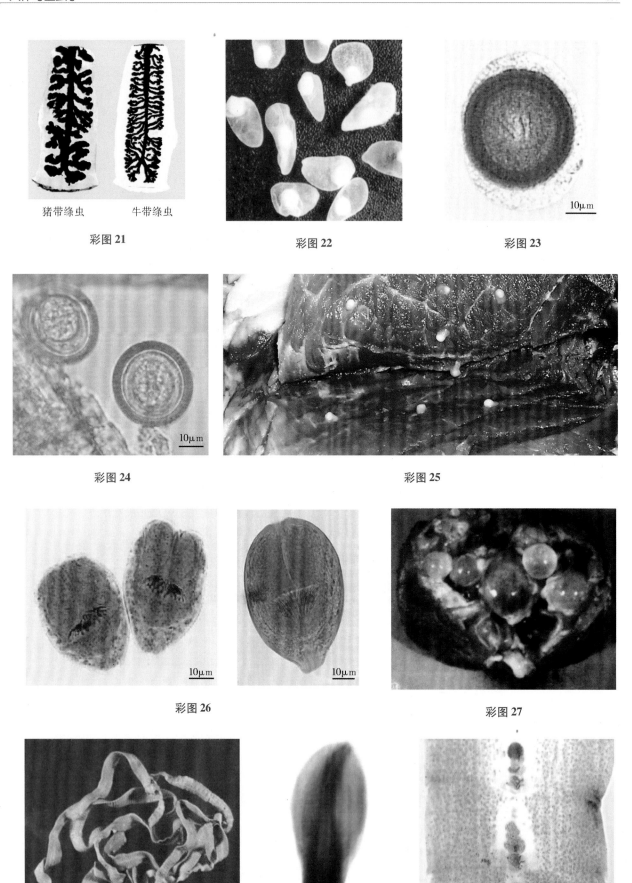

猪带绦虫　　　牛带绦虫

彩图 21

彩图 22

彩图 23

彩图 24

彩图 25

彩图 26

彩图 27

彩图 28

彩图 29

彩图 30

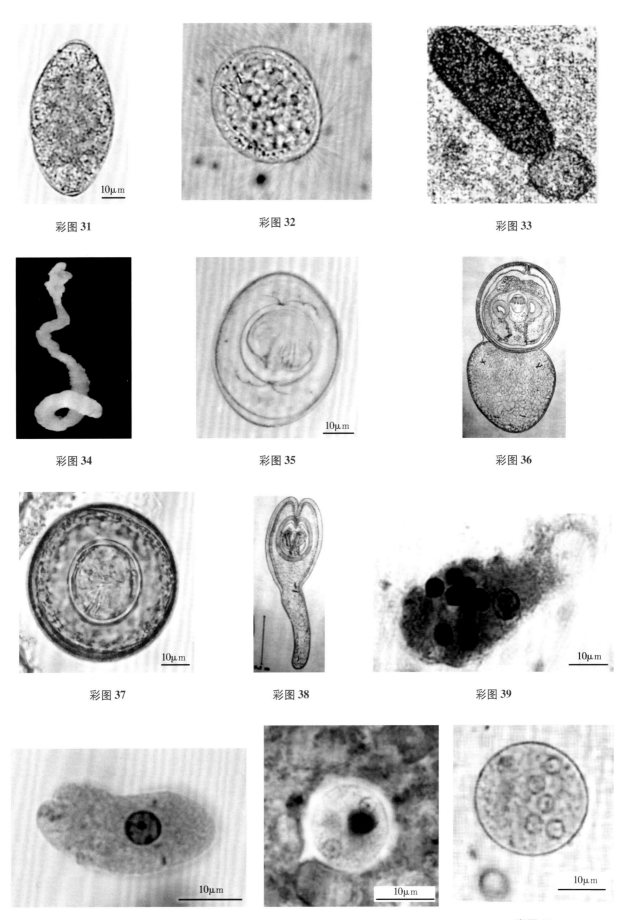

彩图 31

彩图 32

彩图 33

彩图 34

彩图 35

彩图 36

彩图 37

彩图 38

彩图 39

彩图 40

彩图 41

彩图 42

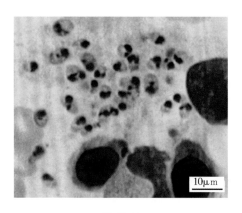

彩图 43

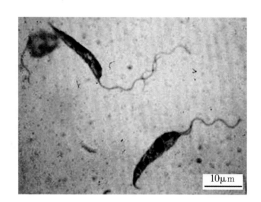

彩图 44

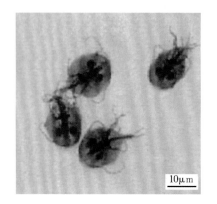

彩图 45

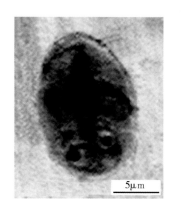

彩图 46

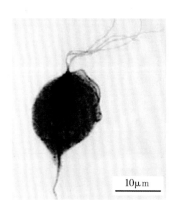

彩图 47

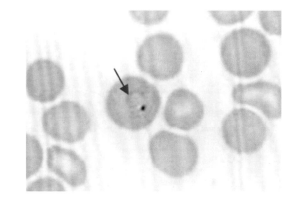

彩图 48

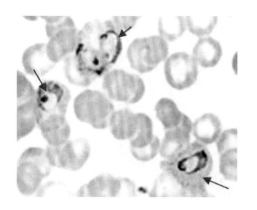

彩图 49

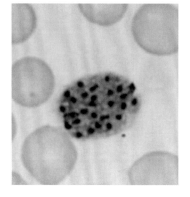

彩图 50

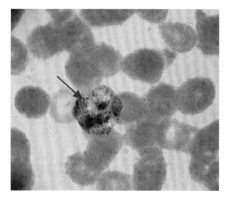

彩图 51

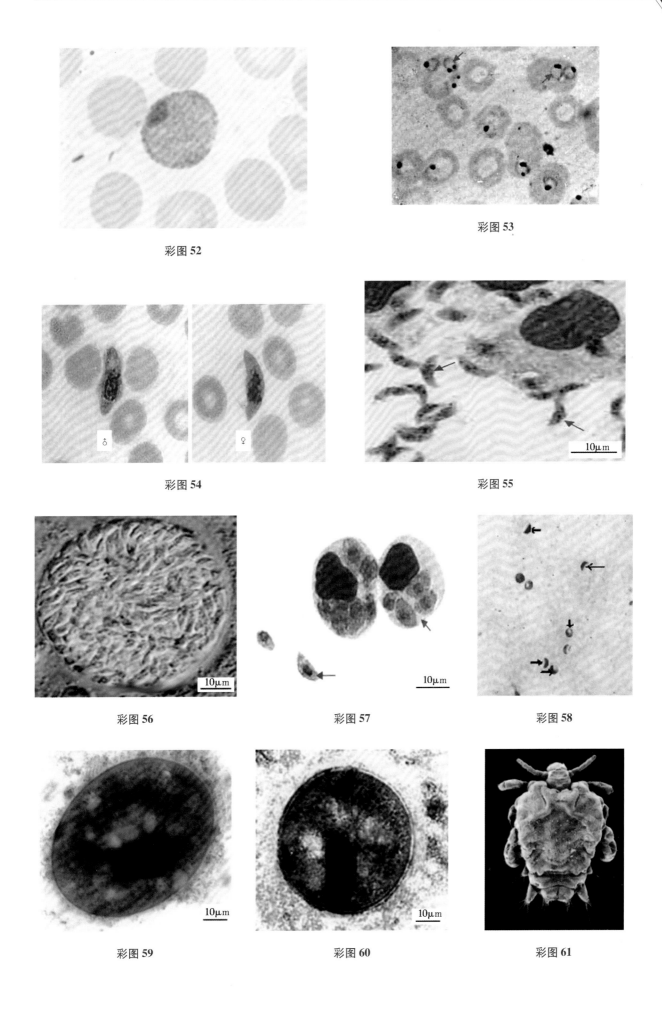

彩图 52

彩图 53

彩图 54

彩图 55

彩图 56

彩图 57

彩图 58

彩图 59

彩图 60

彩图 61

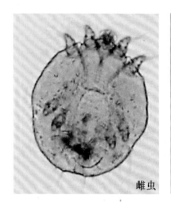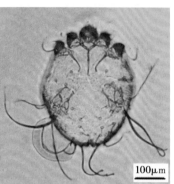

雌虫

100μm

彩图 62

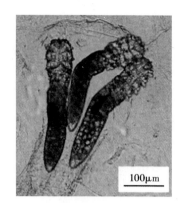

100μm

彩图 63

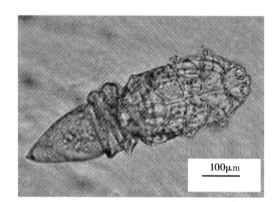

100μm

彩图 64